专业影像
Specialty Imaging

超声造影显像
技术要点与临床应用
Fundamentals of CEUS

原　著　Andrej Lyshchik
　　　　Christoph F. Dietrich
　　　　Paul S. Sidhu
　　　　Stephanie R. Wilson

主　审　王金锐　刘吉斌　王淑敏
主　译　卢　强　彭成忠　赵　博

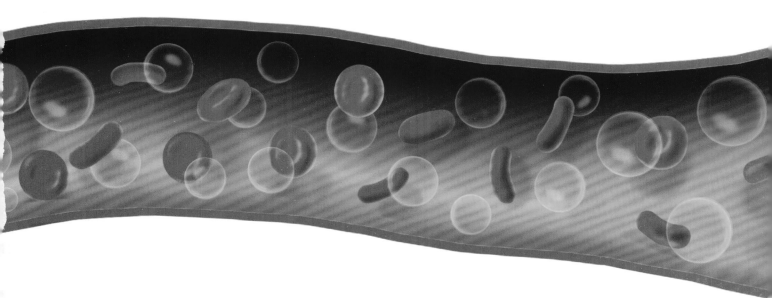

人民卫生出版社
·北京·

图书在版编目（CIP）数据

超声造影显像：技术要点与临床应用/（美）安德烈·利席齐克（Andrej Lyshchik）原著；卢强，彭成忠，赵博主译. —北京：人民卫生出版社，2022.10
ISBN 978-7-117-33098-5

Ⅰ.①超…　Ⅱ.①安…②卢…③彭…④赵…　Ⅲ.①超声波诊断　Ⅳ.①R445.1

中国版本图书馆 CIP 数据核字（2022）第 081853 号

| 人卫智网 | www.ipmph.com | 医学教育、学术、考试、健康，购书智慧智能综合服务平台 |
| 人卫官网 | www.pmph.com | 人卫官方资讯发布平台 |

图字：01-2019-7740 号

超声造影显像：技术要点与临床应用
Chaosheng Zaoying Xianxiang:
Jishu Yaodian yu Linchuang Yingyong

主　　译：卢　强　彭成忠　赵　博
出版发行：人民卫生出版社（中继线 010-59780011）
地　　址：北京市朝阳区潘家园南里 19 号
邮　　编：100021
E - mail：pmph @ pmph.com
购书热线：010-59787592　010-59787584　010-65264830
印　　刷：北京盛通印刷股份有限公司
经　　销：新华书店
开　　本：889×1194　1/16　印张：24
字　　数：743 千字
版　　次：2022 年 10 月第 1 版
印　　次：2022 年 12 月第 1 次印刷
标准书号：ISBN 978-7-117-33098-5
定　　价：298.00 元

打击盗版举报电话：010-59787491　E-mail：WQ @ pmph.com
质量问题联系电话：010-59787234　E-mail：zhiliang @ pmph.com
数字融合服务电话：4001118166　E-mail：zengzhi @ pmph.com

超声造影显像
技术要点与临床应用
Fundamentals of CEUS

原　著　Andrej Lyshchik
　　　　Christoph F. Dietrich
　　　　Paul S. Sidhu
　　　　Stephanie R. Wilson

主　审　王金锐　刘吉斌　王淑敏

主　译　卢　强　彭成忠　赵　博

译　者（以姓氏笔画为序）
　　　　王　静　刘　莹　汤靖岚　李汇文
　　　　李加伍　周姣姣　高培森　曾　增

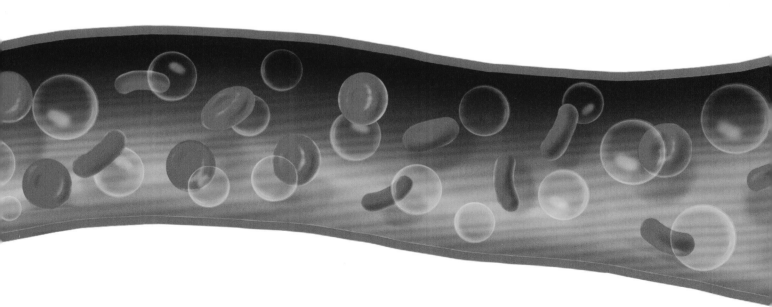

人民卫生出版社
·北 京·

Elsevier(Singapore)Pte Ltd.

3 Killiney Road, #08-01 Winsland House I, Singapore 239519

Tel: (65) 6349-0200; Fax: (65) 6733-1817

献　　词

献给我美好的家庭：
Sayaka，Masha 和 Miya，
你们的爱和支持使这一切成为可能。

AL

作者名录

Sudha A. Anupindi, MD, FSAR
Chief, Division of Body Imaging
Director of Pediatric Gastrointestinal & Hepatic Imaging
Associate Professor of Radiology
Department of Radiology
Children's Hospital of Philadelphia
Perelman School of Medicine
University of Pennsylvania
Philadelphia, Pennsylvania

Michalakis Averkiou, PhD
Associate Professor
Department of Bioengineering
University of Washington
Seattle, Washington

Susan J. Back, MD
Assistant Professor of Radiology
Director, Section of Genitourinary Imaging
Director, Center for Pediatric Contrast Ultrasound
Division of Body Imaging
Children's Hospital of Philadelphia
Perelman School of Medicine
University of Pennsylvania
Philadelphia, Pennsylvania

Anupam Bam, M. Tech, MBBS
Project Consultant
Thane Ultrasound Centre
Thane, MS, India

Richard G. Barr, MD, PhD, FACR, FAIUM, FSRU
Professor of Radiology
Northeastern Ohio Medical University
Radiology Consultants Inc.
Youngstown, Ohio

Annalisa Berzigotti, MD, PhD
Associate Professor of Hepatology
Senior Attending Physician
Hepatology, UVCM, Inselspital
University of Berne
Bern, Switzerland

Benjamin A. Caine, BMSc
Clinical Research Coordinator
Department of Radiology
University of Calgary
Calgary, Alberta

Vito Cantisani, MD, PhD
Associate Professor of Radiology
Chairman, Unit of Ultrasound and Diagnostic Innovations
Policlinico Umberto I
Sapienza University of Rome
Rome, Italy

Maria Cristina Chammas, MD, PhD
Director of Ultrasound Division, Radiology Department
Hospital Das Clinicas
University of São Paulo
São Paulo, Brazil

Nitin Chaubal, MD, DMRD, FAIUM, FSRU, FICR
Director, Thane Ultrasound Centre
Consultant, Jaslok Hospital and Research Centre
Mumbai, India
Professor Emeritus
D Y Patil University
Navi Mumbai, India

Rajas Chaubal, MD
Consultant, Thane Ultrasound Centre
Consultant, Jaslok Hospital and Research Centre
Mumbai, India

Dirk Clevert, MD
Professor of Radiology
Section Chief, Interdisciplinary Ultrasound Center
Department of Radiology
University of Munich-Grosshadern Campus
Munich, Germany

Kassa Darge, MD, PhD
Radiologist-in-Chief and Chair
Department of Radiology
Children's Hospital of Philadelphia
Professor of Radiology and Surgery
Perelman School of Medicine
University of Pennsylvania
Philadelphia, Pennsylvania

Annamaria Deganello, MD
Consultant Paediatric Radiologist
Department of Clinical Radiology
King's College Hospital
London, United Kingdom

Ryne Didier, MD
Assistant Professor of Radiology
Division of Body Imaging
Children's Hospital of Philadelphia
Perelman School of Medicine
University of Pennsylvania
Philadelphia, Pennsylvania

Jonathan R. Dillman, MD, MSc
Associate Chief, Research
Department of Radiology
Cincinnati Children's Hospital Medical Center
Associate Professor
University of Cincinnati College of Medicine
Cincinnati, Ohio

Mirko D'Onofrio, MD
Associate Professor of Radiology
Department of Radiology
G.B. Rossi University Hospital
University of Verona
Verona, Italy

John Eisenbrey, PhD
Associate Professor of Radiology
Thomas Jefferson University
Philadelphia, Pennsylvania

Cheng Fang, BSc (Hons), MBBS, FRCR
Specialist Registrar
Department of Clinical Radiology
King's College Hospital
London, United Kingdom

Giovanna Ferraioli, MD
Researcher
Department of Clinical, Surgical, Diagnostic
and Pediatric Sciences
University of Pavia
Pavia, Italy

David Fetzer, MD
Assistant Professor, Department of Radiology
Medical Director of Ultrasound
UT Southwestern Medical Center
Dallas, Texas

Arthur C. Fleischer, MD
Cornelius Vanderbilt Professor
Department of Radiology
Department of Obstetrics and Gynecology
Medical Director, Sonography
Vanderbilt Medical Center
Nashville, Tennessee

Flemming Forsberg, PhD
Professor, Department of Radiology
Thomas Jefferson University
Philadelphia, Pennsylvania

Giampiero Francica, MD
Head Interventional Ultrasound Unit
Pineta Grande Hospital
Castel Volturno (CE), Italy

Christian Görg, MD
Department of Hematology and Oncology
Philipps-University Marburg
Marburg, Germany

Christian Greis, PhD
Head Global Strategic Marketing Ultrasound
Bracco Imaging
Konstanz, Germany

Chris Harvey, MD, MRCP, FRCR
Consultant Radiologist
Honorary Senior Lecturer
Department of Imaging
Imperial Healthcare NHS Trust
Hammersmith Hospital
London, United Kingdom

Luna Hilaire, PhD
Associate Director
Investigator Sponsored Trials & Medical Information
Global Medical Affairs
Lantheus Medical Imaging, Inc.
North Billerica, Massachusetts

Dean Huang, FRCR, EBIR
Consultant Radiologist
Department of Clinical Radiology
King's College Hospital
London, United Kingdom

André Ignee, MD
Med. Klinik 2
Caritas Krankenhaus
Bad Mergentheim, Germany

Hiroko Iijima, MD
Professor of Internal Medicine Division of Hepatobiliary
and Pancreatic Diseases
Professor of Ultrasound Imaging Center
Hyogo College of Medicine
Nishinomiya, Hyogo, Japan

Hyun-Jung Jang, MD, PhD
Associate Professor and Radiologist
Joint Department of Medical Imaging
University of Toronto
Toronto, Ontario, Canada

Christian Jenssen, MD
Head, Department of Internal Medicine
Krankenhaus Märkisch-Oderland GmbH, Strausberg,
Germany & Brandenburg Institut for
Clinical Ultrasound at Medical
University Brandenburg
Neuruppin, Germany

Woo Kyoung Jeong, MD, PhD
Associate Professor of Radiology
Department of Radiology, Center for Imaging Sciences
Samsung Medical Center
Sungkyunkwan University School of Medicine
Seoul, Korea

Mukund Joshi, MD, DMRE, FICR
Honorary Consultant, Jaslok Hospital & Research Centre
Mumbai, India
Director, Dr. Joshi Imaging Centre
Mumbai, MS, India

Naohisa Kamiyama, PhD
Global Manager of New Clinical Technologies
Ultrasound Department
GE Healthcare
Hino, Japan

Tae Kyoung Kim, MD, PhD
Professor and Radiologist
Joint Department of Medical Imaging
University of Toronto
Toronto, Ontario, Canada

Orpheus Kolokythas, MD
Associate Professor
Department of Radiology, Body Imaging
University of Washington Medical Center
Seattle, Washington

Yuko Kono, MD, PhD
Clinical Professor of Medicine
Clinical Professor of Radiology
University of California San Diego
San Diego, California

Nathalie Lassau, MD, PhD
Professor of Radiology
Imaging Department
Institut Gustave Roussy
Co-Head of Imaging Laboratory IR4M
Université Paris SUD
Villejuif, France

Jae Young Lee, MD
Professor, Department of Radiology
Seoul National University Hospital
Seoul National University College of Medicine
Seoul, Korea

Ji-Bin Liu, MD
Professor of Radiology
Division of Ultrasound
Department of Radiology
Thomas Jefferson University Hospital
Philadelphia, Pennsylvania

Torben Lorentzen, MD
Assistant Professor
Ultrasound Section, Department of Gastroenterology
Herlev Hospital
University of Copenhagen
Copenhagen, Denmark

Qiang Lu, MD
Associate Professor
Department of Ultrasound
West China Hospital
Sichuan University
Chengdu, China

M. Beth McCarville, MD
Member, Department of Diagnostic Imaging
Chief, Clinical Radiology
Section Chief, Body Imaging
St. Jude Children's Research Hospital
Memphis, Tennessee

Alexandra Medellin, MD
Clinical Assistant Professor
Department of Radiology
University of Calgary
Calgary, Alberta, Canada

Maria Franca Meloni, MD
Interventional Radiologist
Department of Interventional Ultrasound
Casa di Cura Igea via Marcona
Milano, Italy

Massimo Mischi, PhD, MSc
Laboratory of Biomedical Diagnostics,
Department of Electrical Engineering
Eindhoven University of Technology
Eindhoven, The Netherlands

Christian Pállson Nolsøe, MD, PhD
President, World Federation for Ultrasound in Medicine and Biology (WFUMB)
Consultant, Ultrasound Section, Division of Surgery, Dept. of Gastroenterology, Herlev Hospital
Associate Professor, Copenhagen Academy for Medical Education and Simulation (CAMES)
University of Copenhagen
København, Denmark

Aikaterini Ntoulia, MD, PhD
Department of Radiology
Children's Hospital of Philadelphia
Philadelphia, Pennsylvania

Chengzhong Peng, MD
Department of Ultrasound
Zhejiang Provincial People's Hospital
Hangzhou, Zhejiang Province, China

Maciej Piskunowicz, MD, PhD
Associate Professor
Department of Radiology
Medical University of Gdansk
Gdansk, Poland

Alina Popescu, MD, PhD
Associate Professor
Department of Gastroenterology and Hepatology
Victor Babes University of Medicine and Pharmacy Timisoara
Timisoara, Romania

Maija Radzina, MD, PhD
Associate Professor
Paula Stradina Clinical University Hospital
Diagnostic Radiology Institute
University of Latvia, Medical Faculty
Radiology Research Laboratory
Riga Stradiņš University
Riga, Latvia

Vasileios Rafailidis, MD, MSc, PhD, EDiR
Research Fellow
Department of Radiology
AHEPA University General Hospital
Aristotle University of Thessaloniki
Thessaloniki, Greece

Madara Rauda, MD
Paula Stradina Clinical University Hospital
Diagnostic Radiology Institute
Radiology Research Laboratory
Riga Stradiņš University
Riga, Latvia

Shuchi K. Rodgers, MD
Vice-Chairman, Abdominal Imaging
Director of Ultrasound
Clinical Associate Professor of Radiology
Department of Radiology
Einstein Medical Center
Philadelphia, Pennsylvania

Adrian Săftoiu, MD, PhD, MSc, FASGE
Scientific Director
Research Center of Gastroenterology and Hepatology
University of Medicine and Pharmacy of Craiova
Craiova, Romania
Visiting Clinical Professor
Herlev Hospital
University of Copenhagen
Copenhagen, Denmark

Alessandro Sarno, MD
Radiology Resident
Department of Radiology
GB Rossi University Hospital
University of Verona
Verona, Italy

Giuseppe Schillizzi, MD
Radiology Resident
Department of Radiological, Oncological and Anatomo
Pathological Sciences
Policlinico Umberto I
Sapienza University of Rome
Rome, Italy

Roxana Sirli, MD, PhD
Associate Professor of Gastroenterology
Department of Gastroenterology and Hepatology
Victor Babes University of Medicine and
Pharmacy Timisoara
Timisoara, Romania

Zeno Spârchez, MD, PhD
Professor of Gastroenterology & Internal Medicine
University of Medicine and Pharmacy "Iuliu Hatieganu"
Institute for Gastroenterology and Hepatology "O.Fodor"
Cluj-Napoca, Romania

Ioan Sporea, MD, PhD
Professor of Gastroenterology
Head of the Department of Gastroenterology
and Hepatology
Victor Babes University of Medicine and
Pharmacy Timisoara
Timisoara, Romania

Abhay Srinivasan, MD
Assistant Professor of Clinical Radiology
Perelman School of Medicine
University of Pennsylvania
Department of Radiology
Children's Hospital of Philadelphia
Philadelphia, Pennsylvania

Gerhard Stuckmann, MD
Chief Physician, Ultrasound
Department of Radiology and Nuclear Medicine
Specialist in Radiology
Kantonsspital Winterthur
Winterthur, Switzerland

Hisham Tchelepi, MD, FSRU
Associate Professor of Radiology
Chief, Ultrasound Division
Department of Radiology
Keck School of Medicine of USC
Los Angeles, California

Peter Thielsen, MD
Consultant Hepatologist
Ultrasound Section, Department of Gastroenterology
Herlev Hospital
University of Copenhagen
Copenhagen, Denmark

Corinna Trenker, MD
University Hospital Marburg
and Philipps University Marburg
Department of Hematology, Oncology, and Immunology
Baldingerstrasse
Marburg, Germany

Simona Turco, PhD, MSc
Laboratory of Biomedical Diagnostics
Department of Electrical Engineering
Eindhoven University of Technology
Eindhoven, the Netherlands

Ruud J. G. van Sloun, PhD, MSc
Laboratory of Biomedical Diagnostics
Department of Electrical Engineering
Eindhoven University of Technology
Eindhoven, the Netherlands

Jinrui Wang, MD
Professor
Department of Ultrasound
Peking University Third Hospital
Beijing, China

Ginger Warner
Senior Director, Global Medical Affairs
Lantheus Medical Imaging, Inc.
North Billerica, Massachusetts

Hans Peter Weskott, MD
Klinikum Siloah
Outpatient Ultrasound Department
Hannover, Germany

Rogier R. Wildeboer, MSc
Laboratory of Biomedical Diagnostics,
Department of Electrical Engineering
Eindhoven University of Technology
Eindhoven, the Netherlands

Hessel Wijkstra, PhD, MSc
Department of Urology
AMC University Hospital
Amsterdam, the Netherlands

Gibran Timothy Yusuf, BSc (Hons), MBBS, FRCR
Consultant Radiologist
Department of Clinical Radiology
King's College Hospital
London, United Kingdom

Julia Zavariz, MD
Consultant Radiologist
Ultrasound Unity, Department of Radiology
Hospital das Clinicas
University of São Paulo
São Paulo, Brazil

中文版前言

超声造影又称为增强超声。它通过静脉注入声学微泡造影剂有效反映人体组织及其病变的血流灌注特征。与增强 CT 相比，它具有操作简便易行、排泄迅速、无毒副作用、过敏反应很少、无放射性损伤等诸多优势。临床实践中还可将声学造影剂注入体腔内显示腔道结构的通畅性。近年来超声造影已在临床领域得到了越来越广泛的应用，被誉为超声发展史上的"第三次革命"。

《超声造影显像：技术要点与临床应用》这本专著是由托马斯杰斐逊大学医院的 Andrej Lyshchik 教授领衔，诸多来自欧洲、北美、亚洲和南美相关领域的杰出专家共同编纂而成。内容涵盖了超声造影显像的原理、超声造影剂的发展史及其在腹部、胸部、浅表组织及小器官、血管、妇产、儿科、介入治疗等除心脏以外的广泛临床应用。全书结合大量的临床实例及典型的精美超声图像(包括 B 型超声图像、彩色多普勒超声图像与超声造影图像)进行了深入而详细的分析，全面系统地梳理和总结了不同应用领域超声造影的技术要点及诊断要领，是一本易于理解、实用性强的超声造影经典专著。既可作为超声造影的医学教材，又可作为超声医师或其他影像及临床医师的工具书，将对进一步普及、提升和规范国内超声造影这一新技术产生积极的推动作用。

在本书翻译过程中，正值新冠肺炎疫情肆虐，但是仍然得到了各位译者所在医院和科室的鼎力支持及诸多同道们的关心和帮助，特别是美国杰斐逊大学刘吉斌教授给予了悉心指导和逐句审校，使译著得以付梓，在此一并致以衷心的感谢！

尽管各位译者和审校专家反复校订，力求翻译精准，但疏漏或表述不妥之处在所难免，期望广大读者赐以斧正。

原 著 前 言

　　超声造影综合了增强影像与诊断超声的高分辨率和实时性的优点，是一项革命性的技术。超声造影发展过程中经历了多次技术进步，其中第二代造影剂和具有高敏感性的造影特异成像模式超声设备的应用，能够对毛细血管水平的组织灌注进行精细成像。因此，这种高可及性的成像工具正在成为影像诊断的一线检查。超声造影最早应用于超声心动图检查，目前已经广泛应用到包括成人和儿科患者在内的各种诊断和介入性操作中。

　　据我们所知，本书是超声造影非心脏领域第一本系统全面的专著。我们撰写《超声造影显像：技术要点与临床应用》的目的是提供一本内容全面、易于学习理解的专业书籍，内容涵盖超声造影最常见的临床应用。在超声造影章节的选择方面，笔者殚精竭虑，涵盖了超声造影所有主要的临床应用。为了避免过多的描述性内容，我们最大限度地控制文字数量，并且提供了 1 000 多幅高分辨率图像，以向读者传递重要和相关的信息。超声造影的解读需要掌握常规 B 型超声的表现，它们通常与超声造影的图像并排显示。因此，我们对各种常见疾病的常规 B 型超声和超声造影表现进行了回顾分析。当多普勒超声检查对诊断有重要作用时，也描述了其表现。

　　这本综合性专著涵盖面广、内容深入浅出，这都要归功于本书的作者们，他们是超声造影领域的专家，学识渊博且临床经验丰富。本书的作者团队来自欧洲、北美、亚洲和南美，是一个真正的国际合作项目。向所有的作者致以崇高的敬意，感谢他们令人难以置信的奉献、专业精神和辛勤工作。此外，真诚地感谢爱思唯尔的Arthur Gelsinger，感谢他出色的编辑协助。

　　Christoph F. Dietrich、Paul S. Sidhu 和 Stephanie R. Wilson 教授是国际超声造影领域的先驱和领导者，没有他们的帮助和支持，本书难以付梓。多年来，他们一直孜孜不倦地致力于超声造影的推广，他们非常慷慨地为本书贡献了宝贵的时间和精力。

　　希望本书能对读者的日常临床工作有所帮助，从而为有需要的患者提供更好的超声造影服务，并且启发各个学科的医者探索超声造影的真正潜力，给患者带来更多获益。

Andrej Lyshchik，MD，PhD
Associate Professor of Radiology
Thomas Jefferson University Hospital
Philadelphia，Pennsylvania

致　谢

主编

Arthur G. Gelsinger，MA

文字编辑

Rebecca L. Bluth，BA

Nina I. Bennett，BA

Terry W. Ferrell，MS

Megg Morin，BA

Joshua Reynolds，PhD

图像编辑

Jeffrey J. Marmorstone，BS

Lisa A. M. Steadman，BS

插图

Laura C. Wissler，MA

Richard Coombs，MS

Lane R. Bennion，MS

艺术指导与设计

Tom M. Olson，BA

出品协调

Emily C. Fassett，BA

Angela M. G. Terry，BA

目　录

目　录

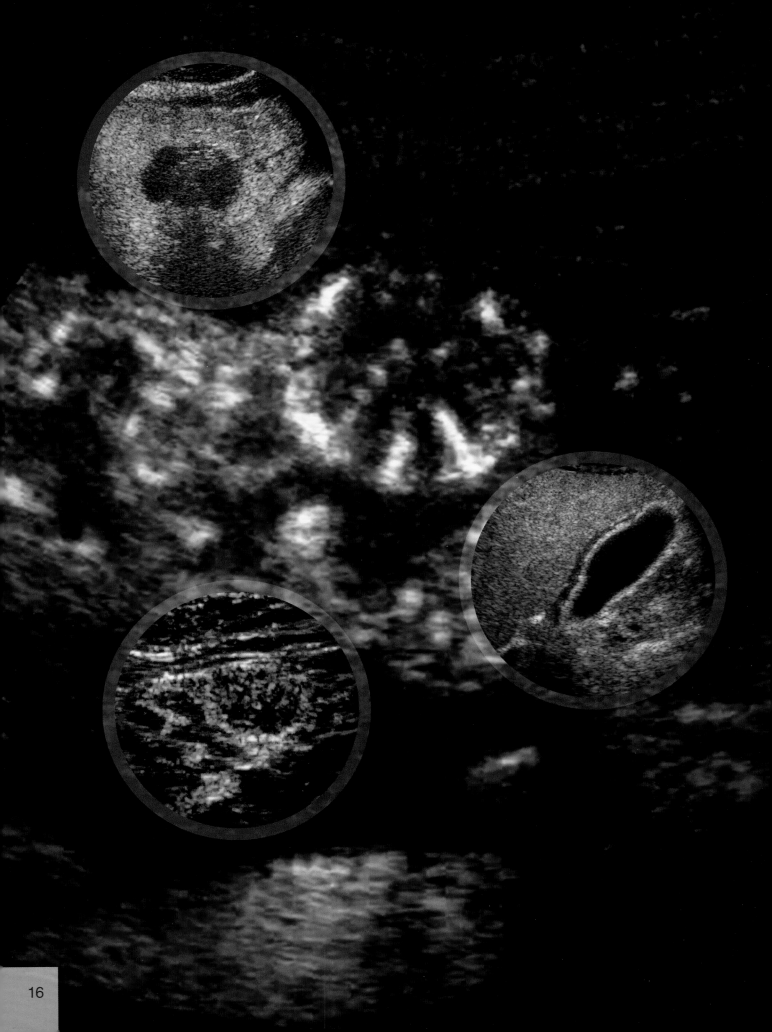

第一部分
导　　论

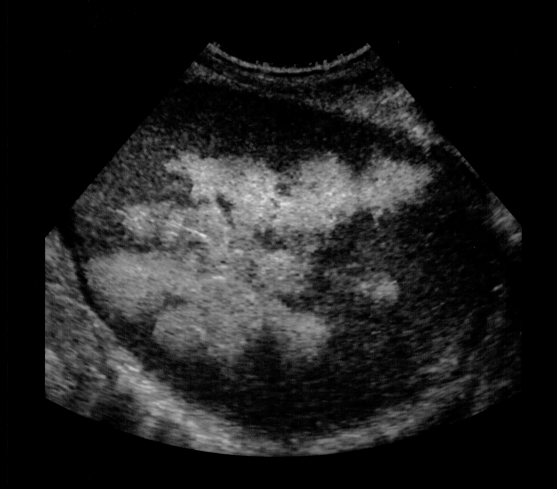

第 1 章 超声造影的发展历史

重 要 内 容

超声造影剂

- 超声造影（contrast-enhanced US，CEUS）最初用于增强多普勒信号
- 此后开发了专门的造影技术
- Echovist（Schering AG，Berlin，Germany）是第一个进入商业研发的造影剂
- Albunex（Molecular Biosystems Inc.，San Diego，CA）是美国在 Feinstein 引进的声振法基础上研发的造影剂
- Levovist（Schering AG，Berlin，Germany）是静脉注射用造影剂，能够通过肺循环，增强血管的多普勒信号
- Optison（GE Healthcare AS，Oslo，Norway）是市场上首个第二代造影剂，于 1998 年获得美国监管部门的批准
- SonoVue（Bracco Suisse SA，Geneva，Switzerland）是市场上第二个第二代造影剂，于 2001 年获得欧洲监管部门的批准，2014 年在美国上市，商品名为 Lumason

- Definity（Lantheus Medical Imaging，North Billerica，MA）也是第二代造影剂，2001 年在美国获批，2006 年在欧洲获批，其商品名为 Luminity
- Sonazoid（GE Healthcare AS，Oslo，Norway）是获得挪威和部分亚洲国家监管部门批准用于人体的最新造影剂

超声造影技术

- 超声造影的演变与特异性超声造影技术的发展密切相关
- 最早的超声造影信号是在心腔和大血管 M 型超声图像中检测到的
- 随后使用多普勒技术从微泡中提取所需的信号，而不需要叠加组织信号
- 如今，大多数超声设备制造商都提供了造影模式，这些造影模式都是以脉冲反转叠加（相位反转、相位调制）、修正振幅（振幅调制、功率调制）或两者结合的方式为基础，从而实现实时显示大血管和微循环中的血流

典 型 图 像

（左）历史上有重要用途的 Levovist 不同于目前使用的第二代超声造影剂（如 Lumason/SonoVue）的超声造影成像。这些图像是使用高机械指数（mechanicl index，MI）检查技术，在很短的时间间隔（<1s）内成像的。箭头 ➡ 所示为这个肝脏肿瘤的动脉期增强。（右）图像中箭头 ➡ 所示为这个肝脏肿瘤的延迟期图像。

第一代造影剂 Levovist 的超声造影
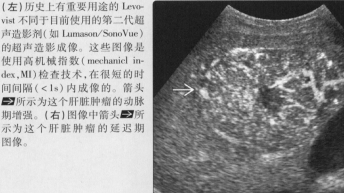

第一代造影剂 Levovist 的超声造影
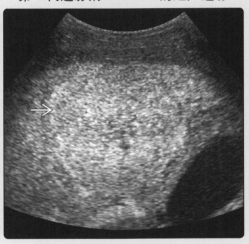

（左）用彩色多普勒超声显示注射 Levovist 后受激声波发射产生的彩色信号。（右）采用相同技术在脾脏的延迟期成像。此图中，箭头所示 ➡ 为位于脾脏中央的 T 细胞淋巴瘤，其周围可见未增强的梗死灶 ➡。

第一代造影剂 Levovist 的超声造影
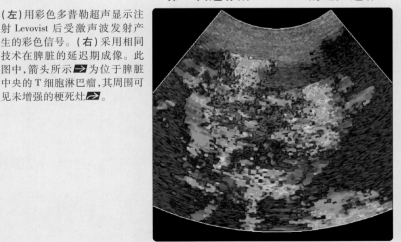

第一代造影剂 Levovist 的超声造影
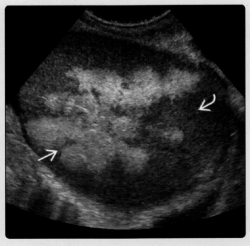

超声造影剂

引言

- Gramiak 和 Shah 首次报道在检查主动脉根部时,利用吲哚菁绿注射液中含有的微小气泡可增强超声影像的对比度
- Feinstein 发现超声波振荡后的气泡更小,持续时间更长,这对静脉注射后微泡通过肺循环和增强左心腔至关重要
- 超声造影最初用来增强多普勒信号
- 后续开发了专门的造影技术
- 欧洲医学和生物学超声学会联合会(European Federation of Societies for Ultrasound in Medicine and Biology,EFSUMB)最早正式使用"超声造影"这一术语

第一代造影剂

- 在最初使用自制的、手动搅拌的或超声波振荡制作的微泡悬浮液后,几家制药公司开始研发商用超声造影剂
- 很明显,为了更广泛的临床应用,必须进行微泡大小的标准化,并能够在体内保持更长时间的稳定
- Echovist(Schering AG,Berlin,Germany)是第一个进入商业研发的造影剂
  - Echovist 是半乳糖微粒悬浮液,与水溶液混合后将释放空气微泡
  - Echovist 微泡不够稳定,无法通过肺循环,因此只能用于右心腔成像和非血管性体腔增强
  - Echovist 于 1991 年在欧洲获得了第一个超声造影剂的监管批准
- Albunex(Molecular Biosystems Inc.,San Diego,CA)是在美国由 Feinstein 引进的声振技术基础上研发的
  - Albunex 是用超声波振荡人血白蛋白制作的含空气的微泡分散体
  - Albunex 微泡能够通过肺循环使左心室增强,但仅在部分患者中成像(0.08mL/kg 标准剂量组中 61%的患者)
  - Albunex 微泡对压力较敏感,只能短暂增强左心室
  - Albunex 于 1993 年获得美国监管部门批准
- Levovist(Schering AG,Berlin,Germany)被研发用于提供能够通过肺循环和增强血管多普勒信号的静脉注射造影剂
  - Levovist 是由半乳糖颗粒通过脂质包裹的悬浮液
  - Levovist 可以使所有肺动脉压力正常的患者的左室显影
  - 外周血液循环中,Levovist 增强了多普勒信号的强度,即使在实质器官的小血管中也能检测到多普勒信号
  - Levovist 于 1995 年获得欧洲监管部门批准
  - 偶然发现 Levovist 在血管后期(体循环中的药物清除后),由于被吞噬细胞(如肝窦内的 Kupffer 细胞)摄取,使得肝脏也有一定程度的增强
    - 血管后期的增强有助于区分肝脏组织和非肝脏组织
- 尽管这些空气内核的第一代微泡造影剂在当时看起来很有前景,但它们在压力稳定性和造影剂增强持续时间方面有很大局限
  - 空气的弥散性强,在血液中的溶解度高,静脉注射后空气会从微泡中快速逸出
  - 因此,第二代微泡应运而生,其内含高分子量亲脂性气体,并且在血液中的溶解度低

第二代造影剂

- Optison(GE Healthcare AS,Oslo,Norway)是市场上第一家获得美国监管机构批准的第二代造影剂
  - Optison 由美国加州圣地亚哥的 Molecular Biosystems 公司研发,先后被美国圣路易斯的 Mallinckrodt 公司及 GE 医疗集团收购
  - Optison 对 Albunex 的配方进行了改良,采用全氟丙烷气体核心代替空气
  - 与第一代药物相比,Optison 延长了左心室造影增强时间
    - 在最高剂量组中,87%的患者在舒张末期出现了全左室显影,75%的患者在收缩期末期出现了全左室显影
  - Optison 仅被 FDA 批准用于超声心动图左室显影
- SonoVue(Bracco Suisse SA,Geneva,Switzerland),中文名:声诺维,是第二个进入市场的第二代造影剂
- 在美国,该造影剂的商品名为 Lumason
  - SonoVue 由六氟化硫微泡组成,具有弹性非常大的磷脂外壳,能够在 1~10MHz 的频率范围内增强超声影像
  - SonoVue 于 2001 年获得欧洲监管部门批准用于超声心动图(左室显影)、大血管成像(大脑动脉、颈动脉和外周动脉)、微血管成像(肝脏和乳腺病变的鉴别)
  - SonoVue 还获得监管部门批准用于肝脏成像(美国)和检测膀胱输尿管反流(美国、欧洲、中国)
  - EFSUMB 与世界医学和生物学超声联合会(World Federation for Ultrasound in Medicine and Biology,WFUMB)的指南和意见书中,SonoVue 被推荐在肝脏和非肝脏部位的超声造影检查中使用
- Definity(Lantheus Medical Imaging,North Billerica,MA)是另一种第二代造影剂

- ○ 在欧洲,该造影剂的市场名为 Luminity
- ○ Definity 是由脂质外壳包裹全氟丙烷组成的微球悬浮液
- ○ Definity 是由美国亚利桑那州图森市的 ImaRx 制药公司研发,被杜邦默克制药公司和百时美施贵宝医疗影像公司收购,现在由 Lantheus 医疗影像公司运营
- ○ Definity 于 2001 年在美国获批,2006 年在欧洲获批用于超声心动图(左室显影)
- **Sonazoid**(GE Healthcare AS,Oslo,Norway),中文名:示卓安,是最新获批用于人体的造影剂
  - Sonazoid 由挪威奥斯陆的 Nycomed 公司研发,被 GE 医疗集团收购
  - Sonazoid 具有全氟丁烷气体核心,外壳是嵌在无定形蔗糖结构中的氢化卵磷脂酰丝氨酸,硬度大,需要更高的声波功率才能产生非线性信号
  - Sonazoid 于 2006 年在日本被批准用于局灶性肝脏病变的评估,商品名为 Daiichi-Sankyo(日本东京)
  - 网状内皮系统的 Kupffer 细胞对 Sonazoid 有很强的摄取功能,导致肝脏在血管后期出现增强(Kupffer 相)
  - 在挪威和部分亚洲国家(中国、韩国等),Sonazoid 被批准用于局灶性肝脏病变的血管和 Kupffer 相超声成像
  - 在日本,Sonazoid 被批准用于鉴别肝脏和乳腺病变
- 另一种磷脂壳造影剂是由美国加州圣地亚哥的 Alliance Pharmaceutical 公司与德国柏林的 Schering AG 合作研发的,名为 Imagent,于 2002 年获得 FDA 批准用于超声心动图(勾勒左心室边界)
  - ○ 如今,Imagent 的批准被制造商撤销而不再生产
- 其他几种第二代造影剂已开始临床研发(如 Quantison、Myomap、AI700、CardioSphere、PESDA),但尚未获得在人体使用的监管批准
- **EchoGen**(Sonus Pharmaceuticals,Bothell,WA)是一种基于相变胶体的全氟戊烷类注射乳液,曾被广泛研究,但未能获得人类使用的监管许可

超声造影技术

一般造影成像

- 超声造影高度依赖于造影剂微泡与超声波的相互作用
- 超声造影的演变与特异性造影成像技术的发展密切相关
- 在心腔和大血管 M 型图像中首先检测到超声造影信号

- 最初,研究人员试图在实质组织(如心肌)内显示造影增强,以用于灌注评估
- 必须解决两个主要问题
  - ○ 心腔内微泡浓度过高引起的衰减
  - ○ 心壁组织信号叠加
- Shapiro 使用冠状动脉内注射造影剂来选择性增强心肌
- 随后使用多普勒技术从微泡中提取所需的信号,而不叠加组织信号
- 基于速度来消除组织信号,这样就能只显示快速流动的微泡(如在心脏腔或大血管中)
- 后来发现在高能量声振破坏下,静止的微泡也能产生彩色多普勒信号
- 微泡信号从一帧的显示到另一帧的消失被彩色多普勒自相关算法解释为微泡的移动
  - ○ 然而,这种造影信号只存在很短的时间(如一闪而过的亮光),被称为受激声波发射
- 最终目的是连续显示从组织信号中分离出来的微泡信号,能够实时显示实质组织中造影剂的充盈和廓清
  - ○ 这就要求成像时降低声波功率(低机械指数成像),尽量减少声场中微气泡的破坏
  - ○ 利用超声场中微气泡振动的特征声响应(含谐波频率成分的非线性信号),通过频率滤波和脉冲叠加技术,实现对组织信号的分离
- 如今,大多数超声设备制造商都提供了造影模式,这是以脉冲反转相位叠加(相位反转、相位调制)、修正振幅(振幅调制、功率调制)或两者结合为基础的

内镜超声造影

- 与"超声造影"术语类似,"内镜超声造影(contrast-enhanced endoscopic US,CE-EUS)"是所有使用内镜超声造影技术的公认术语,与任何特定的应用物理原理无关
- 如常规经皮超声所展示的一样,CE-EUS 技术也可采用高机械指数或低机械指数
  - ○ 因此,超声造影的首字母缩略词相应地为 1997 年第 1 次使用的高机械指数内镜超声造影(contrast-enhanced high mechanical index EUS,CEHMI)和 2003 年第 1 次使用的低机械指数内镜超声造影(contrast-enhanced low mechanical index EUS,CELMI)
- CE-EUS 主要用于胰腺局灶的实性及囊性病变的鉴别诊断及上皮下病变的评估,以指导局部消融治疗及判断治疗反应

三维超声造影

- 三维超声造影于 2001 年被首次描述和应用于临床,2010 年首次使用内镜三维超声造影技术

- 术语三维超声造影（3D CEUS）用于探头扫描过程中获得图像集的三维重建
  - 如果通过矩阵探头获取实时矩阵数据，则称为四维超声造影（4D CEUS）
- 未来的应用包括肿瘤治疗反应的定量评估

超声造影指南

- 欧洲医学和生物学超声学会联合会（EFSUMB）在2004 年发布了第一个关于使用超声造影进行肝脏成像的指南
  - 肝脏超声造影指南在 2008 年将适应证扩展到非肝脏组织器官
- 2012 年，EFSUMB 发布了超声造影非肝脏应用指南，并于 2017 年进行了更新
- 2013 年，EFSUMB 和世界医学和生物学超声联合会（WFUMB）制定的肝脏超声造影指南进行了更新
- 为了规范肝细胞癌（hepatocellular carcinoma，HCC）影像的报告与数据采集，美国放射学会建立了肝脏影像报告与数据系统（Liver Imaging Reporting and Data System，LI-RADS）
  - 2016 年扩展到对 HCC 风险患者的超声造影检查
- 该系统目前包括规范术语表、扫查规范和病变分类规则

参考文献

1. Dietrich CF et al: How to perform contrast-enhanced ultrasound (CEUS). Ultrasound Int Open. 4(1):E2-E15, 2018
2. Sidhu PS et al: The EFSUMB Guidelines and Recommendations for the Clinical Practice of Contrast-Enhanced Ultrasound (CEUS) in Non-Hepatic Applications: Update 2017 (Long Version). Ultraschall Med. 39(2):e2-e44, 2018
3. Sidhu PS et al: The EFSUMB Guidelines and Recommendations for the Clinical Practice of Contrast-Enhanced Ultrasound (CEUS) in Non-Hepatic Applications: Update 2017 (Short Version). Ultraschall Med. 39(2):154-180, 2018
4. Hyvelin JM et al: Characteristics and echogenicity of clinical ultrasound contrast agents: an in vitro and in vivo comparison study. J Ultrasound Med. 36(5):941-953, 2017
5. Sidhu PS et al: Role of contrast-enhanced ultrasound (CEUS) in paediatric practice: an EFSUMB position statement. Ultraschall Med. 38(1):33-43, 2017
6. Fusaroli P et al: EFSUMB Guidelines on Interventional Ultrasound (INVUS), Part V. Ultraschall Med. 37(4):77-99, 2016
7. Fusaroli P et al: EFSUMB Guidelines on Interventional Ultrasound (INVUS), Part V - EUS-Guided Therapeutic Interventions (short version). Ultraschall Med. 37(4):412-20, 2016
8. Fusaroli P et al: Contrast-enhanced endoscopic ultrasound: why do we need it? A foreword. Endosc Ultrasound. 5(6):349-350, 2016
9. Jenssen C et al: EFSUMB Guidelines on Interventional Ultrasound (INVUS), Part IV - EUS-guided Interventions: General aspects and EUS-guided sampling (Long Version). Ultraschall Med. 37(2):E33-76, 2016
10. Jenssen C et al: EFSUMB Guidelines on Interventional Ultrasound (INVUS), Part IV - EUS-guided interventions: General Aspects and EUS-guided Sampling (Short Version). Ultraschall Med. 37(2):157-69, 2016
11. Bernatik T et al: Benefit of contrast-enhanced ultrasound (CEUS) in thefollow-up care of patients with colon cancer: A prospective multicenter study. Ultraschall Med. 36(6):590-3, 2015
12. Chiorean L et al: Benign liver tumors in pediatric patients - review with emphasis on imaging features. World J Gastroenterol. 21(28):8541-61, 2015
13. Sirli R et al: Contrast enhanced ultrasound for the diagnosis of liver hemangioma - results of a Romanian multicentre study. Med Ultrason. 17(4):444-50, 2015
14. Cui XW et al: Measurement of shear wave velocity using acoustic radiation force impulse imaging is not hampered by previous use of ultrasound contrast agents. Z Gastroenterol. 52(7):649-53, 2014
15. Schreiber-Dietrich DG et al: Contrast enhanced ultrasound in pediatric patients: a real challenge. Z Gastroenterol. 52(10):1178-84, 2014
16. Claudon M et al: Guidelines and good clinical practice recommendations for contrast enhanced ultrasound (CEUS) in the liver–update 2012: a WFUMB-EFSUMB initiative in cooperation with representatives of AFSUMB, AIUM, ASUM, FLAUS and ICUS. Ultraschall Med. 34(1):11-29, 2013
17. Claudon M et al: Guidelines and good clinical practice recommendations for contrast enhanced ultrasound (CEUS) in the liver - update 2012: A WFUMB-EFSUMB initiative in cooperation with representatives of AFSUMB, AIUM, ASUM, FLAUS and ICUS. Ultrasound Med Biol. 39(2):187-210, 2013
18. Dietrich CF et al: An EFSUMB introduction into Dynamic Contrast-Enhanced Ultrasound (DCE-US) for quantification of tumour perfusion. Ultraschall Med. 33(4):344-51, 2012
19. Piscaglia F et al: The EFSUMB Guidelines and Recommendations on the Clinical Practice of Contrast Enhanced Ultrasound (CEUS): update 2011 on non-hepatic applications. Ultraschall Med. 33(1):33-59, 2012
20. Hocke M et al: New technology–combined use of 3D contrast enhanced endoscopic ultrasound techniques. Ultraschall Med. 32(3):317-8, 2011
21. Hocke M et al: Three-dimensional contrast-enhanced endoscopic ultrasound for the diagnosis of autoimmune pancreatitis. Endoscopy. 43 Suppl 2 UCTN:E381-2, 2011
22. Seitz K et al: Frequency of tumor entities among liver tumors of unclear etiology initially detected by sonography in the noncirrhotic or cirrhotic livers of 1349 patients. Results of the DEGUM multicenter study. Ultraschall Med. 32(6):598-603, 2011
23. Strobel D et al: Diagnostic accuracy of CEUS in the differential diagnosis of small (≤20 mm) and subcentimetric (≤10 mm) focal liver lesions in comparison with histology. Results of the DEGUM multicenter trial. Ultraschall Med. 32(6):593-7, 2011
24. Bernatik T et al: Unclear focal liver lesions in contrast-enhanced ultrasonography–lessons to be learned from the DEGUM multicenter study for the characterization of liver tumors. Ultraschall Med. 31(6):577-81, 2010
25. Seitz K et al: Contrast-Enhanced Ultrasound (CEUS) for the characterization of focal liver lesions - prospective comparison in clinical practice: CEUS vs. CT (DEGUM multicenter trial). Parts of this manuscript were presented at the Ultrasound Dreiländertreffen 2008, Davos. Ultraschall Med. 30(4):383-9, 2009
26. Tranquart F et al: [Real-time contrast-enhanced ultrasound in the evaluation of focal liver lesions: diagnostic efficacy and economical issues from a French multicentric study.] J Radiol. 90(1 Pt 2):109-22, 2009
27. Claudon M et al: Guidelines and good clinical practice recommendations for contrast enhanced ultrasound (CEUS) - update 2008. Ultraschall Med. 29(1):28-44, 2008
28. Strobel D et al: Contrast-enhanced ultrasound for the characterization of focal liver lesions–diagnostic accuracy in clinical practice (DEGUM multicenter trial). Ultraschall Med. 29(5):499-505, 2008
29. Dietrich CF et al: Contrast-enhanced endoscopic ultrasound with low mechanical index: a new technique. Z Gastroenterol. 43(11):1219-23, 2005
30. Albrecht T et al: Guidelines for the use of contrast agents in ultrasound. January 2004. Ultraschall Med. 25(4):249-56, 2004
31. Dietrich CF et al: Improved characterisation of histologically proven liver tumours by contrast enhanced ultrasonography during the portal venous and specific late phase of SHU 508A. Gut. 53(3):401-5, 2004
32. Albrecht T et al: Improved detection of liver metastases with phase inversion ultrasound during the late phase of levovist. Acad Radiol. 9 Suppl 1:S236-9, 2002
33. Dietrich CF: [3D real time contrast enhanced ultrasonography,a new technique.] Rofo. 174(2):160-3, 2002
34. Blomley MJ et al: Do different types of liver lesions differ in their uptake of the microbubble contrast agent SH U 508A in the late liver phase? Early experience. Radiology. 220(3):661-7, 2001
35. Burns PN et al: Pulse inversion imaging of liver blood flow: improved method for characterizing focal masses with microbubble contrast. Invest Radiol. 35(1):58-71, 2000
36. Weissman NJ et al: Infusion versus bolus contrast echocardiography: a multicenter, open-label, crossover trial. Am Heart J. 139(3):399-404, 2000
37. Blomley MJ et al: Stimulated acoustic emission to image a late liver and spleen-specific phase of Levovist in normal volunteers and patients with and without liver disease. Ultrasound Med Biol. 25(9):1341-52, 1999
38. Blomley MJ et al: Improved imaging of liver metastases with stimulated acoustic emission in the late phase of enhancement with the US contrast agent SH U 508A: early experience. Radiology. 210(2):409-16, 1999
39. Hosten N et al: Contrast-enhanced power Doppler sonography: improved detection of characteristic flow patterns in focal liver lesions. J Clin Ultrasound. 27(3):107-15, 1999
40. Blomley M et al: Stimulated acoustic emission imaging ("sono-scintigraphy") with the ultrasound contrast agent Levovist: a reproducible Doppler ultrasound effect with potential clinical utility. Acad Radiol. 5 Suppl 1:S236-9; discussion S252-3, 1998
41. Gramiak R et al: Echocardiography of the aortic root. Invest Radiol. 3(5):356-66, 1968

重 要 内 容

术语

- 超声造影剂（US contrast agents，UCAs）不仅增强了背向散射的超声信号,而且在足够的声压下（通常>100kPa）,它们还可作为非线性振动源
  - 在接收到的回波信号中微泡振动产生了重要的能量成分,包括谐波、次谐波和超谐波

作用机制

- 通过静脉注射气体微泡作为血管超声造影剂可以提高诊断性超声成像的敏感性和特异性
- 由于气体与周围血液之间的声阻抗差异大,以及微泡在诊断频率上的共振特性,超声造影剂显著增强了血液中的声波背向散射信号（最高达 30dB）
- 在足够的声压下,超声造影剂可以产生各种非线性信号,而周围组织产生这些信号的强度要弱很多
- 已经开发了多种非线性成像模式来提取非线性微泡信号,以提高对血管系统的显示

成像模式

- 在目前的临床实践中,绝大多数的超声造影检查是在较低的机械指数（mechanical index，MI）成像模式下进行的
- 微泡的非线性回波可以从组织回波中提取出来,并用于开发特定的造影成像模式,如脉冲反转谐波成像与功率调制,市售的最先进的超声仪器中都具备这些成像技术
- 在脉冲反转成像中,正常的脉冲和相位相反的镜像脉冲在声像图的各个扫描线上线性传输
  - 将这两个脉冲的回波叠加形成图像
- 在功率调制中,2 个不同振幅的脉冲（全幅和半幅）在声像图的各个扫描线上线性传输
  - 半脉冲的回波放大 2 倍后,从全脉冲的回波中减去,来形成超声造影的图像

典 型 图 像

超声造影成像原理

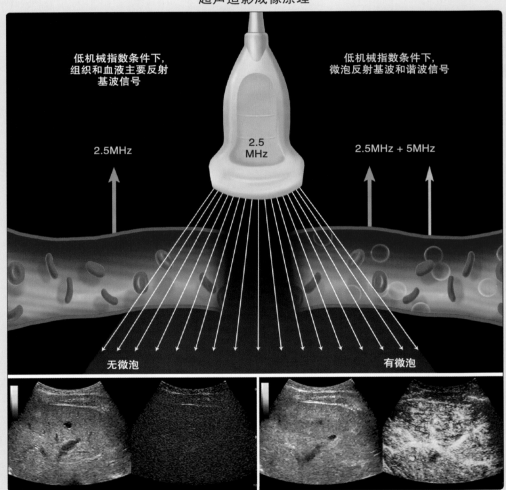

低机械指数条件下,组织和血液主要反射基波信号

2.5MHz

2.5 MHz

低机械指数条件下,微泡反射基波和谐波信号

2.5MHz + 5MHz

无微泡

有微泡

在低 MI 下,微泡造影剂产生基波和谐波信号,而组织主要产生基波信号。因此,使用低 MI 造影特定的谐波成像模式,仅显示微气泡信号。为了帮助解读图像,超声成像仪通常双幅并排显示基波的 B 模式图像与谐波造影图像。

术语

定义

- 微气泡(直径 1~10μm)的压缩率和密度与周围血液有很大的差异,是非常有效的散射体,可作为超声造影剂

- 静脉注射微气泡作为超声造影剂,可以增强多普勒和灰阶超声信号,最高达 30dB,并且能够显示直径 20~40μm 的血管

- 超声造影剂不仅增强背向散射的超声信号,而且在足够的声压下(通常为>100kPa),它们还可充当非线性振荡源
  - 微泡振荡可以在接收到的回波信号中产生重要的能量成分,包括谐波、次谐波和超谐波

- 全氟化合物、六氟化硫、氮和空气被用作超声造影剂的填充气体

- 较新的超声造影剂充满全氟化碳或六氟化硫气体,因为它们在血液中的溶解度低、气化压力高

- 大多数超声造影剂通过在气液界面添加额外的材料增加稳定性,以防止溶解和融合
  - 某些造影剂使用的材料是富有弹性的固体外壳,通过支持应变来抵消表面张力的影响,从而增强稳定性
  - 在其他情况下,这种材料是单一或 2 种以上表面活性剂的组合,通过大幅度降低表面张力来增强稳定性

- 假设介质中已经存在大小合适的空化核的前提下,MI 可以估计生物机械效应和空化效应的可能性

- MI 定义为峰值负(稀疏的)压力(测量单位为 MPa),除以频率的平方根(测量单位为 MHz)

- 在没有微泡超声造影剂的情况下,MI<0.5 表明不可能发生空化

- FDA 将所有超声诊断设备的 MI 值限制在 1.9 以下

- 在超声造影检查时,MI 被用来衡量超声功率

- 对于大多数超声造影剂和诊断用超声系统,用于非破坏性超声造影成像的 MI 值为 0.05~0.2

作用机制

背向散射截面

- 通过静脉注射气体微泡作为血管超声造影剂可以提高诊断性超声成像的敏感性和特异性

- 背向散射回波的振幅受 MI 和散射截面共同作用

- 散射截面取决于散射体和周围的介质的压缩性 κ和密度 ρ 的差异

- 散射截面是反映微泡超声散射的良好指标,与频率的 4 次幂和微泡半径的 6 次幂成正比(见后图中的方程式)
  - 这适用于所有类型的造影剂,见方程图中有括号的表达式;因此,散射截面是一个很好地反映微泡超声散射的指标

- 气基散射体是迄今为止最有效的超声造影剂

微泡共振

- 超声造影剂不仅增强了背向散射的超声信号,而且还充当了具有不同谐振频率的振荡源

- 微泡作为谐振源的谐振频率与微泡半径成反比

- 气体微泡的共振可以产生比常规截面大 2~3 个数量级的散射截面

微泡振荡的类型

- 在足够的声压下,超声造影剂可以产生各种非线性信号,而周围组织只能产生很小幅度的非线性信号

- 微气泡在声场中产生 3 种散射状态
  - 线性散射:微气泡线性对称振荡
  - 非线性散射:微气泡非线性振荡,在接收到的回波中产生更高和更低的频率成分
    - 振荡的非线性逐渐增高,导致稳定的空化
  - 瞬态散射:非线性振荡进一步增大,可导致壳体破裂,微泡气体释放、扩散,最终微泡消失

成像模式

非线性增强谱

- 与小提琴弦类似,微气泡可以产生高音和低音

- 在 f_0(基本传输频率)产生回波,$n \times f_0$(n = 2,3,4,……高倍谐波),f_0/n(n = 2,3,4,……,次谐波),以及$(n/2) \times f_0$(n = 3,5,7,……,超谐波)

商用的造影模式

- 可以从组织回波中分离出非线性微泡回波,并用于开发特定的造影成像模式,如脉冲反转谐波成像,这种技术已装配于市售最先进的超声扫描仪

- 在谐波成像中,单脉冲的发射频率 f_0 和接收的二次谐波($2 \times f_0$)用于成像,以消除组织回声和提高组织对比度

- 大多数临床使用的超声设备使用多脉冲技术进行非线性成像,如脉冲反转和功率调制
  - 这些技术可以检测非线性信号,消除线性信号

不同材料的散射截面			
材料	压缩系数	密度	散射截面/m^2
液体	κs~κ	ρs~ρ	~0
固体	κs<<κ	ρs>>ρ	~6. 65×10^{-15}
气体	κs>>κ	ρs<<ρ	~0. 38
假定 r=5μm,f=5MHz			

不同游离气泡的共振频率	
气泡直径/μm	共振频率/MHz
1	6. 5
3	2. 2
5	1. 3
8	0. 8

- 在脉冲反转成像中,正常的脉冲和另一个与前序脉冲反相位的镜像脉冲在声像图的各个扫描线上线性传输
  - 将这两个脉冲的回波叠加形成图像
    - 线性回波将被抵消,非线性回波将优先显示
- 在功率调制中,2 个不同振幅的脉冲(全幅和半幅)在声像图的各个扫描线上线性传输
  - 半脉冲的回波放大 2 倍,并从全脉冲的回波中减去,从而形成图像
    - 线性回波将被抵消,非线性回波将优先显示

高 MI 和低 MI 超声造影成像模式

- 高 MI 超声造影成像模式不是实时的,而是依赖于间歇性(帧率<2Hz)或延迟成像(仅在超声造影剂重新充满相关成像平面后成像)
- 高 MI 超声造影成像模式依赖于超声造影剂的破坏来区分微泡和组织,这需要较低的扫描帧频
  - 高 MI 超声造影成像模式的例子包括
    - 造影剂探测成像(agent detection imaging,ADI)
    - 编码谐波造影(coded harmonic angio,CHA)
    - 彩色叠加技术,如声发射成像(acoustic emission imaging,AEI)
- 目前很少使用高 MI 超声造影成像模式
- 大多数临床应用的超声造影使用低 MI
- 低 MI 超声造影成像模式是实时的
  - 低 MI 用于超声造影也会导致组织穿透性降低
  - 低 MI 超声造影成像模式的例子包括
    - 脉冲反转、功率调制,及它们的组合(功率调制脉冲反转)
    - 使用上述模式的最大强度投影方法也被开发用于显示血管走行形态
- 大多数低 MI 超声造影成像技术也适用于高 MI 环境,但它们必须进行不同的优化
  - 脉冲反转在低 MI 时能很好地提取谐波,在高 MI 时也能检测到脉冲间的差异

微泡检测的灵敏度

- 在低 MI 成像中,微泡检测的灵敏度随以下因素而改变
  - 采用的硬件
  - 成像频率
  - 声压振幅
  - 脉冲长度
  - 超声造影中使用的非线性成像方法
  - 超声造影剂的物理性质
- 因此,微泡使用剂量可能需要根据临床应用、超声设备种类、非线性成像技术和所使用的超声造影剂进行调节
- 由于每种非线性成像方法都有其优缺点,因此理想的造影成像技术需要结合相应的成像模式
- 因此,一些制造商已经开始在超声设备上安装多种超声造影成像模式,以便用户能够根据自己的需求来优化微泡成像

参考文献

1. Sridharan A et al: Quantitative nonlinear contrast-enhanced ultrasound of the breast. AJR Am J Roentgenol. 207(2):274-81, 2016
2. Gulati M et al: Contrast-enhanced ultrasound (CEUS) of cystic and solid renal lesions: a review. Abdom Imaging. 40(6):1982-96, 2015
3. Stride E: Physical principles of microbubbles for ultrasound imaging and therapy. Front Neurol Neurosci. 36:11-22, 2015
4. Kamaya A et al: New technologies in clinical ultrasound. Semin Roentgenol. 48(3):214-23, 2013
5. Piscaglia F et al: The EFSUMB Guidelines and Recommendations on the Clinical Practice of Contrast Enhanced Ultrasound (CEUS): update 2011 on non-hepatic applications. Ultraschall Med. 33(1):33-59, 2012

微泡造影剂

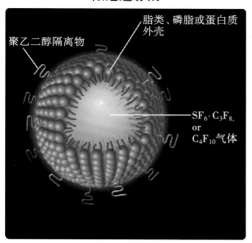

聚乙二醇隔离物

脂类、磷脂或蛋白质外壳

SF$_6$、C$_3$F$_8$、or C$_4$F$_{10}$气体

散射截面方程

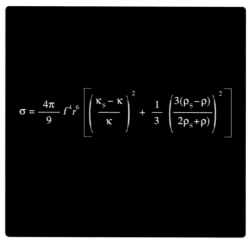

$$\sigma = \frac{4\pi}{9} f^4 r^6 \left[\left(\frac{\kappa_s - \kappa}{\kappa} \right)^2 + \frac{1}{3} \left(\frac{3(\rho_s - \rho)}{2\rho_s + \rho} \right)^2 \right]$$

（左）图中显示的是一个微泡，其有磷脂或蛋白质外壳、较大的气体内核和表面的聚乙二醇（polyethylene glycol，PEG）隔离物。（右）显示了横断面散射 σ 的方程，f = 频率，c = 组织声速，r = 气泡半径，ρ = 散射体（下标 s，微泡）和周围介质（组织或血浆）各自的密度，κ = 绝热压缩系数。

微泡共振

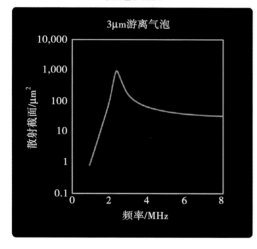

非线性振荡

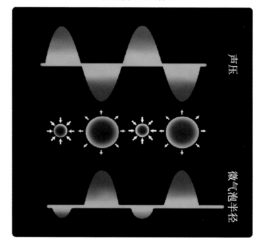

（左）微泡共振的示例显示了一个 3 μm 的游离气泡的散射截面受声振频率作用的函数。（右）微泡在共振频率上随 MI 值的增大而表现出非线性行为。微泡膨胀的持续时间和程度大于微泡的压缩。这种对超声的非线性响应将产生谐波回声。

非线性增强谱

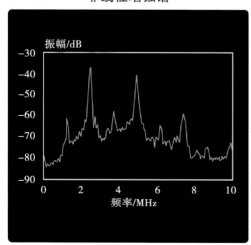

脉冲反转模式

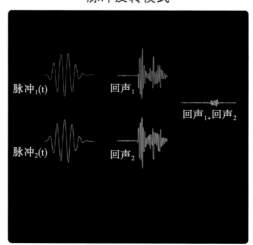

（左）图中显示了水浴中微泡的散射回波的频谱。请注意，回波在 5MHz、7.5MHz 和 10MHz（高倍谐波）时包含了重要的频率成分，以及在 1.25MHz 时明显的次谐波信号。（右）在脉冲反转模式下，沿每条线发射 2 个相位相差 180° 的连续的脉冲（p1 和 p2）。线性的回声在叠加时会抵消掉，失去相位，只留下非线性的气泡信号。

第 3 章 微泡造影剂的安全性和生物学效应

重 要 内 容

概述

- 现代高端超声设备都具备非线性成像模式(脉冲模式,如脉冲反转或功率调制)
- 所有临床使用的超声造影均在较低的机械指数(mechanical index,MI)下进行,机械指数为 0.05~0.2,以减少超声造影剂(US contrast agent,UCA)的破坏,从而实现包括肿瘤灌注在内的微血管系统的实时成像
- 临床应用的超声造影采用低 MI,因此没有已知的安全问题或担忧

生物学效应

- 超声一般会导致机械效应(组织移位、空化)和热效应(温度升高)
- 超声和微泡在诊断频率上的相互作用有可能在体内产生局部的生物效应,包括
  ○ 增加热能沉积
  ○ 细胞膜通透性改变
  ○ 肿瘤微血管的破裂
- 这些相互作用可以被用来促进
  ○ 溶栓
  ○ 血脑屏障(blood-brain barrier,BBB)开放
  ○ 基因与药物传递

超声造影剂安全性

- 在许多国家,超声造影剂已被批准用于临床(用于心脏的左室显影和放射学的各种应用)
- 尽管早期存在一些安全问题,但许多研究证实,诊断性超声中使用超声造影剂是安全的
- 早期的安全问题主要与空化诱导的生物效应有关,两种最常见的报告是室性早搏和微血管破裂
  ○ 这些效应在临床使用的低 MI 超声造影成像中没有观察到
  ○ 到目前为止,没有证据证明临床使用超声造影剂会造成危害

典 型 图 像

低 MI 成像

低 MI 成像

(左)超声造影显示一个结肠癌肝转移灶,使用的 MI 极低(0.07),使微泡破坏最小化。在动脉期峰值,病灶呈环状强化➡。(右)灰阶超声同时显示该转移灶➡这张图像也是在低 MI(0.07)下获取的,使微气泡的破坏最小化。

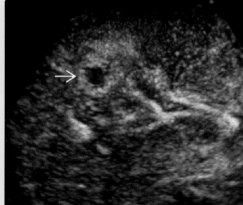
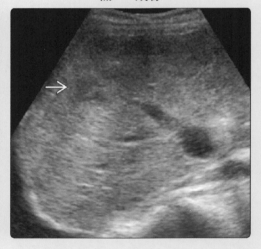

低 MI 成像

低 MI 成像

(左)超声造影显示结肠癌肝转移灶,使用的 MI 极低(0.07),使微泡破坏最小化。在门脉晚期,病灶完全廓清➡。如果没有使用低 MI,将不可能看到这个成像序列。(右)灰阶超声同时显示该转移灶➡这张图像也是在低 MI(0.07)下获取的,使微气泡的破坏最小化。

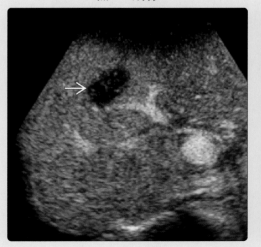
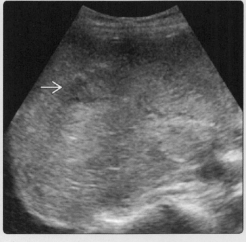

生物学效应

气泡共振和共振散射

- 微气泡的良好对比性能归功于两种物理现象
  - 因为它们含有气体并且被液体（血液）包围，所以它们可以非常有效地散射声波
  - 然而，更重要的是它们的共振特性，由于它们的特定大小（1~5μm），使其在诊断超声频率发生共振（对超声波产生非常有效的反应）
  - 这意味着它们的振荡实际上散射了更多的超声波，导致共振散射

空化

- 空化被定义为液体介质中气态空腔的形成及其后续变化过程。例如：在水、血液或组织中的气泡
- 在较低的超声振幅（低 MI）下，稳定的空化是重复发生的并可以控制气泡的振动
- 惯性空化是非线性的，为更剧烈的气泡振荡，仅经过几个周期就会导致崩溃，甚至产生冲击波
  - 惯性空化通常会有假设的安全问题，而稳定空化通常没有
  - 临床使用的低 MI 超声造影不会出现惯性空化
- MI 是在假设介质中已经存在适当大小的空化核的情况下，测量空化活动可能性的近似指标
- MI 定义为峰值负（稀疏的）压力（测量单位为 MPa），除以频率的平方根（测量单位为 MHz）
- 在没有微泡造影剂的情况下，MI<0.5 表明不可能发生空化
  - 然而，必须远超过这个值（2~3 个数量级）才会导致生物效应的发生
- FDA 将所有超声诊断设备的 MI 值限制在 1.9
- 在超声造影中，MI 被用作振幅度量来定义振幅，使微泡降解最小化
  - 现有超声设备上临床使用的超声造影，MI 范围为 0.05~0.2

声孔效应

- 声孔效应是一种短暂且可逆的细胞膜通透性改变，可促进正常情况下不能渗透的药物或大分子的吸收
- 声孔效应是在靠近细胞处，由超声诱导微泡振荡而触发的

气泡增强热效应

- 在高强度聚焦超声（high-intensity focused ultrasound，HIFU）消融治疗期间，由于微气泡的产生或存在，可能发生更有效的加热（更高的温度和/或更快升温）

- 这种现象只在 HIFU 期间可以观察到，没有报告表明它存在于低声功率（低 MI）的诊断超声造影中

血脑屏障开放

- 与声空化相关的物理现象（如微流、局部射流、冲击波产生等），可能对毛细血管壁产生影响
- 超声造影剂产生的局部毛细血管效应可能为各种潜在的治疗应用提供机会，如血脑屏障的开放
- 使用超声造影剂非侵入性破坏局部血脑屏障是可能的，相对于常规诊断超声，其使用的频率更低，脉冲持续时间更长，但仍保持低于发生惯性空化的阈值
  - 频率通常低于 1MHz
  - 小鼠毛细血管破裂的最低 MI 阈值出现在 0.4
  - 局限性毛细血管破裂的临床意义尚不明确，也没有证据表明这种作用发生在人体
- 由于毛细血管通透性改变或破裂的产生是非常局限的，超声和微泡造影剂的结合为局部干预治疗提供了可能的手段，如药物传递、肿瘤治疗、溶栓、基因治疗等

溶血

- 尽管在活体实验动物血液中使用造影剂可以产生超声诱导的溶血，但此效应相对较高的阈值和频率依赖性表明，在当前诊断超声仪的输出水平下，临床实践中发生任何显著的超声诱导的溶血可能性极小

超声造影剂的安全性

超声造影剂的副作用

- 据报道，超声造影剂给药后立即发生严重过敏反应和类过敏性反应的发生率分别为 0.009% 和 0.004%
- 这些非常罕见但严重的过敏反应是继发于最近报道的 I 型超敏反应的变异，即补体激活相关的假过敏反应（complement activation-related pseudoallergy，CARPA）
- 与常见的食物和药物过敏不同，CARPA 反应不是 IgE 介导的
  - 发生前无暴露因素，在反复暴露时症状较轻或不出现症状
  - 通常会自行缓解
  - 一般人群反应率较高，特别是女性和已有食物和药物过敏史的患者（即所谓的过敏性个体）
- 除了超声造影剂外，CARPA 反应也可能发生在其他各种药物和造影剂中，包括放射增强造影剂、非甾体抗炎药（NSAID）、吗啡、脂质体造影剂和胶束

溶剂

- 迄今为止，这些罕见的过敏反应是与超声造影剂相关的主要患者安全风险
- CARPA 反应的程度可能是轻度至中度（打喷嚏、刺痛感、荨麻疹或瘙痒）或重度（喘息、血管性水肿、发绀和过敏性休克）
- 当注射大剂量的脂质外壳的超声造影剂时，CARPA 反应似乎更常见
  - 缓慢、持续地注入稀释的造影剂可能提供有效的保护来防止发生这些反应
- 超声造影剂严重过敏反应的发生率与之前报道的低渗碘放射性造影剂严重过敏反应的发生率相似
- 尽管严重并发症和超声造影剂不良反应的风险非常低，但技术人员、护士和医生都必须接受及时识别和治疗这些反应的培训
- 背部或侧腹部疼痛很少发生在脂壳超声造影剂给药后，但也有报道发生在其他脂质体药物给药后
  - 可能是微泡潴留在肾皮质造成的，可能是由于补体介导的与肾小球微血管内皮的相互作用造成的
  - 因此，这种脂质外壳微泡在肾小球中潴留会产生补体相关的物质，包括缓激肽，而导致疼痛
  - 超声造影剂给药后背部或侧腹部疼痛通常是自限性的，一般在 1~2min 内缓解

心脏分流患者的安全性

- 过去对已知存在从右向左、双向或短暂地从右向左心内分流的患者禁用超声造影剂
- 现有的经验和临床证据强有力地支持在心内分流患者中可以安全使用超声造影，特别是在卵圆孔未闭患者中
- 2016 年 10 月，FDA 撤销了 Optison 的分流禁忌证（后来也撤销了 Lumason 和 Definity 的相应禁忌证）
- 此外，最近的美国超声心动图学会指南（American Society of Echocardiography Guidelines）指出，超声造影已被安全地用于治疗后或未治疗的先天性心脏病患者

肺动脉高压患者的安全性

- 超声造影剂以前禁用于呼吸衰竭、严重肺气肿、肺栓塞或其他可能导致肺动脉高压的患者
- 与美国 FDA 合作设计的几项大型研究表明，超声造影剂给药后，任何患者的肺循环或全身血流动力学均未发生改变，因此 FDA 撤销了肺动脉高压的禁忌证

孕妇的安全性

- 没有关于孕妇超声造影安全性的数据

- 在临床前研究中，未观察到 5~24 倍的人类推荐剂量对怀孕的大鼠或兔子的生殖或胎儿发育有影响
- 然而，由于临床前的安全表现可能并不总是直接适用于人类，因此在孕妇使用超声造影前应考虑风险/效益比

哺乳期妇女的安全性

- 没有关于超声造影剂在母乳中是否存在、对母乳喂养婴儿的影响或对泌乳量影响的数据
- 虽然没有已知的风险，但超声造影剂应该只在益处明显大于任何潜在风险的哺乳期妇女中使用
- 由于目前还不清楚超声造影剂对母乳的影响，可以考虑暂时（约 24h）将乳汁吸出并丢弃

儿科的安全性

- 在市售超声造影剂中，只有 Lumason（在美国以外的市场上称为 SonoVue）被 FDA 批准用于儿科
- 然而，大量回顾性研究表明，超声造影在儿科具有良好的安全性，并具有重要的临床效益

老年用药的安全性

- 迄今为止，没有研究提出老年人使用超声造影剂的安全问题
- 在产品临床试验中，33%~39% 的试验参与者年龄在 65 岁或以上，在这一人群和更年轻人群之间在安全性方面没有差异
- 在产品临床试验中，数据报告有 11%~14% 的试验参与者年龄在 75 岁或以上，在这一人群和更年轻人群之间在安全性方面没有差异

参考文献

1. Lipsman N et al: Blood-brain barrier opening in Alzheimer's disease using MR-guided focused ultrasound. Nat Commun. 9(1):2336, 2018
2. Main ML et al: Acute mortality in critically ill patients undergoing echocardiography with or without an ultrasound contrast agent. JACC Cardiovasc Imaging. 7(1):40-8, 2014
3. Porter TR et al: Guidelines for the cardiac sonographer in the performance of contrast echocardiography: a focused update from the American Society of Echocardiography. J Am Soc Echocardiogr. 27(8):797-810, 2014
4. Wei K et al: The safety of Definity and Optison for ultrasound image enhancement: a retrospective analysis of 78,383 administered contrast doses. J Am Soc Echocardiogr. 21(11):1202-6, 2008
5. Hynynen K et al: Local and reversible blood-brain barrier disruption by noninvasive focused ultrasound at frequencies suitable for trans-skull sonications. Neuroimage. 24(1):12-20, 2005
6. Holt RG et al: Measurements of bubble-enhanced heating from focused, MHz-frequency ultrasound in a tissue-mimicking material. Ultrasound Med Biol. 27(10):1399-412, 2001
7. van Der Wouw PA et al: Premature ventricular contractions during triggered imaging with ultrasound contrast. J Am Soc Echocardiogr. 13(4):288-94, 2000
8. Skyba DM et al: Direct in vivo visualization of intravascular destruction of microbubbles by ultrasound and its local effects on tissue. Circulation. 98(4):290-3, 1998
9. Apfel RE et al: Gauging the likelihood of cavitation from short-pulse, low-duty cycle diagnostic ultrasound. Ultrasound Med Biol. 17(2):179-85, 1991

诊断超声,MI=1.3

超声造影,MI=0.07

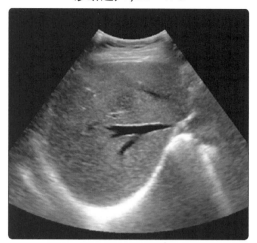
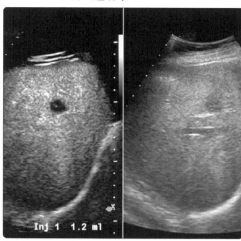

（左）诊断超声扫描仪在传统的B模式成像和超声造影中使用的 MI 不同。在传统的 B 模式超声中（没有微气泡），MI 通常在 1.0 左右。（右）在超声造影中，MI 通常 <0.1（本例中为 0.07）。当双幅并排使用低 MI 造影和 B 模式成像时，两者是在低 MI 下获得的,以最小化气泡破坏。

气泡共振

超声波

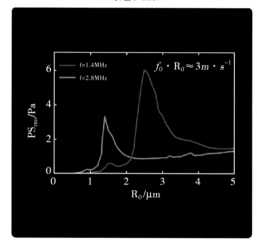
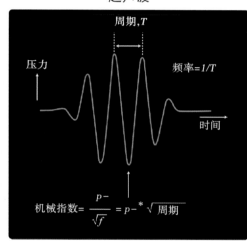

（左）此图描述的是气泡共振。半径分别为 1.3μm 和 2.4μm 气泡散射声波最大值对应的频率分别为 2.8MHz 和 1.4MHz。（右）图像展示了诊断超声的声波和 MI 的定义。

声孔效应

声孔效应

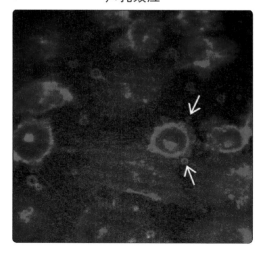
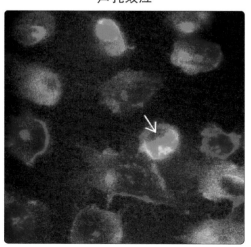

（左）图像显示的是体外声孔效应。人类黑色素瘤细胞显示为红色,微泡和碘化丙啶标记为荧光,显示为绿色。在使用超声之前,微气泡➡在黑色素瘤细胞周围。（右）在使用超声后,碘化丙啶进入细胞➡,证实了声孔效应对细胞膜的破坏作用。

重要内容

概述

- 自从引入到临床实践中以来,超声已经成为主流的医学成像方法
- 随着时间的推移,这种便宜、准确、应用广泛的方法已经成为放射科医生和临床医生的重要工具
- 超声经常被用于一线诊断成像,特别是在肝病患者中
- 在询问病史和临床检查后,大部分医生会选择超声检查进行进一步评估
- 该策略可以通过超声造影进一步扩展
- 在成年肝病患者中
  - 对具有肝细胞癌(hepatocellar carcinoma,HCC)风险的患者进行超声检查时发现的肝脏局灶性病变(focal liver lesions,FLL),超声造影在鉴别诊断方面与对比增强磁共振(contrast-enhanced magnetic resonance,CEMR)有相似的表现
  - 超声造影在结直肠癌肝转移的检测和无 HCC 危险因素的患者偶然发现的 FLL 的鉴别方面也非常有效
  - 与 MR 相比,FLL 患者行超声造影的性价比更高
  - 与对比增强 CT(CECT)相比,超声造影对肝脏偶发瘤的鉴别诊断更经济有效
- 超声造影和增强 CT 在检测结直肠癌肝转移的成本效益相似
- 超声造影对儿童是一种经济有效的成像方式
  - 通过避免进一步的影像检查,超声造影有助于减少电离辐射剂量,来自碘化造影剂和 MR 造影剂的风险,以及 MR 镇静相关的风险

典型图像

肝脏成像流程图

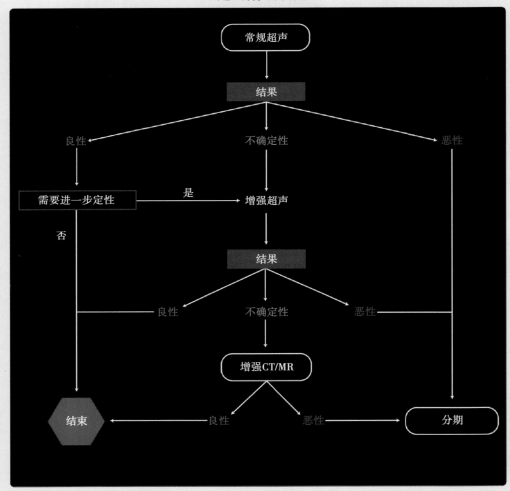

常用的肝脏成像诊断流程图显示超声造影(即增强超声,CEUS)是一种减少 CECT/MR 使用的分流诊断工具(摘自 M. Westwood 等人的研究)。

概述

肝脏局灶性病变的评估

- **德国**
  - 来自 Giesel FL 等发表的 DEGUM 多中心研究数据,包括 1 349 个结节,约 75% 的病例以活检作为参考标准,显示超声造影的费用在 101~186 欧元之间
    - 考虑到 CT 费用(164~223 欧元)和 MR 费用(219~259 欧元),使用超声造影的每个患者平均节省费用 37~101 欧元
- **法国**
  - 来自 Tranquart F 等的法国多中心研究的数据表明,超声造影是最经济有效的肝脏肿物成像方法,总共节省 128.5 欧元/结节
    - 经济分析包括以肝活检为参考标准的 149 个结节
    - 超声造影的平均成本为 155.2 欧元,多层螺旋 CT 为 191.65 欧元,MR 为 322.3 欧元
- **意大利**
  - 在 Romanini L 等的多中心研究中(该研究共纳入 485 名患者,共 575 个 FLL),将经典的患者检查策略(常规超声后行 CECT 或 CEMR)与常规超声后行超声造影进行比较
    - 经典检查流程费用为 134 576 欧元,而包括超声造影在内的策略总费用为 55 674 欧元,共节省 78 902 欧元(162 欧元/例)
  - Faccioli N 等对 398 例患者中的 408 例良性 FLL 进行评估
    - 如果超声造影能够明确诊断,除随访外不进行其他检查;如果超声造影对 FLL 的诊断不确定,则行 CECT
    - 使用这个策略,在 2002—2005 年间节省了 47 055 欧元(超声造影成本为 101.51 欧元,CECT 成本为 211.48 欧元)
  - Piscaglia 等评估了针对小肝癌的 3 种不同的诊断策略(75 个结节,直径 10~30mm)所花费的成本
    - 第一种策略为:分别以超声造影+CT 为一线,MR 为二线,活检为第三线诊断方法,总花费为 22 955 欧元
    - 第二种策略为:分别以超声造影+MR 为一线,CT 为二线,活检为第三线诊断方法,总花费为 25 061 欧元
    - 第三种策略为:分别以 CT+MR 为一线,超声造影为二线,活检为第三线诊断方法,总花费为 27 572 欧元
- **捷克共和国**
  - Smajerova M 等评估了 459 例偶发 FLL 的患者;所有患者均行超声造影;CECT 或 MR 仅在 CEUS 结果不确定的患者中进行
    - 所有纳入的 FLL 患者使用超声造影的总费用为 75 884 美元
    - 额外增加 CT 和 MR 费用后,总费用为 90 540 美元
      - CT 优先的策略成本为 78 897 美元
      - MR 优先的策略成本为 384 235 美元
- **罗马尼亚**
  - 在 Sirli R 等的多中心研究中,比较了 3 种策略:超声造影作为一线成像方法,不确定的病例再行 CT 或 MR 检查;所有病例均采用 CECT;所有病例均采用 CEMR
    - 与所有病例均行 CECT(34 840 欧元)或 CEMR(80 400 欧元)相比,所有病例均行超声造影(不确定的病例再行 CT 或 MR 检查 26 127 欧元)的策略是最具成本效益的
- **荷兰**
  - Zaim 等对超声造影评估 FLL 进行经济分析,包括诊断、治疗和随访的成本
    - 使用 2 种诊断策略:常规策略(常规超声+CT 或 MR),常规超声+超声造影
    - 每一位在常规超声检查后行超声造影患者的总费用为 8 309 欧元,低于采取常规策略患者的总费用(8 761 欧元)
    - 概率敏感度分析表明,超声造影策略在 90% 的模拟测试中是经济有效的,而 MRI/CT 策略仅在 10% 的模拟测试中经济有效

术中超声造影

- Mauri G 等人评估了超声造影用于小肝癌经皮射频消融术术中评估的临床和经济影响
  - 本研究包括 148 例采取射频消融治疗的肝癌,其中治疗后即刻评估采用术中超声造影
  - 如果超声造影显示消融不完全,则即刻进行补充治疗,这样共有 31.1% 的患者免于进行第二次治疗
  - 将这与标准方法进行比较,标准方法是在消融后几周或几个月通过 CT/MR 评估治疗效果,对不完全消融患者再进行额外治疗
  - 成本效益分析显示,术中超声造影的治疗费用低于标准治疗(4 639 欧元 vs. 6 592 欧元),整个患者群的治疗费用降低了 21.9%
  - 每名使用超声造影的患者进行根治治疗的费用为 4 609 欧元,而标准方法为 5 872 欧元

参考文献

1. Sporea I et al: Contrast-enhanced ultrasound (CEUS) for the evaluation of focal liver lesions - a prospective multicenter study of its usefulness in clinical practice. Ultraschall Med. 35(3):259-66, 2014

2. Zaim R et al: Economic evaluation of contrast-enhanced ultrasound (CEUS) in the characterization of focal liver lesions (FLL) in the Netherlands. Rotterdam, Netherlands: Institute for Medical Technology Assessment, Department of Health Policy and Management, Erasmus University Hospital, 2011

3. Piscaglia F et al: Cost analysis of recall strategies for non-invasive diagnosis of small hepatocellular carcinoma. Dig Liver Dis. 42(10):729-34, 2010

4. Giesel FL et al: [Contrast-enhanced ultrasound for the characterization of incidental liver lesions - an economical evaluation in comparison with multi-phase computed tomography.] Ultraschall Med. 30(3):259-68, 2009

5. Tranquart F et al: [Real-time contrast-enhanced ultrasound in the evaluation of focal liver lesions: diagnostic efficacy and economical issues from a French multicentric study.] J Radiol. 90(1 Pt 2):109-22, 2009

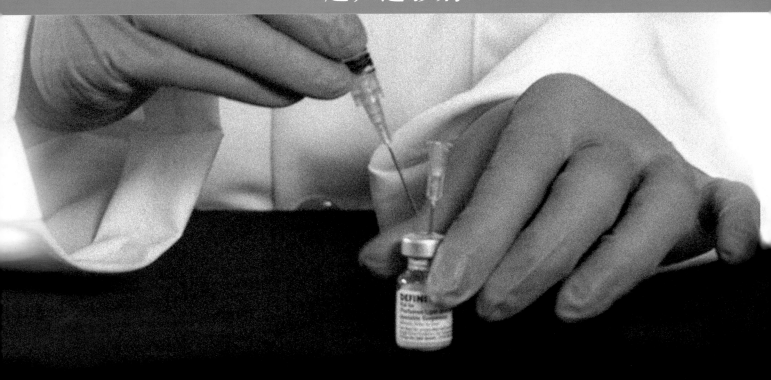

第二部分
超声造影剂

重 要 内 容

术语

- Lumason（在美国上市）或声诺维（SonoVue，在全球上市）
  - 超声造影剂由瑞士日内瓦的公司生产
  - 微泡由六氟化硫微泡气体核心和 A 型脂质壳组成
  - 每毫升包含 $1.5 \times 10^8 \sim 5.6 \times 10^8$ 个微气泡

临床意义

- Lumason/SonoVue 可在静脉内和腔内使用，临床应用范围广泛
- 在美国，该造影剂已被批准用于成人和儿科的超声心动图，用于超声诊断不确定的病变，以及用于超声评估可疑或已知的膀胱输尿管反流儿童患者的尿路
- 在欧洲，该试剂已被批准用于超声心动图、微血管和大血管系统的超声成像、肝脏和乳腺病变的鉴别诊断、血管异常的评估以及小儿患者的尿路超声以检测膀胱输尿管反流

成像推荐

- 制造商推荐的 Lumason/SonoVue 剂量
  - 2mL 静脉团注，用于超声心动图检查
  - 2.4mL（成人）和 0.03mL/kg（儿童）用于肝脏超声检查
  - 1mL 用于小儿尿路超声检查
- 关于 Lumason/SonoVue 静脉注射
  - 造影剂应通过 18~22G 静脉通路以团注方式给药，然后用 5~10mL 生理盐水冲洗
  - 推荐采用低机械指数（≤0.1）的非线性造影成像

重 要 图 像

Lumason/SonoVue 套装

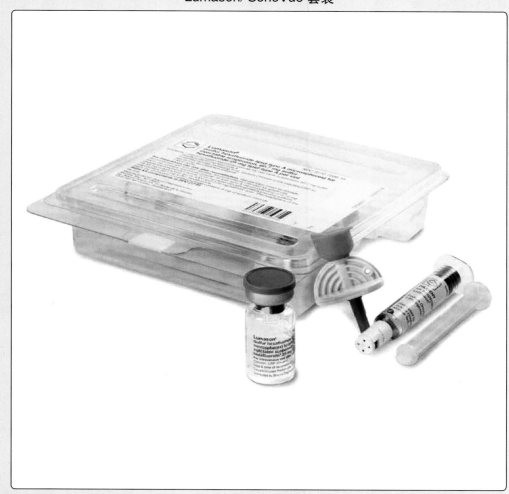

Lumason/SonoVue 套装盒保存在室温下，包含 1 瓶造影剂、1 个钉状药液转移器、1 个注射器柱塞杆和 1 个预充了 5mL 生理盐水的注射器。

术语

定义

- Lumason（在美国上市）或声诺维（SonoVue，在全球上市）
  - 超声造影剂由瑞士日内瓦的公司生产

临床意义

造影剂

- 微泡由六氟化硫微泡气体核心和由聚乙二醇4000、二硬脂酰磷脂酰胆碱、二棕榈酰磷脂酰甘油钠和棕榈酸组成的脂质壳组成
- 使用前，小瓶中含有 25mg 无菌冻干粉，上部空间内为六氟化硫，并配有预充的 5mL 生理盐水注射器
- Lumason/SonoVue 套装盒包含所有必要的造影剂使用用品
- 制备后，造影剂呈乳白色的溶液，每毫升包含 $1.5\times10^8 \sim 5.6\times10^8$ 个微气泡，平均直径为 $1.5 \sim 2.5\mu m$
- 在美国，该造影剂已被批准用于成人和儿童的超声心动图中，用于超声鉴别诊断不确定的病变，以及用于超声评估可疑或已知的膀胱输尿管反流的儿童患者的尿路
- 在欧洲，该试剂已被批准用于超声心动图、微血管和大血管系统的超声成像、肝脏和乳腺病变的鉴别、血管异常的评估以及小儿患者的尿路超声以检测膀胱输尿管反流
- 基于文献和各种协会推荐，Lumason/SonoVue 也被广泛用于各种临床前和临床适应证外应用

药代动力学

- 静脉团注后，血液中的造影剂浓度在 $1 \sim 2min$ 内达到高峰
- 药物在血液中的半衰期约为 10min
- 清除
  - 静脉给药后，Lumason/SonoVue 的六氟化硫成分经肺排出
  - 微泡外壳成分被肝脏代谢

储存和处理

- Lumason/SonoVue 试剂盒可储存在室温 25℃（77℉）；允许波动范围在 15~30℃（59~86℉）

剂量和注射

准备说明

- 检查 Lumason/SonoVue 包装及其组成部分是否有损坏迹象

- 在无菌条件下，将预充注射器内的 5mL 0.9%氯化钠注射到 Lumason/SonoVue 瓶中，按照以下步骤制备
  - 将柱塞杆顺时针旋进注射器内，连接到预充注射器筒上
  - 打开小瓶钉的罩子，取下注射器盖
  - 打开小瓶钉绿色帽，顺时针旋拧，连接注射器与小瓶钉
  - 从 Lumason/SonoVue 瓶和小瓶钉帽上取下塑料帽，然后将小瓶钉穿过瓶塞直到牢固插入
  - 将生理盐水注射器内的液体注入 Lumason/SonoVue 瓶中
  - 用力摇晃 20s，使小瓶中的所有物质混合
    - 直到六氟化硫脂微球呈均匀、白色、乳状液体
  - 倒置药瓶并抽取出所需的微泡剂量
  - 从小瓶钉上拆下注射器
  - 静脉注射给药时，应立即将注射器与给药通路连接，并按医嘱给药
  - 膀胱内给药时，应立即将注射器与无菌导尿管连接，并按医嘱给药

注射说明

- 静脉注射给药
  - 应通过 18~22G 静脉注射通道以团注方式注射造影剂，然后用 5~10mL 生理盐水进行冲洗
  - 注射造影剂优先推荐使用三通管，并始终在平行的端口注射造影剂，以最小化微泡的破坏
  - 采用低机械指数（≤0.1）的非线性造影成像模式进行成像
- 膀胱内给药
  - 应先排空膀胱，然后在注入造影剂之前，向膀胱内注入部分生理盐水
  - 制备造影剂后，将 1mL 的 Lumason/SonoVue 通过无菌的 6~8Fr 导尿管注入膀胱
  - 注射造影剂后，继续用生理盐水灌满膀胱，直到患者有排尿的冲动或开始出现生理盐水因膀胱压力大而回注的迹象
  - 采用低机械指数（≤0.1）的非线性造影成像模式进行成像

制造商推荐的剂量

- 2mL 静脉团注用于超声心动图检查
- 2.4mL（成人）和 0.03mL/kg（儿童）用于肝脏超声检查
- 1mL 用于小儿患者的尿路超声检查

用量的调整

- 制造商推荐的剂量适用于使用低频（1~3MHz）探

头的一般腹部成像

- 一些因素可以影响特殊检查的造影剂剂量
  - 应根据超声造影检查设备的灵敏度来调整造影剂的剂量
  - 对于体重指数（BMI）较低的患者，可以减少20%~25%的造影剂量，以避免过度增强
  - 富血管器官（肾、肾移植）或大血管的成像可能需要减少造影剂的剂量（1.5~1.8mL）
  - 浅表的病变可以用更高频率的探头成像，通常需要增加（加倍）超声造影剂剂量

技术陷阱和挑战

- 应使用低机械指数（≤0.1）成像，以最小化微泡破坏，最大化微泡检出
- 虽然不良反应很少见，但应该对患者进行监测
  - 严重的心肺反应，一般在给药后 30min 内发生
  - 过敏反应，如皮肤红斑、皮疹、荨麻疹、潮红、喉咙发紧、呼吸困难、过敏性休克
- 在准备造影剂或给药过程中，应注意避免对造影剂施压过大；溶液在遇到过高静水压时会变清，如需使用则要更换新的造影剂

禁忌证

使用 Lumason/SonoVue

- 对六氟化硫脂微球成分或制剂中任何非活性成分有过敏反应史的患者禁用

预防措施

不良反应

- 通常强度为轻度至中度，可自行消退
- 最常见不良反应为
  - 头痛（1%）
  - 恶心（0.5%）
  - 味觉障碍（0.4%）
  - 注射部位疼痛（0.3%）
  - 感觉热（0.3%）
  - 胸部不适（0.2%）
  - 胸痛（0.2%）
  - 头晕（0.2%）
  - 注射部位发热（0.2%）

心肺反应

- 对于重症和临床不稳定的患者，在使用超声造影剂（包括 Lumason/SonoVue）期间或之后不久，可能会出现心肺反应
- 尚未明确这些反应与超声造影剂注射之间的直接联系

过敏反应

- 注射 Lumason/SonoVue 后，很少观察到皮肤红斑、皮疹、荨麻疹、面部潮红、喉咙发紧、呼吸困难或过敏性休克等过敏反应
- 严重类过敏反应的发生率为 0.006%~0.01%，与钆基造影剂相当，但低于碘化造影剂
- 有报道称，危及生命的类过敏反应的发生率为 0.001%，低于使用 CT 或 MR 造影剂观察到的发生率

体循环栓塞

- 当对心脏分流患者使用 Lumason/SonoVue 时，微球可以绕过肺的过滤而直接进入动脉循环
- 使用制造商推荐的 Lumason/SonoVue 剂量发生潜在的体循环栓塞的临床意义尚未确定，实际上在常规临床实践中从未观察到过这种现象

特殊人群的使用

妊娠

- 没有关于孕妇使用 Lumason/SonoVue 的数据来证明任何与药物相关的风险
- 在使用六氟化硫 A 型脂质微球进行的动物生殖研究中，未观察到不良的发育结果
- Lumason/SonoVue 是美国 FDA B 类妊娠药物

哺乳

- 没有关于 Lumason/SonoVue 在母乳中是否存在、对母乳喂养婴儿的影响或对泌乳量影响的数据
- 应考虑到母乳喂养对发育和健康的益处，以及母亲对 Lumason/SonoVue 的临床需求，以及 Lumason/SonoVue 或潜在的母体条件对母乳喂养婴儿的任何潜在的不良影响

参考文献

1. Seitz K et al: A milestone: Approval of CEUS for diagnostic liver imaging in adults and children in the USA. Ultraschall Med. 37(3):229-32, 2016
2. Piscaglia F et al: The safety of Sonovue in abdominal applications: retrospective analysis of 23188 investigations. Ultrasound Med Biol. 32(9):1369-75, 2006
3. Morel DR et al: Human pharmacokinetics and safety evaluation of SonoVue, a new contrast agent for ultrasound imaging. Invest Radiol. 35(1):80-5, 2000
4. Schneider M: Characteristics of SonoVuetrade mark. Echocardiography. 16(7, Pt 2):743-746, 1999
5. Schneider M: SonoVue, a new ultrasound contrast agent. Eur Radiol. 9 Suppl 3:S347-8, 1999
6. Lumason Product Insert. https://www.accessdata.fda.gov/drugsatfda_docs/label/2016/203684s002lbl.pdf. Accessed November 2018.
7. SonoVue Product Insert. http://www.ema.europa.eu/docs/en_GB/document_library/EPAR_-_Product_Information/human/000303/WC500055380.pdf. Accessed November 2018.

步骤 1

(左)连接柱塞杆,将其顺时针旋入注射器内。(右)打开小瓶钉药液转移的罩子(未显示)并取下注射器盖。

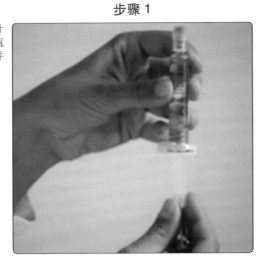

步骤 2

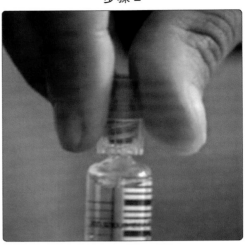

步骤 3

(左)把小瓶的塑料翻转盖打开。用力按压瓶钉,使其穿刺进入药瓶的橡皮塞里。(右)通过推动推杆将注射器内的预装生理盐水注进小瓶。

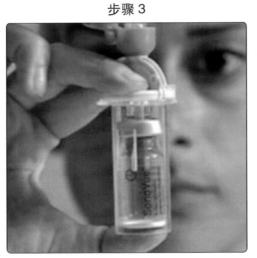

步骤 4

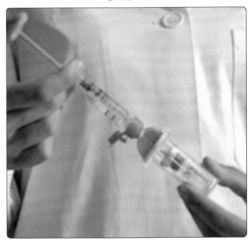

步骤 5

(左)用力摇晃 20s,使小瓶中的所有物质混合(乳白色液体)。(右)倒置整个装置,小心地将适量 Lumason/SonoVue 吸入注射器中。

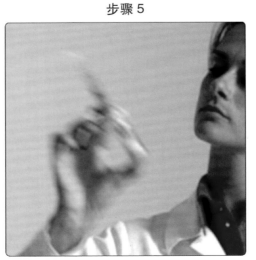

步骤 6

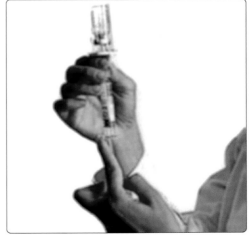

重要内容

术语

- Definity（在北美上市）或 Luminity（在欧洲上市）
  - 超声造影剂由美国马萨诸塞州 North Billerica 的公司生产
  - 微泡由八氟丙烷气体核心和脂壳组成
  - 每瓶包含 1.2×10^{10} 个微球

临床意义

- Definity 在美国和欧洲被批准用于超声心动图显示不佳的患者，以显示左心室，并改善左心室心内膜边界的勾勒；在加拿大，它被批准用于成年患者的肝脏和肾脏增强超声（contrast-enhanced US，CEUS）
- 基于文献和各种学会的推荐，Definity 也被广泛用于各种临床适应证外的应用

成像推荐

- Definity 可以通过静脉团注或输注
- Definity（基于心脏成像）的推荐团注剂量是 $10\mu L/kg$，随后以 10mL 生理盐水冲管
- Definity 的推荐输注剂量（基于心脏成像）是在 50mL 不含防腐剂的生理盐水中加入 1.3mL；以 4.0mL/min 进行输注，为实现最佳的图像增强，必要时可以滴注，但不能超过 10mL/min
- 适应证外的用药剂量在文献中有所不同，且依赖于具体应用，但一般为
  - $0.2 \sim 0.4$mL 用于肝脏成像
  - 0.2mL 用于肾脏成像
  - $0.2 \sim 0.6$mL 用于其他静脉应用

重要图像

Definity 包装和药瓶

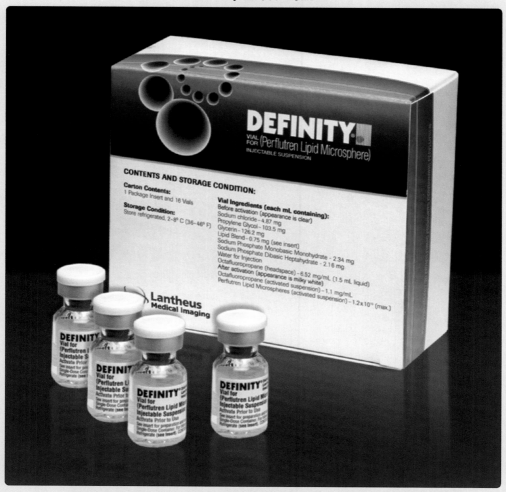

Definity 单独包装在一次性使用的 2mL 玻璃瓶中，以每箱 4 瓶或 16 瓶的包装出售。

术语

定义

- Definity（在北美上市）或 Luminity（在欧洲上市）
  ○ 超声造影剂由美国马萨诸塞州 North Billerica 的公司生产

临床应用

造影剂

- 微泡由八氟丙烷气体核心和脂质混合物（DPPA、DPPC 和 MPEG5000 DPPE）、丙二醇、甘油、磷酸钠-水合物、磷酸二氢钠和氯化钠注射用水组成
- 在激活前，瓶中含有大约 1.75mL 的透明液体，瓶顶部含有 6.52mg/mL 的八氟丙烷
- 单独包装在一次性使用的 2mL 玻璃瓶中，以每箱 4 瓶或 16 瓶的包装出售
- 激活后，造影剂呈乳白色的溶液，每瓶包含 1.2×10^{10} 个微球，平均直径 $1.1 \sim 3.3 \mu m$
- Definity 在美国和欧洲被批准用于超声心动图显示不佳的患者，以使左心室显影，并改善左心室心内膜边界的勾勒；在加拿大，它被批准用于成年患者的肝脏和肾脏超声造影
- 基于文献和各种学会推荐，Definity 也被广泛用于各种临床前和临床适应证外应用

药代动力学

- 无法获得完整或脱气的脂质微球的人体药代动力学信息
- 在药代动力学研究中，八氟丙烷在健康受试者血液中的浓度呈单指数下降，平均半衰期为 1.3min
- 大多数受试者在 10min 后无论是在血液中还是在呼出的气体中，均无法检测到八氟丙烷
- 清除
  ○ 静脉给药后，八氟丙烷经肺排出
  ○ 微球中的磷脂成分被认为是在肝脏代谢为游离脂肪酸

储存和处理

- 造影剂应储存在 $2 \sim 8$℃（$36 \sim 46$℉）的冰箱中
- 激活后，应将造影剂保存在室温下
- 如果在 12h 内未使用，可将其放回 $2 \sim 8$℃（$36 \sim 46$℉）的冰箱中冷藏 24h，然后在使用 Vialmix 摇瓶器进行第二次激活之前将其恢复室温
  ○ 随后，与初次激活一样，造影剂可使用长达 12h；若激活后 5min 内未使用，使用时则应手动摇匀

造影剂

剂量和注射

准备说明

- 在开始激活程序之前，将药瓶恢复至室温
- 使用 Vialmix 摇瓶器（由制造商提供），摇晃药瓶 45s 以激活 Definity
- 如果在 Vialmix 激活后 5min 内未使用该产品，在从注射器中抽取造影剂之前，应倒置瓶身，用手摇晃 10s，使微球重新悬浮
- 使用分配针（Intellipin）、药瓶通气适配器（Pin-sync，13mm）或 18~20G 注射器针头，将小瓶倒置并抽取出激活的乳白色悬浮液
- 倒置药瓶抽取造影剂；不要向 Definity 药瓶中注入空气
- 从瓶中取出造影剂后要立即使用；不允许将其留在注射器中

注射说明

- 团注给药
  ○ 应通过 18~22G 静脉注射通道以团注方式注射造影剂，然后用 10mL 生理盐水进行冲管
  ○ 最好是同时使用三通阀平行端口注入造影剂，以避免微泡破坏
- 输注给药
  ○ 为满足临床应用，也可以采取静脉输注的方式给药
  ○ 以 4.0mL/min 的速度进行输注，为达到最佳的图像增强，必要时可以滴注，但不超过 10mL/min

制造商推荐的剂量

- Definity 的推荐静脉团注剂量是 $10 \mu L/kg$，随后以 10mL 生理盐水冲管
- Definity 的推荐输注剂量是在 50mL 不含防腐剂的生理盐水中加入 1.3mL 造影剂
- 根据产品说明书，每次检查的 Definity 最大剂量为两次团注剂量或一次静脉输注量

用量的变化

- 适应证外的用药剂量在文献中有所不同，且依赖于具体应用，但一般为
  ○ 0.2~0.4mL 用于肝脏成像
  ○ 0.2mL 用于肾脏成像
  ○ 0.2~0.6mL 用于其他静脉应用
- 一些因素可以影响特殊检查的造影剂量
  ○ 应根据增强超声检查设备的灵敏度来调整造影

剂的剂量

- 对于体重指数（Body Mass Index，BMI）较低的患者，可以减少 20%～25% 的造影剂量，以避免过度增强
- 富血管器官（肾、肾移植）或大血管的成像可能需要减少造影剂的剂量
- 浅表的病变可以用更高频率的探头成像，通常需要增加（加倍）超声造影剂剂量

技术陷阱和挑战

- 应使用低机械指数（≤0.1）成像，以最小化微泡破坏
- 应使用非线性造影成像软件包进行成像，使组织信号最小化，微泡检出最大化
- 虽然不良反应很少见，但应注意在给药后 30min 内发生的严重心肺反应或过敏反应
- 制造商推荐的剂量是基于心脏成像的，可根据临床具体应用、身体状况和使用的设备进行调节
- 在准备造影剂或给药过程中，应注意避免对造影剂施压过大
  - 溶液在遇到过高静水压时会变清，如需使用则要更换新的造影剂
- 如果产品使用 Vialmix 摇瓶器激活后 5min 内未被使用，在造影剂从注射器中抽出之前，应倒置瓶身并手动摇晃 10s 来重新使微球悬浮

禁忌证

使用 Definity

- 对于已知或怀疑对八氟丙烷过敏的患者禁用

预防措施

不良反应

- 通常为轻度至中度，可自行消退
- 最常见不良反应为
  - 头痛（2.3%）
  - 后背/肾痛（1.2%）
  - 潮红（1.1%）
  - 恶心（1.0%）
  - 胸痛（0.8%）
  - 头晕（0.6%）
  - 注射部位不适（0.6%）

心肺反应

- 注射含八氟丙烷微球后不久出现严重心肺反应，包括死亡的情况很少见，一般在给药后 30min 内发生
- 由于潜在的心肺疾病的存在，并不总是能够可靠

地建立与药物接触的因果关系

- 在注射造影剂前，随时准备好心肺复苏人员和设备

过敏反应

- 注射 Definity 后，有患者出现过支气管痉挛、气紧、血管性水肿、水肿（咽部、腭部、口腔、外周的、局部的）、肿胀（脸、眼、唇、舌、上呼吸道）、面部感觉减退、皮疹、荨麻疹、瘙痒、潮红和红斑
- 严重过敏反应的发生率较低（<0.01%），与钆基造影剂相当，但低于碘化造影剂

体循环栓塞

- 当心脏分流患者使用 Definity 时，微球可以绕过肺的过滤而直接进入动脉循环
- 使用制造商推荐的剂量发生潜在的体循环栓塞的临床意义尚未确定，在常规临床实践中实际上从未观察到这种现象

特殊人群的使用

妊娠

- 没有充分的关于 Definity 在孕妇中应用的对照研究
- 对大鼠和兔子的生殖研究中，使用剂量为基于体表面积的人类剂量的 24 倍和 15 倍（分别在大鼠和兔子研究中），结果显示没有证据表明 Definity 会导致生育能力受损或对胎儿造成伤害
- 然而，由于动物繁殖研究并不总是能够预测人类的反应，因此这种药物应该只在怀孕期明确需要时才可使用
- Definity 是美国 FDA 批准的 B 类妊娠药物

哺乳

- 尚不清楚 Definity 是否在母乳中排泄
- 基于这种药物的快速清除特性，建议哺乳期的患者在注射造影剂后 24h 内吸出并丢弃母乳

参考文献

1. Parker JM et al: Safety of ultrasound contrast agents in patients with known or suspected cardiac shunts. Am J Cardiol. 112(7):1039-45, 2013
2. Abdelmoneim SS et al: Safety of contrast agent use during stress echocardiography in patients with elevated right ventricular systolic pressure: a cohort study. Circ Cardiovasc Imaging. 3(3):240-8, 2010
3. Wilson SR et al: Diagnosis of focal liver masses on ultrasonography: comparison of unenhanced and contrast-enhanced scans. J Ultrasound Med. 26(6):775-87; quiz 788-90, 2007
4. Kitzman DW et al: Efficacy and safety of the novel ultrasound contrast agent perflutren (definity) in patients with suboptimal baseline left ventricular echocardiographic images. Am J Cardiol. 86(6):669-74, 2000
5. Definity Product Insert (USA). http://www.definityimaging.com/pdf/Definity%20US%20PI%20515987-1017.pdf. Accessed November 2018.
6. Luminity Product Insert. https://www.ema.europa.eu/documents/product-information/luminity-epar-product-information_en.pdf. Accessed November 2018.

步骤 1

步骤 2

（左）将小瓶的温度升至室温后，将造影剂放入 Vialmix 振荡器中。（右）按下开始按钮，摇动药瓶 45s 来激活造影剂。

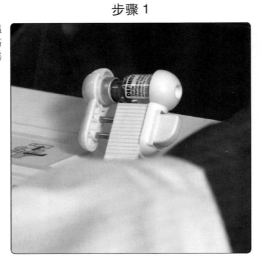

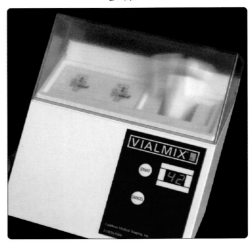

步骤 3

步骤 4

（左）插入 18~20G 的针来排气。（右）将第二个 18~20G 的针头插入药瓶，针头与注射器相连。

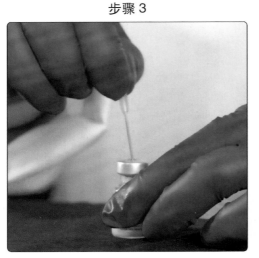

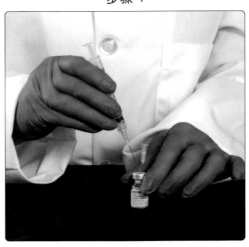

步骤 5

步骤 6

（左）将药瓶倒置，取出所需的造影剂量。（右）成功激活的造影剂呈现为乳白色的溶液。

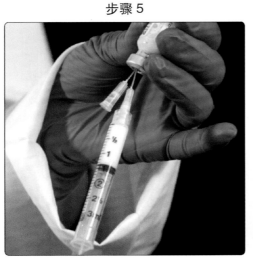

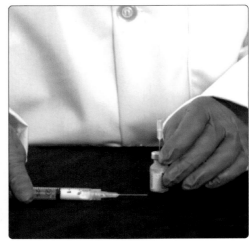

重要内容

术语

- Optison
  - 超声造影剂由挪威奥斯陆的公司生产
  - 微泡由全氟丙烷气体核心和人血清白蛋白外壳组成
  - 每毫升包含 $5\times10^8 \sim 8\times10^8$ 个微球，平均直径为 $3.0\sim4.5\,\mu m$

临床意义

- Optison 被临床批准用于超声心动图显示不佳的患者，以显示左心室，并改善左心室心内膜边界的勾勒
- 基于文献和各种协会推荐，Optison 也被广泛用于各种临床前和临床适应证外应用
- 在激活前，瓶中包含下层的透明液体和白色上层液体
- 轻微重新混合后，呈现为均匀、不透明、乳白色的悬浮液供静脉注射

成像推荐

- 制造商推荐用于心脏成像的 Optison 剂量为 0.5mL 团注
- 适应证外的用药剂量在文献中有所不同，且依赖于具体应用，但一般为
  - $0.5\sim1.0$mL 用于肾脏成像
  - $0.5\sim1.5$mL 用于肝脏成像
  - $0.5\sim2.0$mL 用于其他静脉应用

重要图像

Optison 包装

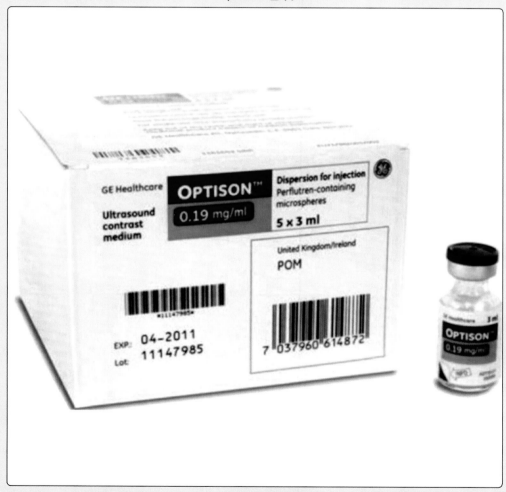

Optison 单独包装在一次性使用的 3mL 玻璃瓶中，以每箱 5 瓶或 18 瓶的包装出售。

术语

定义

- Optison
  - 超声造影剂由挪威奥斯陆的公司生产

临床应用

造影剂

- 微泡由全氟丙烷气体核心和人血清白蛋白外壳组成，在 N-乙酰色氨酸、辛酸和氯化钠溶液中形成悬浮液
- 在激活前，瓶中含有透明的下层液体和白色的上层液体，通过轻微混合后，呈现为均匀、不透明、乳白色的悬浮液供静脉注射
- 单独包装在一次性使用的 3mL 玻璃瓶中，以每盒 5 瓶或 18 瓶的包装出售
- 激活后，Optison 是乳白色的溶液，每毫升包含 $5×10^8 \sim 8×10^8$ 个微球，平均直径为 $3.0 \sim 4.5\mu m$
- Optison 被临床批准用于超声心动图显示不佳的患者，以显示左心室，并改善左心室心内膜边界的勾勒
- 基于文献和各种协会推荐，Optison 也被广泛用于各种临床前和临床适应证外的应用

药代动力学

- 完整微球和人白蛋白成分的药代动力学均未在人体内进行过评估
- 注射 Optison 后，全氟丙烷气体在微球外的扩散受到血液中气体分布系数低的限制，这有助于微球的持久性
- 全氟丙烷是一种不被代谢的稳定气体
- 清除
  - 对 10 名健康志愿者（5 位男性及 5 位女性）进行单次 20mL Optison 静脉注射后，大多数全氟丙烷在 10min 内通过肺排出
  - 微球的人白蛋白组成部分预计通过正常的人白蛋白代谢途径来代谢

储存和处理

- Optison 应储存在 $2 \sim 8℃$（$36 \sim 46℉$）的冰箱中
- 激活后，应将造影剂保存在室温下

剂量和注射

准备说明

- 将药瓶倒置，轻轻旋转使微球悬浮，并使产品在使用前达到室温
- 检查瓶内药液是否完全重新悬浮
  - 未能充分悬浮的 Optison 可能会引起微球形成不足，并可能导致造影增强不足
- 在将 Optison 悬浮液抽吸进注射器之前，用无菌的通气针或无菌的 18G 针头进行通气
- 如果悬浮后溶液看起来是透明的而不是不透明的乳白色，则不要使用

注射说明

- 应通过 $18 \sim 22G$ 静脉注射通道以团注方式注射造影剂，然后用 10mL 生理盐水进行冲管
- 优先选用三通管阀与造影剂一起使用，并始终在平行的端口注射造影剂，以避免微泡破坏

制造商推荐的剂量

- 制造商推荐的用于心脏成像的 Optison 剂量为 0.5mL 团注
- 必要时可重复注射
  - 在任何 10min 内，最大总剂量不应超过 5.0mL
  - 在任何一个患者的检查中，最大总剂量不应超过 8.7mL

用量的变化

- 适应证外的用药剂量在文献中有所不同，且依赖于具体应用，但一般为
  - $0.5 \sim 1.0mL$ 用于肾脏成像
  - $0.5 \sim 1.5mL$ 用于肝脏成像
  - $0.5 \sim 2.0mL$ 用于其他静脉应用
- 一些因素可以影响特殊检查的造影剂量
  - 应根据增强超声检查设备的灵敏度来调整造影剂的剂量
  - 对于体重指数（BMI）较低的患者，可以减少 $20\% \sim 25\%$ 的造影剂量，以避免过度增强
  - 富血管器官（肾、肾移植）或大血管的成像可能需要减少造影剂的剂量
  - 浅表的病变可以用更高频率的探头成像，通常需要增加（加倍）超声造影剂剂量

技术陷阱和挑战

- 应使用低机械指数（$\leqslant 0.1$）成像，以尽量减少微泡破坏
- 应使用非线性造影成像软件包进行成像，使组织信号最小化，微泡检出最大化
- 虽然不良反应很少见，但应注意在给药后 30min 内发生的严重心肺反应或过敏反应

- 在准备造影剂或给药过程中，应注意避免对造影剂施压过大
  - 溶液在遇到过高静水压时会变清，如需使用则要更换新的造影剂
- 如果造影剂在激活后 5min 内未使用，在用注射器抽取之前，应倒置瓶身并手动摇晃 10s 以使微球再次悬浮

禁忌证

使用 Optison

- 对全氟丙烷、血液、血液制品或白蛋白过敏者禁用

预防措施

不良反应

- 通常为轻度至中度，可自行消退
- 最常见不良反应为
  - 头痛（5.4%）
  - 恶心和/或呕吐（4.3%）
  - 温热感觉/潮红（3.6%）
  - 头晕（2.5%）
  - 味觉改变（1.8%）
  - 寒战/发热（1.4%）
  - 流行性感冒样症状（1.1%）
  - 萎靡/疲软/疲劳（1.1%）
  - 胸痛（1.1%）
  - 呼吸困难（1.1%）
  - 注射部位不适（1.1%）
  - 红斑（0.7%）

严重的心肺反应

- 注射含全氟丙烷微球后不久出现严重心肺反应，包括死亡的情况很少见，一般在给药后 30min 内发生

超敏反应

- 上市后的使用过程中，严重的过敏反应虽然罕见，但也有发生，通常是在 Optison 给药期间或给药后不久

体循环栓塞

- 当对心脏分流患者使用 Optison 时，微球可以绕过肺的过滤而直接进入动脉循环
- 对心脏分流患者，需评估给药后是否出现栓塞现象

与高机械指数有关的室性心律失常

- 较高的超声机械指数值可能导致微球破裂，导致室性心律失常
- 使用 Optison 的机械指数不推荐>0.8

传播传染性病原体

- Optison 含有白蛋白（人类血液的衍生物），具有极低的传播病毒性疾病的风险
- 从未发现白蛋白可传播病毒性疾病或克-雅病（Creutzfeldt-Jakob disease）

特殊人群的使用

妊娠

- 没有关于孕妇使用 Optison 的数据来证明任何与药物相关的风险
- 在动物生殖研究中，使用剂量至少为基于体表面积人类推荐剂量的 5 倍和 10 倍时，未见对怀孕大鼠和兔子在器官生成过程中静脉注射 Optison 的不良发育结果
- 然而，由于动物繁殖研究并不总是能够预测人类的反应，因此这种药物应该只在怀孕期明确需要时才可使用

哺乳

- 没有关于 Optison 在母乳中是否存在、对母乳喂养婴儿的影响或对泌乳量影响的数据
- 应将母乳喂养的发育和健康益处与母亲对 Optison 的临床需求一起考虑

参考文献

1. Back SJ et al: Pediatric contrast-enhanced ultrasound in the United States: a survey by the Contrast-Enhanced Ultrasound Task Force of the Society for Pediatric Radiology. Pediatr Radiol. 48(6):852-857, 2018
2. Eisenbrey JR et al: Contrast-enhanced subharmonic and harmonic ultrasound of renal masses undergoing percutaneous cryoablation. Acad Radiol. 22(7):820-6, 2015
3. Wei K et al: The safety of deFinity and Optison for ultrasound image enhancement: a retrospective analysis of 78,383 administered contrast doses. J Am Soc Echocardiogr. 21(11):1202-6, 2008
4. Strobel D et al: Phase inversion harmonic imaging versus contrast-enhanced power Doppler sonography for the characterization of focal liver lesions. Int J Colorectal Dis. 18(1):63-72, 2003
5. Shi WT et al: Ultrasonic characterization of the nonlinear properties of contrast microbubbles. Ultrasound Med Biol. 26(1):93-104, 2000
6. Brown JM et al: Contrast-enhanced ultrasound for guidance of local tumor ablation. Ultrasound Med Biol. 25(8):1213-9, 1999
7. Barnhart J et al: Characteristics of Albunex: air-filled albumin microspheres for echocardiography contrast enhancement. Invest Radiol. 25 Suppl 1:S162-4, 1990
8. Feinstein SB et al: Safety and efficacy of a new transpulmonary ultrasound contrast agent: initial multicenter clinical results. J Am Coll Cardiol. 16(2):316-24, 1990
9. Keller MW et al: Albunex: a safe and effective commercially produced agent for myocardial contrast echocardiography. J Am Soc Echocardiogr. 2(1):48-52, 1989
10. Optison Product Insert. http://www3.gehealthcare.com/~/media/documents/MarketoPDFsnogating/OPT-1H-OSLO_Optison_BK. Accessed November 2018.

步骤 1

（左）激活前，Optison 瓶中含有 3mL 的透明液体。（右）激活时，倒置并轻轻旋转瓶身，使微球重新悬浮。这个过程将使造影剂在使用前达到室温。

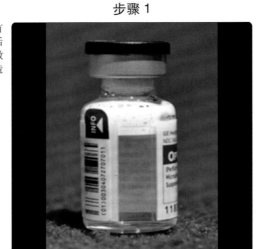

步骤 2

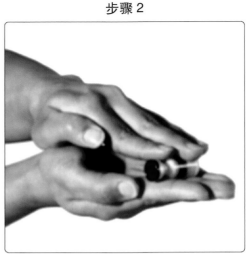

步骤 3

（左）手动激活后，小瓶中应含有乳白色的微泡悬浮液。（右）手动激活后，小瓶应使用 20G 或更大的针排气。

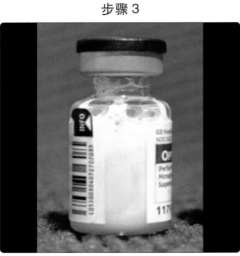

步骤 4

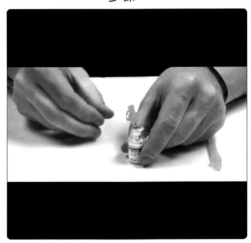

步骤 5

（左）排气后，将第二根 20G 或更大的针插入橡胶瓶盖，以抽吸微气泡悬浮液。（右）然后将小瓶倒置，用适当大小的注射器抽吸出造影剂。

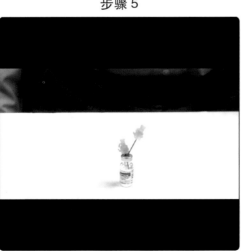

步骤 6

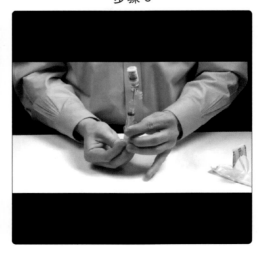

重要内容

术语

- 示卓安(Sonazoid)
  - 超声造影剂由挪威奥斯陆的公司生产
  - 微泡由全氟丁烷气体核心和磷脂酰丝氨酸钠外壳组成
  - 每毫升包含($1.2\pm0.1)\times10^9$ 个微泡
- Sonazoid 含有从鸡蛋中提取的表面活性剂——氢化卵磷脂酰丝氨酸钠(hydrogenated egg phosphatidylserine sodium,H-EPSNa)
  - 对蛋类或蛋类产品过敏的患者,只有在获益明显大于潜在风险时才推荐使用 Sonazoid

临床意义

- Sonazoid 与其他超声造影剂的主要区别在于 Sonazoid 会被 Kupffer 细胞吞噬
- 这可使正常肝实质滞留 Sonazoid 超过 20min,成像兼具血管相和 Kupffer 相
- Sonazoid 被批准用于以下临床应用静脉注射
  - 在挪威和部分亚洲国家(中国、韩国等),Sonazoid 被批准用于肝脏局灶性病变(focal liver lesions,FLL)超声成像的血管相和 Kupffer 相
  - 在日本,该制剂被批准用于肝脏和乳腺肿块病变的鉴别诊断

成像建议

- 制造商推荐的 Sonazoid 混悬液静脉注射剂量为 0.015mL/kg 体重
- 在实际应用中,常用剂量为推荐的 Sonazoid 混悬液剂量的 1/2(0.007 5mL/kg 体重)

重要图像

Sonazoid 试剂盒

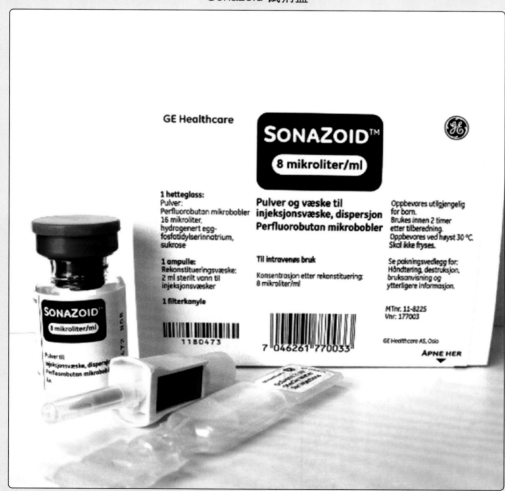

Sonazoid 试剂盒室温保存,包含 1 瓶造影剂、1 个无菌瓶钉和 1 瓶注射用无菌水。

术语

定义

- 示卓安（Sonazoid）
  - 超声造影剂由挪威奥斯陆的公司生产

临床意义

造影剂

- 由含磷脂酰丝氨酸钠外壳的全氟丁烷气体微泡分散体的液体组成
- 对于肝脏超声成像，造影增强最初是基于血管内存在完整的微泡（血管相成像）
- Sonazoid 随后被肝脏中的 Kupffer 细胞摄取，可用于 Kupffer 细胞相成像
- Sonazoid 试剂盒包括
  - 1 瓶造影剂
  - 1 个无菌瓶钉
  - 1 瓶注射用无菌水
- 调配后，造影剂呈现为乳白色溶液，每毫升包含 $(1.2\pm0.1)\times10^9$ 个微泡，微泡平均直径为 $(2.6\pm0.1)\,\mu m$
- 在挪威和部分亚洲国家（中国、韩国等），Sonazoid 被批准用于 FLL 的超声成像的血管相和 Kupffer 相
- 在日本，Sonazoid 也被批准用于乳腺肿块的超声成像

药代动力学

- 健康成人静脉注射单剂量 Sonazoid 混悬液后血中全氟丁烷浓度为 0.015mL/kg 体重，给药后迅速衰减
  - 浓度在单次给药后 6min 达到最高，注射后 2h 低于检测限度
- 全氟丁烷气体从微气泡中原封不动地释放出来，进入血液循环，最终由肺呼出
- 没有关于代谢系统降解或结合全氟丁烷的报道
  - 这与全氟丁烷的惰性性质及极快的肺清除是一致的，肺清除主要受血-气屏障扩散控制
- 微泡磷脂外壳在肝脏中被代谢

储存和处理

- Sonazoid 试剂盒可储存在室温低于 30℃（86℉）的环境中
- Sonazoid 不能冷冻

剂量和注射

准备说明

- 使用以下步骤来准备 Sonazoid

  - 打开前用酒精消毒拭子擦拭注射用水以避免污染
  - 打开注射用水瓶
  - 用空注射器准备 2mL 水用于注射
  - 从 Sonazoid 瓶上取下塑料盖
  - 用酒精消毒拭子擦拭 Sonazoid 瓶的橡胶塞以避免污染
  - 将附带的无菌瓶钉插进 Sonazoid 瓶
  - 将装有 2mL 水的注射器连接到瓶钉上
  - 向药瓶中注入 2mL 无菌水
  - 保持注射器与药瓶的连接，震荡药瓶 1min
  - 少量注射用水会残留在瓶钉的死腔内
    - 抽取少量悬浮液进注射器，然后注射回小瓶
  - 将需要剂量的 Sonazoid 抽到注射器中
- 总是使用附带的小瓶钉将造影剂抽吸进注射器
- 将造影剂吸入注射器，再将其注射回药瓶时，操作应缓慢，以避免瓶压的急剧变化导致造影剂的破坏
- 使用附带的注射用水以外的溶剂可能会导致造影剂的凝集
- 制备的混悬液可以在室温下存储 2h（15～25℃或 59～77℉）

注射说明

- 通过静脉注射
  - 使用注射器针头或 18～22G 静脉通路
  - Sonazoid 静脉给药后，应立即用 5～10mL 等渗性氯化钠溶液冲管（0.9%）
  - 应使用三通阀，且始终在平行的端口注射造影剂，以尽量减少微泡破坏
  - 与其他超声造影剂相似，悬浮液在静置时可能会发生分层
    - 如果发生分层，在给药前应轻轻摇动药瓶，以确保药瓶内容物的均匀性
  - Sonazoid 药瓶打开后，只能使用一次，任何剩余的药品都必须和瓶钉一起扔掉

制造商推荐的剂量

- 制造商推荐的 Sonazoid 混悬液静脉注射量为 0.015mL/kg 体重

用量的变化

- 在实际应用中，常用的剂量为推荐的 Sonazoid 混悬液剂量的 1/2（0.007 5mL/kg 体重）
- 制造商推荐的剂量适用于低频（2～4MHz）探头的肝脏成像
- 应根据超声造影检查设备的灵敏度调整造影剂的

用量

- 医生可根据患者的身体状况、组织衰减、病灶相对于皮肤的位置、探头频率以及重复注射的情况来调整剂量

技术陷阱和挑战

- 应使用非线性造影成像软件包进行成像，使组织信号最小化，微泡检出最大化
- 应使用低机械指数（约 0.2，取决于超声仪器）进行血管成像，以尽量减少微泡破坏
  - 在肝脏应用中，采用低机械指数和非线性成像软件包，在注射造影剂 10～20min 后的血管后相，可进行 Sonazoid 特异性的 Kupffer 相成像，以最大限度地减少微泡破坏
- 在准备造影剂或给药过程中，应注意避免对造影剂施加过高的压力
  - 制备好的 Sonazoid 如果暴露在过大的静水压力下会变清澈，此时应该丢弃并更换新的造影剂
- 如果造影剂在制备后 5min 内未使用，在用注射器抽取之前，应倒置药瓶，手动摇晃 10s 来重新使微球悬浮

预防措施

不良反应

- 虽然不良反应很少见，但应注意在给药后 30min 内发生的严重心肺反应或过敏反应
- 使用 Sonazoid 后报告的不良反应为轻度至中度，随后完全恢复
- 使用 Sonazoid 最常见的不良反应
  - 头痛
  - 腹泻
  - 恶心和呕吐
  - 腹痛
  - 一过性味觉改变
  - 发热
- 以上不良反应均较罕见，发生率为 1/100 至 1/1 000 以下
- 应始终考虑到可能发生的超敏反应，包括严重的、危及生命的过敏反应或休克
- 应该随时备用先进的生命支持设施
- Sonazoid 含有从鸡蛋中提取的表面活性剂——氢化卵磷脂酰丝氨酸钠
  - 对蛋类或蛋类产品过敏的患者，只有在获益明

显大于潜在风险时才推荐使用 Sonazoid

- 应注意从右至左心脏或肺动静脉分流的患者，因为 Sonazoid 类药物在此类患者中是直接进入动脉循环而不经过肺
- Sonazoid 在心脏状况不稳定或严重冠状动脉疾病的患者中应该谨慎使用
- Sonazoid 在患有严重肺部疾病的患者中应该谨慎使用，因为其主要由肺部排出
- 某些特殊检查，如进行腹腔镜或气钡双重造影，应避免在同一天使用 Sonazoid 进行超声检查

特殊人群的应用

妊娠

- Sonazoid 用于人类妊娠期间的安全性尚未确定
  - 动物研究未表明生殖毒性
  - 除非利大于弊，否则妊娠期不应使用 Sonazoid

哺乳

- 尚不确定 Sonazoid 是否在母乳中进行排泄
- 尚不确定 Sonazoid 暴露后泌乳是否会影响儿童
- 当 Sonazoid 用于哺乳期妇女时，应谨慎使用

老年患者

- 临床试验结果表明，老年患者的不良事件或药物不良反应发生率没有因年龄增长而增加
- 对于老年患者，应仔细考虑 Sonazoid 的特殊适应证
- 老年患者在注射 Sonazoid 后应密切监测，因为他们常有生理功能下降和不良反应延迟

参考文献

1. Shimazu K et al: Identification of sentinel lymph nodes by contrast-enhanced ultrasonography with Sonazoid in patients with breast cancer: a feasibility study in three hospitals. Cancer Med. 6(8):1915-1922, 2017
2. Miyamoto Y et al: Efficacy of sonazoid (perflubutane) for contrast-enhanced ultrasound in the differentiation of focal breast lesions: phase 3 multicenter clinical trial. AJR Am J Roentgenol. 202(4):W400-7, 2014
3. Shekhar H et al: Modifying the size distribution of microbubble contrast agents for high-frequency subharmonic imaging. Med Phys. 40(8):082903, 2013
4. Correas JM et al: Contrast enhanced ultrasound in the detection of liver metastases: a prospective multi-centre dose testing study using a perfluorobutane microbubble contrast agent (NC100100). Eur Radiol. 21(8):1739-46, 2011
5. Moriyasu F et al: Efficacy of perflubutane microbubble-enhanced ultrasound in the characterization and detection of focal liver lesions: phase 3 multicenter clinical trial. AJR Am J Roentgenol. 193(1):86-95, 2009
6. Edey AJ et al: Ultrasound imaging of liver metastases in the delayed parenchymal phase following administration of Sonazoid using a destructive mode technique (Agent Detection Imaging). Clinical Radiology 63:1112-1120, 2008
7. Watanabe R et al: Mechanism of hepatic parenchyma-specific contrast of microbubble-based contrast agent for ultrasonography: microscopic studies in rat liver. Invest Radiol. 42(9):643-51, 2007

步骤 1

步骤 2

（左）拆下塑料保护帽,露出橡胶塞。（右）将附带的小瓶钉插入药瓶。

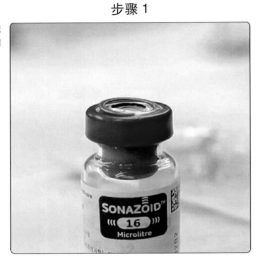

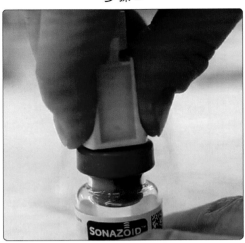

步骤 3

步骤 4

（左）将含有 2mL 注射用水的注射器➡连接到小瓶上。将水注入瓶中,然后立即摇晃 1min,保持注射器与药瓶的连接。（右）激活 1min 后,将药瓶倒置,将所需剂量的造影剂抽吸入注射器。

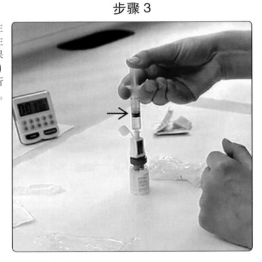

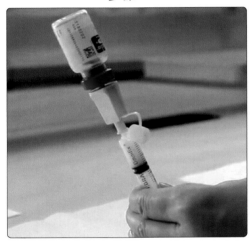

步骤 5

步骤 6

（左）与其他超声造影剂相似,悬浮液在静置时也会发生分层➡。（右）如果发生分层,在给药前应立即轻轻摇动小瓶,以确保药瓶内容物的均匀性。

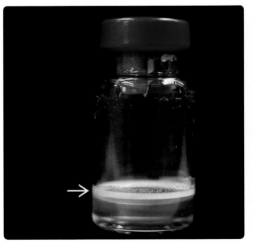

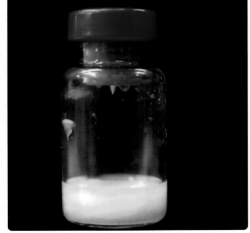

第三部分
超声造影技术

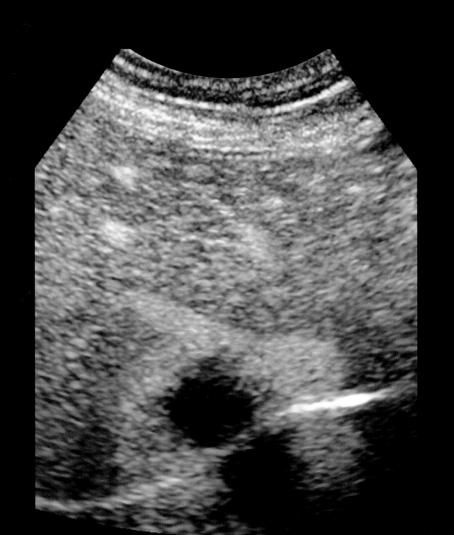

重要内容

概述

- 本章提供了使用超声造影剂的一般建议,并综述了最佳超声造影性能的技术参数
- 技术建议是基于欧洲医学和生物学超声学会联合会(EFSUMB),世界医学和生物学超声联合会(WFUMB)和美国放射学会超声造影肝脏影像报告与数据系统(ACR CEUS LI-RADS)工作组的建议
- 通常使用18~22G静脉通道注射超声造影剂,以最大限度地减少微泡破坏
- 可以使用没有过滤器的中央静脉通路和输液通路
- 应使用适当剂量的造影剂来优化组织的增强,避免伪像和信号衰减

- 对于大多数静脉内注射,通常使用团注法注射超声造影剂,然后以5~10mL生理盐水冲管
- 应使用专门的超声造影模式进行低机械指数(mehcanical index,MI)成像,以检测和描述超声造影剂的成像特征
- 在超声造影检查时,需要使用双幅图像的显示格式,即低MIB型(灰阶)图像和造影图像并排显示
- 获取图像的时机很重要,尤其是在肝脏成像中,以确保获得肝脏造影增强的所有时相的图像
- 富血管组织,如肝脏或脾脏的持续超声辐照可能导致微泡过度破坏,从而造成延迟期对比增强的降低

重要图像

典型的超声造影注射装置

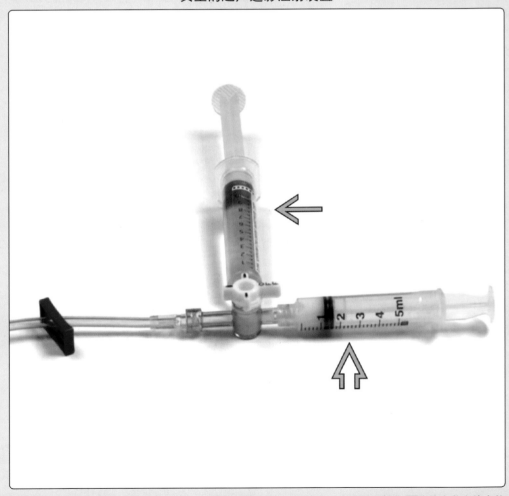

大多数造影剂需要在注射后立即用生理盐水进行冲洗。因此,强烈建议使用三通旋塞。造影剂注射器▱应该安装在旋塞的直口上,以减少微泡的破坏。生理盐水冲洗注射器▱连接到旋塞的转角端口。

仪器设置

系统的选择

- 超声造影需使用最高规格的超声系统
- 应使用配有专用低 MI 造影成像模式的超声系统
  - 应避免使用 B 型或彩色多普勒检测超声造影剂

探头的选择

- 尽管大多数超声系统都有多个探头,但并非所有探头都支持低 MI 造影成像
- 选择合适的超声探头对超声造影检查的成功至关重要
  - 大多数腹部检查应使用凸阵探头
  - 线阵探头应用于浅表器官
  - 腔内探头可用于盆腔成像和腔内应用

探头预设置

- 与 B 型模式成像一样,超声造影的分辨率取决于超声探头的发射/接收频率
  - 在高穿透模式下,使用更低的频率,穿透性更好,分辨率更低
  - 在高分辨率模式下,使用更高的频率,降低了穿透率,提高了分辨率

造影前 B 型检查

- 造影前,高质量的 B 型成像是超声造影成功的先决条件
- 基本规律是:如果病变在造影前的 B 型模式中清晰可见,则可以成功运用超声造影成像
- 除了识别靶病变外,造影前 B 型模式还被用于:
  - 确定患者最佳体位
  - 超声造影检查时,沿呼吸运动轴(通常为纵向)确定最佳扫描平面,尽量减少靶病灶的平面外运动
- 无论从哪个位置扫查,都应该保证成像目标在扫描期间持续可见
- 检查者坐着扫查可以使检查变得更容易,并且减少移动

成像深度

- 在大多数应用中,超声造影可以显示深度达 12~15cm 的病灶
- 较低的发射频率可以提高穿透能力,但会在一定程度上降低空间分辨率

- 增加 MI 可以提高穿透性,但通常会增加微泡破坏,特别是近场
- 浅表的病变可以使用更高频率的探头成像,这通常需要增加(加倍)超声造影剂的剂量

聚焦点

- 对于大多数超声扫描仪来说,聚焦区应调节到靶病灶的深方
- 对于某些扫描仪,聚焦区应定位在图像的底部
  - 更深的聚焦区会使声场更均匀,提高扫描仪对超声造影剂的灵敏度
- 把聚焦区放置在近场会导致远场信号的显著丢失和近场微泡的过度破坏

增益

- 增益用于调节超声造影信号的强弱
- 为了获得高质量的超声造影图像,增益应该设置在等于或略低于噪声检出水平
  - 设置的增益太低会导致造影剂信号丢失
  - 设置的增益过高会导致伪像,包括溢出和假增强

屏幕布局

- 双幅图像显示模式在超声造影中是必不可少的,推荐用于大多数检查
  - 在这种显示模式中,低 MI 的 B 型图像与造影图像并排显示
- 双幅图像显示能够直接比较解剖(B 型)和超声造影图像
- 也可以使用基本的 B 型图像叠加显示超声造影图像
  - 叠加模式中对超声造影的辨识在视觉上有挑战性,不推荐用于常规的临床超声造影检查

机械指数

- MI 是为实现高质量超声造影成像而调节的最重要参数之一
- 低 MI 超声造影用于保护微泡不被过度破坏,以延长循环时间
  - 也有助于减少不必要的组织谐波,便于清晰检测造影信号,提高信噪比
- 一些超声扫描仪会根据成像预置、探头频率、穿透深度和聚焦区位置自动调整 MI
- 注射造影剂后,应避免在低 MI 超声造影模式和高 MI 常规 B 型和多普勒模式之间进行切换,因为这会导致微泡过度破坏

超声造影的成像陷阱		
陷阱	原因	解决方案
超声仪器设置		
造影图像太暗	造影增益设置太低	调整造影增益,但不要设置太高,以免出现假性增强伪像
造影图像太亮	造影增益设置太高	调整造影增益,但不要设置太低,以免损失增强超声信号
穿透非常差	探头频率太高,MI 太低	使用低频探头;如果仍未解决,可稍微调高 MI
近场对比增强差	MI 太高,导致近场微泡破坏	降低 MI;使用间歇成像以防止微泡过度破坏
远场对比增强差	聚焦区位置太高	将聚焦区置于图像的底部或者靶病灶的底部
超声造影剂的注射		
对比增强效果差	留置导管管径小,导致注射时注射器压力大,造成微泡过度破坏	使用 18~20G 静脉导管以减少微泡破坏
对比增强效果差	导管在小静脉内(腕部),导致注射时压力增大,造成微泡过度破坏	静脉导管最好置于直径较大的静脉,如肘前静脉
对比增强效果差	通过有过滤器的静脉导管注射超声造影剂,导致大部分微泡被过滤	避免在任何有或可能有过滤器的通路中注射微泡
对比增强效果差	在长的延长管中注射造影剂,可破坏造影剂的团注效果	将造影剂直接注入静脉通路或短的延长管更好,或使用更大量的生理盐水冲管

MI = 机械指数

帧频

- 用于超声造影的帧率通常大于每秒 10 帧
- 使用较高的帧率可能有助于显示快速增强的病变,如快速填充型肝血管瘤和局灶性结节性增生
- 使用较低的帧率可能有利于在血管后期成像,从而使微泡破坏最小化,以延长增强时间

动态范围

- 动态范围是显示信号强度的范围(即"灰阶水平")
- 一般推荐高动态范围,以便更好地区分不同程度的增强
- 动态超声造影的量化分析推荐高动态范围(以避免信号饱和)
- 在低信号强度的情况下,推荐低动态范围

注射装置

导管

- 使用 18~22G 导管以尽量减少微泡破坏
- 最好使用肘前静脉
- 如果满足所有消毒要求,可通过中心静脉通路和输液港进行注射
  - 使用中心静脉通路和输液港将缩短造影剂到达时间
- 超声造影剂不应注入有过滤器的通路,因为这会清除大多数微气泡

注射

- 造影剂应迅速团注
  - 应注意防止注射器压力过大,因为这会破坏注射器内的微泡,导致增强效果减弱,图像质量下降
- 团注造影剂后应立即以 2~3mL/s 的速度冲洗 5~10mL 生理盐水

造影计时器

- 绝大多数超声造影检查都需要造影计时器
- 超声扫描仪的造影计时器在注射造影剂结束时开始(立即或与盐水冲洗同时开始)

参考文献

1. Dietrich CF et al: How to perform contrast-enhanced ultrasound (CEUS). Ultrasound Int Open. 4(1):E2-E15, 2018
2. Lyshchik A et al: Contrast-enhanced ultrasound of the liver: technical and lexicon recommendations from the ACR CEUS LI-RADS working group. Abdom Radiol (NY). 43(4):861-879, 2018
3. Sidhu PS et al: The EFSUMB Guidelines and Recommendations for the Clinical Practice of Contrast-Enhanced Ultrasound (CEUS) in Non-Hepatic Applications: Update 2017 (Short Version). Ultraschall Med. 39(2):154-180, 2018

超声造影增益调节

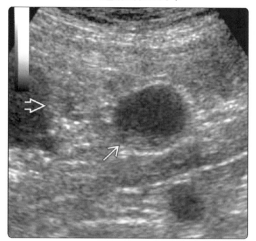

适当调节超声造影增益

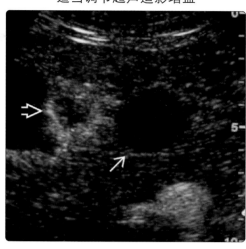

(左)B 型超声显示一个起源于肾脏下极➔的复杂肾囊肿➔。(右)增益调节适中的高质量超声造影显示正常的肾实质增强➔,肾囊肿内无增强➔。

超声造影增益调节太低

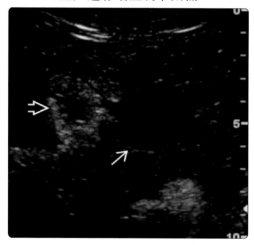

超声造影增益调节过高

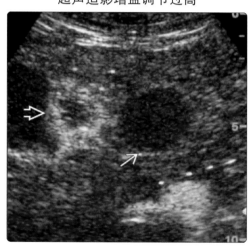

(左)质量差的超声造影检查中,造影增益调整过低,可见正常肾实质的增强减弱➔,囊肿内无增强➔,仅显示部分囊壁。(右)质量差的超声造影,造影增益设置过高,显示正常实质的强化增强➔,而肾囊肿内的分辨率降低,其内可见假增强➔。

适当的聚焦区位置

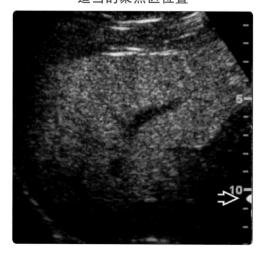

聚焦区设置在近场

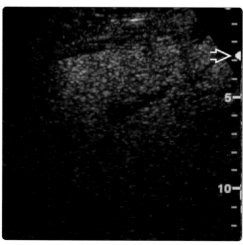

(左)肝脏的正常超声造影图像中,适当的焦点放置在图像底部➔。(右)一例成像质量差的正常肝脏的超声造影图像,聚焦区位于近场➔,导致远场造影信号明显缺失。

重 要 内 容

成像伪像

- 与其他成像方式类似,在超声造影中会经常遇到伪像
- 伪像可能是增强影像技术本身固有的,或与传统的 B 型超声的伪像相关

陷阱

- 一些伪像可能影响图像质量或类似于病灶回声,但很少因此而导致误诊
- 微气泡的存在可能会对某些成像特性产生不利影响
  - 微泡浓度过高会增加声束衰减或产生声影
- 不能在超声造影剂给药不久后进行多普勒超声检查
  - 循环内的微泡会显著增加背向散射信号,可能会高过多普勒噪声滤波器,影响频谱波形分析

- 机械指数(mechanical index,MI)升高(大于 0.2)导致组织信号的不完全抑制,从而掩盖增强影像
- 警惕假性增强
  - 并不是造影模式图像中的每一个有回声结构都代表造影后的增强
  - 注射造影剂后增加造影增益,可放大噪声,从而会类似组织增强
  - 减少增益可以在一定程度上解决这些问题
- 警惕假性廓清
  - 低 MI 造影模式下可以使微泡破坏最小化;然而,并不能消除微泡破坏
  - 增加帧频、输出功率和长时间连续的固定扫描可以加速微泡的破坏
  - 微泡破坏可能不均匀,近场微泡可能破坏更明显,或成像平面的明显破坏,或在血流速度缓慢组织内的信号丢失

典 型 图 像

近场微泡耗尽伪像

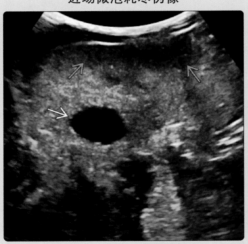

肺的声影

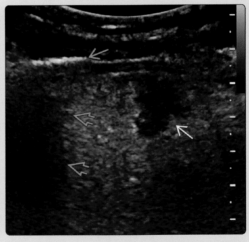

(左)右下腹肾移植的超声造影显示一个单纯性肾囊肿➡和近场的低信号带⬅,这是由于微泡破坏不均匀造成的(微泡耗尽)。(右)肝脏超声造影显示一个形态不规则、位于肝包膜下,呈早期、明显廓清的结直肠癌肝转移灶➡。图中肺掩盖了一部分肝脏,表现为明亮的高回声界面➡和声影⬅。

不完全的减影

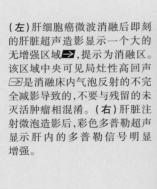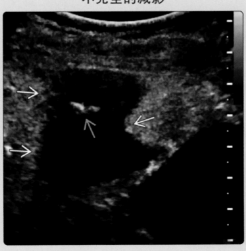

多普勒"开花"(溢出)伪像

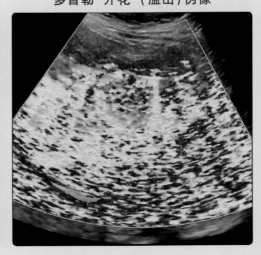

(左)肝细胞癌微波消融后即刻的肝脏超声造影显示一个大的无增强区域➡,提示为消融区。该区域中央可见局灶性高回声⬅是消融床内气泡反射的不完全减影导致的,不要与残留的未灭活肿瘤相混淆。(右)肝脏注射微泡造影后,彩色多普勒超声显示肝内的多普勒信号明显增强。

术语

伪像

- 声像图中的表现或特征与被成像物没有直接关系
- 伪像可能是成像技术本身固有的,也可能是由于操作者的错误或检查对象的自然变化
- 伪像需要与真实的解剖结构区分,因为它们可能与病灶相似
- 一些伪像可能有助于增强诊断信心

术语

- 低 MI 超声造影成像模式的增强图像为深褐色,通常与低 MI 的 B 型模式图像并排显示
- 图像增益,有时被称为图像亮度,调节反射回来的信号的整体强度
- MI 是超声的生物效应指标,用于评估生物力学效应的可能性,如压力快速变化引起的组织空化效应

引言

超声造影技术

- 低 MI 造影模式利用微气泡(非线性)和周围组织(低 MI 下主要是线性)之间响应的差异,提供实时组织减影
- 在造影成像时,最小化输出功率(以 MI 表示),使微泡破坏最小化,同时保持足够的信噪比
- 另外的优化功能,如将进一步降低 B 型模式图像质量的复合成像,通常是未激活的
- 一些伪像和陷阱是超声造影所独有的,只在增强图像上出现
- 其他伪像可能是超声成像所固有的,在 B 型模式和造影模式的图像上均会出现
- 微泡超声造影可能会产生超声图像衰减和声影,这通常与使用的剂量有关

微泡造影

- 了解超声和微气泡之间的相互作用,以及特异地影响超声造影的技术因素,是确保检查的可重复性、质量和可靠诊断的必要条件
- 微气泡需要通过肺毛细血管床的微循环,其内核的气体由于弥散作用进入肺泡腔,从而不断地从体内清除
- 可以通过有意或无意地破坏微泡来加速微泡清除
- 微泡的破坏受到脉冲压力和发射频率的影响,这两个因素都会影响 MI,微泡的破坏还受帧率和成像时间的影响
- 每个因素都会加速气泡在成像平面内的破坏

临床意义

成像伪像

- 虽然超声造影剂最初的目的是增强和分析多普勒信号,但大多数多普勒检查通常应在给药前进行,因为循环的气泡可能影响彩色多普勒信号和频谱波形分析
- 微泡作为纯血池造影剂,因此不存在血管外及间质强化阶段
  - 因此在 CT 和 MR 上看到的一些增强模式,如肿块型胆管癌中央瘢痕内的延迟增强,在超声造影中就不能显示该征象
- 一些高回声的界面或组织,如软组织/气体界面、致密钙化和一些脂肪组织,在造影图像上可能会保持明亮
- 快速的高功率脉冲序列("闪烁")可以被用来特意破坏成像平面内的所有微泡,有助于区分来自微泡的信号和造影图像上虚假的明亮结构(假性增强),这些结构在"闪烁"后将持续存在,而来自微泡的信号将消失
- 考虑到微泡和超声辐照脉冲之间的相互作用,微泡在成像平面内会不断被缓慢破坏
- 如果长时间连续成像,图像平面内微泡的加速破坏可能导致信号的意外丢失(假性廓清)
- 这在气泡移动缓慢的组织中最为明显,如血管瘤等血流缓慢的血管病变,以及在肝、脾实质内,因为气泡往往聚集在这些组织器官的血窦内
- 当试图鉴别那些预期不会廓清的病变时,假性廓清可能会导致诊断困难

B 型成像的伪像

在造影模式中观察到的伪像

- 运动伪像
- 切片厚度伪像
- 旁瓣伪像
- 反射和镜面伪像
- 折射伪像
- 混响伪像
- 后方回声增强
- 声影
- 衰减

多普勒成像伪像

彩色多普勒溢出

- 微泡注射后多普勒信号显著放大,会产生"开花"(溢出)现象
- 先前被过滤的信号可能会超过滤波阈值,导致彩色多普勒噪声
- 可以降低多普勒增益以减少溢出

脉冲多普勒波形质量下降

- 微气泡可导致频谱多普勒波形信号强度(增益)增加,导致测量的最大(平均、最小)收缩期和舒张期速度增加
- 静脉注射造影剂可使测量到的频带更宽、更不规则,并产生额外的异常频率(随机分布的高振幅峰值)

造影模式成像伪像

背景噪声

- 在超声造影剂给药之前,增强模式的图像应该是无回声的(黑色,没有回声)
- 应在造影剂给药前调整超声造影增益,以便在造影模式的图像中基本消除目标器官或病变中的图像噪声(随机的、弥散的明亮像素)
- 在注射造影剂前,造影模式的图像中的任何残留回声都是伪像,要么是未完全减影的结构和界面,要么是具有固有的非线性响应组织
- 注射造影剂后,增强图像中的这些背景回声可能被理解为来自微泡的信号,从而被误认为增强(一种假性增强)
- 必须小心比较使用造影剂前后的造影模式图像,以确保信号来自微泡,而不是来自未完全减影的背景组织

非故意的微泡破坏

- 在视野范围内,微泡的意外破坏可能会导致增强信号的逐渐丧失,称为微泡耗尽
- 非均匀或不一致的信号丢失可能是由于在特定区域内相对于其他区域的微泡破坏程度具有差异导致的
- 三种微泡破坏模式包括近场信号丢失、成像平面信号丢失和假性廓清
  - **近场信号丢失**
    - 声压和功率累积在成像平面内的分布是不均匀的,在聚焦区和近场处分布最大
    - 近场的微泡相对于成像平面深部组织的破坏速度更快,导致近场信号的渐进丢失(近场耗尽)

- 这种效应会随着更高的 MI、更高的发射频率和更高的帧率而增强
  - **成像平面信号丢失**
    - 在固定位置上长时间连续扫描可能导致该解剖平面内微泡加速破坏(平面内耗尽)
    - 这可能表现为在与之前成像平面相垂直的切面上可见带状低回声区
    - 降低 MI、降低帧率、利用间歇成像(扫描过程中间歇性、中断的短时间成像)、动态扫查感兴趣区域,而非固定在一个位置成像,这些方法都可能降低伪像
  - **假性廓清**
    - 与近场和成像平面信号丢失类似,在不能快速补充微泡的组织中可能会遇到非均匀信号损失
    - 微泡在成像平面内停留的时间越长,被破坏的可能性越大,特别是在连续成像过程中
    - 这种微泡损失可发生在血流缓慢的血管病变或微泡缓慢通过的肝、脾血窦内
    - 相对于微泡损失率不高的邻近组织,这些组织的微泡损失较多,可能导致假性廓清
    - 降低 MI、降低帧率、间歇成像、动态扫查感兴趣区都可能减少这种伪像

造影相关伪像

信号饱和

- 当接收到的信号或处理过的像素强度值超过扫描仪的最大显示值时,会出现信号饱和
  - 可以在输出功率、超声造影增益、和/或造影剂剂量过高时看到此现象
- 在血管造影和儿科应用以及高灌注组织(如肾脏或肾移植)中,信号饱和现象更常见
- 这个伪像表现为均匀明亮的回声,其强度与增强量程直方图范围顶部的强度相匹配
- 信号饱和可能影响图像的解读,影响轻微高增强或轻度廓清病变的观察
- 降低输出功率、降低超声造影增益,或在后续的注射中减少造影剂剂量可能会减轻这种效应

衰减/声影

- 远场的信号丢失可能是由于声脉冲固有的衰减,这是超声成像固有的现象
  - 然而,成像平面内高浓度的微气泡会加重这种效应
  - 在高灌注的组织中,衰减可能限制对深部结构的显示

- 为了克服衰减，增加脉冲功率或降低探头发射频率可以改善对深部结构的显示
- 高浓度的微泡可能会产生明显的衰减，从而导致后方声影，类似于肠腔内气体
- 在血管或腔内使用造影剂时更容易出现声影，因其微泡浓度可能明显高于实质器官
- 通过短时间的等待，当一定比例的微泡从血管中清除，或用高强度超声脉冲破坏成像平面内的微泡，或在随后的注射中减少造影剂剂量，都可以改善显示效果

非线性伪像

- 微泡对低 MI 超声脉冲的响应是非线性的，产生的是中心频率的谐波，而背景组织一般是线性响应的
- 这可以抑制来自组织的信号并相对放大来自微泡的信号（实时组织减影）
- 脉冲通过微泡群时的传播是非线性的，这可能导致超声造影增强组织深面结构的非线性响应
- 这称为假性增强，这种现象可能导致结构内部没有造影剂的反射体表现为明亮的信号，假性增强最常见于图像中较深的高回声的组织或结构中，在达到这些部位前，超声脉冲通常经过了造影增强的组织
- 这种伪像通常与真正的增强是有区别的，因为它是在注射后晚些时候出现的，需要浅面有较多微泡覆盖，常出现在高回声病灶中心

肝脏持续不均匀强化

- 在造影剂注射 2min～5h 内肝脏实质在 B 型和超声造影模式中的不均匀表现
- 在门静脉和肠系膜上静脉中也可观察到这种不均匀信号，但在体循环中不会观察到这种信号
- 类似于在严重胃肠疾病中观察到的门静脉气体，如新生儿坏死性小肠结肠炎
- 不应误诊为肝脏的病理状态，此时患者没有症状
- 已经在大剂量注射 Lumason/SonoVue、Levovist 和 EchoGen 后观察到这种现象
- 产生机制不明确；一些假设试图解释这种现象
  - 气体微泡融合
  - 起源于肠道微循环的气体栓子，经肠门静脉循环运输至肝脏
  - 小肠毛细血管床的微泡淤滞

问题解答

增强效果差

- 当增强效果不佳时，可能存在注射本身的问题

  - 应检查患者静脉通路，确保导管冲洗通畅，无外渗
- 注射器内微泡暴露在过大的负压或正压下可能会被破坏；避免从未排气的瓶中吸入微气泡或在高压下注射
- 每次注射的微气泡造影剂都应该用手摇匀，因为随着时间的推移，气泡往往会分层

造影模式图像太亮

- 应检查输出功率和超声造影的增益，以确保两者都没有显著增加
  - 一般不调整输出功率，除非需要增加穿透力
  - 注射造影剂前应调整超声造影增益，在造影模式的图像中消除图像噪声（随机的、分散的明亮像素）
    - 注射造影剂后不应调整增益
- 一旦确认了造影增益和输出功率设置均适当，可能需要减少造影剂剂量

造影模式图像太暗

- 在确保正确使用了适当的微泡剂量后，应检查成像设置以确保输出功率和超声造影的增益没有被不适当地降低
- 应优化声窗，以尽量减少肋骨和气体的声影
- 对于深部目标或有明显衰减的组织，如脂肪肝，应降低发射频率
- 可增加输出功率以改善信号；然而，可能会遇到微泡加速破坏和信号丢失
- 如果造影增强程度在晚期（注射后 4～8min）不够充足，但需要延迟期信息才能确诊时，则应给予较高剂量的第二次注射，即使这样会使动脉期稍微过度增强

参考文献

1. Fetzer DT et al: Artifacts in contrast-enhanced ultrasound: a pictorial essay. Abdom Radiol (NY). 43(4):977-997, 2018
2. Jo PC et al: Integration of contrast-enhanced US into a multimodality approach to imaging of nodules in a cirrhotic liver: how I do It. Radiology. 282(2):317-331, 2017
3. Denham SL et al: Contrast-enhanced ultrasound: practical review for the assessment of hepatic and renal lesions. Ultrasound Q. 32(2):116-25, 2016
4. Cui XW et al: Prolonged heterogeneous liver enhancement on contrast-enhanced ultrasound. Ultraschall Med. 35(3):246-52, 2014
5. Dietrich CF et al: Artifacts and pitfalls in contrast-enhanced ultrasound of the liver. Ultraschall Med. 35(2):108-25; quiz 126-7, 2014
6. Dietrich CF et al: Pitfalls and artefacts using contrast enhanced ultrasound. Z Gastroenterol. 49(3):350-6, 2011
7. Yu H et al: Pseudoenhancement within the local ablation zone of hepatic tumors due to a nonlinear artifact on contrast-enhanced ultrasound. AJR Am J Roentgenol. 194(3):653-9, 2010
8. Forsberg F et al: Artifacts in ultrasonic contrast agent studies. J Ultrasound Med. 13(5):357-65, 1994

镜面伪像

(左)肝脏超声造影显示肝右后叶的肿块,其周边呈高增强➡,与下腔静脉➡相邻。可以看到病变➡和下腔静脉➡在膈肌和肺基底交界面对侧的镜面影像。(右)肝脏超声造影显示一个无回声、无增强的囊肿深面的肝脏实质回声增强➡,即后方回声增强。

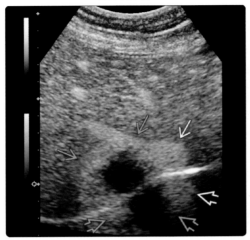

后方回声增强

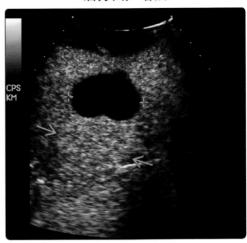

后方声影伪像

(左)颈总动脉的超声造影显示钙化斑块的声影➡。高度反射或衰减的结构,如肠道气体或钙化,在超声造影中也会产生声影。(右)超声造影显示单纯性肾囊肿内的异常回声➡。超声造影增益增加,导致人为的回声放大。注入造影剂后,不应增加造影的增益,因为放大的噪声可能被误认为增强。

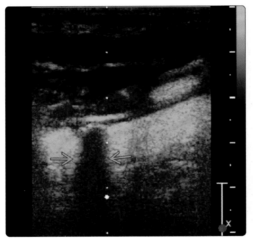

假性增强

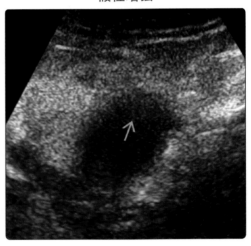

高回声界面的非线性伪像

(左)肝脏超声造影前显示肝脏靶病变无信号➡,提示超声增益设置正确。肝包膜➡和胃黏膜➡等回声界面持续存在,可用于与 B 型图像的共同定位。(右)在 B 型超声上的肝包膜➡和胃黏膜➡等高回声界面可与超声造影共同定位。

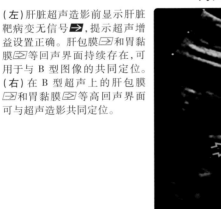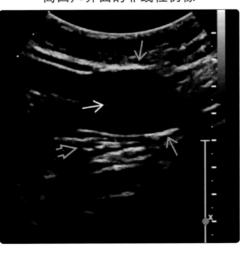

高回声界面的非线性伪像

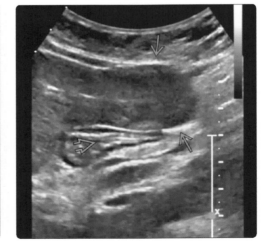

组织固有衰减

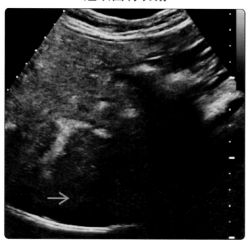

组织固有衰减

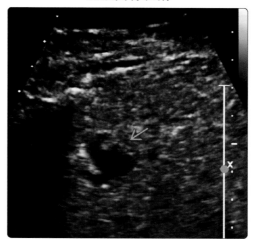

(左)在肝脏超声造影中,固有的声衰减使右后叶的目标结节➡无法显示。(右)通过让患者采取左侧卧位,并从后外侧入路对该结节成像,能够清楚显示结节➡。这样最小化了探头与目标病灶的距离,从而减少了衰减。可以看到周围结节状增强,这是血管瘤的特征表现。

彩色多普勒"开花"(溢出)伪像

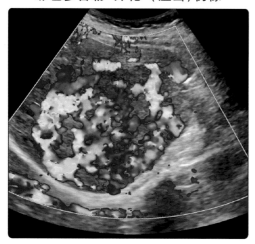

频谱多普勒的伪像

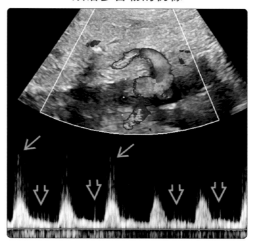

(左)注射造影剂后,肝脏的彩色多普勒信号明显增强,彩色像素的显示远远超出了预期的血管边缘,提示溢出伪像。(右)肾移植动脉造影后,双功多普勒超声显示频谱的波峰不明晰➡,这可能导致峰值速度被高估。也可以看到随机间隔的毛刺状信号尖峰➡,这是由血液中的微泡通过脉冲取样线而形成的。

成像平面内微泡耗尽伪像

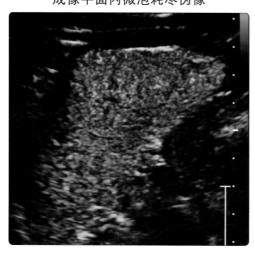

成像平面内微泡耗尽伪像

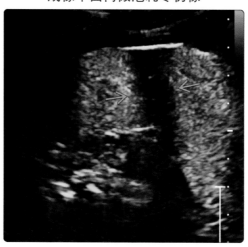

(左)脾脏纵切面超声造影显示脾脏实质均匀强化。(右)随后的脾脏横切面超声造影显示在脾脏内有一条信号缺失带➡,这是由于先前的成像平面内微泡耗尽所致。

信号饱和伪像

（左）肾脏超声造影显示一个囊性病变,内部可见增厚的强化分隔➯。肾皮质呈均匀明亮回声,与相邻增强量程直方图上的最高值相匹配➡,这表明信号饱和,提示造影剂剂量、图像增益或输出功率过高。（右）肝脏超声造影在长时间显示肝右叶中部的一个小病变后➡,由于近场微泡耗尽,在较浅的肝脏实质内➯信号相对丢失。

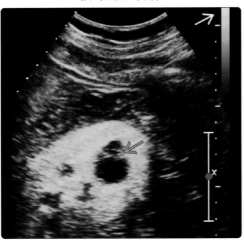

近场微泡耗尽伪像

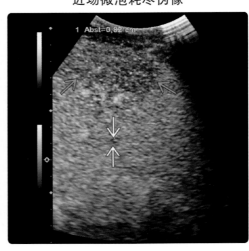

假性廓清伪像

（左）肝脏超声造影显示一个结节呈周围不连续的结节状增强➯,这是血管瘤的特征。（右）对这个血管瘤长时间、连续的成像后,由于缓慢移动微泡的破坏,出现了中心信号的丢失➡,造成假性廓清。可以看到邻近实质的近场信号丢失。降低 MI 和帧率,利用间歇成像可以减少这种伪像。

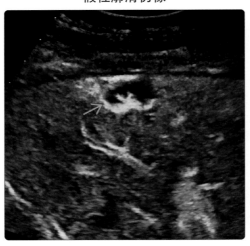

假性廓清伪像

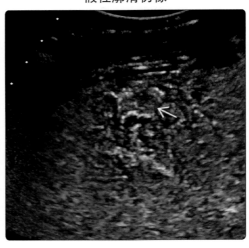

微泡衰减伪像

（左）肝右叶超声造影显示由于衰减,信号在超过 11cm 的区域丢失➯,这一现象因近场微气泡的增多而加重。（右）通过降低发射频率,可以提高穿透能力,在这种情况下可以达到 18cm➯。

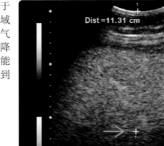

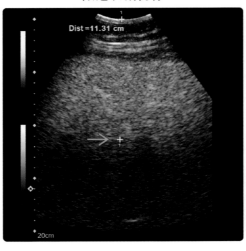

微泡衰减伪像

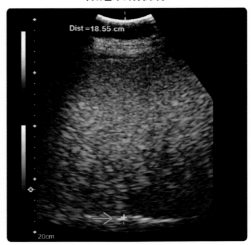

微泡的声影

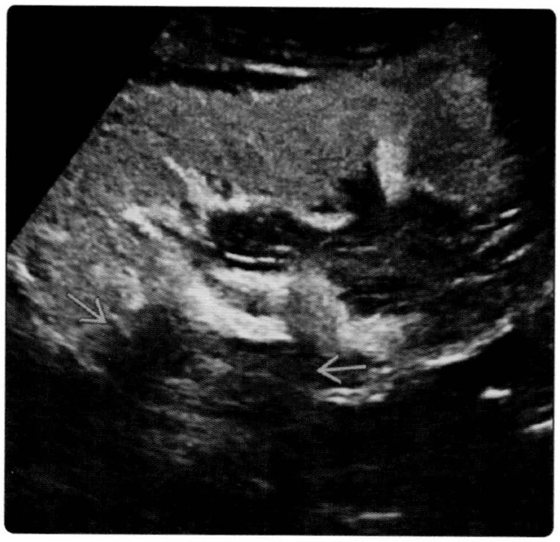

微泡的声影

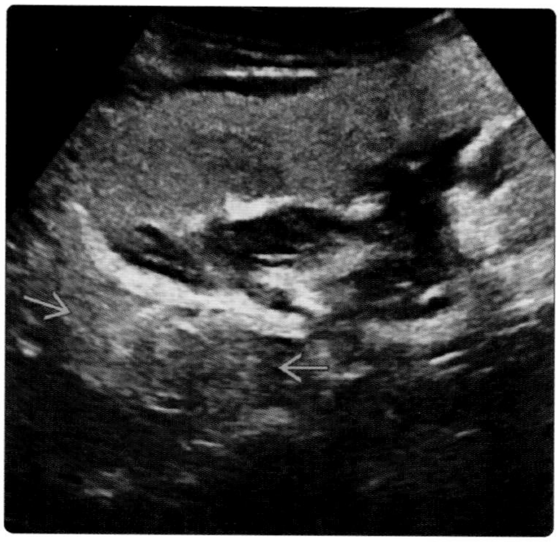

(左)肾移植的超声造影显示由于血管内高浓度微泡导致的声影,使肾门血管系统的深面结构⇨的信号丢失。(右)在很短的时间后,一定比例的气泡从血池中清除,血管深面的实质被再次显示⇨。

假性增强

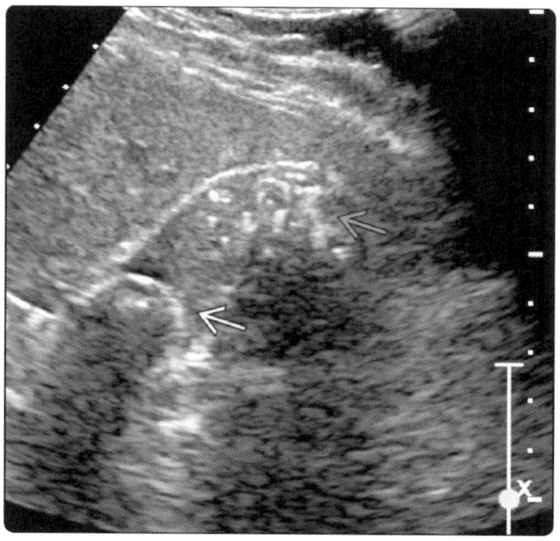

假性增强

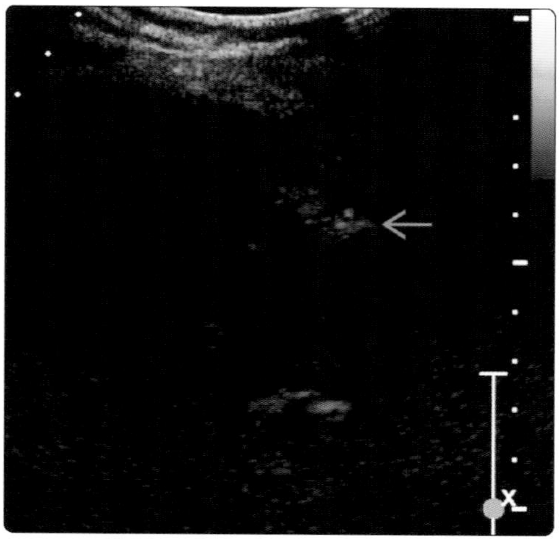

(左)胆囊 B 型超声显示颈部有结石伴声影➡,底部有小结石和肿块样的胆泥⇨。(右)注射造影剂前的超声造影显示胆囊腔内几乎无信号,仅有少许强回声灶⇨,这与胆囊结石反射的不完全减影有关。

假性增强

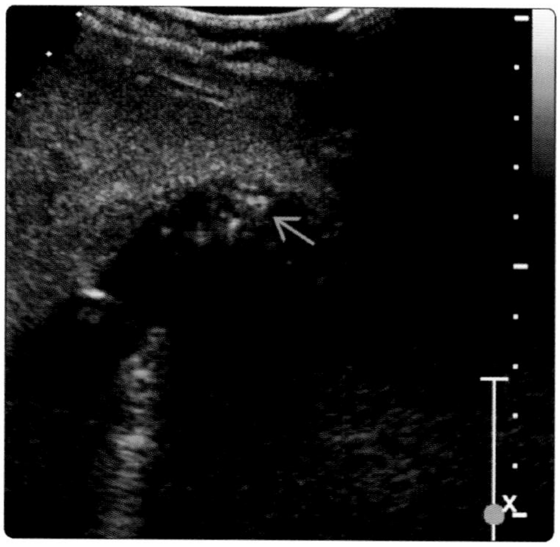

肝脏持续不均匀强化

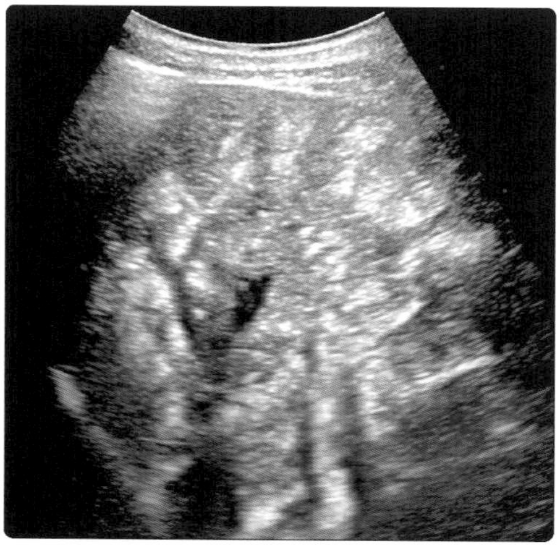

(左)注射造影剂后,信号出现在先前无回声的腔内物质中⇨,这是由于信号穿过有微泡增强的肝脏时,超声脉冲的非线性改变引起的假性增强。(右)B 型超声在肝脏造影后显示斑片状、不均匀增强的区域。这种现象可能持续几个小时;然而,它可能没有临床意义,不应该与病变相混淆。

重 要 内 容

超声造影流程

- 回顾以前的影像学资料并评估可疑区域
- 使用 B 型超声定位感兴趣的区域
  - 对于初学者,只有在 B 型超声上病灶能清楚显示时,再进行超声造影
- 有时非超声造影就能解决问题,则不用行超声造影
- 患者的体位和超声视野至关重要
  - 在注射造影剂前,尽量减小病灶深度,优化视野
  - 可能需要患者行侧卧位或斜卧位
- 建立静脉通道并注射超声造影剂
  - 超声造影需要两个人来完成

- 一位通常是放射科医生或护士,负责注射造影剂
- 另一位通常是超声检查者,负责超声扫描
- 第一次造影剂注射用来进行病变定位
- 扫描时需要患者屏住呼吸,或者变换体位,以确保对感兴趣区域的彻底评估
  - 如果有必要,可以进行额外的造影剂注射,以更好地获得病灶特征
- 在有压力的情况下(例如,对着关闭的旋塞或关闭的或放置不当的留置针道)注射气泡将导致微气泡破坏和造影增强下降
- 超声造影后,应临床评估患者有无不良反应
  - 常规病例不需要严格的患者监护

典 型 图 像

造影剂过量导致的声影　　**造影剂过量导致的声影**

(左)B 型超声显示肝脏包膜下有一个性质不确定的低回声结节 ➡,背景肝回声稍增强。
(右)超声造影非常早的动脉期在近场清楚地显示了该结节 ➡。注意,这时候邻近的肝实质还没有增强。

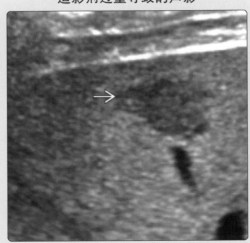
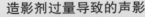
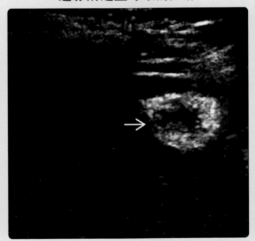

造影剂过量导致的声影　　**造影剂过量导致的声影**

(左)延迟期超声造影表现为正常肝实质明显增强 ➡。近场中聚集的气泡使远场衰减 ➡。
(右)在第二次注射时,通过减少剂量(即 2.4mL 变为 2.0mL)来消除声影伪像,改善了远场增强 ➡,肿块增强持续超过 5min ➡,为快速填充型血管瘤。

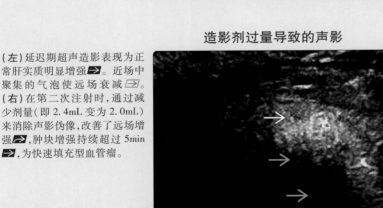
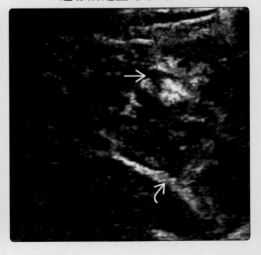

超声造影的临床应用：开始

所需的步骤

- 超声造影的倡导者，开始推动超声造影应用的各项步骤的进行
- 至少一台具备造影软件包的超声设备
- 将超声造影剂添加到医院处方中
  - 与心脏科的同事沟通，因为您所在医院可能已允许超声造影用于超声心动图检查
- 建立超声造影操作规程
- 指定并培训超声技师
- 超声技师获得静脉注射资质
- 建立检查编码和支付程序
- 对你的同事和相关临床医生进行超声造影的宣讲
- 超声造影检查的流程
  - 通常是超声科医生提出建议，由相关临床医生开检查单
  - 病人在超声科进行预约
- 操作流程，静脉通道的建立与注射
  - B 型超声：超声医生检查有问题的区域
    - 如果 B 型超声能够确定诊断，并解答临床问题（这时的超声造影检查并不必要），则取消超声造影检查
  - 超声技师建立静脉通道
    - 如果没有超声技师接受过建立静脉通道的培训，可以由超声科护士或相关科室医学技术人员建立静脉通道
  - 按照特定器官的检查规程记录图像
- 报告
  - 报告包括检查的充分性、造影剂的注射剂量、废弃造影剂的量、增强的呈现和类型、廓清的有无
- 质量保证
  - 所有超声造影病例需与相关的放射学或病理学检查进行对比
  - 超声供应商提供的软件更新和服务

超声造影适应证

最常见

- 肝、肾、内脏器官、肠或软组织的不确定病变
- 血管病变
  - 静脉内癌栓或血栓
  - 主动脉支架植入术后内漏患者
- B 型超声、CT/MR 检查结果性质不明确
- 因过敏或肾功能不全而不能使用碘化或钆造影剂的患者
- 腔内超声造影（即尿路、输卵管造影或脓腔）

超声造影过程

所需的步骤

- 回顾以前的影像学资料并评估有问题的区域

- 使用 B 型超声定位感兴趣的区域
- 理想的感兴趣区域深度在 10～15cm 以内，并用矢状面检查使呼吸运动的影响最小化
  - 可能需要侧位、倾斜，或其他体位
- 探头和设置
  - 使用最适合的设置，以最好地显示感兴趣区
- 最好在左前肘窝建立 18～22G 静脉通道
- 如果没有其他血管通路，可以使用中心静脉或更小的静脉
  - 关键是要确保静脉通道容易冲洗
- 超声科医生或其他指定人员冲洗静脉通道，连接三通管旋塞，准备超声造影剂
- 超声科医生或其他指定人员将造影剂的注射器平行于管道连接，生理盐水冲洗注射器垂直于管道连接
- 超声检查者选择增强模式和低机械指数（mechanical index，MI）B 型模式并排显示的双屏模式
- 超声科医生注射造影剂后，立即用生理盐水冲管（在生理盐水冲洗开始时启动计时器），超声技师采集图像
- 可能需要患者屏住呼吸，以便更好显示感兴趣区
  - 如果需要患者的呼吸配合，超声造影检查前患者需要练习屏气
- 最好有人指导
- 在肝脏和肾脏的检查中，如果需要屏气，一般在注射后 8s 开始

陷阱

最常见的

- 微泡在静脉通道/连接管的破坏
  - 技巧
    - 在注射造影剂之前，一定要用生理盐水冲洗静脉通道，确保通畅
    - 注射造影剂前，练习如何使用三通旋塞
    - 确保连接管道没有过滤器，对造影剂和生理盐水的流动是开放的
    - 和超声技师口头交流检查步骤，以确保计时器和视频片段存储的适时启动
- 靶病灶不能充分显示
  - 技巧
    - 注射前优化病灶深度和视野，可能需要患者侧位或斜位
- 造影设置未达标
  - 技巧
    - 根据超声仪器制造商的指导，在您的设备上使用最佳造影设置
- 可疑良性的病变中错过动脉期增强
  - 技巧
    - 使用高强度超声脉冲从视野中暂时消除微泡，以确定造影剂再灌注时良性病变的动脉增强模式，注意具有破坏性的高 MI 脉冲不能

用于评估持续增强或廓清的时间
- 由于呼吸运动而错过疑似恶性肿瘤的动脉期增强
  ○ 技巧
    - 练习屏气，以便在整个动脉期都能看到结节
    - 一般情况下，矢状面优于横断面
- 造影剂过量/饱和伪像
  ○ 技巧
    - 浅表结节使用较低的造影剂剂量
      □ 使用 Lumason 时，应使用 1.5~2.0mL，而不是 2.4mL
- 无法在 B 型超声下显示感兴趣的区域
  ○ 技巧
    - 在第一次造影剂注射时定位病变
    - 在患者屏住呼吸和适当体位进行扫描，以确保对感兴趣区域的彻底评估
    - 如果有阳性发现，继续使用先前的检查技巧，以便在第二次注射造影剂时能很好显示感兴趣区
- 造影增益设置不当（增益太低，开始时没有明亮的反射物）
  ○ 技巧
    - 确保在注射开始时，造影成像一侧的屏幕有一些明亮的反射物
- 如何定位由于等增强和等回声而显示不好的肝结节
  ○ 技巧
    - 使用解剖标志来定位感兴趣的区域（即门静脉或肝静脉分支）
    - 标记皮肤以确保回到同一扫描区域

常见问答

超声造影检查

- 是否需要对超声造影患者进行监护？
  ○ 不需要：应该在超声造影期间及完成后立即对患者进行不良反应的临床评估
  ○ 没有必要对常规病例进行严格监护
- 超声技师可以静脉注射吗？或者必须是有资质的人员，比如放射科护士、医师助理或医师？
  ○ 取决于机构
  ○ 遵循 CT 或 MR 造影剂注射方案
- 过敏反应的风险高低？
  ○ 非常低
    - 总体不良事件发生率为 0.13%（严重不良事件发生率为 0.086‰），低于碘化或钆造影剂
- 超声造影剂的禁忌人群？
  ○ 参照具体的造影剂说明书
- 接受超声造影的患者需要同意书吗？
  ○ 不需要（在中国需要）
- 接受超声造影的患者是否需要造影筛检表？
  ○ 作为识别过敏患者和孕妇的方法，大多数机构填写一般造影筛查表，类似于用于碘化/钆对比增强
- 是否需要进行术前血液检测？
  ○ 不需要
- 应该注射多少造影剂？
  ○ 剂量取决于病变部位、身体状态、超声扫描仪的灵敏度
- 哪种探头是最好的
  ○ 询问超声仪器制造商关于最优探头和超声造影设置
  ○ 线阵探头成像可用于浅表病变，但需要增加（2 倍）造影剂剂量
- 患者的呼吸指导是什么？
  ○ 一般来说，病人对自由呼吸的耐受性最好
  ○ 最好在矢状面成像，尽量减少病变随呼吸运动而脱离扫描平面
  ○ 然而，如果病变是在屏住呼吸时显示最佳，则在注射前请技术人员指导患者一起练习屏气
- 是否应该开始做"一站式"检查，对每一个在非超声造影检查中偶然发现的病变都进行超声造影？
  ○ 取决于工作流程
  ○ 我们的肾脏移植门诊要求，在先前的影像中发现的不确定的肾脏病变都进行肾脏超声造影检查
  ○ 为患者预留 1h 的超声造影时间，用 B 型超声评估，若适合则行超声造影
- 如果需要第二次注射，如何破坏微泡？
  ○ 消除微泡最快的方法是打开彩色多普勒模式，扫描大部分肝脏或脾脏、腹主动脉和/或下腔静脉
  ○ 破坏性高 MI 脉冲是另一种方法，但只能破坏较少的微泡

参考文献

1. Chong WK et al: Imaging with ultrasound contrast agents: current status and future. Abdom Radiol (NY). 43(4):762-772, 2018
2. Fetzer DT et al: Artifacts in contrast-enhanced ultrasound: a pictorial essay. Abdom Radiol (NY). 43(4):977-997, 2018
3. Liu X et al: Successful Integration of contrast-enhanced US into routine abdominal imaging. Radiographics. 38(5):1454-1477, 2018
4. Medellin A et al: Role of contrast-enhanced ultrasound in evaluation of the bowel. Abdom Radiol (NY). 43(4):918-933, 2018
5. Weinstein S et al: How to set up a contrast-enhanced ultrasound service. Abdom Radiol (NY). 43(4):808-818, 2018
6. Burrowes DP et al: Contrast-enhanced US approach to the diagnosis of focal liver masses. Radiographics. 37(5):1388-1400, 2017
7. Lyshchik A et al: Contrast-enhanced ultrasound of the liver: technical and lexicon recommendations from the ACR CEUS LI-RADS working group. Abdom Radiol (NY). ePub, 2017
8. Harvey CJ et al: Role of US contrast agents in the assessment of indeterminate solid and cystic lesions in native and transplant kidneys. Radiographics. 35(5):1419-30, 2015
9. Barr RG et al: Evaluation of indeterminate renal masses with contrast-enhanced US: a diagnostic performance study. Radiology. 271(1):133-42, 2014
10. Piscaglia F et al: The safety of Sonovue in abdominal applications: retrospective analysis of 23188 investigations. Ultrasound Med Biol. 32(9):1369-75, 2006

性质不确定的肾脏病变

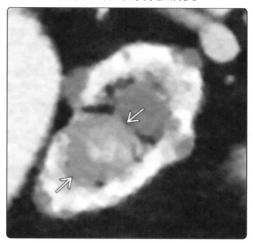

性质不确定的肾脏病变

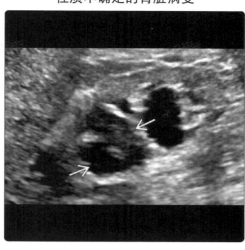

(左)一名 71 岁终末期肾病女性患者,矢状面重建的增强 CT 显示一个性质不确定的肾脏病变➡。(右)左肾矢状面 B 型超声显示内部有回声的囊肿➡。

不适当的患者体位

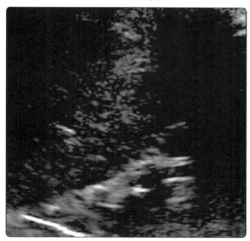

不适当的患者体位

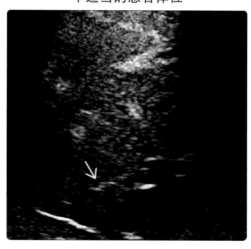

(左)B 型超声显示不佳的技术因素,包括成像深度为 12cm 和通过肝脏成像。(右)第一次注射造影剂后导致肾脏病变显示不清晰及肾脏实质的增强不佳➡。

适当的患者体位

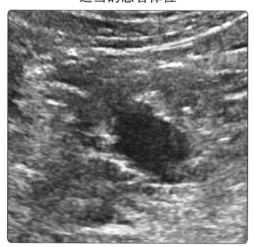

适当的患者体位

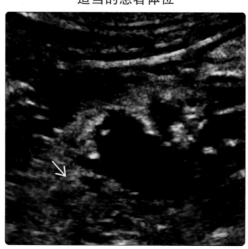

(左)低 MI,B 型超声在病人不同体位下显示右肾,病变现在位于 9cm 的最佳深度。(右)重复超声造影检查,在囊肿中显示一个增强的结节➡,诊断为 Bosniak 4 类病变,病理证实为乳头状肾细胞癌。

性质不确定的肝脏病变

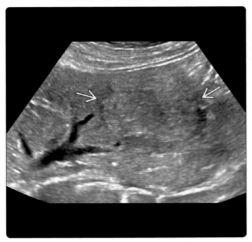

性质不确定的肝脏病变

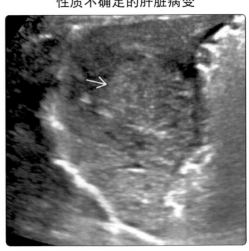

（左）一位 34 岁女性患者，B 型超声偶然发现肝左叶一个直径约 5.2cm 的等回声团块➡。（右）B 型超声在同一位患者的肝左叶矢状面扫查，病灶为高回声➡。

错过的肝动脉期

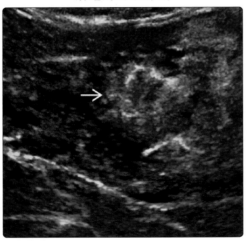

短暂的高 MI 脉冲

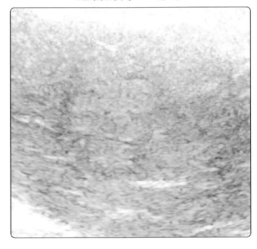

（左）第一次超声造影动脉期显示肝脏肿块完全弥漫性增强➡，错过了增强模式。（右）利用短暂的高 MI 脉冲的微泡破坏技术可以破坏视野内的微泡，并评价造影剂再灌注时动脉期的增强模式。

造影剂再灌注

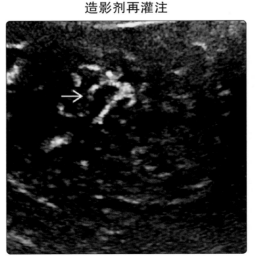

病灶持续增强

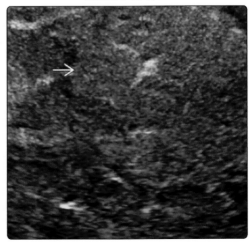

（左）在短暂高 MI 脉冲破坏微泡后，超声造影显示动脉期再次增强，动脉增强的轮辐状模式➡提示局灶性结节性增生（focal nodular hyperplasia，FNH）。（右）超声造影延迟期显示动脉期均匀高增强的区域➡持续增强 5min 以上，确认 FNH 的诊断。

性质不确定的肝脏结节

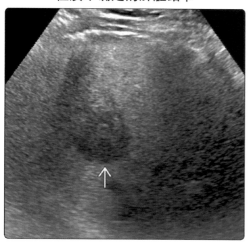

未优化的造影设置

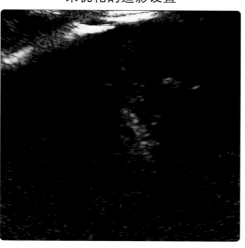

（左）患者女性，38 岁，B 型超声显示肝脏右前叶上段直径 3.7cm 的低回声结节➡️，背景为严重脂肪肝。（右）首次超声造影检查，由于造影设置未优化，脂肪肝和结节的位置较深，使增强效果不佳。有可疑的轮辐状动脉增强。这次检查不足以明确诊断。

优化的造影设置

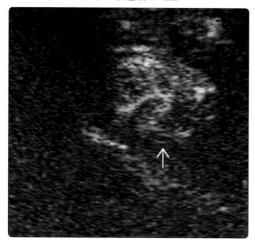

性质不确定的肝脏肿块

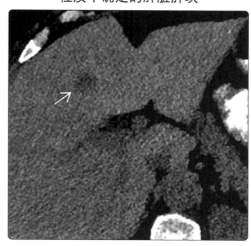

（左）2 个月后再次检查，由于优化了造影设置和更好的位置来显示结节，改善了增强效果。动脉期轮辐状的增强模式➡️，且未出现造影剂廓清，符合 FNH 特征。（右）患者女性，66 岁，有肺癌和肾功能不全病史（排除了行增强 CT/MR 的可能性）。平扫 CT 显示肝脏新发的低密度影➡️。

错过的动脉期增强

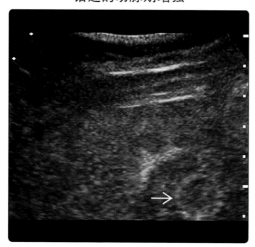

第二次造影剂注射

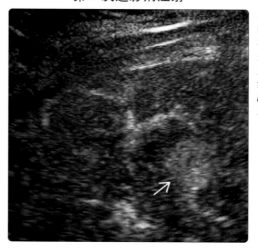

（左）第一次超声造影注射由于呼吸运动而错过了肿块的动脉期➡️，因为结节在自由呼吸时未在视野显示。（右）屏住呼吸后行第二次 CEUS 注射，捕获到结节在动脉期 15s 时呈高增强➡️。在 19s 时发生廓清（未显示），符合转移癌特征。

重 要 内 容

术语

- 新生血管是由肿瘤和炎症[如炎症性肠病(inflammatory bowel disease,IBD)]诱导的,是指从已存在的血管网中发展出的新血管

临床意义

- 动态超声造影(dynamic contrast enhanced US, DCE-US)的使用克服了对正常与异常组织增强的主观评价
- DCE-US 的主要临床价值是评估肿瘤对抗血管生成治疗的反应,通过时间-强度曲线(intensity-time curve,TIC)的参数分析或参数成像可以反映血流灌注的减少
  - 多次 DCE-US 可以显示治疗前的血供和最初临床反应后新生血管的反弹
- DCE-US 还可以评估 IBD 的炎症活动度
  - 诊断和疾病监测
  - 监测治疗反应
  - 将狭窄分为慢性或炎症性狭窄

DCE-US 的临床应用

- DCE-US 在肿瘤和胃肠病血管生成评估中很重要
- 使用原始的线性数据,生成的 TIC 能够定量评估感兴趣区(region of interest,ROI)的灌注(例如,肿瘤或 IBD 的肠壁)
- 使用专门的量化软件分析 DCE-US 数据,生成与血容量和血流相关的血流灌注参数
- 与血容量相关的参数在临床实践中最常用,包括
  - 峰值增强(peak enhancement,PE)
  - 曲线下面积(area under curve,AUC)
- 与血流相关的参数包括
  - 达峰时间(time to peak,TTP)
  - 平均渡越时间(mean transit time,MTT)
  - 充盈比率(wash-in rate,WiR)

典 型 图 像

TIC

(左)超声造影的 TIC 示意图代表了在各种临床情况下产生的曲线,如监测肿瘤对抗血管生成治疗的反应、IBD 活动度评估和肝肿块的定量诊断。(右)所有参数均由拟合曲线生成,拟合曲线采用原始线性数据生成。表中列出了一些关键参数。最好是在对数标尺上单独以 dB 来测量峰值增强,以生成更易于管理的数字。

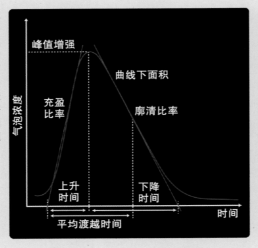

定量超声造影参数的 TIC

Measurable Time-Intensity Curve Parameters on CEUS	
PE	Peak Enhancement
AUC	Area Under the Curve
RT	Rise Time
FT	Fall Time
MTT	Mean Transit Time
WiR	Wash-in Rate
WoR	Washout Rate

(左)如图所示为超声造影评价 IBD 活动度。肠壁的强化在动脉期达峰值,肠壁内放置了 4 个 ROI。该 TIC 是由原始的线性数据通过曲线拟合得到的。PE = 515AIU。(右)在对数曲线上,接受超声造影活动度评估患者的峰值增强通常在 10~30dB 之间。在线性度量下,这个范围表示从 10~1 000 个 AIU 之间的值。24dB 的峰值强度表明疾病活动度高。

曲线拟合的线性显示

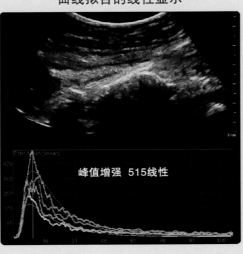

峰值增强 515线性

对数显示

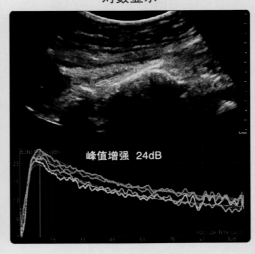

峰值增强 24dB

术语

定义

- 通过计算 ROI 内的平均信号强度变化,形成 TIC
  - 反映了在人工绘制的 ROI 范围内造影剂的充盈和廓清
  - ROI 内平均信号强度以线性单位计算,以时间函数表示
- TIC 可以通过对数或线性显示生成,并通过以下公式进行关联
  - 对数值 = 10×log(线性值)
  - 线性值 = 10^(对数值/10)
- 所有时间和超声造影强度参数都是使用拟合曲线计算的,而不是来自原始图像数据
- 时间参数包括
  - **到达时间**(time of arrival,TOA):注射造影剂后到 ROI 中微泡到达的时间
    - TOA 也称为**时间零点偏移(t)**
  - **充盈时间**(wash-in time,WIT):从 TOA 到 PE 的时间间隔
  - **上升时间**(rise time,RT):强度在 PE 的 5%~95% 或 10%~90% 之间变化的时间范围(或可能从 TOA 到 PE,取决于使用的软件)
  - **廓清时间**(wash-out time,WOT):从最大强度到完全廓清的时间
  - MTT:微泡通过 ROI 的平均时间
- 强度参数包括
  - PE:TIC 的最大增强强度,在动脉期增强的峰值时记录,以任意强度单位(arbitrary intensity units,AIU)度量
- 综合参数包括
  - AUC:时间-强度曲线下面积
    - AUC 采用线性曲线计算,并结合拟合曲线上所有瞬时峰值增强水平之和
  - WiR:充盈斜线的正切值
  - **廓清比率**(wash-out rate,WoR):廓清斜线的正切值

临床意义

临床重要性

- 动态超声造影是一种经济有效、易于实现、安全且可重复使用的技术
- 与彩色多普勒超声和超声造影的主观评估相比,

定量分析可以减少操作者依赖性,观察者间的相关性更可靠
- 组织灌注的成像和定量分析在临床评估和管理有局部血流改变(如癌症和炎症)的患者是非常重要的
- 关于随访检查,重要的是要保持定量技术(包括超声造影剂给药方法)和所有成像设置恒定,以确保获得可靠的信息并进行准确的比较
- 客观的超声造影参数能反映毛细血管血流量,在药物治疗过程中可以比较和跟踪这些参数,使 DCE-US 成为监测治疗和早期反应极为敏感的技术
- 尽管 DCE-CT 和 DCE-MR 已被应用于癌症患者抗血管生成治疗的监测,但用于这些技术的造影剂可自由渗漏至血管外间质,可能导致错误的观察结果(即假性增强)
  - DCE-US 可能更适合监测抗血管生成治疗,因为超声造影微泡是纯血管内的,不渗漏到血管外间质,从而实现真正的灌注定量

DCE-US 的临床应用

监测肿瘤的抗血管生成治疗

- 针对肿瘤血管生成的癌症新疗法的出现,导致了对定量成像技术的需求,这种技术可以有效地评估组织灌注的细微变化,且具有很高的重复性
- DCE-US 是监测抗血管生成治疗的有效技术,原因如下
  - 血管内超声造影剂容易实现实时跟踪增强动力学
  - CT/MR 造影剂存在间质期,因此不能提供同样的肿瘤灌注监测能力
  - 超声扫描仪可以操控微泡造影剂的性能,从而为血流测量提供了独特的工具

监测 IBD 的炎症活动度

- 定量超声造影在 IBD 的评估中发挥重要作用
- IBD 中的疾病活动度与肠壁的血流相关,主要通过评估是否有新生血管生成造成的血流增加来反映炎症活动度是否增加
- 肠道超声造影可以用来
  - 量化灌注变化与肠壁炎症活动度的关系
  - 评估当前的疾病活动性,监测病人对治疗的反应
  - DCE-US 可以预测疾病活动度。在彩色多普勒成像上多普勒信号差或完全缺乏的患者无法获得这些信息
  - 确认和描述疾病并发症

- 已有证据表明,DCE-US 的灌注参数(如 AUC)可区分对抗炎治疗有反应和无反应的克罗恩病患者
- 目前的文献表明,AUC 提供了相当可靠的炎症活动近似值
  - 一般来说,TIC 伴高 PE、高 AUC 反映疾病活动度高
- Medellin-Kowalewski 等人(2012)对 200 多例肠道超声造影定量灌注的研究表明,PE 和 AUC 与疾病活动直接相关,而 RT 则相反
- 对于 IBD 的临床应用,可以在对数曲线上用 dB 来测量 PE,以便为患者每次就诊和不同患者之间的比较提供更有用的数据

DCE-US 技术

程序和成像注意事项

- 动态超声造影是在超声造影剂微泡静脉注射后进行的,通常经外周静脉注射
- 一般情况下,建议使用采集后帧切割的最小记录时间为 2.5min
- 基础扫描后,所有成像参数应保持恒定,以确保在后续扫描中对治疗反应进行可靠评估
  - 最重要的问题是成像平面必须保持恒定,以便后续随访检查,避免对病变不同部位的错误评估(可能血管分布不均)
- 对增强信号的最佳定量评估需要通过对组织信号的有效抑制和对所有增强信号频率的完全采集来实现
  - 由于组织信号量大,高 MI 和混合模式成像技术不适用于定量超声造影研究
- 使用原始的线性化数据是生成量化分析所需 TIC 的最佳方法
- 2 种不同的超声造影剂注射方法可用于 DCE-US
  - 团注法
  - 持续输注与爆破再灌注法
- 两种方法都可以评估灌注相关参数;然而,它们在技术和测量上是不同的
- 尽管这两种造影剂给药技术都经常使用,但持续输注与爆破再灌注法更复杂,也更少使用
- 需要注意的是,有些软件从第一帧记录的图像就开始拟合曲线的上升,而不是 TOA,因此有必要手动移除 TOA 之前的帧
- 在测量 TIC 曲线的增强峰值时,如果基线高于 0,则必须减去基线设置

- 在行 DCE-US 时,考虑到空间异质性,ROI 的放置应尽可能多地包含目标
  - 多个 ROI 提高了结果的有效性

IBD 中 DCE-US 的缺陷和挑战

- 经腹超声造影可能无法扫描所有肠段,仅能评估有限数量的节段
- 肠蠕动制造了移动的靶目标,因而是另一个挑战,会对 DCE-US 灌注定量的重复性产生不良影响
- AUC 的计算最好基于总 WOT;然而,越长的采集时间可能会导致在 TIC 上更多的伪像

肿瘤中 DCE-US 的缺陷和挑战

- 动态超声造影仅适用于抗血管生成治疗反应阳性的肿瘤
- 在最初的肿瘤治疗后,肿瘤血管的反弹使研究人员面临挑战,需要探索抗血管治疗与传统化疗的结合
- B 型超声的获取问题会影响到 DCE-US 技术,因此无法确定超声上不能显示的肿瘤的治疗反应

参考文献

1. Medellin A et al: Role of contrast-enhanced ultrasound in evaluation of the bowel. Abdom Radiol (NY). 43(4):918-933, 2018
2. Wilkens R et al: Persistent enhancement on contrast-enhanced ultrasound studies of severe Crohn's disease: stuck bubbles? Ultrasound Med Biol. 44(11):2189-2198, 2018
3. Medellin-Kowalewski A et al: Quantitative contrast-enhanced ultrasound parameters in Crohn disease: their role in disease activity determination with ultrasound. AJR Am J Roentgenol. 206(1):64-73, 2016
4. Bolzacchini E. Dynamic contrast-enhanced ultrasonography (DCE-US): current and future applications in Oncology. European Society Rad. 2015
5. Fröhlich E et al: Dynamic contrast-enhanced ultrasound for quantification of tissue perfusion. J Ultrasound Med. 34(2):179-96, 2015
6. Hudson JM et al: Dynamic contrast enhanced ultrasound for therapy monitoring. Eur J Radiol. 84(9):1650-7, 2015
7. Weskott, H. Contrast-Enhanced Ultrasound. Bremen: UNI-MED, 2013
8. Zocco MA et al: Early prediction of response to sorafenib in patients with advanced hepatocellular carcinoma: the role of dynamic contrast enhanced ultrasound. J Hepatol. 59(5):1014-21, 2013
9. De Franco A et al: Ileal Crohn disease: mural microvascularity quantified with contrast-enhanced US correlates with disease activity. Radiology. 262(2):680-8, 2012
10. Dietrich CF et al: An EFSUMB introduction into dynamic contrast-enhanced ultrasound (DCE-US) for quantification of tumour perfusion. Ultraschall Med. 33(4):344-51, 2012
11. Gauthier TP et al: Perfusion quantification using dynamic contrast-enhanced ultrasound: the impact of dynamic range and gain on time-intensity curves. Ultrasonics. 51(1):102-6, 2011
12. Greis C: Quantitative evaluation of microvascular blood flow by contrast-enhanced ultrasound (CEUS). Clin Hemorheol Microcirc. 49(1-4):137-49, 2011
13. Lassau N et al: Dynamic contrast-enhanced ultrasonography (DCE-US) and anti-angiogenic treatments. Discov Med. 11(56):18-24, 2011
14. Tang MX et al: Quantitative contrast-enhanced ultrasound imaging: a review of sources of variability. Interface Focus. 1(4):520-39, 2011
15. Quaia E et al: The diagnostic value of small bowel wall vascularity after sulfur hexafluoride-filled microbubble injection in patients with Crohn's disease. Correlation with the therapeutic effectiveness of specific anti-inflammatory treatment. Eur J Radiol. 69(3):438-44, 2009
16. Medellin-Kowalewski et al: Contrast-enhanced US in Inflammatory Bowel Disease: An Occasional or an Essential Component of Every Exam? Presented at the Radiological Society of North America 2012 Scientific Assembly and Annual Meeting. Chicago, Illinois, 2012

肝细胞癌(hepatocellular carcinoma, HCC):超声造影参数成像

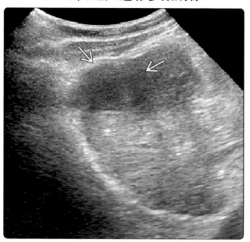

HCC:血流灌注图

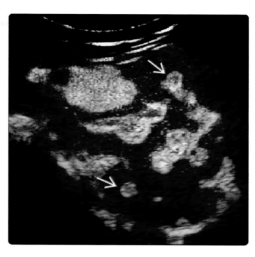

(左)B 型超声显示肝脏体积缩小、肝硬化,肝脏的浅表部位可见一个局灶性低回声肿块➡。将图像分割成许多小区域,对每个小区域计算一个 TIC。(右)在超声造影后,每条曲线都被拟合到一个对数正态血流模型中,从而计算出平均流速、血管量和流速。然后用这个值对每个像素进行颜色编码,形成 3 张叠加在超声图像上的血流灌注图。注意在血流图上明显显示出血管➡(图片来源:J. M. Hudson, MD.)。

HCC:平均血流速度图

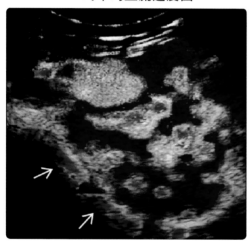

HCC:血流量图

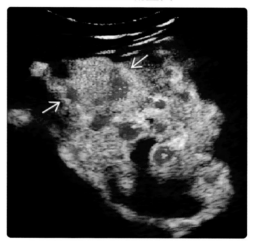

(左)注意在速度图上明显显示出横膈➡。(右)肿瘤在血流量图上明显显示➡(图片来源:J. M. Hudson, MD.)。

用 DCE-US 显示治疗反应

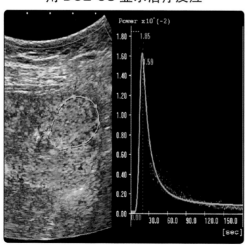

第 8 天的治疗反应

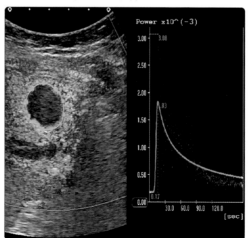

(左)患者女性,61 岁,子宫平滑肌肉瘤转移,患者接受抗血管生成治疗前的 DCE-US 扫查,结果显示由 ROI(紫色)勾勒出的肝脏肿块充满微泡造影剂。在图像的右侧生成一 TIC。(右)现在的超声造影显示病灶内几乎没有造影微泡,表明治疗效果非常好。TIC 曲线显示在其他参数中,AUC 减少(图片来源:N. Lassau, MD.)。

用于肝脏肿块诊断的 TIC

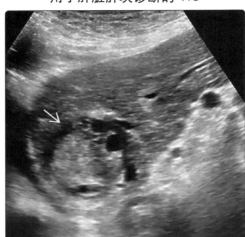

动脉期增强峰值

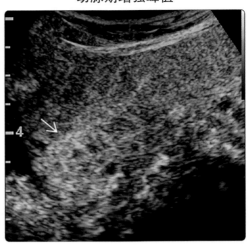

(左)B 型超声示一个较大的稍高回声肝脏局灶性肿块➡,内部有黑色囊性区域。(右)相对于周边肝实质,肿块呈弥漫高增强➡,这种表现是非特异性的。

动脉期快速廓清

肿块和肝脏的时间-强度曲线

(左)在 30s 时,肿块相对于肝实质呈低增强➡。快速廓清提示非肝细胞性恶性肿瘤。(右)在第 6s(左侧垂直线)时,肝脏肿块(红色曲线)比肝脏实质(绿色曲线)增强更快,增强幅度更大。然而,曲线在约第 10s 时交叉,随后肝脏比肿块增强更明显。这种快速廓清表示为非肝细胞性恶性肿瘤。

HCC 的时间-强度曲线

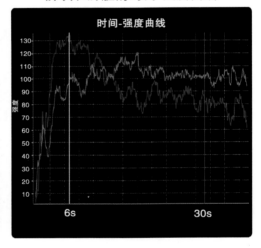

非肝细胞性恶性肿瘤的 TIC

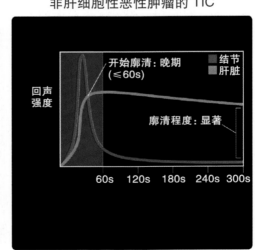

(左)结节(红线)比肝脏实质(蓝线)增强更快,增强程度更高。两条线在约 2min 时相交,且曲线的强度保持接近。这种晚期轻度廓清是 HCC 的典型表现。(右)在动脉早期结节(红线)相对于肝脏(蓝线)呈高增强。然而,两条曲线相交很早,经常在肝脏曲线还在上升的时候,如图所示。在约 2min 的时候,两条曲线距离较远。快速显著廓清是非肝细胞癌的典型特征。

IBD 疾病活动度评估:轻度

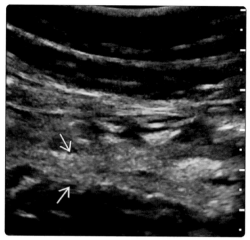

IBD 疾病活动度评估:轻度

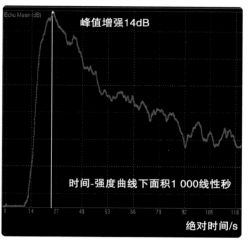

(左)肠道超声显示整个肠壁呈中等强度增强➡,在此单幅图像上增强接近峰值。在不移动探头的情况下,超声造影连续采集 2min。一个 ROI(红色)被放置在肠后壁内,同时避开了呈黑色的肠腔。(右)时间强度曲线(TIC)表现为 14dB 的低峰值增强。从线性展示(未显示)生成的 AUC 也很低,为 1 000 线性秒。

IBD 疾病活动度评估:重度

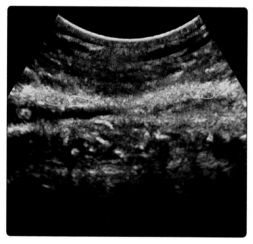

IBD 疾病活动度评估:重度

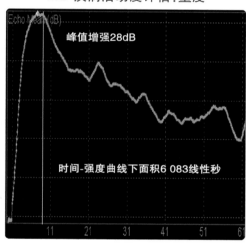

(左)矢状面肠道超声造影显示整个肠壁均增强。增强程度相对于先前轻度疾病活动的患者更高。在增强的肠壁内放置四个 ROI 来生成 TIC。多个 ROI 提高了结果的有效性。(右)生成的 TIC 以对数展示。峰值增强非常高,为 28dB。在线性尺度上测量的 AUC 与高活动度相一致。

疾病活动度评估:停滞的气泡

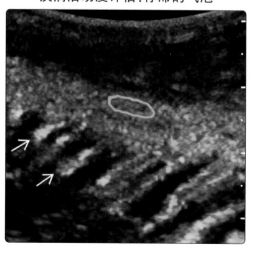

疾病活动度评估:停滞的气泡

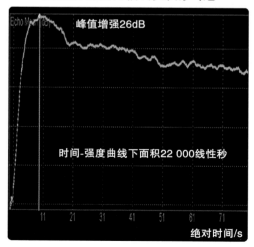

(左)肠道超声造影表现为整个肠壁的增强和大量的梳状征,这是由肠系膜内的平行血管增强引起的➡。(右)小部分患有严重疾病的患者在峰值增强后出现持续性增强。高增强峰值和非常高的 AUC 被认为是超声造影剂黏附在发炎的肠壁上。与严重疾病患者相比,这些患者的结局较差,但是增强的下降幅度正常。

第四部分

肝　脏

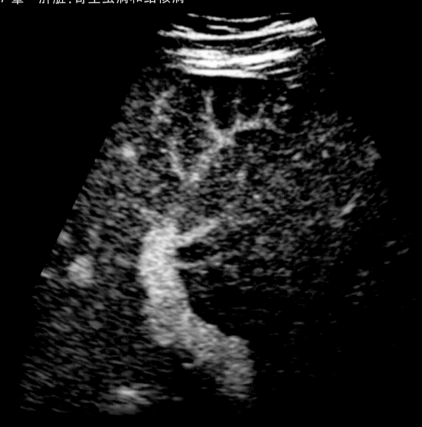

重要内容

超声造影规程

- 为了最大化实时超声造影的优点，并保留足够的微泡以便观察晚期廓清，肝脏超声造影扫描规程采用动脉期连续成像和延迟期间歇成像相结合的方式

- 影像学
  - 应该从注射造影剂开始直到动脉期增强达峰时进行连续成像，确认病变是否有增强，增强的程度（高增强、等增强、低增强或无增强）以及动脉期增强模式，如是否存在弥漫性、结中结、环状、周围不连续的结节状或星状等增强模式
  - 或持续成像超过动脉期增强达峰时间，至注射造影剂后 60s，以确定是否有早期廓清的表现
  - 之后，应该进行间断成像（每隔 30~60s 行 5~10s

扫查）以检测晚期廓清和评估廓清程度
  - 这将最大限度地减少微泡破坏，直到微泡完全从循环中清除（通常在注射造影剂后 4~6min），以提高检测晚期廓清和评估其程度的能力
  - 在延迟期扫查全肝有助于发现其他异常增强区域

- 图像存储记录
  - 应该连续记录从第一个微泡的出现直到动脉期增强峰值这段时间的增强情况，这是图像存储的最低要求
  - 也可以将视频连续存储至注射造影剂后 60s
  - 然后，记录 60s 时的静态图像，此后每隔 30~60s 进行间断采集，这将足以用于记录和评估是否有廓清存在、廓清开始时间和程度

典型图像

肝脏超声造影规程

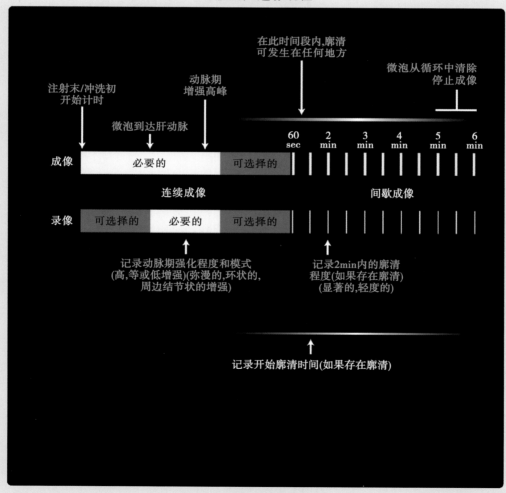

图示为肝脏超声造影成像规程。连续扫描从注射造影剂到动脉期增强峰值或直到注射造影剂后 60s。60s 后，应采用间歇成像（每 30~60s 行 5~10s 扫查）。图像应该从第一个微泡到达肝动脉开始，直到动脉期增强峰值或注射后 60s 进行连续存储。然后，在 60s 时记录静态图像，并在此后每隔 30~60s 进行间断采集（授权改编自 *ACR CEUS LI-RADS*，2017 版）。

一般注意事项

检查者培训要求

- 对检查者进行适当培训对超声造影检查的成功完成至关重要
- 欧洲医学和生物学超声协会联合会(EFSUMB)制定了最健全的培训指南
- 根据 EFSUMB 的指南,经过适当培训的学员应该具备以下能力
  - 在所有相关的造影增强阶段,对肝脏进行细致的超声造影检查,并用文档记录和保存适当的视频资料
  - 辨别局灶性病变和血管病变,熟练选择合适条件进行超声造影检查
  - 认识肝肿瘤治疗后对超声造影的影响
  - 将超声造影结果与其他成像方式(CT、MR、PET)进行严格比较
  - 正确地报告超声造影的表现

超声仪器

- 安装了专用超声造影软件的超声扫描仪
- 超声扫描仪应该能够在超声造影双屏幕模式进行连续获取和记录 60s 的视频
- 为了尽量减少对超声造影剂的破坏,肝脏超声造影一般在较低的声功率下进行,机械指数(mechanical index,MI)在 0.05~0.2 之间

探头的选择

- 大多数肝脏病例首选凸阵探头
- 当病灶在浅表或包膜下时候,为了获得更好的分辨率,可以使用线阵探头

扫描深度

- 一般超声造影可成功显示深度在 15cm 以内的肝脏肿块
- 由于信号衰减,超过 15cm 深度的肝脏肿块可能很难显示
- 通过降低探头的发射频率,以稍低的空间分辨率获得更好的穿透性,可以改善深部或难以显示病变的成像
- 增加 MI 也可能有帮助,但这会增加微泡的破坏,导致增强循环时间缩短

超声造影过程

造影前检查

- 确定患者的最佳体位,最合适的成像声窗,使靶病灶在整个超声造影检查中都可显示

患者体位

- 患者应采用与常规超声检查相似的舒适体位

- 探头定位在造影前 B 型超声确定的最佳成像位置,病灶在该位置随呼吸脱离扫描平面的程度最小
- 声窗应使靶病灶在整个检查过程中都连续可见
- 在注射造影剂前,确定患者的最佳呼吸姿势并练习
- 与完全吸气或呼气后屏住呼吸相比,平静呼吸和处于在中间位时的呼吸暂停效果会更好
- 在超声造影动脉早期要求患者屏气,以便对动脉增强情况进行连续存储记录,这通常是超声造影检查最重要的部分

造影剂的剂量

- 肝脏成像超声造影剂的推荐剂量为 Lumason/SonoVue 使用 1.5~2.4mL,Definity/Luminity 使用 0.1~0.2mL
- 影响肝脏检查的超声造影剂剂量的几个因素
  - 对于体重指数(body mass index,BMI)较低的患者,可以减少 20%~25% 的剂量,以避免过度增强
  - 用高频探头对非常浅的肝脏病变进行成像,通常需要双倍的造影剂量
  - 造影剂量应根据超声造影检查设备的敏感度进行调整
- 在肝脏超声造影中使用 Optison 造影剂的临床经验有限,一般不推荐使用 Optison 造影剂进行肝脏成像

造影剂注射

- 应使用 18~22G 的静脉通道进行超声造影剂注射
- 不建议使用较小管径的通道,因为可能导致微泡的破坏
- 只要符合所有安全和无菌要求,可以通过中心静脉通道和输液港进行注射
- 超声造影剂不能在有过滤器的通道注射
- 造影剂应在 2s 内团注
- 应该注意防止注射器压力的增加,因为会破坏注射器内的微泡,导致增强减弱
- 应立即用 5~10mL 生理盐水团注冲洗造影剂,冲洗速度为 2mL/s

造影计时器

- 所有的肝脏超声造影检查都应使用超声造影计时器
- 按照惯例,在注射造影剂结束时开始启动造影计时器,同时开始生理盐水冲洗
- 造影计时器的启动应保持一致,以避免对增强廓清的错误记时

影像学

增强期相

- 肝动脉(25%~30%)和门静脉(70%~75%)双血

供使得超声造影检查有 3 个重叠的血管相
- 肝动脉期
  - 肝脏正常的健康患者在注射后 10~15s 内开始,肝硬化或心力衰竭患者在注射后 15~20s 内开始
  - 提供有关动脉血供的程度和模式的信息
  - 这个阶段可能出现得非常快,需要借助超声造影的实时性来捕捉增强模式的基本特征,这通常在存储视频的慢速回放中更容易显示
- 门静脉期
  - 对于正常肝脏的健康患者,注射后 15~20s 内开始,对于肝硬化或心力衰竭患者,注射后 30~45s 开始
  - 提供有关结节是否廓清,以及廓清程度的信息
- 延迟期
  - 正常肝脏的健康患者注射后 1min 开始,肝硬化或心力衰竭患者注射后 2min 开始
  - 提供有关结节是否廓清,以及廓清程度的信息
  - 提供有关持续性高增强的信息,这是肝脏良性肿块的典型特征
- 尽管我们经常使用这些增强期相,但超声造影评估以"s"为单位来监测廓清时间对于准确区分肝细胞癌(hepatocellular carcinoma,HCC)与其他潜在恶性肿瘤非常重要

成像参数

- 超声造影成像应使用双屏模式,同时显示低 MI 的 B 型模式图像和纯造影图像
  - 这种方法可以提供解剖学指导,并确保靶病变的成像保持在视野范围内
- 在双屏成像中,B 型模式和造影图像使用相同的低 MI 技术,这通常会导致 B 型模式图像质量下降
- 增益设置允许检查者调整 B 型模式和造影模式的信号
  - 增益设置过低会导致明显的信号丢失
  - 增益设置过高会增加非特异性图像噪声,导致伪增强
  - 增益设置应在提供足够的软组织抑制而不出现假增强的情况下尽可能高,造影模式图像在微泡到达之前几乎没有信号
- 合适的聚焦位置是保证高质量成像的另一个重要步骤
  - 对于大多数超声扫描仪来说,聚焦区应该位于图像的底部或在靶病灶的深处

肝脏超声造影规程

- 为了最大化实时超声造影的优点,并保留足够的微泡以便进行晚期廓清检测,超声造影检查方案采用动脉期连续成像和延迟期间歇成像相结合的方式

- 为使肝脏超声造影表现最佳,需遵守以下规程
  - 影像学
    - 应该至少持续记录从造影剂注射开始到动脉期增强达到峰值,这通常发生在造影剂注射后 20~40s
    - 连续成像可以延长至注射造影剂后 60s,以确定早期廓清的存在
    - 60s 后应采用间歇成像(每 30~60s 扫描 5~10s),以检测晚期廓清并评估其程度
    - 这样的检查技术将最大限度地减少微泡破坏,并提高检测后期廓清和评估其程度的能力
  - 图像记录
    - 存储的最低要求为连续记录从第一个微泡出现至动脉期增强达峰时的增强情况
    - 也可以连续存储至注射造影剂后 60s
    - 然后采集 60s 时的静态图像,此后每隔 30~60s 进行间断采集,这将足以用于记录和评估是否有廓清存在、廓清开始时间和程度
- 在延迟期扫查全肝有助于发现造影廓清区域
- 如果在早期阶段可以充分辨认出病变性质,可以缩短超声造影的检查方案,并可能取消延迟期的超声造影成像

技术陷阱和挑战

- 超声造影最重要的局限性之一是不能在动脉期扫查整个肝脏,因为每次超声造影剂注射时只能对器官的某部分(通常包含感兴趣的局部观察区域)成像
  - 多发结节的成像常需要多次注射,可以仔细规划患者体位,以最大限度地利用有限的声窗
  - 通常,只有 2~3 个靶目标可以有效成像
  - 应按照造影剂制造商的指南进行重复注射
- 对富血管组织(如肝实质)的大部分区域进行持续超声扫查,将导致微泡过度破坏和延迟期造影增强程度明显减低
- 对于一些小病变(通常<10mm),或者是膈下或深部病变的超声造影观察是很有挑战性的
- 作为基本原则,如果病变在造影前 B 型成像下难以清晰识别,则很难获得高质量的超声造影图像
- 超声造影在高 BMI 患者和严重肝脂肪变性患者中也可能受到限制,主要是由于明显的信号衰减

参考文献

1. Durot I et al: Contrast-enhanced ultrasound of malignant liver lesions. Abdom Radiol (NY). 43(4):819-84, 2018
2. Lyshchik A et al: Contrast-enhanced ultrasound of the liver: technical and lexicon recommendations from the ACR CEUS LI-RADS working group. Abdom Radiol (NY). 43(4):861-879, 2018
3. Wilson SR et al: CEUS LI-RADS: algorithm, implementation, and key differences from CT/MRI. Abdom Radiol (NY). 43(1):127-142, 2018
4. Barr RG: How to develop a contrast-enhanced ultrasound program. J Ultrasound Med. 36(6):1225-1240, 2017
5. Burrowes DP et al: Contrast-enhanced US approach to the diagnosis of focal liver masses. Radiographics. 37(5):1388-1400, 2017

(左)同时获得肝脏 B 型超声与超声造影图像。(右)图示为注入造影剂 5s 内获得的超声造影图像。需要注意的是在这一阶段肝实质内无增强信号。这是一个正常的表现,因为造影剂通常需要 10~20s 才能到达肝脏。在肝包膜➡及皮下组织内⇨可见线状伪像。

注射造影剂前的图像

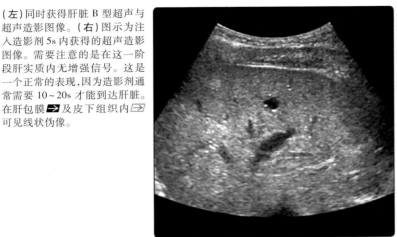

无增强信号

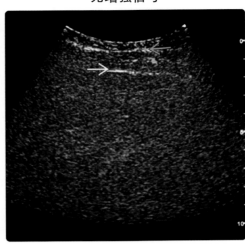

(左)超声造影动脉早期显示肝动脉分支增强➡。(右)几秒钟后超声造影显示造影剂进入门静脉,同时肝实质进行性增强。而肝静脉仍未增强⇨。

动脉早期,注射造影剂后 15s

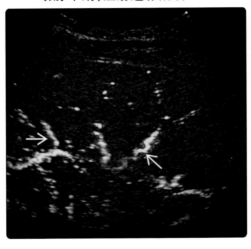

门静脉期,注射造影剂后 25s

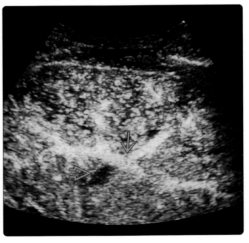

(左)图示肝实质均匀增强,门静脉⇨和肝静脉⇨高增强。(右)注射造影剂 5min 后超声造影显示肝实质增强减弱。

注射造影剂后 1min

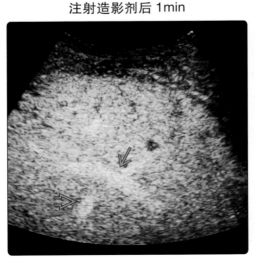

延迟期,注射造影剂后 5min

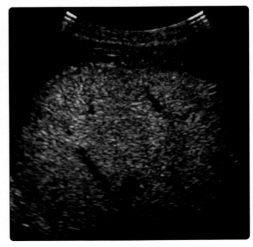

重要内容

超声造影检查

- 对局灶性肝脏病变或肝结节的每一次超声造影都应使用以下标准进行评估
  - 超声造影检查的充分性
  - 病灶或结节的存在
  - 病灶或结节的位置
  - 病灶或结节的大小
    - 如果有以前的影像学资料
      - □ 直径保持稳定
      - □ 直径明显增加
      - □ 直径明显缩小
  - 动脉期增强情况
    - 高增强
    - 等增强
    - 低增强
    - 无增强
  - 动脉期高增强模式
    - 整体增强
    - 结中结增强
    - 环状增强
    - 周边不连续结节状增强
    - 星状血管增强
  - 廓清
    - 开始廓清时间
      - □ 在注射造影剂后早期开始廓清(<60s)
      - □ 在注射造影剂后晚期开始廓清(≥60s)
    - 廓清程度
      - □ 轻度
      - □ 显著
  - 静脉内栓子
    - 肿瘤栓子
    - 血栓
  - 马赛克结构(镶嵌结构)

典型图像

动脉期高增强

动脉期高增强

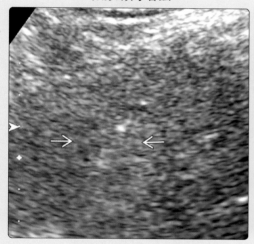 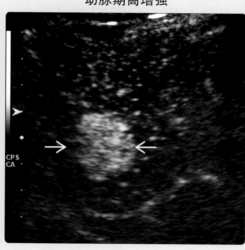

(左)B 型超声显示一个局灶性边界不清的肝脏结节➜(图片来源:美国放射学会)。(右)与周围同一深度的肝实质相比,超声造影表现为均匀高增强➜(图片来源:美国放射学会)。

动脉期低增强

动脉期低增强

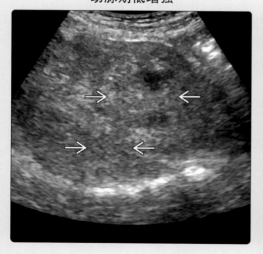 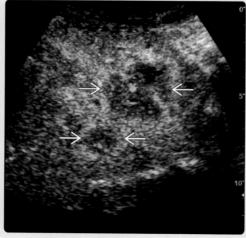

(左)B 型超声显示肝内有两个局灶性、回声不均匀,难以显示的肝脏结节➜(图片来源:美国放射学会)。(右)与周围同一深度的肝实质相比,超声造影表现为动脉期明显低增强➜(图片来源:美国放射学会)。

63

术语

肝脏超声造影术语

- 目标(observation)：与邻近肝实质具有不同影像学特点的区域；可能是结节或假病灶
- 结节：独立的圆形或不规则形状的肿块
  - 在超声造影上，除了局灶性脂肪浸润和缺失外，大多数肝脏病灶是真实的结节
  - CT 和 MR 文献常用"目标(observation)"一词来描述局灶性信号异常，因为在 CT 和 MR 上发现的许多征象可能不是真正的结节，而是造影后的增强异常
- 若整个病灶或结节在检查过程中都可以清晰地显示出来，则认为超声造影检查充分
  - 由于图像质量差或遗漏而无法进行分类的病灶或结节，则报告为"不可分类"
- 定位：肝脏病灶或结节的定位采用 Couinaud 肝脏分段法
- 大小：肝脏病灶或结节的最大尺寸
  - 超声测量没有公认的指南标准
  - 最好在超声造影前 B 型超声模式上进行测量
  - 如果在 B 型超声上边缘模糊，则可在超声造影动脉期进行测量
    - 超声造影的测量可能受到造影剂溢出伪像的影响，或在测量病灶或结节大小时包含了周围过度增强的肝实质
- 直径明显增加：在不同日期进行的检查所测量到的病灶或结节的最大直径增加，这种直径的增加不是由于伪像、检查技术或方式的不同或测量误差导致的
  - 常被用于提示恶性肿瘤的辅助特征
- 直径明显减小：在不同日期进行的检查中所测量到的病灶或结节的最大直径减小，这种直径的减小不是由于伪像、检查技术或方式的不同或测量误差导致的
  - 常作为提示良性肿块的辅助特征
- 直径稳定：在 ≥2 年的不同日期进行的检查中，在未治疗的情况下，病灶或结节的最大直径无明显变化
  - 常作为提示良性肿块的辅助特征
- 超声检查医师来判断病灶大小的变化是否是明确的，而不是由于伪像、检查技术或方式的不同或测量误差导致的

影像学

增强期相

- 肝动脉(25%~30%)和门静脉(70%~75%)双血供使得超声造影有 3 个重叠的血管相
  - 肝动脉期
  - 门静脉期
  - 延迟期
- 肝实质正常的患者
  - 肝动脉期在注射造影剂后 10~15s 内开始，通常很短，持续约 5s
  - 门静脉期通常在注射造影剂后 15~20s 开始，持续到注射后 1~2min
  - 延迟期通常在注射造影剂后 1~2min 开始，持续到微泡从循环中清除(注射造影剂后 6~8min)
- 肝硬化患者中
  - 肝动脉期通常在注射后 10~20s 内开始，并在注射造影剂后持续 30~45s，这取决于个体的循环状态
  - 门静脉期通常在 30~45s 开始，持续到注射后 2min
  - 延迟期通常在注射造影剂后 2min 左右开始，持续到微泡从循环中清除(注射造影剂后 4~6min)
- 虽然通常讨论增强期相，但对超声造影评估来说，以秒为单位来报告注射造影剂后各种增强情况的时间是非常重要的

动脉期增强

- 通过比较肝脏结节和同一深度相邻肝实质的信号强度来评估
- 采集从第 1 个微泡到达至动脉期增强峰值时间的连续图像进行评估
- 动脉期增强的程度应该用以下分类来描述
  - 高增强：肝脏结节内造影剂信号强度高于同深度相邻肝实质的信号强度
    - 如果整个结节或结节的一部分显示为高增强，则可认为存在高增强
  - 等增强：肝脏结节与同深度邻近肝实质的信号强度相当
  - 低增强：肝脏结节内造影剂信号强度低于同深度相邻肝实质的信号强度
  - 无增强：肝脏结节内无造影剂信号

动脉期高增强

- 动脉期高增强(arterial-phase hyperenhancement,

APHE)的模式应该用以下类型来描述

- 整体增强:与同一深度的周围肝实质相比,整个结节均增强
- 结中结增强:在一个较大的低增强结节内可见≥1 个的高增强结节
  - 常被用作提示恶性肿瘤的辅助特征,特别是在低增强再生结节或不典型增生结节内发生局灶性肝细胞癌(hepatocellular carcinoma,HCC)
- 环状增强:增强主要集中在肝脏结节的周围,常伴有快速、明显的廓清
  - 是典型的转移性病变特征
- 周围不连续的结节状增强:在动脉早期病变边缘的增强区域不连续
  - 是血管瘤的典型特征
  - 这种现象是暂时的,通常随后是向心性增强和延迟期的持续增强
- 星状血管增强
  - 是局灶性结节状增生的典型特征,伴中央动脉离心性增强、血管轮辐状和延迟期持续增强,偶见中央低增强的瘢痕

廓清

- 肉眼评估结节在初次增强后相对于邻近肝脏的增强信号强度随时间降低,呈低增强
- 廓清的特征是指廓清开始的时间和程度
- 廓清开始时间:造影剂注射后第一次观察到廓清的时间,以秒来计算
  - 在注射造影剂后早期开始廓清(<60s)
    - 常被作为诊断恶性病变的标志,而不是 HCC 的特异性标志
  - 在注射造影剂后晚期开始廓清(≥60s)
    - 常被作为诊断肝细胞性病变的标志
- 通过比较结节相对于周围肝脏的造影增强程度来评估廓清程度
  - 当肝脏结节相对于周围肝实质变为低回声,但仍有少量造影剂增强时,则为轻度廓清
    - 常被作为诊断肝细胞性病变的标准
      □ 最初表现为轻度廓清的结节最终可能会无增强("黑洞样")
      □ 如果在 2min 后出现"黑洞样"现象,则廓清分类不变,仍为轻度廓清
  - 当肝结节在注射造影剂后 2min 内变得几乎无增强("黑洞样")时,则为显著廓清
    - 常被作为诊断恶性病变的标志,而不是 HCC 的特异性标志

- 与使用细胞外造影剂的 CT 或 MR 不同,胆管癌和其他纤维性肿瘤在超声造影上不表现为延迟的中心增强,而是表现为动脉期增强,伴快速(开始时间<60s)和显著的廓清

静脉内肿瘤栓子

- 无论肝实质肿块/结节是否可见,静脉内出现明确增强的软组织,表现为动脉期明确增强,伴有廓清,不论廓清开始时间和程度
  - 静脉内肿瘤栓子的典型特征包括
    - 闭塞的或部分闭塞的静脉,伴管腔中度至重度扩张
    - 静脉壁模糊不清或明显受侵
    - 与恶性结节清楚相连
  - 非肿瘤性栓子的典型特征包括
    - 内部无增强
    - 无静脉管腔扩张
    - 静脉壁完整
- 为了可靠地鉴别静脉瘤栓和部分闭塞/再通的血栓,需要仔细评估造影剂到达静脉的时间
  - 当肝动脉显影时,造影剂同时较早进入静脉内软组织提示肿瘤
  - 造影剂与门静脉增强同时到达,倾向于静脉在血栓周围或穿过血栓
    - 频谱多普勒证实动脉样频谱血流有助于鉴别静脉内肿瘤与非闭塞性血栓
  - 门静脉外周分支的瘤栓可能被误认为是肿瘤结节,从而错误地降低了患者的分期

马赛克结构(镶嵌结构)

- 指肿块内存在杂乱分布的结节,在 B 型超声上表现为不同的回声,在超声造影上表现为不同的增强强度
- 在肝硬化患者中,这是大体积 HCC 的一个特征,反映了肿瘤结节样的多个融合区域的镶嵌结构,其间穿插了纤维分隔、坏死、出血、铜沉积和脂肪浸润,以及不同分化程度的组织学结构
- 在肝硬化患者中,马赛克结构(镶嵌结构)可以作为辅助特征提示肝恶性肿瘤,特别是 HCC

参考文献

1. Dietrich CF et al: How to perform contrast-enhanced ultrasound (CEUS). Ultrasound Int Open. 4(1):E2-E15, 2018
2. Lyshchik A et al: Contrast-enhanced ultrasound of the liver: technical and lexicon recommendations from the ACR CEUS LI-RADS working group. Abdom Radiol (NY). 43(4):861-879, 2018
3. Wilson SR et al: CEUS LI-RADS: algorithm, implementation, and key differences from CT/MRI. Abdom Radiol (NY). 43(1):127-142, 2018

(左)B 型超声显示一个局灶性可疑的肝脏结节➡(图片来源:美国放射学会)。(右)超声造影显示病灶的增强程度与同一深度的周围肝脏实质增强程度相同➡(图片来源:美国放射学会)。

动脉期等增强　**动脉期等增强**

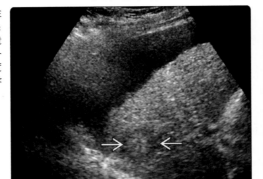

(左)B 型超声显示一个不均匀肝脏结节➡(图片来源:美国放射学会)。(右)与周围的肝实质相比,超声造影显示病灶无增强➡(图片来源:美国放射学会)。

无增强　**无增强**

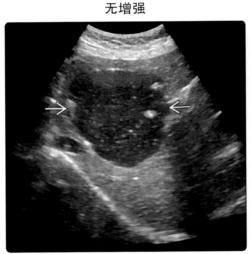

(左)B 型超声显示一个稍微不均匀的肝脏结节➡(图片来源:美国放射学会)。(右)超声造影➡显示在一个较大的低增强结节内有结节样高增强区域➡(图片来源:美国放射学会)。

结中结结构　**结中结结构**

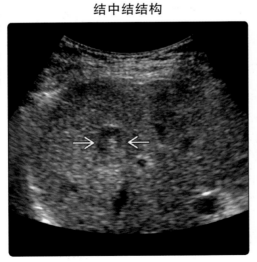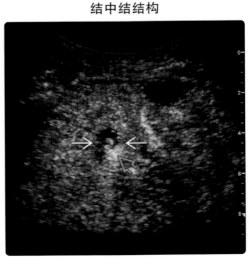

周边不连续结节状增强

向心性进展的增强

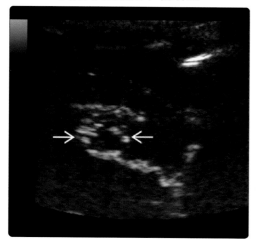
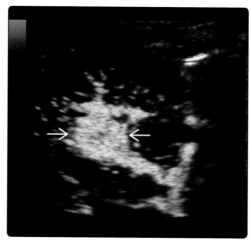

(左)超声造影动脉早期显示病变周围有小的、不连续的结节状增强区➡(图片来源:美国放射学会)。(右)紧接着是向心性增强➡,这是血管瘤的典型特征(图片来源:美国放射学会)。

动脉期环状高增强

周边环状增强快速、显著的廓清

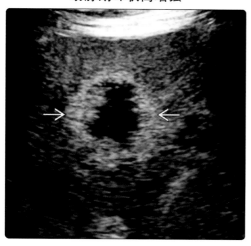
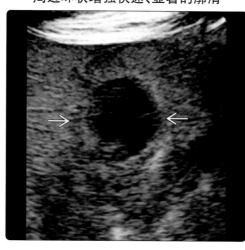

(左)超声造影显示增强不均匀的结节,在病灶周围有不规则的增强区域➡(图片来源:美国放射学会)。(右)环状增强伴随快速显著的廓清➡(图片来源:美国放射学会)。

马赛克结构(镶嵌结构)

马赛克结构(镶嵌结构)

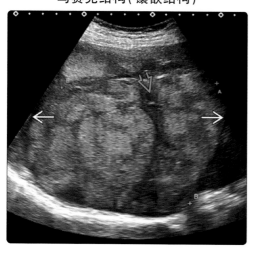
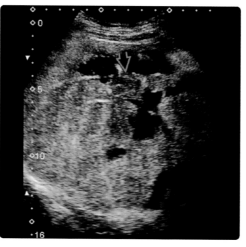

(左)B型超声显示一个体积大、回声不均匀的病灶➡,有多个融合的肿瘤结节与纤维分隔➡(图片来源:美国放射学会)。(右)在超声造影延迟期,肿瘤呈不均匀增强,内部有高增强区和低增强区➡(图片来源:美国放射学会)。

(左)B 型超声显示一个低回声病变➡(图片来源:美国放射学会)。(右)病变在延迟期相对于肝脏实质呈低回声,但在周围实质明显增强时仍有一些增强➡(图片来源:美国放射学会)。

轻度廓清

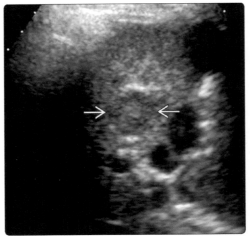

轻度廓清

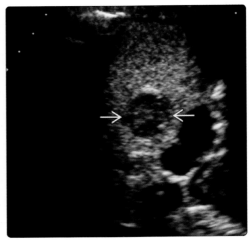

(左)B 型超声显示一个大的低回声病灶➡(图片来源:美国放射学会)。(右)当周围肝实质明显增强时,超声造影显示病变几乎没有造影剂信号("黑洞样")➡(图片来源:美国放射学会)。

显著廓清

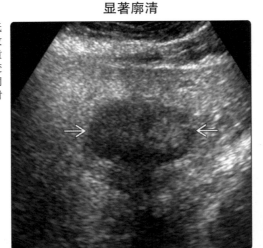

显著廓清

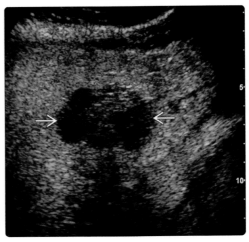

(左)B 型超声显示门静脉管腔内可见稍强回声的软组织➡(图片来源:美国放射学会)。(右)软组织表现出动脉期增强,是典型的肿瘤栓子➡(图片来源:美国放射学会)。

静脉内肿瘤栓子

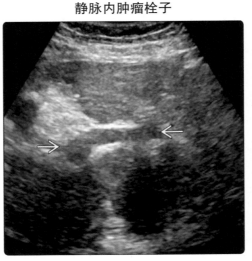

静脉内肿瘤栓子

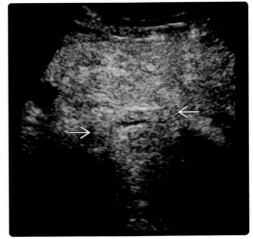

重 要 内 容

影像学

- 使用纯血池微泡造影剂进行动态实时成像的超声检查，是一种在正常和硬化肝脏中均可无创诊断良性肝肿瘤的有效技术
- 微泡独特的血管内特性有助于超声造影（contrast enhancement US，CEUS）定性血管通透性增加和间质间隙大的恶性肿瘤
  - 超声造影可以清晰、连续地观察廓清现象，而 CT 或 MR 可因造影剂渗漏至肿瘤间质而表现为持续增强
- 超声造影是一种实时动态成像技术，可用于观察肿瘤极早期或晚期增强模式，这些增强模式可能不会在预先固定扫描时间的 CT 或 MR 中出现
- 超声造影是偶然检测到的肝脏肿块评估方案的理想组成部分，一般这些肝脏肿块为良性的可能性较大
- 超声造影可以很好地用于肝癌危险人群常规超声监测过程中发现结节的定性诊断

良性病变与恶性病变

- 持续增强是超声造影鉴别良恶性病变的关键特征
- 由于其纯粹的血管内增强，即使在高渗透性肿瘤中，超声造影也比 CT/MR 更清楚地显示出恶性肿瘤的廓清特征
- 肝脏病变的动态增强模式在超声造影和 CT/MR 上基本一致
- 少见的不一致的情况常发生在胆管癌或促结缔组织增生的转移癌，这些肿瘤在 CT/MR 表现为与良性病变相似的持续增强
- 在这种情况下，超声造影可以通过廓清现象的显示而可靠地正确诊断恶性肿瘤

典 型 图 像

具有典型动脉血管形态的局灶性结节性增生（focal nodular hyperplasia，FNH）

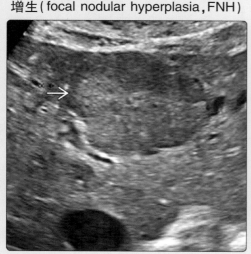

具有典型动脉血管形态的 FNH

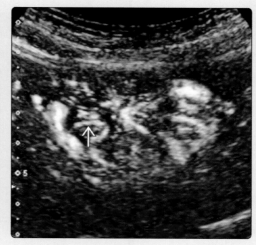

（左）一位 27 岁女性患者因上腹部不适就诊。B 型超声显示肝内有一个可疑的等回声实性肿块➡。（右）在造影剂注射后 7s 时，超声造影可以清楚显示中心星状血管➡从中央放射状分布，这是局灶性结节状增生特征性的动脉早期血管增强模式。

快速填充型血管瘤

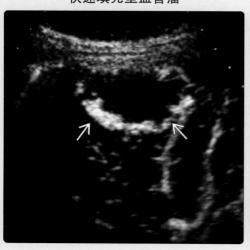

快速填充型血管瘤

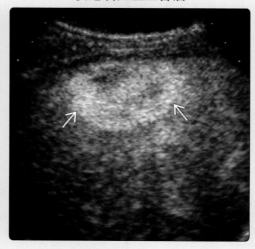

（左）图示为一位 43 岁乙肝女性患者的快速填充型血管瘤。在行 B 型超声监测时发现肝右叶有一个不均匀肿块（未展示）。在超声造影 14s，表现为明显的周围结节状高增强➡。（右）图示为同一位患者的快速填充型血管瘤。周边结节状增强迅速向中心填充➡，图中为超声造影 17s 的图像，因此诊断为血管瘤。

肝脏超声造影相对于 CT/MR 的优点

肝脏病变

- 超声造影是一种实时动态成像技术，可用于观察肿瘤极早期或晚期增强模式，这些增强模式可能不会在预先固定扫描时间的 CT 或 MR 中出现
- 微泡独特的血管内特性有助于超声造影定性血管通透性增加和具有大的间质间隙的恶性肿瘤
  - 超声造影可以清晰、连续地观察廓清现象，而 CT 或 MR 可因造影剂渗漏至肿瘤间质而表现为持续增强
- 破坏-再灌注技术：使用高机械指数（mechanical index，MI）在短时间内将视野内的所有微泡暂时清除
  - 紧接着的成像将显示肝脏和病变的再灌注情况，并在低 MI 图像上显示详细的血管模式，这对于良性富血供肿块［如血管瘤、FNH、肝细胞腺瘤（hepatocellular adenoma，HCA）］的特异性诊断和富血供恶性肿瘤［如小肝细胞癌（hepatocellular carcinoma，HCC）、富血供的转移癌］的鉴别诊断至关重要
- 所有影像方法中，超声造影的对比分辨率（对造影剂的敏感性）最高，对于在良性病变中快速鉴别真正有血管的组织和碎片或血凝块，以及复杂的肝囊肿与囊性肿瘤非常有用

良性病变与恶性病变

概述

- 持续增强是超声造影鉴别良恶性病变的关键特征
- 由于其纯粹的血管内增强，即使在高渗透性肿瘤中，超声造影也比 CT/MR 能更清楚地显示恶性肿瘤的廓清特征
  - 因此，超声造影的持续增强对没有肝癌危险因素的患者更倾向于良性病变
  - 肝脏病变的动态增强模式在超声造影和 CT/MR 上基本一致
  - 少见的不一致的情况常发生在胆管癌或促结缔组织增生性转移癌，这些肿瘤在 CT/MR 表现为与良性病变相似的持续增强
    - 在这种情况下，超声造影可以通过廓清现象的显示而可靠地正确诊断恶性肿瘤

常见良性病变

血管瘤

- 肝血管瘤是肝脏最常见的良性肿瘤
- 血管瘤由杂乱的血管网组成，主要由肝动脉供血
- 血管瘤的超声造影增强模式与 CT/MR 相似

- 动脉早期明显的周边结节状/球状或不连续高增强，逐渐向中心进展，直至除血栓形成或纤维化的区域外的完全填充
  - 这种增强应该持续到延迟期而不会廓清
- 血管瘤增强的速度快慢不一
- 快速填充型血管瘤常看起来像动脉期完全增强的结节
  - 常需要对超声造影动脉早期视频进行逐帧回放分析，可以发现这种快速填充型血管瘤的周边不连续增强模式。这可能只能在结节完全填充前的几帧图像中可以见到

FNH

- 是非肿瘤性肝细胞的增殖、排列异常，常与中央纤维瘢痕和异常动脉有关
- 不论肿瘤大小如何，一般采取保守处理，因为它没有恶性转化或出血的风险
  - 因此，根据临床情况与其他重要肿瘤如 HCA、HCC 和富血供转移癌的鉴别是很重要的
- 超声造影表现
  - 动脉早期
    - 典型表现为经中央星状动脉从病变中心向周围呈离心式增强
      - 最大强度投影成像（maximum intensity processing，MIP）技术在显示中央星状动脉时尤其有用
  - 动脉期：肿块迅速、明显、均匀高增强
  - 门静脉期：除中心瘢痕呈低增强外，多为持续性增强；有时可见轻微的廓清
  - 延迟期：有时可见轻微的廓清
  - 陷阱
    - 对一些小 FNH，中心瘢痕可能不成比例的大，使其可能与恶性肿瘤的中心廓清模式相似
    - 在这些病例中，重要的是识别 FNH 所具有的典型的初始动脉血管形态和周边持续增强的特征。相反地，整个病变完全廓清是恶性病灶门脉期的典型特征

腺瘤

- 由肝细胞的增殖刺激引起的真性肿瘤
  - 通常与口服避孕药的使用和糖原累积病相关
- 因为存在破裂和恶性转化的风险，建议根据腺瘤的大小、位置和亚型进行手术切除或局部消融治疗
- 与 FNH 的临床表现和影像学相似；特别是在无症状的育龄妇女行增强影像学检查时表现为动脉期富血供而偶然发现
- 影像学解读应在了解患者的临床情况下进行，因为在无病史的情况下，基于影像往往难以与 HCC 相鉴别

- 超声造影表现
  - 动脉早期血管模式：腺瘤典型表现为瘤周动脉向心性增强或瘤内弥漫性增强，与 FNH 的中心星状动脉离心性充盈相反
  - 动脉期：大多数为均匀性高增强；偶尔可见不均匀高增强，特别是有坏死或出血的大腺瘤
  - 门静脉期：可能出现低增强、等增强或持续增强（取决于 HCA 的组织学类型和与动脉期的重叠）
  - 延迟期：典型表现为轻度廓清（HCA 不含门静脉分支）
  - 晚期廓清是 HCA 的常见特征
  - 与周围肝实质相比，毛细血管扩张型 HCA 可表现为延迟期等增强或高增强
  - 陷阱
    - 瘤内具有非增强区的富血供腺瘤可能被误认为是 FNH 的中心或偏心瘢痕
    - 仔细观察发生在动脉期早期几秒钟内的充盈模式十分重要；腺瘤是瘤周动脉向心或弥漫填充，与 FNH 的中心星状动脉离心填充相反

良性复杂囊肿

- 非肿瘤性复杂囊肿（如出血或棘球蚴病）在超声造影上病灶内无增强，可以证实其非肿瘤特性
- 肿瘤性囊肿，如囊性转移癌或胆道囊性肿瘤，可以根据超声造影观察分隔和实性成分的血流情况进行鉴别
- 对微泡造影剂的极高敏感性使超声造影在鉴别无血管病变、类实性病变与有血供病变中具有很高的阴性预测值
  - 它对于排除或确认可能的小的肿瘤病灶非常有用，这些病灶可能与无血管的血块或碎屑混淆

局灶性脂肪浸润或缺失

- 局灶性脂肪浸润或脂肪缺失区通常与肝实质的血管分布无差异，通常包含正常走行的血管
- 局灶性脂肪浸润或脂肪缺失与解剖变异的非门静脉血供相关，这可能与富血供肿瘤相似
  - 动脉期的短暂性高增强反映早期从非门静脉系统的流入，如胃、胆囊或胰十二指肠静脉，因为它们的流入路径比经肠系膜上静脉的正常门静脉回流要短
  - 与富血供肿瘤的鉴别
    - 门脉期均匀等增强、无廓清及缺乏肿瘤占位效应（内部的血管未受干扰）有助于诊断
    - 直接观察到供应病变的异常静脉有诊断价值
- 陷阱
  - 病灶内脂肪成分或脂肪肝背景由于强组织回声的不完全抑制，可能引起在超声造影上表现为有增强的伪像

- 以脂肪为主的肿块，如脂肪瘤、血管平滑肌脂肪瘤、脂肪变的腺瘤或脂肪变的 HCC，在所有期相中均表现出较强的回声，从而掩盖廓清
    - 在这种组织回声强的病变中，无廓清并不一定能排除恶性肿瘤
  - 相反地，严重脂肪变性背景上的固有强组织回声在造影后各期可能出现相对高回声，这可能导致良性局灶性病变的明显廓清，从而混淆解读

一般的炎性病变

- 炎性包块在影像学上偶有与恶性肿瘤相似的表现，特别是转移瘤或肝内胆管细胞癌
- 在超声造影上，有一些罕见的良性病变可以表现出廓清
  - 因此，重要的是要意识到有这些情况，并认识到它们的共同影像特征
- 密切结合临床病史和表现对做出正确诊断至关重要
  - 多模态成像方法可能有帮助

细菌性脓肿

- B 型超声：最常见的表现在初期为低回声、类似实性样肿块，成熟期内部可见更多的无回声或囊性空腔
- 超声造影表现
  - 动脉期表现为典型的不均匀或环状增强伴门静脉期快速廓清，类似于转移癌
  - 通常肿块内部无增强的液化区域有助于诊断

炎性假瘤

- 是罕见的成纤维细胞增生和慢性炎症的良性肿块，在任何影像学中都难与恶性肿瘤鉴别
- B 型超声：通常表现为边界不清的、内部回声不均的低回声病灶
- 超声造影表现
  - 动脉早期表现为边界不清的增强，伴有相对快速的廓清，类似恶性肿瘤的表现，尤其是胆管癌
  - CT 或 MR 扫描常表现为持续性增强，这可能反映了病灶内部纤维化，类似胆管癌的廓清异常

参考文献

1. Alrashed A et al: Negative predictive value of contrast-enhanced ultrasound in differentiating avascular solid-appearing from vascularized masses: a retrospective consecutive study. J Ultrasound Med. ePub, 2018
2. Burrowes DP et al: Contrast-enhanced US approach to the diagnosis of focal liver masses. Radiographics. 37(5):1388-1400, 2017
3. Jang HJ et al: Contrast-enhanced ultrasound in the detection and characterization of liver tumors. Cancer Imaging. 9:96-103, 2009
4. Kim TK et al: Focal nodular hyperplasia and hepatic adenoma: differentiation with low-mechanical-index contrast-enhanced sonography. AJR Am J Roentgenol. 190(1):58-66, 2008
5. Wilson SR et al: Enhancement patterns of focal liver masses: discordance between contrast-enhanced sonography and contrast-enhanced CT and MRI. AJR Am J Roentgenol. 189(1):W7-W12, 2007

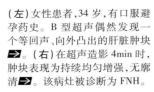

表现相似的 FNH 与腺瘤

表现相似的 FNH 与腺瘤

(左)女性患者,34 岁,有口服避孕药史。B 型超声偶然发现一个等回声、向外凸出的肝脏肿块➡。(右)在超声造影 4min 时,肿块表现为持续均匀增强,无廓清➡。该病灶被诊断为 FNH。

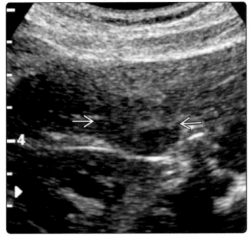

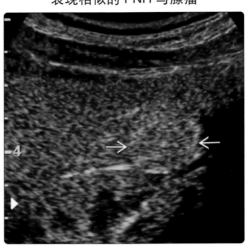

腺瘤

腺瘤

(左)女性患者,40 岁,有口服避孕药史。B 型超声偶然发现一个等回声、略向外凸出的肝脏肿块➡。(右)在超声造影 4min 时,肿块表现为持续均匀增强,无廓清➡。活检证实为炎性腺瘤。

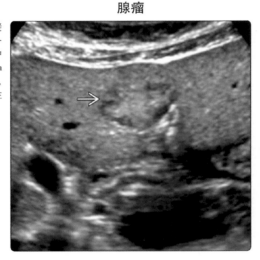

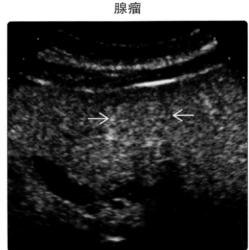

偶然发现的大腺瘤

偶然发现的大腺瘤

(左)女性患者,79 岁,偶然发现大体积的腺瘤。肝右叶可见一个轻度不均匀的等回声肿块,肿块周边有供血动脉。(右)在超声造影 11s 的最初 3 张连续图像显示肿块内无序的动脉增强模式➡。

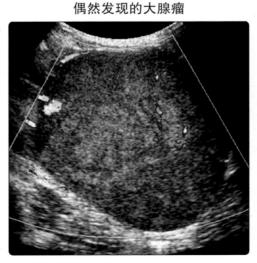

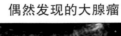

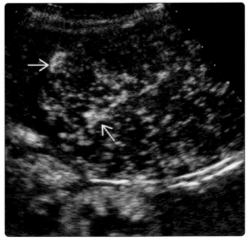

偶然发现的大腺瘤

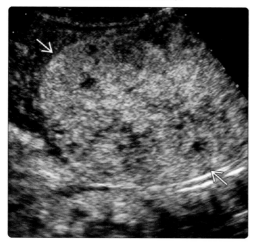

偶然发现的大腺瘤

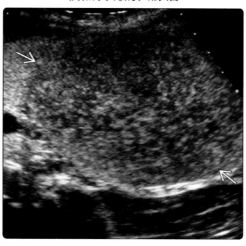

(左)超声造影 14s,肿块由弥漫性、斑点状的早期血管增强模式快速变为轻度不均匀高增强➡。(右)肿块在 4min 时表现为轻度廓清➡。动脉早期的血管模式常见于腺瘤,并常伴有延迟期轻度廓清。需要排除 HCC,尤其是要考虑到患者不寻常的人口统计学特点。手术证实为腺瘤。

良性复杂囊肿

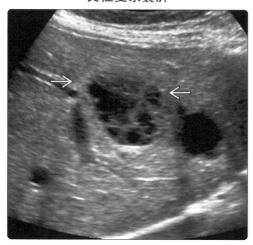

良性复杂囊肿

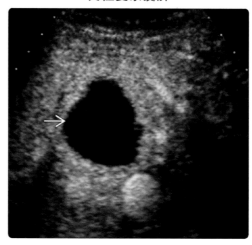

(左)图示为一位 55 岁女性患者的无症状良性复杂囊肿。B型超声显示一个多房囊性肿块➡,伴有不规则分隔,需要与肿瘤性囊性病变鉴别。(右)立即行超声造影,结果显示肿块内完全没有血管➡,符合良性非肿瘤性复杂囊肿。

类似实性肿块的囊肿

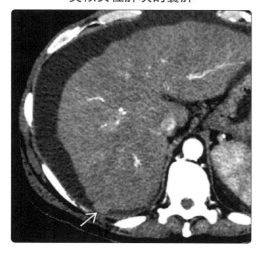

类似实性肿块的囊肿

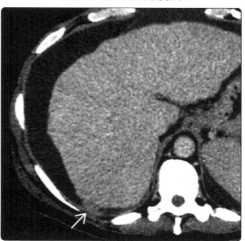

(左)一位 52 岁等待肝移植的男性患者,CT 扫描显示肝脏右后叶下段有一个外生性结节➡,动脉期轻度高增强。(右)为同一个患者,在延迟期 3min 时,肿块表现为明显廓清➡,怀疑为 HCC。

(左)超声造影显示结节在所有期相均完全没有血供➡,与囊肿表现一致,图示为造影后 60s 的图像。这个结节在 B 型超声为低回声(未展示)。(右)CT 扫描显示肝脏右前叶上段周边有一个新发的低密度肿块➡,提示转移癌。

类似实性肿块的囊肿

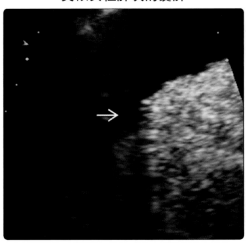

乳腺癌患者的局灶性脂肪浸润

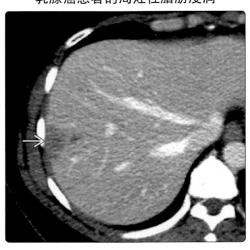

(左)B 型超声显示一个分叶状、伴后方声影的高回声肿块➡,提示脂肪性病变,但不能排除高回声的转移癌。(右)相对于正常肝实质,超声造影上,肿块在所有期相均表现为整体等增强,图示为造影后 2min 时的图像➡。没有廓清可以排除转移癌,而等增强、无占位效应的异常回声区可诊断为局灶性脂肪浸润。

乳腺癌患者的局灶性脂肪沉积

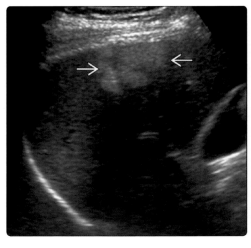

乳腺癌患者的局灶性脂肪浸润

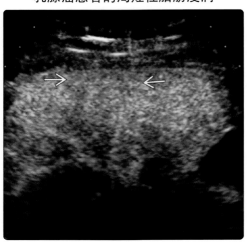

(左)患者男性,53 岁,因腹部不适和发热就诊。B 型超声显示肝右叶一个大的复杂性肿块➡。(右)肿块的超声造影表现为高增强➡,伴有动脉期(未显示)及门脉期均无血管的囊性区域➡。典型的蜂窝状表现较 B 型超声更为明显,有助于正确诊断脓肿。根据脓肿的发展阶段,廓清现象也可能出现。

细菌性脓肿

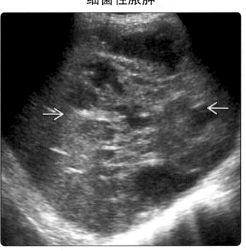

细菌性脓肿

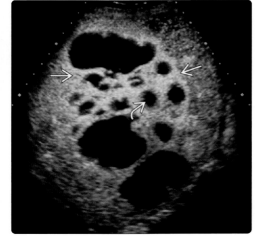

重要内容

临床意义

- 在非肝硬化患者中,肝转移癌是最常见的恶性病灶,其次是肝内胆管细胞癌(intrahepatic cholangiocarcinoma, ICC)和肝细胞癌(hepatocellular carcinoma, HCC)
- 超声造影(contrast-enhanced US, CEUS)是一种安全、敏感且相对经济的成像方法,可用于肝脏局灶性病变的检出和定性,具有较高的诊断准确性
- 超声造影可以为现有的 CT 和 MR 成像方法提供有价值的信息,因为超声造影是具有高空间分辨率和时间分辨率的实时动态成像
- 对超声造影中表现为非肝细胞性恶性肿瘤增强特征的结节,几乎都需要推荐进行活检明确诊断
- 随访期间结节长大和造影增强的改变是恶性肿瘤的特征

影像学

- 与增强 CT 和 MR 成像相似,超声造影能够显示肝局灶性病变在静脉注射造影剂后各血管期的特征性增强模式
- 廓清是超声造影诊断恶性肿瘤最具指示性的特征
  - 廓清是指在动脉期增强后,随着时间的推移,相对于邻近的肝实质,结节的增强逐渐减弱
- 有必要对在超声造影上表现为快速廓清的肿瘤(包括恶性肿瘤和一些良性肿瘤)进行活检,因为单发的转移癌和 ICC 是无法区分的
- 无论潜在的肝脏疾病状况如何(肝硬化与非肝硬化),HCC 在超声造影上具有相似的增强模式

典型图像

小的孤立性转移癌

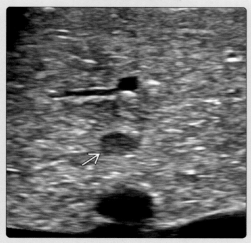

动脉期

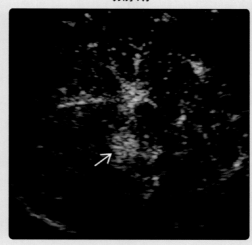

(左)B 型超声显示一个位于下腔静脉和门静脉之间的小的低回声结节➡。(右)同一个患者的动脉早期,结节表现为高增强➡。在这个阶段,肝实质几乎没有增强。

在 30s 的廓清

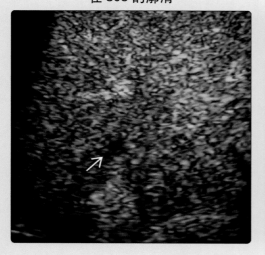

在 2min 的廓清

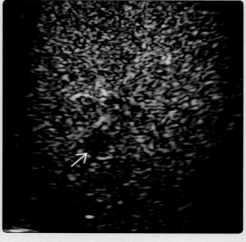

(左)此时,该结节表现为黑色,表明快速、明显的廓清➡。而下腔静脉和门静脉均是明亮的,反映了血管腔内存在微泡。此外,肝脏实质呈弥漫增强。(右)该结节仍然表现为黑色,且由于持续廓清使其范围稍微增大➡,这种增强模式是典型的转移癌,特别是短暂的动脉期高增强伴快速明显廓清。

临床意义

人口统计学和流行病学

- HCC 占全球成人原发性肝脏恶性肿瘤的 90%，其中 15%~20% 发生在非肝硬化患者
- 在儿童中，肝母细胞瘤是最常见的原发性肝脏恶性肿瘤，其次是 HCC
- 肝外原发恶性肿瘤的转移是非肝硬化患者最常见的肝脏恶性病变
  - 在非肝硬化患者中，肝转移癌的发生率约是原发性肝脏肿瘤的 20 倍

临床注意事项

- 非肝硬化患者的 HCC 发病率较肝硬化患者的低，而且其发展具有不同的危险因素和致病机制，通常表现为较大的孤立性病变
  - 非肝硬化的肝脏中发现的 HCC，由于患者没有规律随访，而导致肿瘤常在较大时才被检出
- 对于肝转移癌的临床治疗，早期发现是关键，准确评估肝转移癌的大小、数量和位置也很重要
- 重要的是，肝转移癌患者往往表现为多灶性疾病，而不是单发病灶
- 偶然发现的肝肿块虽然也有可能是恶性肿瘤，但通常是良性的

病理学

肝外原发性恶性肿瘤的肝转移

- 对于非肝硬化的肝脏，转移癌是最常见的恶性病灶
- 最常见的原发部位包括乳腺、肺和肠道（特别是结肠或直肠）
- 虽然可能是单发的肝脏病灶，但肝转移患者通常为多灶性病变

肝内胆管细胞癌

- 肝内胆管细胞癌（ICC）在肝硬化和正常肝脏中均可发生，是非肝细胞性恶性肿瘤的一种
- ICC 的三种不同生长模式
  - 肿块型（最常见）
  - 管周浸润型
  - 腔内生长型
- ICC 的病理特征包括肿瘤中心纤维化间质伴周围丰富的肿瘤细胞成分

非肝硬化肝脏中的 HCC

- HCC 在正常肝脏中可以发生但不常见
- HCC 在非肝硬化患者中是新生肿瘤，而不具有肝硬化患者中 HCC 的逐步癌变的特征

成像

一般特征

- 将非肝硬化患者的肝脏病变准确、可靠地定性为恶性，需要结合临床情况和典型的肝肿瘤增强模式
  - 如果超声造影增强模式不典型，或者超声造影效果不够理想，则有必要对该病灶继续行 CT 或 MR 检查
- 一般来说，出现以下情况需要引起对肝脏恶性肿瘤的怀疑
  - 动脉期环状高增强
  - 廓清
    - 时间早（<60s）
    - 显著
  - 多个病灶
  - 畸形血管
  - 静脉内肿瘤栓子
- 在超声造影上，廓清强度和时间可区分肝细胞恶性肿瘤与非肝细胞性恶性肿瘤
- 对于 CT/MR 上肝脏病灶性质不确定的患者，超声造影可以作为解决问题的重要证据，这有助于对患者的管理
- 超声造影能实时观察病灶的增强模式，具有较高的空间分辨率，且没有 CT 和 MR 检查时需要预定图像采集时间的特性
  - 因此，超声造影可以显示出 CT 和 MR 可能遗漏的增强模式
- 尽管超声造影是一种有许多应用的稳妥成像方式，但它在评估<10mm 的病变和位于深部或膈下的病变时会受到限制

肝外原发性恶性肿瘤的肝转移

- 与常规超声相比，超声造影对肝转移癌的检测更敏感，因其能够在门脉期更清楚地显示肿瘤
- 肝转移癌不论原发肿瘤位置和血管分布程度如何，均表现为动脉晚期或门静脉早期（注射造影剂后 60s 内）快速、明显的廓清，呈黑洞样
- 特定病变的肿瘤血管生成程度与其在超声造影上

的表现有关
- 肿瘤血管生成水平高的肝转移癌（如神经内分泌肿瘤、恶性黑色素瘤等的转移癌）与肿瘤血管生成水平较低的肝转移癌（如结肠直肠癌、胰腺癌和卵巢癌）相比，通常表现出更晚的廓清
- 尽管很少用动脉期模式来诊断转移性病灶，但在超声造影上转移癌的常见动脉期增强模式包括
  - 弥漫高增强
  - 环状高增强
  - 弥漫低增强
  - 复杂囊性结构

肝内胆管细胞癌

- 超声造影显示 ICC 和 HCC 在动脉期和门静脉期的增强模式上有明显差别
  - ICC 一般在注射造影剂后 60s 内迅速廓清
- ICC 的门静脉期和延迟期表现在超声造影和 CEMR 扫描时通常不一致
  - 超声造影显示动脉期快速增强和明显廓清
  - 增强 MR 显示病灶动脉期的增强随着时间的推移持续稳定增强或渐进增强
    - 这种增强在 MR（和 CT）扫描是假性增强，因为中心纤维化间质和周围细胞结构的通透性，允许造影剂进入肿瘤间质
- 超声造影将始终表现为廓清，能够正确预测恶性肿瘤
- 如果没有患者的病史，就不可能通过影像学来区分孤立性转移癌和 ICC

非肝硬化性肝脏中的 HCC

- HCC 通常表现为动脉期高增强和晚期轻度廓清，尽管这些特征在超声造影上可能存在变异
  - 一般 HCC 增强模式的变异包括动脉期表现为低增强或等增强，以及门脉期和延迟期不廓清或异常快速（<1min）廓清
- 尽管肝硬化和非肝硬化的 HCC 之间存在差异（例如，危险因素、潜在病因等），但在超声造影上具有相同的增强模式

鉴别诊断

概述

- 在非肝硬化患者中，3 种最常见的肝脏恶性病变鉴别诊断包括
  - 原发于肝外的恶性肿瘤的转移（最常见）
    - ICC
    - HCC
- 虽然不如上述肝脏病变常见，但也可能见到以下间叶来源的恶性肿瘤
  - 血管肉瘤
  - 上皮样血管内皮瘤
  - 原发性肝淋巴瘤
  - 肝纤维板层癌
  - 胆管囊腺癌
- 肝转移癌最显著的特征是病变的多发和快速廓清，表现为肝内出现多个黑洞
- 由于肝转移癌的动脉期增强模式多变，因此不能作为诊断的指标
  - 快速廓清是预测转移性疾病的重要指标
- 在没有病史的情况下，ICC 和孤立转移癌难以区分
- ICC 和 HCC 在超声造影中的动脉期和门静脉期的增强模式存在明显差异

与恶性局灶性肝脏病变相似的良性肝脏肿块

- 反应性淋巴样增生和肝脏炎性假瘤是良性病变，在影像学上可能与恶性病变相似，因此常被误诊
- 超声造影结合临床表现评估对鉴别诊断很重要

参考文献

1. American College of Radiology: Liver imaging reporting and data system. https://www.acr.org/Quality-Safety/Resources/LIRADS. Reviewed November 26, 2018. Accessed November 26, 2018

2. Durot I et al: Contrast-enhanced ultrasound of malignant liver lesions. Abdom Radiol (NY). 43(4):819-847, 2018

3. Fowler KJ et al: LI-RADS M (LR-M): definite or probable malignancy, not specific for hepatocellular carcinoma. Abdom Radiol (NY). 43(1):149-157, 2018

4. Piscaglia F et al: American College of Radiology Contrast Enhanced Ultrasound Liver Imaging Reporting and Data System (CEUS LI-RADS) for the diagnosis of hepatocellular carcinoma: a pictorial essay. Ultraschall Med. 38(3):320-324, 2017

5. Gaddikeri S et al: Hepatocellular carcinoma in the noncirrhotic liver. AJR Am J Roentgenol. 203(1):W34-47, 2014

6. Kong WT et al: The analysis of enhancement pattern of hepatic inflammatory pseudotumor on contrast-enhanced ultrasound. Abdom Imaging. 39(1):168-74, 2014

7. Claudon M et al: Guidelines and good clinical practice recommendations for contrast enhanced ultrasound (CEUS) in the liver - update 2012: a WFUMB-EFSUMB initiative in cooperation with representatives of AFSUMB, AIUM, ASUM, FLAUS and ICUS. Ultrasound Med Biol. 39(2):187-210, 2013

8. Xu HX et al: Contrast-enhanced ultrasound of intrahepatic cholangiocarcinoma: correlation with pathological examination. Br J Radiol. 85(1016):1029-37, 2012

9. Yuan L et al: Reactive lymphoid hyperplasia of the liver: a clinicopathological study of 7 cases. HPB Surg. 2012:357694, 2012

10. Jang HJ et al: Enhancement patterns of hepatocellular carcinoma at contrast-enhanced US: comparison with histologic differentiation. Radiology. 244(3):898-906, 2007

11. Murphy-Lavallee J et al: Are metastases really hypovascular in the arterial phase? The perspective based on contrast-enhanced ultrasonography. J Ultrasound Med. 26(11):1545-56, 2007

12. Wilson SR et al: Enhancement patterns of focal liver masses: discordance between contrast-enhanced sonography and contrast-enhanced CT and MRI. AJR Am J Roentgenol. 189(1):W7-W12, 2007

(左)患者男性,74 岁,无 HCC 危险因素,行肾脏 CT 时偶然发现肝脏肿块。在 B 型超声上偶然发现肝内有一个肿块➡️。肿块呈球形,低回声,在肝脏边缘外生性生长。(右)超声造影动脉早期微泡追踪技术显示肿块内畸形血管➡️。

正常肝脏中的 HCC

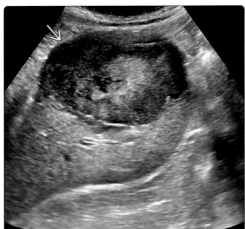

动脉早期

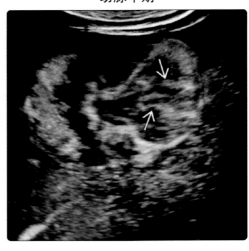

(左)随后的超声造影动脉期显示结节呈向心充盈的不均匀增强➡️。(右)在动脉期增强的高峰,结节表现得更加均匀➡️,伴有中心无增强区。

动脉晚期的增强

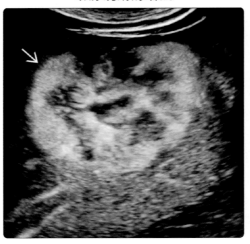

动脉期高增强峰值

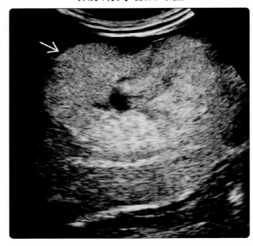

(左)该结节在 90s 时轻度廓清➡️。(右)廓清在 4min 时较明显,但程度较轻。动脉期高增强伴晚期轻度廓清在任何患者中(无论其肝脏背景如何),都高度提示 HCC。最终活检证实为 HCC➡️。

90s 的廓清

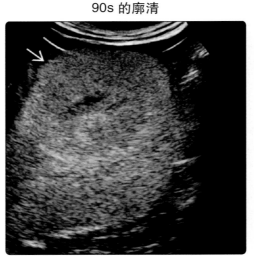

4min 的廓清

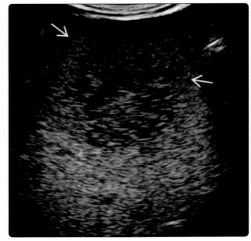

正常肝脏中的胆管癌

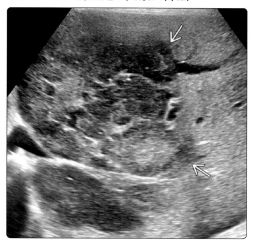

超声造影显示静脉包埋

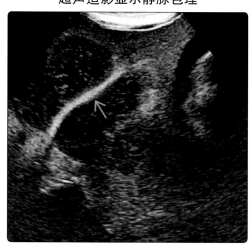

（左）B 型超声矢状面显示正常肝脏内有一个大的分叶状的低回声肿块➡️。（右）超声造影显示肿瘤在门静脉期廓清呈黑色，被肿块包绕的是肝静脉，显示为高增强➡️，其管径和走行没有受肿瘤影响而改变。这种表现与胆管癌或淋巴瘤高度相关。

动脉期

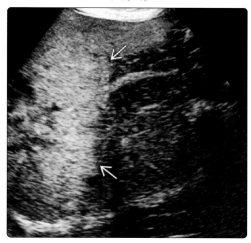

动脉晚期

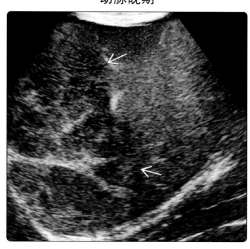

（左）相对于肝脏实质，肿瘤呈高增强➡️，肝脏实质几乎还未开始增强，而表现为黑色。（右）该肿瘤在动脉晚期表现为快速、轻度的廓清➡️，而此时肝实质增强。随后肿瘤表现为明显的廓清。这种快速显著的廓清高度提示非肝细胞性恶性肿瘤。最终经活检证实为胆管癌。

超声造影小技巧

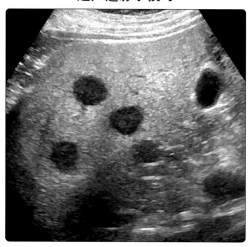

超声造影小技巧

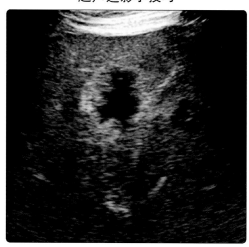

（左）B 型超声显示肝脏内多发低回声结节。基础扫描显示多发病变提示转移性疾病。因此，获取长时间连续的动态文件（AVI）对于显示造影灌注和快速廓清是具有诊断价值的。（右）动脉期环状增强与非肝细胞性恶性肿瘤（如转移癌和胆管癌）密切相关。它们需要活组织检查来准确鉴别。

(左) 肝脏 8/4A 段可见一个小动脉期高强化区 ➡，此外，肝脏的强化是均匀的。(右) 肝脏实质在 CT 扫描门静脉期表现为均匀强化，虽然可能有非常轻微的廓清 ➡。由于没有未强化的图像，所以 CT 结果是不确定的，建议行超声造影。

ICC

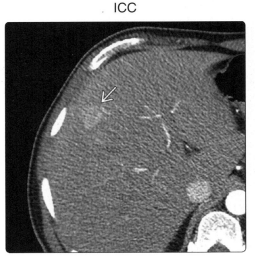

ICC

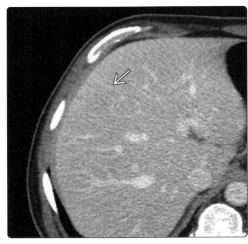

(左) 本例为 62 岁男性患者，背景肝脏为脂肪肝，无患 HCC 危险因素。肝内可见一个局限性、边界清楚的低回声结节，不具有特征性表现。(右) 该结节动脉早期表现为高增强 ➡，周围实质增强还很少。

ICC

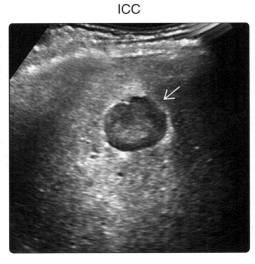

ICC

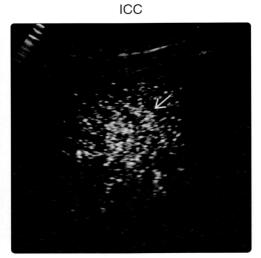

(左) 该结节在 34s 时快速廓清 ➡。此时结节内还有许多微泡存在，因而廓清较轻微。(右) 在 2.5min 时，结节廓清较明显，只有少量残余微泡 ➡。超声造影增强模式明显是恶性的，快速、显著的廓清提示可能为非肝细胞性恶性肿瘤。最终活检证实为 ICC。

ICC

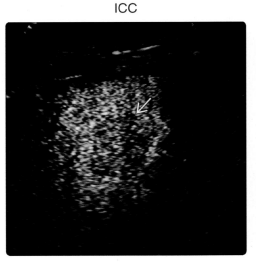

ICC

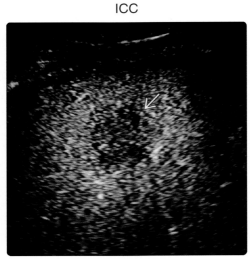

重要内容

临床意义

- 高危患者包括肝硬化患者和国际上肝脏相关指南（如 AASLD、EASLD）中定义的有其他危险因素的患者
- 肝硬化会增加恶性肿瘤、门静脉高压和肝功能衰竭发生的风险
- 肝细胞癌(hepatocellular carcinoma, HCC)是成人最常见的原发性肝脏恶性肿瘤,其次是肝内胆管细胞癌(intrahepatic cholangiocarcinoma, ICC)
  ○ 两者在肝硬化患者中的发病率均增高
- 评估高危人群的新发可疑病灶时几乎都是首选超声检查,当结节增大或较背景肝脏回声差异显著时被认为是可疑的
- 每隔 6 个月对高危患者进行一次基本的超声监测,包括在患者不同体位下对肝脏进行彻底的 B 型超声检查

- 高危患者的良性病灶能够立即被超声造影鉴别,避免了转诊和其他不必要的影像检查

影像学

- 超声造影可用于肝硬化肝内结节的检出和鉴别,具有较高的诊断准确性
- 不论潜在的肝脏疾病状况如何,超声造影表现为动脉期高增强(arterial-phase hyperenhancement, APHE),伴晚期轻度廓清则高度提示 HCC
- 动脉期环状高增强,伴快速、显著廓清是包括胆管癌和转移癌在内的非肝细胞性恶性肿瘤的特征
- 超声造影为实时动态成像,具有高空间分辨率和时间分辨率,可以为现有的 CT 和 MR 成像方案提供有价值的信息
  ○ 超声造影没有预设的图像采集时间,因此可以发现 CT/MR 成像可能错过的增强模式

典型图像

非肝细胞性肿瘤

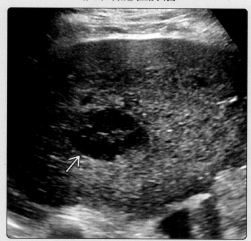

动脉早期

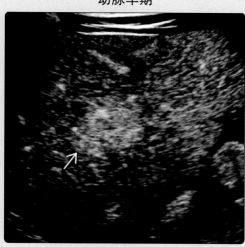

(左)患者男性,66 岁,有乙肝病史,行 B 型超声检查,图像显示在粗糙的肝脏实质内可见一局灶性低回声肿块➔,鉴别诊断包括 HCC 以及其他潜在的良、恶性病变。(右)结节动脉期显示为弥漫高增强➔,这种表现不具有特异性。

23s

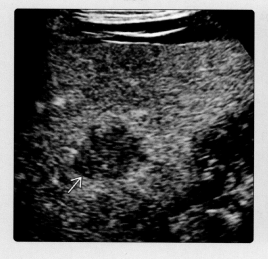

2.5min

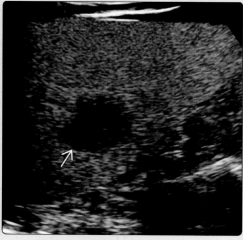

(左)结节在 23s 出现明显廓清➔。这种动脉期内快速廓清的增强模式提示为包括胆管癌和转移癌的非肝细胞性恶性肿瘤。(右)此时结节表现为显著廓清➔,使得病灶相对于周边强化的肝实质看起来完全是黑色的。最终经活组织病理检查证实为胆管癌。转移癌可能有同样的表现。

临床意义

人口统计学和流行病学

- HCC 和 ICC 分别是肝硬化患者中第一和第二常见的原发性肝脏恶性肿瘤
  - 肝转移癌和良性肿瘤(尤其是血管瘤)可能出现在肝硬化中,但与正常肝脏相比,其发生率较低
  - 原发性肝脏淋巴瘤虽然罕见,但也可能发生于肝硬化中
- HCC 几乎只在肝硬化患者中发生,约 5%~30% 的肝硬化患者被诊断患有 HCC
- 肝硬化患者所有原发性肝脏恶性肿瘤中 HCC 至少占 95%,而 ICC 占 1%~2%
- 与肝硬化患者相比,非肝硬化患者的原发性肝脏恶性肿瘤中 ICC 所占的比例要更大
- HCC 是肝硬化和非肝硬化肝脏最常见的原发肿瘤

临床注意事项

- 采用超声造影肝脏影像报告与数据系统(Liver Imaging Reporting and Data System,LI-RADS)对肝硬化基础上的肝内结节进行解读和管理,主要目的是无创诊断 HCC,以避免治疗前进行肝活检
- 区分 ICC 和 HCC 非常重要,因为与两者相关的预后和临床治疗是不同的
- HCC 发病率和复发率都高,因此初级和次级监测至关重要,最好进行超声和超声造影检查
- 肝脏活检对于准确鉴别超声造影中具有非肝细胞性恶性肿瘤增强特征的肝结节至关重要
- 根据可疑程度,也可以对不符合 LR-5(明确的 HCC)标准的肝细胞性结节进行活检

病理学

肝细胞癌

- HCC 是主要发生于肝硬化患者的肝细胞源性的原发性肝癌
- 在肝硬化中,HCC 的发生是逐步癌变的过程,首先是再生结节(regenerative nodules,RN),然后发展为不典型增生结节(dysplastic nodules,DN),最后发展为 HCC
  - 在这个逐步发展过程中,结节的大小、细胞数量和血管生成活性会增加
- 结节向恶性肿瘤的进展伴随着血管结构的生长和改变;具体来说,就是门静脉和肝动脉的血供逐渐减少,而新生血管增多
- DNs 可能是低级别的、高级别的,或者是在 DN 中出现灶性 HCC(即"结中结")

肝内胆管细胞癌

- ICC 是一种起源于肝实质内胆管的非肝细胞性肿瘤
- ICC 具有三种明显不同的生长模式
  - 肿块型(最常见)
  - 管周浸润型
  - 腔内生长型
- 中心纤维化间质伴周围增殖的肿瘤细胞是 ICC 的特征

影像学

概述

- 准确鉴别高危患者的局灶性病变需要结合适当的临床背景和典型的肝肿瘤增强模式
  - 如果超声造影增强模式不典型,或者超声造影效果不够理想,则有必要对该病灶继续行 CT 或 MR 检查
  - 此外,CT 和 MR 还可用于超声造影确诊肝癌后的肿瘤分期
- 实际上,超声造影基本是针对明确的局灶性结节的重点检查
  - 这不同于 CT/MR 检查,它们的重点是针对异常发现,这些异常可能是真实的结节或假性病灶,如动脉-门静脉瘘
    - 因此,超声造影上结节的动脉期高增强(arterial-phase hyperenhancemnt,APHE)比 CT/MR 发现的 APHE 的特异性更高
- 在 B 型超声上,肝硬化通常包括大量不同回声的结节
  - 结节可能是低回声、等回声或高回声的
- 超声造影对局灶性肝脏病变的非创伤性诊断是基于已知肝肿瘤的不同增强模式
- 廓清是超声造影诊断恶性肿瘤最有特征性的表现
- ICC 和 HCC 在超声造影动脉期和门静脉期的增强模式存在显著差异
- 超声造影通过廓清程度和时间可以对肝细胞癌和非肝细胞性恶性肿瘤进行鉴别
- 肝细胞性肿瘤包括 HCC、RN、DN,它们具有不同的增强模式和恶性风险
- 非肝细胞性肿瘤通常表现为快速、明显的廓清,这

可能与超声造影所使用的纯血池微泡造影剂有关
- 相比之下，CT/MR 上的非肝细胞性肿瘤，由于造影剂渗透到肿瘤的血管外间质，一般随时间呈持续性或进行性增强
- 对于 CT/MR 上有性质不确定肝脏病变的患者，超声造影因其高分辨率而成为解决问题的重要工具
- 除了判断结节性质外，超声造影还可用于鉴别门静脉栓子性质和随访评估局部治疗效果

肝细胞癌

- 动脉期高增强和晚期轻度廓清是超声造影诊断 HCC 的标志性特征，是一种可靠的无创诊断方法
- 尽管如此，典型 HCC 的增强模式仍有可能出现变异
  - 这些变异可能包括动脉期的低增强或等增强，门脉期和延迟期的快速廓清（注射造影剂后 <60s），或完全不廓清等
- 由于许多 HCC 不符合超声造影无创诊断的严格标准，LI-RADS 提供的诊断算法认为这些肝细胞结节为 HCC 的可信度低，更倾向于其他恶性肿瘤的诊断
- 由于 RNs 保留了正常的门静脉和肝动脉供血，其强化模式与背景肝实质相似，无高增强或廓清
- 癌前性 DNs 可能表现为动脉期低增强、高增强或等增强
  - 这可能是由于再生结节向恶性 HCC 进展过程中发生的血管变化所致
- 由于在超声造影上不能看到动脉-门静脉分流，在超声造影上已知的结节表现为 APHE 与 HCC 的相关性高于 CT 或 MR

肝内胆管细胞癌

- 多样的动脉期增强模式和快速、显著廓清是 ICC 在超声造影上的特征
- 超声造影上表现为环状高增强和快速廓清的结节需要进行活检，因为当患者病史不清楚的情况下难以鉴别单发的转移癌和 ICC

鉴别诊断

概述

- 超声造影可准确鉴别肝脏良、恶性病变

- 实时动态超声能够最佳地显示大多数常见良性病变的动脉期增强模式，尤其是快速填充型血管瘤
- 与 HCC 相比，ICC 在超声造影上动脉期和门静脉期的增强模式有很大差异
  - HCC 的特征是 APHE 伴较晚出现的轻度廓清，而 ICC 常表现为环状强化伴快速、明显廓清（通常在注射造影剂后 60s 内）
- 病灶表现为短暂性低增强，随后呈等增强，可能为 DN 或高分化 HCC
  - 由于这些病变的表现存在重叠（包括所有的成像方式），因此通常需要活检来鉴别
- 动脉期呈高增强而没有廓清的异常表现是 CT/MR 不能确定诊断的最常见表现之一，这可能提示血管分流或因 HCC 变异而缺乏廓清
  - 超声造影可以解决这一不确定性，因为超声造影通常不能显示血管分流。如果性质不确定的 MR 病变是因 HCC 变异而没有廓清，超声造影可显示结节的血管改变

参考文献

1. Yang D et al: Perfusion characteristics of hepatocellular carcinoma at contrast-enhanced ultrasound: influence of the cellular differentiation, the tumor size and the underlying hepatic condition. Sci Rep. 8(1):4713, 2018
2. Burrowes DP et al: Contrast-enhanced US approach to the diagnosis of focal liver masses. Radiographics. 37(5):1388-1400, 2017
3. Durot I et al: Contrast-enhanced ultrasound of malignant liver lesions. Abdom Radiol (NY). 43(4):819-847, 2018
4. Jo PC et al: Integration of contrast-enhanced us into a multimodality approach to imaging of nodules in a cirrhotic liver: how I do it. Radiology. 282(2):317-331, 2017
5. Vijgen S et al: Pathology of intrahepatic cholangiocarcinoma. Hepatobiliary Surg Nutr. 6(1):22-34, 2017
6. Miller ZA et al: Screening for hepatocellular carcinoma in high-risk populations. Clin Imaging. 40(2):311-4, 2016
7. Li R et al: Detailed analysis of temporal features on contrast enhanced ultrasound may help differentiate intrahepatic cholangiocarcinoma from hepatocellular carcinoma in cirrhosis. PLoS One. 9(5):e98612, 2014
8. Bhayana D et al: Hypervascular liver masses on contrast-enhanced ultrasound: the importance of washout. AJR Am J Roentgenol. 194(4):977-83, 2010
9. Chen LD et al: Intrahepatic cholangiocarcinoma and hepatocellular carcinoma: differential diagnosis with contrast-enhanced ultrasound. Eur Radiol. 20(3):743-53, 2010
10. Vilana R et al: Intrahepatic peripheral cholangiocarcinoma in cirrhosis patients may display a vascular pattern similar to hepatocellular carcinoma on contrast-enhanced ultrasound. Hepatology. 51(6):2020-9, 2010
11. Jang HJ et al: Small nodules (1-2 cm) in liver cirrhosis: characterization with contrast-enhanced ultrasound. Eur J Radiol. 72(3):418-24, 2009
12. Jang HJ et al: Enhancement patterns of hepatocellular carcinoma at contrast-enhanced US: comparison with histologic differentiation. Radiology. 244(3):898-906, 2007
13. van den Bos IC et al: Stepwise carcinogenesis of hepatocellular carcinoma in the cirrhotic liver: demonstration on serial MR imaging. J Magn Reson Imaging. 24(5):1071-80, 2006

HCC 动脉早期

(左)患者男性，71 岁，肝硬化，行常规超声监测，超声显示肝脏回声粗糙、包膜呈结节状，肝内可见一局灶性低回声结节➡️。同时还显示有大量腹水。(右)同一个患者的肝脏结节在 14s 表现为高增强➡️。肝动脉和一些周围的分支充满微泡，而肝实质还几乎没有强化。

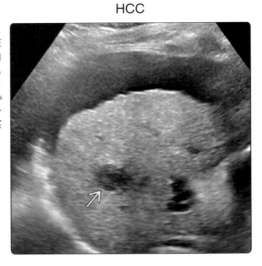
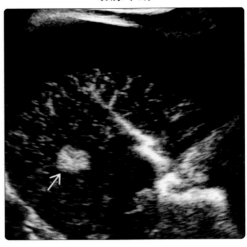

21s 60s

(左)相对于周边肝实质，结节仍然表现为高增强➡️。(右)相对于周边肝实质，该结节在 60s 仍然表现为轻度高增强➡️。当考虑为 HCC 时，获取 1min 时的图像至关重要，因为这个时间代表了是快速(注射造影剂后<60s)还是晚期(注射造影剂后>60s)廓清的阈值。

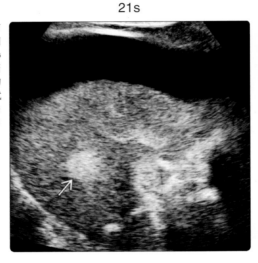
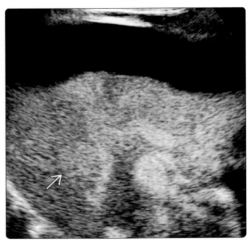

2.5min 5min

(左)相对于周边肝实质，该结节在 2.5min 时表现为轻度高增强➡️，尽管两者的增强程度均有所下降。(右)在 5min 时，硬化的肝脏实质增强程度已经减低，相对于周边肝实质，该结节表现为轻度低增强➡️。尽管如此，仍然有一些微泡在病灶内，反映了 HCC 特有的轻度廓清模式。

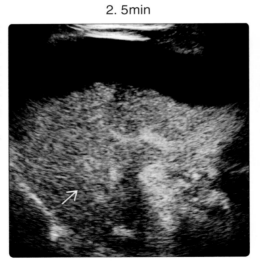
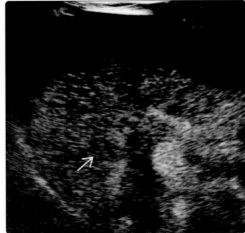

门静脉栓子形成

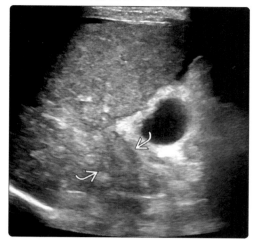

13s

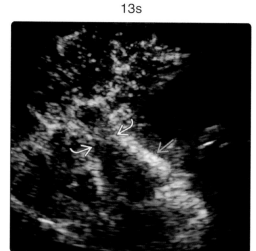

(左)患者男性,62 岁,乙型肝炎、肝硬化,患者矢状位 B 型超声检查显示门静脉主干➦,以及肝内分支充满软组织回声,与肝实质相似,因此怀疑门静脉栓子形成。(右)在 13s 时,肝动脉➥均匀增强,而门静脉➦管腔相对呈黑色。

15s

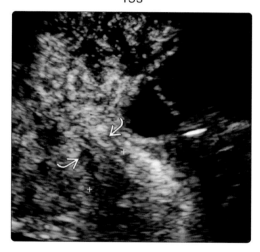

3. 5min

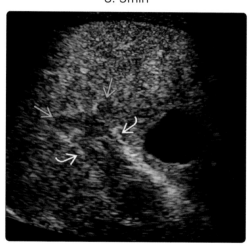

(左)在 2s 内,门静脉快速增强➥。因此诊断为门静脉恶性肿瘤栓子。(右)在延迟期,恶性栓子廓清使门静脉相对于强化的肝实质呈黑色➦。更加清晰地显示恶性栓子扩展至门静脉的肝内分支➥。因此诊断为门静脉恶性栓子。

性质不确定的肝细胞结节:23s

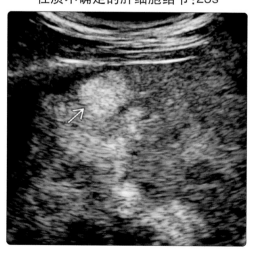

性质不确定的肝细胞结节:3min

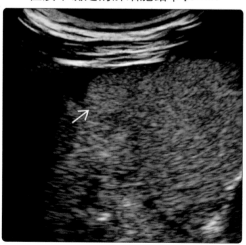

(左)基线 B 型超声显示肝硬化肝脏内有一个局灶性低回声结节。超声造影动脉期显示病灶呈高增强➥。(右)该结节持续增强➥,无廓清。这种可清晰显示结节的高增强病灶,即使没有廓清也应高度怀疑 HCC。这个病灶分为超声造影 LI-RADS 4 类,可能为 HCC,建议行穿刺活检排除 HCC 诊断。

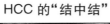

HCC 的"结中结"　　　　　　　　动脉早期

（左）一位 59 岁乙肝肝硬化男性患者行 B 型超声检查，显示肝脏实质粗糙，包膜呈结节状；中度腹水；肝内可见一局灶性、边界清楚的、中央呈低回声的肿块➡。（右）在动脉早期，中央低回声区表现为 2 个高增强灶，周围是一个无增强的更大的结节➡。这提示在一个不典型增生结节内有两个 HCC 病灶。

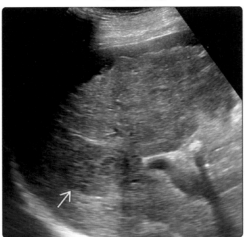

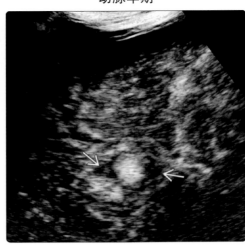

1min　　　　　　　　　　2.5min

（左）在 1min 时，高增强结节和其周边低增强的结节均为等增强，因此在超声造影上难以辨别。（右）高增强的结节和其周边环绕的不典型增生结节➡均表现为轻度廓清。

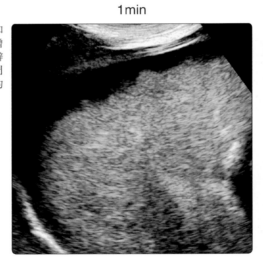

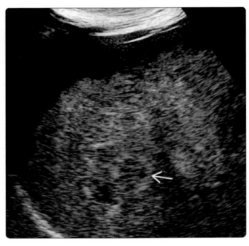

3.5min　　　　　　　　　4.5min

（左）此时，整个结节表现为均匀轻度廓清➡，这符合 HCC 的诊断，并被分为 LI-RADS 5 类。（右）经过持续观察，肿块原来高增强部分➡认为是恶性程度最高的部分，出现了明显廓清，并表现为完全黑色。

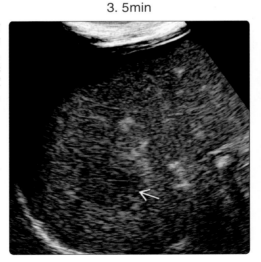

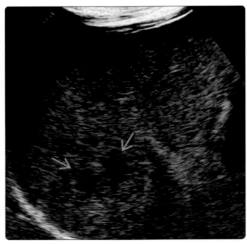

重 要 内 容

ACR LI-RADS

- 美国放射学会(America College of Radiology,ACR)肝脏影像报告与数据系统(Liver Imaging Reporting and Data System,LI-RADS)旨在规范肝细胞癌(hepatocellular carcinoma,HCC)影像报告与数据收集
  - 2016 年扩展到对 HCC 高风险患者的超声造影(contrast-enhanced US,CEUS)检查
- 该系统目前包括术语表、图示和分类规则
- 旨在实现以下目标
  - 使用一致的术语
  - 降低影像解读的多变性和误差
  - 加强与临床医生的沟通
  - 有助于质量控制和研究
- 只适用于有 HCC 风险的患者

CEUS LI-RADS 主要影像特征

- 病灶大小
- 动脉期高增强
- 开始廓清时间
  - 早期廓清:注射造影剂后<60s 开始廓清
  - 晚期廓清:注射造影剂后≥60s 开始廓清
- 廓清程度
  - 显著廓清:注入造影剂后 2min 以内结节内几乎没有造影剂(黑洞样)
  - 轻度廓清:结节增强程度低于肝实质,但非完全无增强(即少许持续增强)

CEUS LI-RADS 分类

- CEUS LR-1:明确良性
- CEUS LR-2:高度可能良性
- CEUS LR-3:中度可疑 HCC
- CEUS LR-4:高度可疑 HCC
- CEUS LR-5:明确 HCC
- CEUS LR-M:恶性病灶,但非特异性的 HCC

典 型 图 像

CEUS LI-RADS

第一步:应用CEUS LI-RADS® 诊断流程

在HCC高危患者中,对于超声造影前可以显示的未经治疗且没有经过病理证实的结节

- 如果由于图像衰减或缺失而不能分类 ⟶ CEUS LR-NC
- 如果静脉内有癌栓(TIV) ⟶ CEUS LR-TIV
- 如果绝对良性 ⟶ CEUS LR-1
- 如果可能良性 ⟶ CEUS LR-2
- 如果为可能或绝对恶性而非HCC特征(比如,恰好符合CEUS LR-M分类标准[1]) ⟶ CEUS LR-M

否则,使用以下CEUS诊断表

- 如果恶性中度可疑 ⟶ CEUS LR-3
- 如果可能HCC ⟶ CEUS LR-4
- 如果绝对HCC ⟶ CEUS LR-5

超声造影诊断表

动脉期高增强	动脉期非高增强		动脉期高增强(非环状[2],非周边不连续结节状[3])	
结节尺寸/mm	< 20	≥20	< 10	≥10
无任何形式的廓清	CEUS LR-3	CEUS LR-3	CEUS LR-3	CEUS LR-4
晚期和轻度廓清	CEUS LR-3	CEUS LR-4	CEUS LR-4	CEUS LR-5

1. CEUS LR-M标准,以下任一情况:
   - 动脉期环状高增强
   - 早期廓清(60s以前)
   - 明显廓清

2. 动脉期环状高增强表明为LR-M

3. 周边不连续结节状高增强表明为血管瘤(LR-1)

图示为 CEUS LI-RADS 诊断流程和诊断表(图片来源:美国放射学会)。

术语

缩写

- 肝脏影像报告与数据系统（LI-RADS）

介绍

CEUS LI-RADS

- 只适用于有 HCC 风险的患者
  - 肝硬化
  - 慢性乙型肝炎病毒感染
  - 目前或以前患有 HCC
- 仅适用于超声造影前常规超声可见的病灶
- 只适用于纯血池造影剂的超声造影检查，如 Lumason/SonoVue 和 Definity/Luminity
- CEUS LI-RADS 不应用于以下情况
  - 无 HCC 危险因素的患者
  - 年龄<18 岁的患者
  - 由先天性肝纤维化导致的肝硬化患者
  - 血管原因所致肝硬化患者，如遗传性出血性毛细血管扩张症、布加综合征、慢性门静脉阻塞、心脏充血或弥漫性结节状再生性增生
- 病理证实的恶性肿瘤或病理证实的非肝细胞来源的良性病变，如血管瘤

CEUS LI-RADS 诊断流程

步骤 1：对 HCC 高危患者常规超声显示的无病理证实、未治疗的病灶进行分类

- CEUS NC：由于超声图像质量差或图像缺失无法进行分类
- CEUS LR-TIV：明确的静脉内癌栓（tumor in vein，TIV）
  - 静脉内的软组织明确增强，不论肝实质内是否可见肿块
- CEUS LR-M：高度可能或肯定恶性，但并非特异性的 HCC
  - 诊断标准包括下列任何一项
    - 动脉期环状高增强（arterial-phase hyperenhancement，APHE）
    - 早期廓清（<60s）
    - 注射造影剂后 2min 内显著廓清，呈"黑洞样"
- CEUS LR-1：明确良性
  - 囊肿：伴有后方回声增强的无回声病灶，在任何造影时期均无增强
  - 血管瘤：病灶回声强度不等，动脉期表现为周边、不连续结节状增强，逐渐向中心增强，门静脉期和延迟期表现为等增强或高增强
  - 肝脏脂肪沉积/缺失：肝实质内非肿块样、非球状的高回声或低回声区，造影后各期均为等增强
- CEUS LR-2：高度可能良性
  - <10mm 的明确等增强实性结节
  - 任何大小的非肿块样等增强病灶，不是典型的肝脏脂肪沉积/缺失
  - CEUS LR-3 的结节大小间隔≥2 年仍保持稳定

- CEUS LR-3、LR-4 和 LR-5 应根据 CEUS 诊断表进行分类
- CEUS LR-3：中度可疑 HCC
  - >10mm 明确的实性结节，动脉期呈等增强，无任何类型的廓清
  - 任何大小的实性结节，动脉期呈低增强，无任何类型的廓清
  - <20mm 明确的实性结节，动脉期呈等/低增强，伴有轻度的晚期廓清
  - <10mm 明确的实性结节，动脉期呈高增强（整体或部分高增强，非环状和周边不连续结节状高增强），无任何类型的廓清
- CEUS LR-4：高度可疑 HCC
  - ≥20mm 明确的实性结节，动脉期呈低或等增强，伴有轻度的晚期廓清
  - <10mm 明确的实性结节，动脉期呈高增强（整体或部分高增强，非环状和周边不连续结节状高增强），伴有轻度的晚期廓清
  - ≥10mm 明确的实性结节，动脉期呈高增强（整体或部分高增强，非环状和周边不连续结节状高增强），无任何类型的廓清
- CEUS LR-5：明确 HCC
  - ≥10mm 明确的实性结节，动脉期呈高增强（整体或部分高增强，非环状和周边不连续结节状高增强），伴有轻度且晚期廓清

步骤 2（可选）：应用 CEUS 辅助特征

- 总体上倾向于恶性肿瘤，但并非仅限于 HCC
  - 明确的增长：病灶大小明确自发长大
- 倾向于 HCC
  - "结中结"结构：肿块内部存在较小的结节与外面较大结节具有不同的影像学特征，尤其是在肝硬化基础上，提示 HCC
  - "马赛克"结构（镶嵌结构）：肿块内部杂乱分布的结节或者分隔结构，通常具有不同的影像学特征
- 倾向于良性病灶
  - 大小稳定≥2 年
  - 尺寸减小：随着时间推移，病灶大小明显自发缩小

步骤 3：如果需要的话，应用平分决胜（Tie Breaking）原则

- 如果不能确定类别，选择一个较低可能性的类别

步骤 4：最后检查

- 在完成步骤 1、2、3 之后，如果分类的类别是合理和适当的，则完成了整个分类过程

参考文献

1. The American College of Radiology Liver Reporting & Data System. https://www.acr.org/Clinical-Resources/Reporting-and-Data-Systems/LI-RADS. Updated 2018. Accessed November 2018
2. Terzi E et al: Contrast ultrasound LI-RADS LR-5 identifies hepatocellular carcinoma in cirrhosis in a multicenter restropective study of 1,006 nodules. J Hepatol. 68(3):485-492, 2018
3. Piscaglia F et al: American College of Radiology Contrast Enhanced Ultrasound Liver Imaging Reporting and Data System (CEUS LI-RADS) for the diagnosis of hepatocellular carcinoma: a pictorial essay. Ultraschall Med. 38(3):320-324, 2017
4. Wilson SR et al: CEUS LI-RADS: algorithm, implementation, and key differences from CT/MRI. Abdom Radiol (NY). ePub, 2017

CEUS LR-1

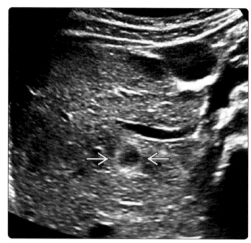

CEUS LR-1

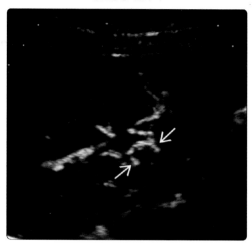

(左)一位 59 岁的女性慢性乙肝患者,常规超声监测过程中发现了一个结节➡(美国放射学院提供)。(右)超声造影动脉早期表现为周边结节状高增强➡(图片来源:美国放射学会)。

CEUS LR-1

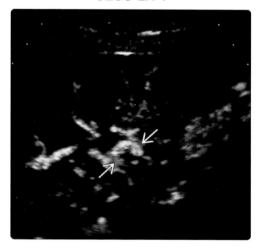

CEUS LR-1

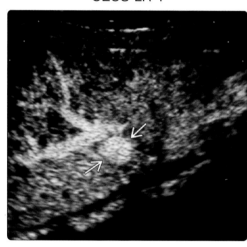

(左)超声造影动脉期显示增强持续向中心充盈➡(图片来源:美国放射学会)。(右)最终造影剂完全填充➡,并持续至5min(未显示)。这种增强模式是典型的血管瘤,分类为 CEUS LR-1(图片来源:美国放射学会)。

CEUS LR-2

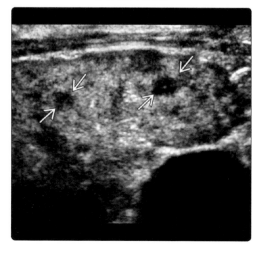

CEUS LR-2

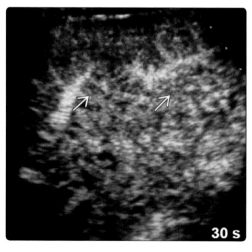

(左)一位 50 岁男性丙型肝炎肝硬化患者,行 B 型超声检查,显示肝左叶有至少 3 个亚厘米级大小的低回声结节➡。(美国放射学会提供)(右)超声造影动脉期呈等增强,无动脉期高增强和廓清➡,并一直持续到延迟期(未显示),高度怀疑为良性结节,分为 CEUS LR-2(图片来源:美国放射学会)。

CEUS LR-3

CEUS LR-3

(左)一位 64 岁男性酒精相关性肝硬化患者,在超声监测过程中,发现一个略大于 2cm 的外生性低回声结节➡(图片来源:美国放射学会)。(右)该结节在动脉期增强峰值为等增强➡(图片来源:美国放射学会)。

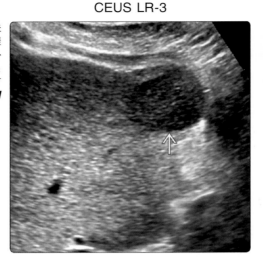
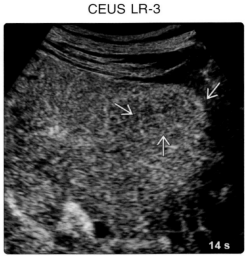

CEUS LR-3

CEUS LR-3

(左)该结节在 2min 时仍为等增强➡。(美国放射学会提供)(右)该结节在 4min 时仍为等增强➡。该结节性质难定,因而分为 CEUS LR-3 类(图片来源:美国放射学会)。

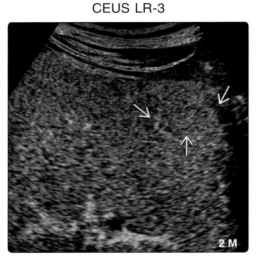
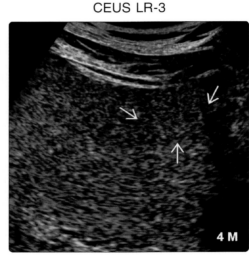

CEUS LR-4

CEUS LR-4

(左)一位 27 岁男性不明原因肝硬化患者,行超声监测,发现 2 个直径在 10~20mm 之间的结节➡(图片来源:美国放射学会)。(右)超声造影动脉早期表现为典型的动脉期高增强➡(图片来源:美国放射学会)。

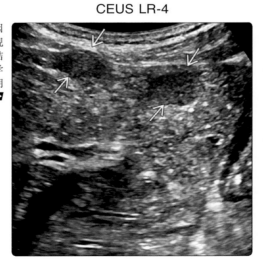
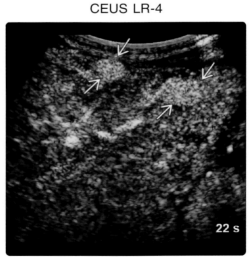

CEUS LR-4

CEUS LR-4

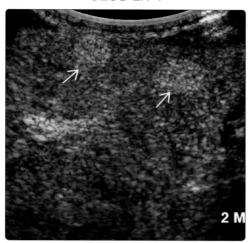

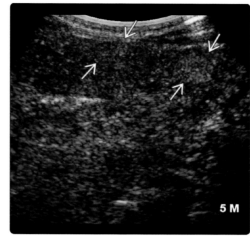

(左)这两个结节在 2min 时仍为高增强➡。(美国放射学会提供)(右)两个结节在 5min 后仍有增强,而没有任何廓清的迹象➡。这种结节高度可疑为 HCC,因此分类为 CEUS LR-4(图片来源:美国放射学会)。

CEUS LR-5

CEUS LR-5

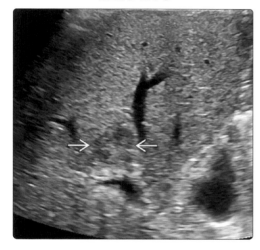

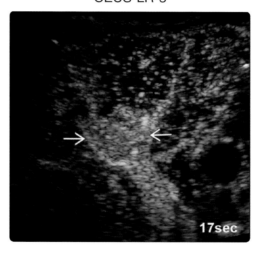

(左)一位 64 岁男性丙型肝炎肝硬化患者,行常规超声监测,发现一个直径约 1.7cm 的局灶性低回声结节➡(图片来源:美国放射学会)。(右)超声造影表现出典型的动脉期高增强➡(图片来源:美国放射学会)。

CEUS LR-5

CEUS LR-5

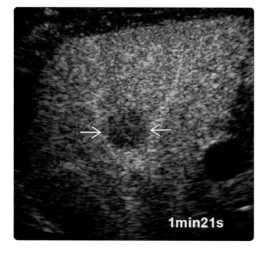

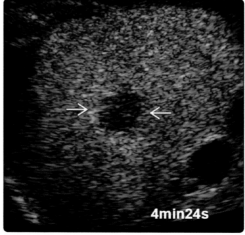

(左)该结节在 1 分半钟时表现为轻度廓清➡(美国放射学会提供)。(右)该结节在 4min 时廓清更明显。这种表现的结节是明确的 HCC,分类为 CEUS LR-5➡。随后的活组织病理检测证实为 HCC(图片来源:美国放射学会)。

CEUS LR-M

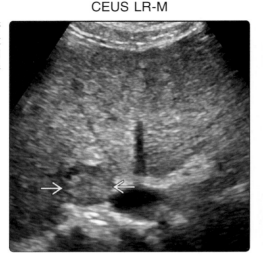

(左)一位 61 岁男性酒精性肝硬化患者,行 B 型超声检查,发现肝右叶有一个 20mm 的低回声病灶➡️。(右)结节超声造影表现为动脉期高增强➡️。

CEUS LR-M

CEUS LR-M

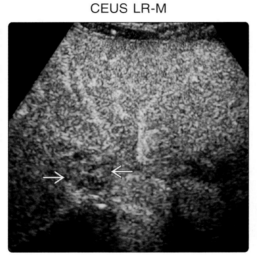

(左)超声造影显示 46s 时出现早期廓清➡️。(右)结节在 2.5min 时仍为轻度低增强➡️,这是一个 CEUS LI-RADS M 类病灶,即怀疑恶性肿瘤,但不一定是 HCC。这个病灶进行了穿刺活检,结果为中分化 HCC。注意,大约 50% 的 LR-M 病灶为肝内胆管细胞癌或肝转移癌,大约 50% 为 HCC。

CEUS LR-M

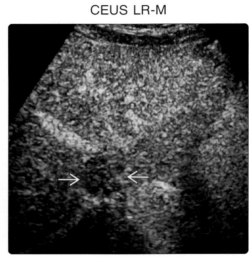

CEUS LR-TIV

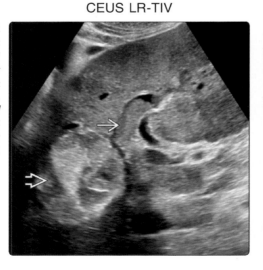

(左)一位 59 岁男性丙型肝炎肝硬化患者,出现新发腹水,矢状面 B 型超声显示一个巨大的局灶性高回声肿块➡️。在门静脉左支矢状部可见软组织肿块➡️(图片来源:美国放射学会)。(右)门静脉栓子➡️和肿瘤➡️在动脉期均表现为高增强,证实了静脉内癌栓的诊断,分类为 CEUS LR-TIV(图片来源:美国放射学会)。

CEUS LR-TIV

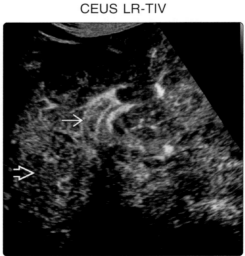

重要内容

技术因素

- 与其他第二代造影剂不同，Sonazoid 会被肝脏的网状内皮系统中的 Kupffer 细胞和脾脏摄取，能够保留长达数小时
- 肝动脉相（注射造影剂后 10~20s 至 30~45s）和门静脉相（注射造影剂后 30~45s 至 120s）与单纯血管内造影剂的超声造影相似
- 可获取额外的延迟相（注射造影剂后 2min 至 4~6min）
- Kupffer 相成像一般在注射造影剂后 10 ~ 20min 进行

肝脏疾病的临床应用

- 诊断目的
  - 动脉相：用于检测动脉相高增强，这常与恶性肿瘤有关
  - 延迟相：用于检测造影剂廓清时间和程度
    - 早期和/或显著的廓清见于非肝细胞性恶性肿瘤，如胆管癌和转移癌
    - 晚期且轻度廓清常见于肝细胞病变，如肝细胞癌（hepatocellular carcinoma，HCC）
  - Kupffer 相成像类似于钆塞酸增强 MR 的肝胆期成像
    - 大多数局灶性良性肝脏病变保持与周围肝脏相似的增强程度，且在 Kupffer 相成像中不可见
    - 大多数 HCC 和非肝细胞性恶性肿瘤表现为无造影剂充填，而周边肝实质明显增强，类似于钆塞酸增强 MR 的肝胆期表现
- 应用 Sonazoid 的 Kupffer 相成像可以显著提高活检、经皮消融治疗和手术切除的靶病变显示率

典型图像

HCC

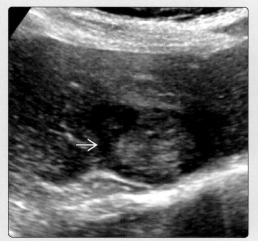

HCC

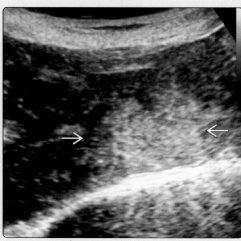

（左）B 型超声显示在肝脏 Ⅱ 段一个有低回声晕环➡️的肿块。（右）HCC 的 Sonazoid 超声造影图像。注射 Sonazoid 后 20s，肿块动脉期呈高增强➡️。

HCC

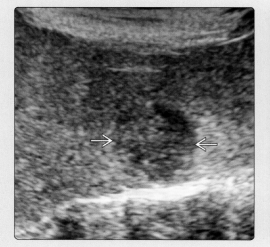

HCC

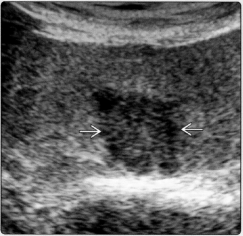

（左）在超声造影延迟期，肿块呈轻度廓清➡️。（右）Kupffer 相改善了病变的显示➡️，与周围肝实质相比，病变呈明显低增强。

技术因素

Sonazoid

- Sonazoid（GE Healthcare AS，Oslo，Norway），中文商品名为示卓安，是第二代超声造影剂
  - 与其他纯血池第 2 代造影剂不同，它可由肝脏网状内皮系统中的 Kupffer 细胞和脾脏吞噬，并保留数小时
  - 成像采用机械指数（mechanical index，MI）为 0.20~0.24 的对比谐波成像
    - 成像时的 MI 高于其他第二代造影剂的 0.05~0.1
  - Sonazoid 主要用于肝脏和乳腺成像

增强时相

- 与其他第二代超声造影剂相似，可以观察到以下时相
  - 动脉相（注射造影剂后 10~20s 至 30~45s）
  - 门静脉相（注射造影剂后 30~45s 至 120s）
  - 延迟相（注射造影剂后 2min 至 4~6min）
  - 图像解读与其他第二代造影剂相似，诊断也是基于动脉相增强模式和程度，以及开始廓清时间和程度
- 此外，用 Sonazoid 可以进行后血管相（Kupffer 相）成像
  - 通常在注射造影剂后 10min 开始
  - Sonazoid 超声造影在门脉相、延迟相和后血管相有部分重叠
    - 血管-Kupffer 相（注射造影剂后 1~10min）可观察到 Sonazoid 在肝脏的逐渐聚集
  - 注射造影剂后 10min，在超声造影上只能看到 Kupffer 细胞保留的造影剂，其他的游离微泡被体循环所清除

肝脏疾病的临床应用

肝脏疾病的诊断

- Sonazoid 超声造影与其他第 2 代超声造影剂相似，可直接观察肿瘤的增强模式，以用于肝肿瘤的分类
- Sonazoid 超声造影对肝脏主要肿瘤类型的诊断标准与其他 2 代超声造影剂相似
  - 动脉相
    - 用于检测动脉相高增强，这常与恶性肿瘤有关
  - 门静脉相和延迟相
    - 用于检测造影剂廓清时间和程度
    - 早期和/或显著的廓清见于非肝细胞性恶性肿瘤，如胆管癌和转移癌
    - 晚期和轻度廓清见于肝细胞病变，如 HCC

  - Kupffer 相
    - 与钆塞酸增强 MR 的肝胆期类似
    - 大多数局灶性良性肝脏病变保持与周围肝脏相似的增强程度，且在 Kupffer 相中不能显示
    - 大多数 HCC 和非肝细胞性恶性肿瘤表现为无造影剂充填，而周边肝实质明显增强，类似于钆塞酸增强 MR 的肝胆期表现
- 血管瘤
  - 血管相
    - 典型的不连续结节状逐渐向内充填增强
  - Kupffer 相
    - 残留的 Sonazoid 相对于周围的肝实质表现出等增强或轻度的低增强
- 局灶性结节性增生
  - 血管相
    - 大多数病例表现为特异性的中央供血动脉和星状血管的增强征象，并呈持续高增强
  - Kupffer 相
    - 大多数病例仍有 Sonazoid 滞留，与周边肝实质比较呈等增强或者轻度高增强
- 肝细胞腺瘤
  - 血管相
    - 倾向于表现为轻度的整体高增强，动脉相可见造影剂自肿瘤周边进入，而门脉相呈持续的高增强或等增强，也可能为低增强
  - Kupffer 相
    - 通常会有少量 Sonazoid 滞留，则表现为不均匀低增强
- HCC
  - 血管相
    - 动脉期
      - 整体高增强
      - 有些病变可能表现为"结中结"的增强模式
    - 门静脉期和延迟期
      - 造影剂轻度和晚期廓清
  - Kupffer 相
    - 大多数 HCC 缺乏 Kupffer 细胞，因此不能滞留 Sonazoid 微泡
    - 因此它们表现为被周围强化的正常肝实质所包围的无增强区
    - 由于对 HCC 的敏感性高，一些学者主张使用 Sonazoid 超声造影的 Kupffer 相对高危人群进行 HCC 的筛查和监测
    - 一些弥漫浸润型 HCC 可能有不同程度的正常肝实质混杂，因此在 Kupffer 相滞留少量的 Sonazoid
- 肝脏转移癌/肝内胆管细胞癌
  - 血管相

– 动脉期
  □ 均匀或不均匀高增强
  □ 动脉期环状强化是非肝细胞性恶性肿瘤的特征
– 门静脉期和延迟期
  □ 造影剂早期廓清，比 HCC 廓清时间更早
○ Kupffer 相
  – 非肝细胞性恶性肿瘤（胆管癌和转移癌）缺乏 Kupffer 细胞，因此不能滞留 Sonazoid
  – 因此它们表现为被周围强化的正常肝实质所包围的无增强区

- MR 与 Sonazoid 超声造影的比较
  ○ Sonazoid 超声造影与超顺磁氧化铁（superparamagnetic iron oxide，SPIO）MR 对 HCC 可检出性的对比发现，两者具有相似的强化模式，且表现出相似的敏感性，Sonazoid 超声造影的灵敏度为 98%，SPIO MR 的灵敏度为 95%
  ○ Kupffer 相成像上的结节内部造影剂充盈缺损区代表明显的 HCC，而 kupffer 相等灌注的外部区域代表不典型增生结节或高分化的 HCC 成分
  ○ 相反，在钆塞酸增强 MR 的肝胆期可见部分不典型增生结节和大部分 HCC
  ○ 在钆塞酸增强 MR 表现为非高增强、低信号的肝脏病灶中，Sonazoid 超声造影 Kupffer 相肿瘤的大小和灌注缺损是预测低灌注可疑病灶发展为富血供 HCC 的重要因素

Sonazoid 超声造影引导下的介入操作

- 活检
  ○ 在 Sonazoid 超声造影引导下的技术成功率明显高于 B 型超声的引导（分别为 92.3% 和 76.8%）
- 对手术切除的指导
  ○ 术中 Sonazoid 超声造影有助于发现小病灶（<1cm）或隐匿性肿瘤、向包膜外生长的肿瘤和门静脉癌栓
  ○ 与传统的术中超声相比，降低了手术切缘阳性率
- 经皮消融
  ○ 在消融治疗前，Kupffer 相成像可改善靶病灶的显示率
- 在体内实验研究探索射频消融中对摄取了 Sonazoid 的病灶的机械作用，结果显示在射频消融前应用 Sonazoid 减轻了对射频组织的机械破坏
  ○ 虽然还需要更多的研究来证实，但这可以防止因肿瘤内压力的突然增加而导致射频消融术后 HCC 在肝段内侵袭性复发
- 融合超声的应用
  ○ Sonazoid 超声造影与 MR 进行融合成像，能够有效用于在 B 型超声和 CT/MR 融合成像上显示

不清楚的早期肝癌的经皮射频消融
○ Sonazoid 超声造影引导的缺点
  – 对于位置深在的肝脏病变的显示存在局限
  – 在某些情况下，如严重的脂肪肝和高分化的 HCC，与非增强超声相比，病变在增强情况可能显示不清

参考文献

1. Lee J et al: Focal Nodular hyperplasia of the liver: contrast-enhanced ultrasonographic features with Sonazoid. J Ultrasound Med. 37(6):1473-1480, 2018
2. Kang TW et al: Added value of contrast-enhanced ultrasound on biopsies of focal hepatic lesions invisible on fusion imaging guidance. Korean J Radiol. 18(1):152-161, 2017
3. Eso Y et al: Sonazoid-enhanced ultrasonography guidance improves the quality of pathological diagnosis in the biopsy of focal hepatic lesions. Eur J Gastroenterol Hepatol. 28(12):1462-1467, 2016
4. Inoue T et al: Kupffer phase image of Sonazoid-enhanced US is useful in predicting a hypervascularization of non-hypervascular hypointense hepatic lesions detected on Gd-EOB-DTPA-enhanced MRI: a multicenter retrospective study. J Gastroenterol. 51(2):144-52, 2016
5. Kumagawa M et al: Contrast-enhanced ultrasonographic findings of serum amyloid A-positive hepatocellular neoplasm: does hepatocellular adenoma arise in cirrhotic liver? World J Hepatol. 8(26):1110-5, 2016
6. Maruyama H et al: Role of contrast-enhanced ultrasonography with Sonazoid for hepatocellular carcinoma: evidence from a 10-year experience. J Gastroenterol. 51(5):421-33, 2016
7. Min JH et al: Effect of parenchymal uptake of perflubutane microbubbles (Sonazoid(®)) on radiofrequency ablation of the liver: in vivo experimental study. Liver Int. 36(8):1187-95, 2016
8. Mishima M et al: Evaluation of contrast Sonazoid-enhanced ultrasonography for the detection of hepatic metastases in breast cancer. Breast Cancer. 23(2):231-41, 2016
9. Min JH et al: Radiofrequency ablation of very-early-stage hepatocellular carcinoma inconspicuous on fusion imaging with B-mode US: value of fusion imaging with contrast-enhanced US. Clin Mol Hepatol. 20(1):61-70, 2014
10. Ohama H et al: Images of Sonazoid-enhanced ultrasonography in multistep hepatocarcinogenesis: comparison with Gd-EOB-DTPA-enhanced MRI. J Gastroenterol. 49(6):1081-93, 2014
11. Sugimoto K et al: Kupffer-phase findings of hepatic hemangiomas in contrast-enhanced ultrasound with sonazoid. Ultrasound Med Biol. 40(6):1089-95, 2014
12. Claudon M et al: Guidelines and good clinical practice recommendations for contrast enhanced ultrasound (CEUS) in the liver - update 2012: a WFUMB-EFSUMB initiative in cooperation with representatives of AFSUMB, AIUM, ASUM, FLAUS and ICUS. Ultrasound Med Biol. 39(2):187-210, 2013
13. Barreiros AP et al: Contrast enhanced ultrasound for the diagnosis of hepatocellular carcinoma (HCC): comments on AASLD guidelines. J Hepatol. 57(4):930-2, 2012
14. Muhi A et al: Diagnosis of colorectal hepatic metastases: comparison of contrast-enhanced CT, contrast-enhanced US, superparamagnetic iron oxide-enhanced MRI, and gadoxetic acid-enhanced MRI. J Magn Reson Imaging. 34(2):326-35, 2011
15. Nanashima A et al: Usefulness of sonazoid-ultrasonography during hepatectomy in patients with liver tumors: A preliminary study. J Surg Oncol. 103(2):152-7, 2011
16. Shunichi S et al: Definition of contrast enhancement phases of the liver using a perfluoro-based microbubble agent, perflubutane microbubbles. Ultrasound Med Biol. 35(11):1819-27, 2009
17. Inoue T et al: Imaging of hepatocellular carcinoma: qualitative and quantitative analysis of postvascular phase contrast-enhanced ultrasonography with sonazoid. Comparison with superparamagnetic iron oxide magnetic resonance images. Oncology. 75 Suppl 1:48-54, 2008
18. Strobel D et al: Contrast-enhanced ultrasound for the characterization of focal liver lesions–diagnostic accuracy in clinical practice (DEGUM multicenter trial). Ultraschall Med. 29(5):499-505, 2008
19. Watanabe R et al: Mechanism of hepatic parenchyma-specific contrast of microbubble-based contrast agent for ultrasonography: microscopic studies in rat liver. Invest Radiol. 42(9):643-51, 2007
20. Yanagisawa K et al: Phagocytosis of ultrasound contrast agent microbubbles by Kupffer cells. Ultrasound Med Biol. 33(2):318-25, 2007
21. Tanaka M et al: Pathomorphological study of Kupffer cells in hepatocellular carcinoma and hyperplastic nodular lesions in the liver. Hepatology. 24(4):807-12, 1996

（左）胰腺癌肝转移在超声造影动脉相表现为环状增强➡️。（右）在同一患者的 Kupffer 相，病灶几乎完全没有增强➡️。

肝转移癌

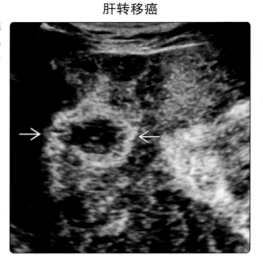

肝转移癌

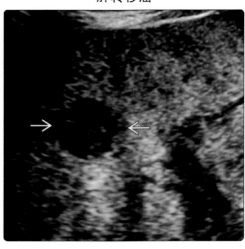

（左）超声造影动脉相显示一个大的可见中央供血动脉和轮辐状强化的肝脏肿块➡️。（右）同一例患者的超声造影 Kupffer 相，之前高增强的病灶呈等增强➡️。

局灶性结节性增生

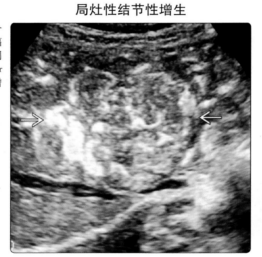

局灶性结节性增生

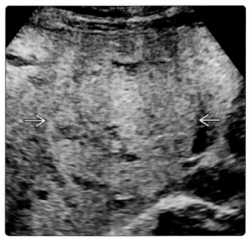

（左）在射频消融术前 Sonazoid 超声造影与 MR 肝胆期的融合成像。靶病灶非常小（<1cm）➡️，在 B 型超声上不能清晰显示（未显示），在 Kupffer 相表现为明显的低增强。（右）融合成像后➡️，超声造影上的病灶与 MR 上的病灶相对应，这使消融治疗成为可能。

Sonazoid 超声造影：MR 融合

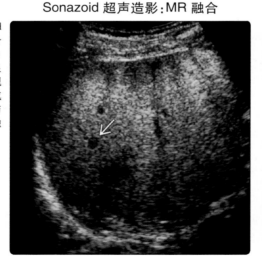

Sonazoid 超声造影：MR 融合

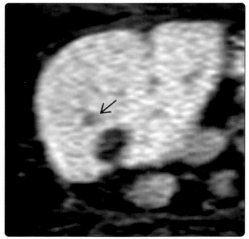

重要内容

概述

- 非增强超声或 CT 发现的典型良性病变（如囊肿、局灶性脂肪沉积或缺失）的局灶性肝脏病变不需要额外检查
- 对于真正性质不确定的病变，应根据临床情况和可疑的诊断，通过增强影像学检查（如 US、CT 及 MR）确诊

超声造影对 B 型超声检出结节的定性

- 超声造影可准确鉴别 B 型超声所检出的良、恶性病变，其诊断准确性与增强 CT 及 MR 相似或更高
- 根据超声造影（contrast-enhanced US，CEUS）影像报告与数据系统（Liver Imaging Reporting and Data System，LI-RADS），对肝细胞癌（hepatocellular carcinoma，HCC）高危患者的局灶性肝脏肿块的定性

基于病灶的大小和增强模式

- 对于 B 型超声初诊发现的病灶，立即行超声造影对良性病灶定性，可以减少对另一种成像方式的需求，节省大量资源，减少患者的焦虑情绪
- 超声筛查出的病灶在 CT 或 MR 上表现为隐匿性结节时，超声造影有助于病变的定性

超声造影对 CT 或 MR 性质不确定病灶的诊断

- 超声造影的优点是实时连续成像，从根源上有效地排除了由于增强 CT 或 MR 错过动脉相位时间而导致误判动脉期高增强时间
- 超声造影可以在注射造影剂后 7～9min 内进行间歇性扫描，从而在大多数高分化 HCC 中发现典型的轻度廓清，而这种廓清通常在 CT 和 MR 上会被漏诊

典 型 图 像

性质不确定的肝脏病灶

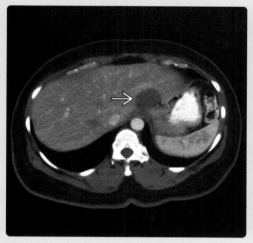

性质不确定的肝脏病灶

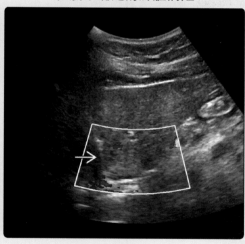

（左）一位有结肠癌病史的患者接受横断面增强 CT 检查，发现肝内有一个性质不确定的低增强肿块➡️，考虑为肝转移癌（图片来源：A. Lyshchik，MD）。（右）超声多普勒显示为回声不均质肿块，内部无血管信号➡️（图片来源：A. Lyshchik，MD）。

性质不确定的肝脏病灶

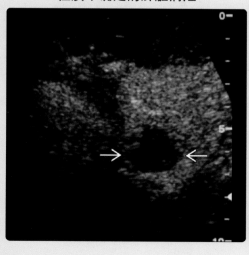

性质不确定的肝脏病灶

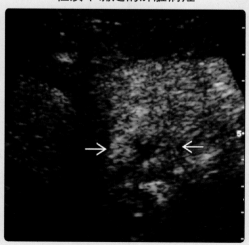

（左）超声造影门静脉期显示为周围结节状增强➡️（图片来源：A. Lyshchik，MD）。（右）超声造影动脉期显示结节逐渐充盈，未见明显廓清，与典型血管瘤表现一致➡️（图片来源：A. Lyshchik，MD）。

影像学

CT/MR 表现

- 增强 CT 和 MR 可以根据增强特征评估病变的内部组成
- 可以获得多个成像时相
  - 增强之前
  - 动脉相
  - 门静脉相
  - 延迟相
- 基于 ACR LI-RADS 分类的 HCC CT/MR 表现
  - **动脉期非环状高增强**:整体或部分明显强于肝脏实质
  - **非周边廓清**:从较早期到较晚期,相对于周边肝组织结节整体或部分增强的时间缩短,表现为延迟期呈低增强
  - **包膜强化**:大部分或全部结节表现为边界光滑、厚薄均匀、边缘锐利,明显比肝脏背景结节周围的纤维化组织更厚或更明显,呈现为边缘的强化
  - **大小**:外边缘到外边缘的最大径线
  - **阈值增长**:在≤6 个月内,大小增长≥50%
- 优点:对整个器官进行成像,并评估肝外受累情况,因此可以进行肿瘤分期
- 陷阱
  - 动脉期和延迟期的固定时间扫描会导致无法观察到动脉期的高增强和廓清,从而限制了诊断准确性
  - 由于容积平均伪像,小的病变(直径小于 1cm)在 CT/MR 上可能不能显示
  - 费用、CT 的辐射暴露、造影剂肾毒性

超声表现

- 提供高空间分辨率的图像,从而使最小细节的显示成为可能
- 由于肝实质与病灶间的声阻抗存在差异,因此常作为肝脏病灶的首选影像学检查方法
- B 型超声成像鉴别肝脏良恶性病变的能力非常有限
  - 良性病变和恶性病变的回声强度都可能多变;因此,不能仅根据 B 型超声表现进行诊断
- 良性病变多有光滑、锐利的轮廓;恶性病变常为浸润性;但是许多恶性结节在 B 型超声上显示为光滑轮廓
- 彩色多普勒超声可以用来检测结节血供与肝实质

的差异,但是它们不是特异性的,也不能用于确诊

超声造影表现

- 是肝脏结节多模态评价的重要工具
  - 用于 B 型超声检测到的肝脏结节的初步定性
  - 超声造影也被作为解决 CT/MR 不能确诊的肝脏病灶的工具
- 超声造影中任何增强的病灶都很可能是真正的结节或肿块,而增强 CT 和 MR 上所见的异常增强灶可能是各种假病灶(如动静脉分流)

超声造影用于 B 型超声发现结节的定性

良性结节的即刻定性

- 超声造影能准确显示常见肝脏良性病变的典型强化特征,如海绵状血管瘤、局灶性结节性增生(focal nodular hyperplasia,FNH)、典型肝细胞腺瘤等
- 超声造影的独特优势是它能够显示造影剂的动态增强过程,实时评估肝脏局灶性病变的血管结构
  - 最大强度投影成像可用于进一步提升血管形态和肿瘤内灌注方向的显像效果
- 血管瘤、FNH 和肝细胞腺瘤的特征性动脉相增强模式可以帮助将这些病变与不表现出造影剂廓清的 HCC 区别开来
  - 快速填充型血管瘤在 CT 或 MR 上表现为均匀的动脉期高增强,很难与 HCC 鉴别
    - 超声造影可以实时评估增强阶段,可以观察到特征性的周边不连续、向心性的增强
  - FNH 在 CT 或 MR 上也表现为均匀的动脉期高增强,使其与 HCC 的鉴别具有挑战性
    - 在超声造影上,FNH 呈典型的星状血管分布和离心性充盈增强,并且有持续增强的趋势
  - 在超声造影上,肝细胞腺瘤常表现为动脉期高增强
    - 可能表现为轻度、晚期廓清,难以与 HCC 鉴别
- 如果在超声造影中确定结节是良性的,除了一些有造影剂廓清的肝细胞腺瘤可能需要组织活检进行组织学诊断外,不需要进一步行增强 CT、MR 或组织活检

常规超声监测中发现的肝硬化结节

- 根据 ACR CEUS LI-RADS,有肝癌危险因素患者的肝脏局灶性病变的定性基于病灶大小和增强模式
  - 再生结节的增强与肝实质增强相似,无高增强和廓清

- 不典型再生结节的增强程度多变,反映了从低度不典型增生到高分化 HCC 的血管构成改变过程
- HCC 的表现与其分化程度有关,典型的表现为动脉期高增强和晚期轻度廓清
- 非肝细胞性恶性肿瘤,如胆管癌和转移癌,以及低分化的 HCC,表现为多变的动脉期增强模式,并伴有快速、明显的廓清

CT 和 MR 检查中的隐匿性结节

- 对于常规超声筛查出的结节,在 CT 或 MR 上表现为隐匿性结节时,超声造影对于定性有用
- 如果仅因为 CT 或 MR 阴性结果就假设结节为良性或不存在是不合适的,因为其中一部分可能是 HCC

结中结

- 当 HCC 的病灶出现在不典型增生结节内时,通常可见这种模式
  - 内部代表 HCC 的结节表现为动脉期高增强伴门静脉期廓清,与之形成对比的是外周的不典型增生结节,表现为动脉期低-等增强和无廓清
- 在超声造影上可能观察到结中结现象,而 CT 或 MR 可能无法显示内部的 HCC 病灶或外部的不典型增生结节,这可能与 CT/MR 的空间分辨率低于超声造影有关

超声造影用于定性 CT 或 MR 不确定性质的结节

假病灶

- 在 CT 和 MR 上,非肿瘤性动脉-门静脉分流表现为短暂的局灶性动脉高增强,门静脉期无廓清
  - 血管短路在 CT 和 MR 上可能被误诊为 HCC
- 这在超声造影上通常不是问题,因为在超声造影上一般不能显示动脉-门静脉分流

未显示的动脉期高增强

- 准确显示动脉期高增强对区分 HCC 和不典型增生结节至关重要
- 当结节没有动脉期高增强时,诊断的不确定性就会增加,而门脉期廓清可能只是 CT 或 MR 上肿瘤存在的证据
  - CT 研究表明当门静脉内开始有造影剂而肝脏实质几乎未见增强的动脉晚期能够最好地显示肿块的高增强
  - CT 或 MR 动脉期扫描时机的不适当,可能导致

动脉期图像获取过早或过晚,从而丢失动脉期高增强的峰值
  - 有时动脉显像进行得过早,大量的造影剂还在大动脉中,未到达肝动脉
  - 大量的 CT 和 MR 检查可能由于病人的移动或不能屏住呼吸而降低动脉期成像质量
    - 与超声造影不同的是,通常不会进行 CT 或 MR 造影剂的重复注射,使得这些检查没有对肝脏病灶进行足够的评估,而导致诊断价值有限
  - 超声造影的优点是实时连续成像,从根源上有效地消除了时间因素导致的动脉期高增强误读

未显示的门静脉相廓清

- 结节表现为动脉期高增强,但未见明显的廓清是很常见的表现,这将导致 CT 或 MR 的诊断不能明确
- 不同分化程度的 HCC 在廓清时间上存在很大差异
  - 低分化的 HCC 可能在 60s 内出现廓清
  - 中分化的 HCC 在 90s 以内出现廓清
  - 高分化 HCC 表现为延迟廓清,通常超过 90~120s(90~120s 通常为 CT 和 MR 设定的延迟期时间)
    - 因此,高分化 HCC 的廓清在 CT 和 MR 上常被漏诊
- 超声造影可以在注射造影剂后 7~9min 内进行间歇性扫描,从而在大多数高分化 HCC 中发现典型的轻度廓清,而这种廓清通常在 CT 和 MR 中被漏诊

参考文献

1. Barr RG: Contrast enhanced ultrasound for focal liver lesions: how accurate is it? Abdom Radiol (NY). 43(5):1128-1133, 2018
2. Jo PC et al: Integration of Contrast-enhanced US into a multimodality approach to imaging of nodules in a cirrhotic liver: How I do it. Radiology. 282(2):317-331, 2017
3. CEUS Li-RADS v2017 Core. American College of Radiology, 2017
4. Kim TK et al: Contrast-enhanced ultrasound (CEUS) liver imaging reporting and data system (LI-RADS) 2017 - a review of important differences compared to the CT/MRI system. Clin Mol Hepatol. 23(4):280-289, 2017
5. Wilson SR et al: CEUS Li-RADS: algorithm, implementation, and key differences from CT/MRI. Abdom Radiol (NY). ePub, 2017
6. D'Onofrio M et al: Malignant focal liver lesions at contrast-enhanced ultrasonography and magnetic resonance with hepatospecific contrast agent. Ultrasound. 22(2):91-8, 2014
7. Claudon M et al: Guidelines and good clinical practice recommendations for contrast enhanced ultrasound (CEUS) in the liver - update 2012: A WFUMB-EFSUMB initiative in cooperation with representatives of AFSUMB, AIUM, ASUM, FLAUS and ICUS. Ultrasound Med Biol. 39(2):187-210, 2013
8. Seitz K et al: Contrast-enhanced ultrasound (CEUS) for the characterization of focal liver lesions - prospective comparison in clinical practice: CEUS vs. CT (DEGUM multicenter trial). Parts of this manuscript were presented at the Ultrasound Dreiländertreffen 2008, Davos. Ultraschall Med. 30(4):383-9, 2009

HCC

HCC

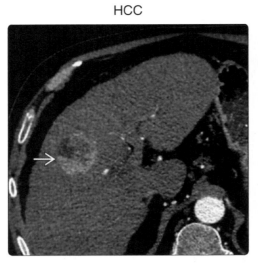

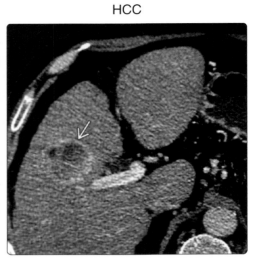

（左）增强 CT 显示肝脏肿块在动脉期表现为早期高增强➡。（右）增强 CT 门静脉期表现为造影剂廓清和假包膜特征➡，符合 HCC 的典型表现。

HCC

HCC

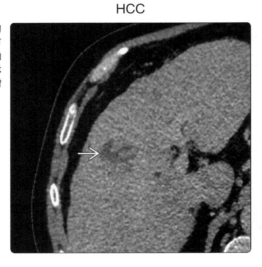

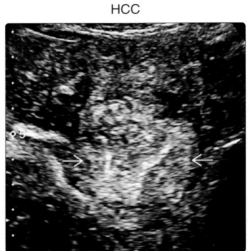

（左）CT 延迟期表现为不均匀廓清➡，肿块内伴有持续结节状强化，诊断为 ACR LR-5（明确的 HCC）。（右）超声造影显示肿块在 20s 时的动脉期高增强➡。

HCC

HCC

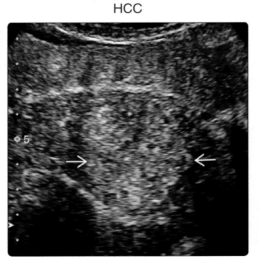

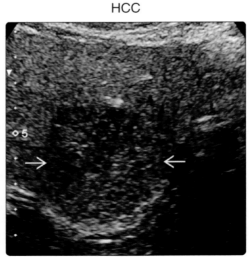

（左）超声造影显示肝脏肿块在门静脉期呈等增强➡。（右）超声造影在延迟期 180s 时呈轻度廓清➡，为典型的 ACR LR-5 的结节（明确的 HCC）。

重 要 内 容

影像解剖学

- 肝移植后的解剖结构因手术方式而异
- 主要的吻合包括肝动脉、门静脉、肝静脉/下腔静脉和胆道引流系统
- 肝动脉血栓形成或狭窄是严重的并发症,因此必须及早发现,以防止缺血性胆道并发症的发生

移植术后并发症

- 超声造影能使几乎所有患者的肝动脉在动脉期清晰显示
  - 在动脉期没有肝动脉显影意味着肝动脉血栓形成
- 肝动脉狭窄(hepatic artery enhancement,HAS)发生在约 11% 的肝移植中,因其可能造成后续的肝动脉血栓形成和缺血性胆道并发症而备受关注

- 超声造影可以通过血管造影图像来帮助检测肝动脉狭窄的区域
- 肝动脉假性动脉瘤和真性动脉瘤的区别在于,它们没有正常的三层动脉壁结构,这也使得它们更容易破裂并导致大出血
  - 超声造影可以帮助鉴别假性动脉瘤和潜在的连接动脉以及典型的涡流
- 门静脉狭窄或血栓形成的后果比动脉并发症轻,分别发生在约 1% 和 7% 的肝移植患者中
  - B 型超声、多普勒超声和超声造影的表现与肝动脉中的情况相似,但由于门静脉相对于肝动脉管径更大,因此表现更为明显
- 超声造影也有助于诊断下腔静脉狭窄和部分或完全的肝静脉血栓形成

典 型 图 像

肝动脉血栓形成

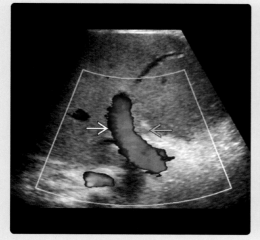

肝动脉血栓形成

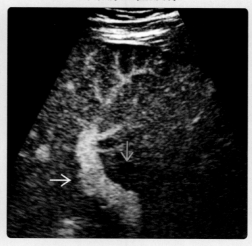

(左)彩色多普勒显示移植肝的肝门部。门静脉显示为清楚的多普勒信号➡,而肝动脉在 B 型图像上未见明显显示➡,也未见多普勒信号显示,提示有肝动脉血栓形成(hepatic artery thrombosis,HAT)。(右)超声造影显示移植肝的肝门部。在门脉期,门静脉清晰显示➡,而肝动脉则完全不可见,在肝动脉走行区域可见不明显的充盈缺损➡。

门静脉血栓形成

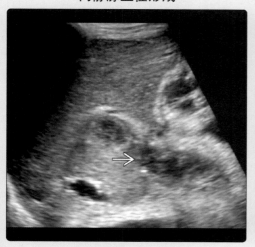

门静脉血栓形成

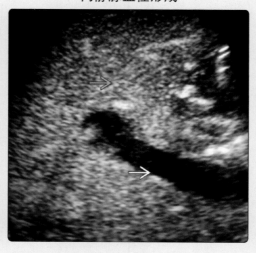

(左)B 型超声显示移植肝的肝门部。门静脉扩张伴管腔内回声增强,提示门静脉血栓形成➡。(右)超声造影显示移植肝的肝门部。门静脉未见造影剂充填,提示门静脉完全血栓形成➡,与周边增强的肝实质➡相比较能够更加清楚地显示出来。超声造影可评估栓子的增强情况从而帮助鉴别恶性栓子和血栓。

术语

定义

- 原位肝移植:最常见的肝移植类型,主要包括病变肝脏的摘除和供肝(通常是全肝)在原解剖位置的植入
- 辅助性肝移植:是指在现有肝脏的基础上,进行部分供肝移植,为肝功能障碍期提供暂时的功能支持
- 劈裂式肝移植:一般是单叶肝移植(相对于全肝),多见于儿童肝移植

影像解剖学

解剖知识

- 肝移植后的解剖结构因手术技术而异
  - 传统的原位肝移植是供肝取代受体肝脏
  - 劈裂式肝移植受者仅接受单叶移植(多见于儿童肝移植)
- 辅助性肝移植是将供体肝叶移植到原来肝功能障碍的肝脏旁,用来治疗一过性肝脏功能障碍

关键的解剖结构

- 移植肝需要吻合胆道和血管系统
  - 肝动脉、肝静脉(通常与肝后下腔静脉以背驮式技术或端-端吻合)、门静脉和胆总管吻合
  - 劈裂式肝移植或胆总管存在病变时,使用肝空肠吻合术代替胆总管吻合术
- 如果有先天性肝动脉狭窄或供体动脉短小,可以在肾动脉平面下与主动脉吻合
- 对于受体门静脉血栓(portal vein thrombus,PVT)时,供肝门静脉可与受体肠系膜上静脉吻合

解剖成像问题

成像方法

- 肝移植患者需要定期随访,通常包括术后早期的每日影像检查及长期的年度评估
- 有必要了解肝移植的类型,对于原位肝移植,需要同时检查肝左叶及肝右叶
- 上腹部横断面扫查可以探查到腹主动脉发出的腹腔干,这有助于追踪肝动脉。但当有肠气遮挡时,显示会比较困难
- 肝动脉和门静脉在右侧肋间途径扫查时可以得到最好的显示
- 肝静脉常在右侧肋缘下向左肩方向倾斜扫查时最容易显示,同时应用脉冲多普勒对双相型血流进行评估
- 肝外胆管应用常规 B 型超声进行检查
- 超声造影最适用于常规超声筛查后发现的异常情况,特别是在多普勒超声不能很好显示肝动脉和门静脉的情况下

- 超声造影定位肝动脉和门静脉的最佳方法是通过右肋间的声窗,这样通常能够显示第一肝门

成像陷阱

- 在术后早期,由于敷料遮挡和潜在的患者体位受限而使超声检查变得很有挑战性
- 术后聚集于上腹部或肝周的游离气体也会影响超声检查
- 右侧横膈无力可导致肝脏位置抬高,进而使肝脏的位置扭曲,影响肝门部结构的显示

肝移植术后的并发症

肝动脉血栓形成

- 肝动脉是胆道系统唯一的供血来源,动脉并发是最严重的并发症之一
- 估计发生于 12% 的成人肝移植和 11%～42% 的儿童移植
- 早期发现肝动脉血栓为潜在的再次干预提供了可能
- 彩色多普勒超声能够显示至少 96% 的移植肝肝动脉
- 超声造影在动脉期可以显示几乎 100% 肝移植患者的肝动脉
- 肝动脉没有在动脉期显影意味着肝动脉血栓形成
- 慢性肝动脉血栓可形成侧支血管,在超声造影上可以清楚地观察到这些围绕在原来肝动脉周围的侧支血管
- 肝动脉血栓的并发症包括胆道缺血和在超声造影动脉期显示为无灌注或有稀疏灌注的梗死区域
- 有限的证据表明,评价胆管壁的增强程度可能提示早期缺血性改变,但这在其他形式的影像学上很难检测到

肝动脉狭窄

- HAS 发生在约 11% 的肝移植中,因其可能造成后续的肝动脉血栓形成和缺血性胆道并发症而备受关注
- HAS 常发生在肝动脉吻合口处或者距吻合口几厘米的范围内
- 一般情况下,局灶性狭窄的超声检查受技术因素限制,如肠道气体和敷料的遮挡会影响 B 型和彩色多普勒超声检查,这些因素也会限制超声造影
- 超声造影可以通过血管造影图像来帮助检测 HAS 区域
  - 然而,与多普勒超声相比,超声造影在检测是否存在 HAS 方面并没有明显的优势,但可以减少假阳性,提高诊断的可信度
  - 如果肠道气体或覆盖的敷料阻碍了肝动脉的显示,CT 或血管造影可能是更好的选择
- 超声造影检查 HAS 为阳性时,意味着下一步需要血管造影而不是额外的 CT 检查

肝动脉假性动脉瘤

- 肝动脉假性动脉瘤和真性动脉瘤的区别在于,它们没有正常的三层动脉壁结构,这也导致它们更容易破裂,并出现大出血
- 肝动脉假性动脉瘤是肝移植术后少见的并发症,发生率最高达 2%
- 需要早期再干预,通常以弹簧圈栓塞(coil embolization)的方式治疗,死亡率高达 70%
- 肝内肝动脉假性动脉瘤最常出现在活组织检查后,但也可能发生在胆道感染和脓肿的情况下
- 肝外假性动脉瘤的预后较差,部分原因是合并全身性的基础疾病导致的;病因包括脓毒血症、真菌感染、肠穿孔或动脉损伤等
- 超声造影可以帮助鉴别假性动脉瘤和潜在的连接动脉以及典型的涡流模式
  ○ 相比可能走行迂曲的肝外动脉,肝内动脉的假性动脉瘤更容易显示
  ○ 超声造影也可以用来明确弹簧圈栓塞后的治疗是否有效,因为它可以检出假性动脉瘤内的低速血流,而这在血管造影中可能不易被发现

动脉盗血综合征

- 动脉供血转向胃十二指肠动脉或脾动脉的罕见并发症
- 由此导致的移植物灌注不足和缺血,并继发胆道缺血和梗死
- 治疗方法包括使用栓塞法阻断盗血动脉内的血流
- 超声造影可以显示多普勒超声不能发现的肝动脉迟发性充盈
- 超声造影可以明确移植物缺血的并发症,并可用于血管结扎或栓塞术后的随访

门静脉狭窄或血栓形成

- 后果不太严重,在肝移植中的发生率分别为 1% 和 7%
- B 型超声、多普勒超声和超声造影的表现与肝动脉中的情况相似,但由于门静脉相对于肝动脉更粗,因此表现更为明显
- 门静脉狭窄在超声的门静脉期显示最佳,表现为门静脉管径的突然改变
- 超声造影也可诊断门静脉栓塞导致的门静脉海绵状改变
- 门静脉的储备能力大于肝动脉,所以门静脉狭窄甚至血栓形成并不一定要像肝动脉狭窄或血栓形成时需要紧急的治疗

下腔静脉和肝静脉

- 肝静脉吻合目前多为受体下腔静脉(inferior vena cava,IVC)与供体 IVC 的背驮式吻合
- 并发症很少见,但可能发生狭窄和继发性血栓形成,从而导致布加综合征
- 肝静脉多普勒可以显示静脉的期相性消失,甚至呈反向血流频谱
- 超声造影通过观察下腔静脉直径的突然变化,而准确地描述下腔静脉的狭窄情况
- 超声造影对诊断部分和完全的肝静脉血栓也有帮助

非血管并发症

- 移植排斥反应是肝移植常见的并发症
  ○ 移植排斥反应在超声造影没有特征性表现,通常需要穿刺活检诊断
- 胆道并发症包括胆道脓肿、广泛胆管扩张和节段性胆管扩张
  ○ 超声造影可用于在常规 B 型超声上不能早期诊断的胆道脓肿
  ○ 经引流管管腔的超声造影可显示有瘘管或胆漏的区域
- 最近的研究探讨了经引流管行超声造影来显示胆道系统和确定胆道狭窄
- 然而,对外周胆管的评估很困难,也许不能发现细小的异常区域
- 特发于移植后的移植后淋巴增殖性疾病(posttransplant lymphoproliferative disorder,PTLD)是一种影响免疫抑制的 B 细胞增殖疾病
  ○ 超声造影表现为单发或多发呈典型的羽毛状和低增强的局灶性肿块
- 超声造影可用于诊断术后积液,必要时可引导穿刺引流

参考文献

1. Rafailidis V et al: Contrast-enhanced ultrasound (CEUS) of the abdominal vasculature. Abdom Radiol (NY). 43(4):934-947, 2018
2. Sidhu PS et al: The EFSUMB guidelines and recommendations for the clinical practice of contrast-enhanced ultrasound (CEUS) in non-hepatic applications: update 2017 (short version). Ultraschall Med. 39(2):154-180, 2018
3. Ren X et al: Common ultrasound and contrast-enhanced ultrasonography in the diagnosis of hepatic artery pseudoaneurysm after liver transplantation. Exp Ther Med. 12(2):1029-1033, 2016
4. Rübenthaler J et al: Vascular complications in liver transplantation: beneficial role of contrast-enhanced ultrasound (CEUS) in the postoperative phase. Clin Hemorheol Microcirc. 64(3):475-482, 2016
5. García-Criado A et al: Impact of contrast-enhanced ultrasound in the study of hepatic artery hypoperfusion shortly after liver transplantation: contribution to the diagnosis of artery steal syndrome. Eur Radiol. 25(1):196-202, 2015
6. Chopra SS et al: Contrast enhanced ultrasound cholangiography via T-tube following liver transplantation. Ann Transplant. 17(4):108-12, 2012
7. Singh AK et al: Postoperative imaging in liver transplantation: what radiologists should know. Radiographics. 30(2):339-51, 2010
8. Bonini G et al: Contrast-enhanced ultrasound with SonoVue in the evaluation of postoperative complications in pediatric liver transplant recipients. J Ultrasound. 10(2):99-106, 2007
9. Caiado AH et al: Complications of liver transplantation: multimodality imaging approach. Radiographics. 27(5):1401-17, 2007
10. Berry JD et al: Microbubble contrast-enhanced ultrasound in liver transplantation. Eur Radiol. 14 Suppl 8:P96-103, 2004
11. Sidhu PS et al: Microbubble ultrasound contrast in the assessment of hepatic artery patency following liver transplantation: role in reducing frequency of hepatic artery arteriography. Eur Radiol. 14(1):21-30, 2004
12. Marshall MM et al: Hepatic artery pseudoaneurysms following liver transplantation: incidence, presenting features and management. Clin Radiol. 56(7):579-87, 2001

(左) B 型超声显示经颈静脉肝活检后在门静脉 ➡️ 附近，移植肝出现一个大的无回声结构 ➡️，与任何邻近的结构没有明显连接。(右) 超声造影显示 B 型超声中的局灶性无回声区有动脉灌注 ➡️，提示肝内假性动脉瘤。可见与肝静脉相连的瘘管 ➡️。

肝脏假性动脉瘤

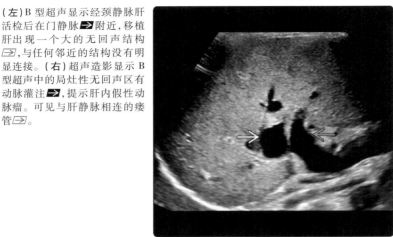

肝脏假性动脉瘤

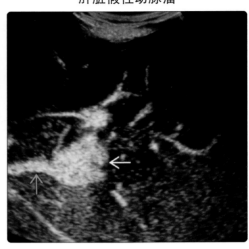

(左) 彩色多普勒显示移植肝。肝总动脉的一个局灶性狭窄区域 ➡️ 显示为混杂花色血流以及管腔直径改变。(右) 超声造影在动脉早期显示移植肝。与多普勒超声相比，肝总动脉的局灶性狭窄 ➡️ 能够更清楚地显示，表现为局限性的管径改变。

肝动脉狭窄

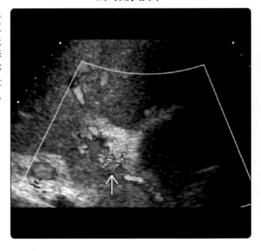

肝动脉狭窄

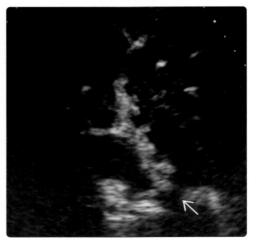

(左) 能量多普勒超声显示门静脉内有血流信号 ➡️，而肝动脉内几乎无血流 ➡️，怀疑有肝动脉血栓形成或狭窄。(右) 超声造影清楚显示门静脉通畅 ➡️，肝动脉血流也通畅 ➡️，排除了肝动脉血栓形成或狭窄。

肝动脉可疑血栓形成或狭窄

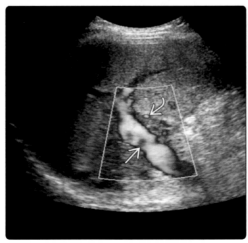

肝动脉可疑血栓形成或狭窄

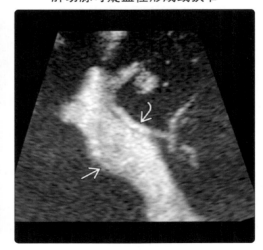

重 要 内 容

临床意义

- 对肝纤维化和肝硬化做出正确的早期诊断并采取适当的治疗,是避免晚期并发症——主要是门静脉高压(portal hypertension,PH)和原发性肝细胞癌(hepatocellular carcinoma,HCC)——的关键
- 在 PH 及其并发症患者中,降低门静脉压[如非选择性 β-受体阻滞剂、经肝颈静脉门体分流术(transhepatic intrajugular portosystemic shunt,TIPS)]以改善预后

影像学

- 超声是评价疑似弥漫性肝病和 PH 患者最常使用的影像学检查方法
- 多普勒超声可用于肝硬化和 PH 肝脏血流的定性和定量评估

- 超声剪切波弹性成像技术在多个临床情况下可以准确评估是否存在肝纤维化,及其严重程度
- 超声造影目前未应用在肝纤维化分期中,但在门静脉血栓形成(portal vein thrombosis,PVT)和经颈静脉肝内门体分流术通畅性评价中有明确价值
- 原发性肝癌侵犯门静脉的患者,门静脉腔内充满富血供的癌栓,超声造影显示动脉期高增强和造影剂的廓清
- 门静脉血栓是无血供的,因此在超声造影上不会增强
- 超声造影在 PH 诊断中的作用目前还很有限
- 肝血窦毛细血管化、动-静脉分流和门静脉-肝静脉分流导致肝硬化和 PH 患者肝静脉到达时间(hepatic vein arrival time,HVAT)、肝静脉渡越时间(hepatic vein transit time,HVTT)和肝渡越时间(hepatic transit time,HTT)缩短

典 型 图 像

可疑门静脉血栓

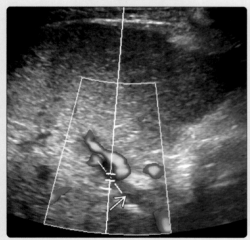

可疑门静脉血栓

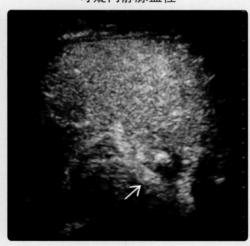

(左)该 62 岁的失代偿性肝硬化患者,正在等待肝移植。能量多普勒超声显示门静脉有充盈缺损➡,怀疑有血栓。(右)该患者超声造影显示门静脉正常增强➡,排除血栓可能。

门静脉血栓

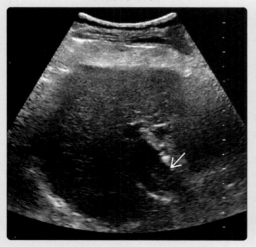

门静脉血栓

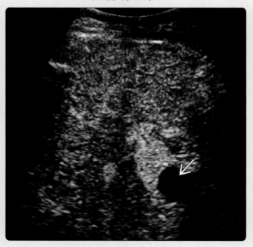

(左)该病例为 54 岁男性患者,诊断为酒精性肝硬化和原发性HCC,B 型超声发现门静脉栓塞➡。鉴别诊断包括血栓和肿瘤侵犯门静脉(癌栓)。(右)该患者超声造影显示该栓子没有增强➡,证实为血栓(良性)。

临床意义

弥漫性肝病

- 全世界每年有 200 多万人死于肝硬化和 PH
- 无创评估肝硬化、PH 及其并发症(门静脉血栓形成和原发性 HCC)、治疗的随访在临床中具有重要意义
- 肝硬化会从代偿期(无症状、无并发症)进展到失代偿期
  - 肝硬化失代偿期以临床上明显的 PH 并发症为特征,即腹水、静脉曲张出血、肝性脑病和肝功能不全
- 肝硬化患者的 PH 程度总是随着时间的推移而进展
- 门静脉血栓可发生在肝硬化(多见于失代偿期)患者,并导致门静脉压进一步升高
- 一旦发生临床失代偿,肝硬化患者有很高风险发生新的并发症,甚至死亡
- 每年约有 7% ~ 10% 的肝硬化患者出现临床并发症(失代偿)
  - 肝硬化 PH 患者并发食管静脉曲张的比例约为每年 3% ~ 10%
  - 静脉曲张破裂出血是一种急症,6 周内死亡率为 10% ~ 20%
  - 肝硬化的另一个致命并发症是原发性 HCC 的发生
- 原发性 HCC 门静脉肿瘤侵犯临床常见,它的出现提示患者的预后较差
  - 因此,鉴别门静脉血栓与门静脉癌栓是非常重要的
- 以降低门静脉压力为目的的药物或机械治疗(如 TIPS)可改善肝硬化和 PH 患者的预后

超声造影指征

弥漫性肝病

- 评估门静脉是否通畅以排除门静脉栓塞
  - PVT 是指门静脉任何部位管腔内固体物质的形成
  - 栓子可能是阻塞性或非阻塞性的,可能累及整个门静脉系统或任何部分
    - 血栓是指静脉内单纯血凝块形成
    - 静脉内肿瘤即是癌栓,通常是原发性 HCC 的并发症
      - 其鉴别诊断对预后有重要意义,对治疗方式的选择和疾病预后都有着显著影响
  - B 型和多普勒超声表现不能确定门静脉通畅性时,超声造影可提供有价值的信息
- TIPS 通畅性评价

- B 型和多普勒超声表现不能确定 TIPS 通畅性时,超声造影可提供有价值的信息
- 超声造影在弥漫性肝病中的研究应用包括
  - 肝纤维化的分期
  - PH 的诊断及分期

影像学

PVT 的评估

- 门静脉的评估和定性是肝硬化和 PH 患者的重要临床任务
- 为了减轻溢出伪像,检查时需要降低超声造影剂的剂量
  - 血栓是无血管的,在超声造影时,其在肝脏所有增强期相中都表现为不增强,在门静脉期表现最明显
  - 癌栓具有与原发肿瘤相同的增强特征,包括动脉期快速增强
    - 虽然可以看到门脉中-晚期或延迟期的轻度廓清,但快速廓清更常见
  - 门静脉癌栓的起源肿瘤可能很明显,但也有可能在超声上难以显示,即便是超声造影也一样
  - 针对门静脉内的可疑血块,可在超声引导下,对血栓内的增强区域进行精准穿刺活检
- 虽然在超声造影时,闭塞性血栓与癌栓的鉴别诊断通常很容易,但部分闭塞性血栓或再通性血栓与癌栓的鉴别诊断可能比较困难
- 对于非闭塞性血栓,血栓周围或再通管腔内的静脉血流可能被误认为是动脉血流,从而被误诊为癌栓
- 为了准确地鉴别癌栓与部分闭塞/再通的血栓,需要仔细评估造影剂到达静脉的时间
  - 造影剂到达静脉内软组织的时间早,接近肝动脉的增强时间时提示癌栓
  - 造影剂在动脉增强后几秒(约 10s)到达静脉内,则提示为非闭塞性血栓周围的静脉血流
  - 多普勒频谱上的动脉波形可辅助鉴别静脉癌栓和非闭塞性的血栓
  - 外周门静脉管腔内的癌栓可能被误认为是肿瘤结节,从而错误地降低了患者的肿瘤分期
    - 对肝脏进行实时、全面的扫查有助于避免此类错误,尤其是门静脉相时,要显示癌栓的管状结构及其与近端门静脉或肝静脉的连续性

TIPS 的评价

- 优先将探头置于肋间,可优化 TIPS 支架的显示
- 与门静脉成像类似,TIPS 的超声造影是用低剂量的造影剂进行的
- 使用高强度超声的高机械指数(mechanical index, MI)短脉冲破坏微泡后立即进行超声造影成像,

有助于清除周围肝实质中的造影剂,改善 TIPS 的显示效果,TIPS 可迅速被循环系统内游离的造影剂充盈

- TIPS 闭塞可以通过 TIPS 内没有增强来证实
- TIPS 狭窄在超声造影上表现为支架内的部分闭塞性充盈缺损,最常见于延迟期

肝纤维化分期

- HVAT
  - 使用微泡造影剂测量 HVATs 被认为是评估肝纤维化程度的超声技术基础
  - 是基于这样一种假设:肝硬化时,由于血流动力学的改变,如动-静脉分流或肝血窦毛细血管化,注射的微泡到达肝静脉的时间会缩短
- 在包括 844 名患者在内的 12 项研究的荟萃分析中,HVAT 诊断肝硬化的敏感性为 83%,特异性为 75%
- 方法和技巧
  - 从肋间显示肝右或肝中静脉
  - 注射 2.4mL Lumason/Sonovue 悬液
  - 完成盐水冲洗注射后连续 60s 显示肝静脉
  - 造影剂注射 5s 后开始在呼气末憋气 20s
  - 在距下腔静脉 3～5cm 的肝静脉处获得感兴趣区(region of interest,ROI)
  - HVAT 计算为从注射到时间-强度曲线的持续增加信号超过基线 10% 的时间(s)

门静脉高压的诊断与分期

- HVAT
  - HVAT 也被研究作为评估代偿性肝硬化患者 PH 的方法
  - HVAT<14s 可用于判断有临床意义的 PH 患者[受试者操作特征(receiver operator characteristic curve,ROC)曲线下面积:0.95;灵敏度:90.0%;特异性:86.7%)]
  - HVAT 与蔡尔德-皮尤改良评分、是否有食管静脉曲张及其程度也有显著相关性
- 局部肝脏灌注
  - Lumason/Sonovue 造影剂以 0.5mL 的剂量团注,然后以 3mL/min 的速度持续输注 3min
  - 在 95s 时,当实质增强达到稳定浓度时,应用高强度超声脉冲短暂清除位于右肝叶(通常是第七段)的数个 ROI 中的微气泡,同时要避开大血管
  - 保持持续低 MI,观察并记录所选 ROI 中的造影剂充盈情况
  - 在屏气期间获得造影剂再充盈的图像以减少肝脏运动所造成的伪像
  - 使用专用软件离线对 3 个 ROI 中的造影剂强度进行量化

- 然后根据微泡速度×微泡浓度计算局部肝脏灌注
- 肝硬化患者肝脏局部灌注的增加与肝功能衰竭程度和高动力综合征有关
- 随着肝功能储备的减少,局部肝脏灌注增加,提示其灌注增加主要由解剖/功能性血管短路所致

- 次谐波辅助压力估测(Subharmonic-aided pressure estimation,SHAPE)
  - 次谐波成像是利用微气泡非线性振荡效应进行成像的技术,发射基频超声波,接收 1/2 倍发射频率的信号
  - SHAPE 是基于微气泡次谐波振幅与环境压力变化的反比关系
  - 它是在持续输注造影剂的过程中进行的,类似于局部肝脏灌注监测
  - 次谐波辅助压力估测可通过测量门静脉和肝静脉的压力来计算肝静脉压力梯度

技术陷阱和挑战

- 对于需要对 PVT 进行定性的患者,避免使用高剂量的超声造影剂(图像过饱和可能会导致假阳性结果)
- 肝脏局部灌注和 SHAPE 尚未得到证实,它们在预测肝硬化中 PH 的严重程度方面的准确性也没有完全确定
- 对于临床明显的肝硬化中 PH 的判断,无超声造影相关方法与弹性成像法的直接比较

参考文献

1. Ferraioli G et al: Liver Ultrasound elastography: an update to the World Federation for Ultrasound in Medicine and Biology guidelines and recommendations. Ultrasound Med Biol. 44(12):2419-2440, 2018
2. Berzigotti A: Non-invasive evaluation of portal hypertension using ultrasound elastography. J Hepatol. 67(2):399-411, 2017
3. Dietrich CF et al: EFSUMB guidelines and recommendations on the clinical use of liver ultrasound elastography, update 2017 (long version). Ultraschall Med. 38(4):e16-e47, 2017
4. Garcia-Tsao G et al: Portal hypertensive bleeding in cirrhosis: risk stratification, diagnosis, and management: 2016 practice guidance by the American Association for the study of liver diseases. Hepatology. 65(1):310-335, 2017
5. Kim G et al: Diagnostic accuracy of hepatic vein arrival time performed with contrast-enhanced ultrasonography for cirrhosis: a systematic review and meta-analysis. Gut Liver. 11(1):93-101, 2017
6. de Franchis R et al: Expanding consensus in portal hypertension: report of the Baveno VI Consensus Workshop: stratifying risk and individualizing care for portal hypertension. J Hepatol. 63(3):743-52, 2015
7. European Association for Study of Liver et al: EASL-ALEH clinical practice guidelines: non-invasive tests for evaluation of liver disease severity and prognosis. J Hepatol. 63(1):237-64, 2015
8. Eisenbrey JR et al: Chronic liver disease: noninvasive subharmonic aided pressure estimation of hepatic venous pressure gradient. Radiology. 268(2):581-8, 2013
9. Berzigotti A et al: Ultrasound in portal hypertension–part 2–and EFSUMB recommendations for the performance and reporting of ultrasound examinations in portal hypertension. Ultraschall Med. 33(1):8-32; quiz 30-1, 2012
10. Kim MY et al: Hepatic vein arrival time as assessed by contrast-enhanced ultrasonography is useful for the assessment of portal hypertension in compensated cirrhosis. Hepatology. 56(3):1053-62, 2012

(左)肝硬化伴门静脉栓塞患者的 B 型超声显示门静脉管腔内有一个界限不清的低回声肿块➜和软组织信号➜。(右)该患者多普勒超声证实门静脉栓子内有血流➜,怀疑癌栓。

HCC 伴静脉癌栓

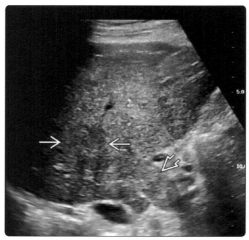

HCC 伴静脉癌栓

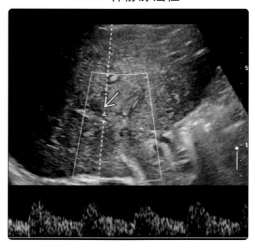

(左)超声造影显示门静脉内高增强的肿瘤信号➜,与邻近的原发性 HCC 相似➜。(右)该患者超声造影晚期显示肿瘤➜和 PVT 的造影剂廓清➜。

HCC 伴静脉癌栓

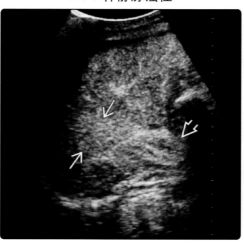

HCC 伴静脉癌栓

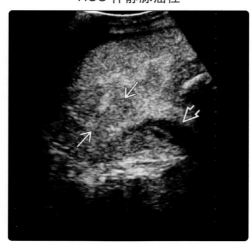

(左)60 岁男性,IgG4 相关胆管病变和 F1-F2 纤维化(2D-SWE 7.2kPa),B 型超声显示肝静脉➜。(右)该患者超声造影显示造影剂在 25s 时到达肝静脉(HVAT)➜。这个值是正常的,可以确认无肝硬化。

HVAT

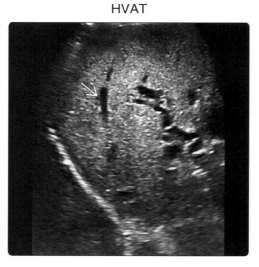

HVAT

肝静脉到达时间:25s

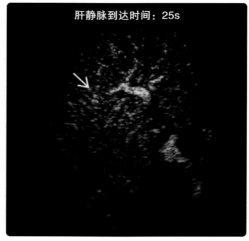

正常 TIPS

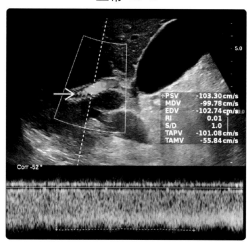

正常 TIPS

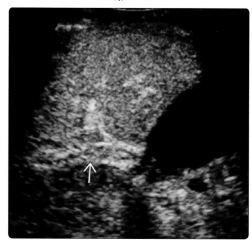

(左)本例为 TIPS 治疗非肝硬化门静脉高压症的静脉曲张出血。多普勒超声(24 小时)显示支架内有正常的高速离肝血流➡(102cm/s)。(右)该患者超声造影显示支架管内➡完全增强,证明良好的通畅性。

TIPS 后肝梗死

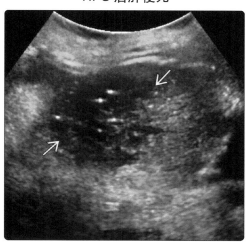

TIPS 后肝梗死

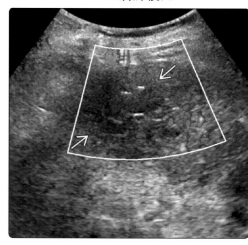

(左)一位 TIPS 置入后肝功能恶化的患者,B 型超声显示肝右叶实质一大片楔形、不均匀回声改变➡。(右)同一区域的能量多普勒超声显示血管减少➡。

TIPS 后肝梗死

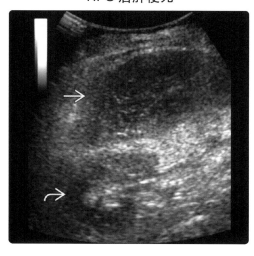

TIPS 后肝梗死

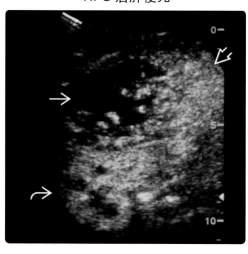

(左)B 型超声显示肝右后叶下段➡和右肾➡。(右)该患者超声造影显示,与正常肝实质➡和右肾相比➡,肝右叶有大面积的无灌注区➡。

TIPS 支架管部分血栓形成

TIPS 支架管部分血栓形成

(左)该患者 B 型超声显示在支架管内有可疑低回声区➡️。
(右)超声造影清楚地显示支架管内有小的充盈缺损➡️,与部分血栓相一致。

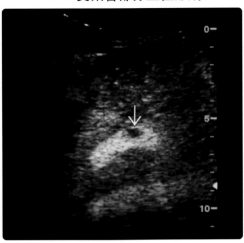

TIPS 支架管部分血栓形成

TIPS 完全性血栓形成

(左)超声造影后的彩色频谱多普勒显示门静脉与支架管连接处血流通畅,血流速度正常,部分血栓形成处➡️血流速度增加。(右)部分 TIPS 血栓形成➡️在后续的导管造影中得到证实,并用球囊血管成形术成功治疗。

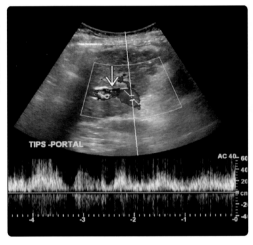

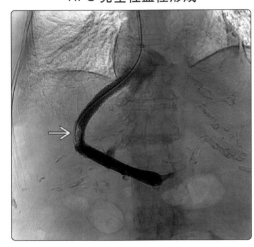

TIPS 完全性血栓形成

TIPS 血栓形成

(左)B 型超声显示 TIPS 支架管内有异常回声➡️(图片来源:F. Piscaglia,MD)。(右)该患者超声造影可见管腔内没有血流➡️,证实 TIPS 支架管内血栓形成(图片来源:F. Piscaglia,MD)。

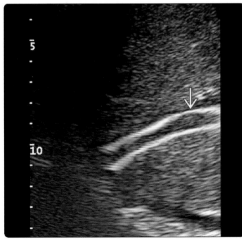

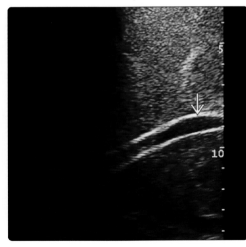

经肝门体分流支架功能障碍

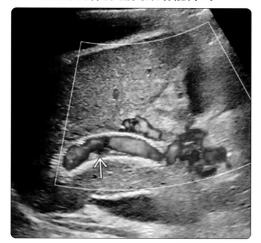

经肝门体分流支架功能障碍

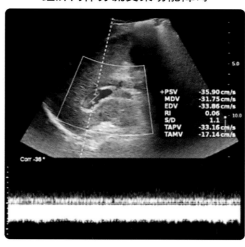

（左）能量多普勒超声显示一位 7 年前因脑出血入院的肝硬化和 TIPS 患者，严重血小板减少，脾脏长度约 19cm。在 B 型和能量多普勒超声上，可见 TIPS 支架管内的异常回声➡️，提示支架狭窄和功能障碍。（右）脉冲多普勒超声显示支架内血流速度非常低（33cm/s），进一步支持 TIPS 功能障碍。

经肝门体分流支架功能障碍

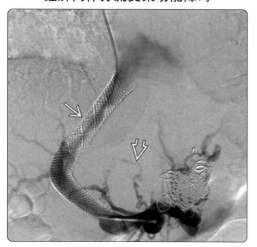

经肝门体分流支架功能障碍

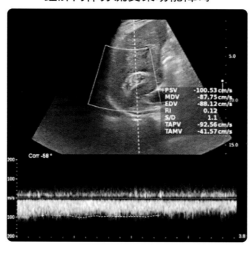

（左）在 TIPS 介入修复中，TIPS 功能障碍得到证实➡️。门静脉压力梯度为 2.7kPa（重度门静脉高压）。注意多个侧支血管➡️。（右）TIPS 修复术后多普勒超声显示支架内离肝血流速度增快（93cm/s），门静脉血流速度增快（45cm/s）。

（左）该患者因腹水入院。由于静脉曲张出血，他 5 年前做了 TIPS 手术，入院前 1 年接受了肝癌热消融治疗。B 型超声显示 TIPS 支架管➡️，但由于腹水和位置较深的原因，多普勒评估很困难。（右）在超声造影上，门脉期没有显示 TIPS 的强化➡️，提示支架血栓形成。

经肝门体分流支架血栓形成

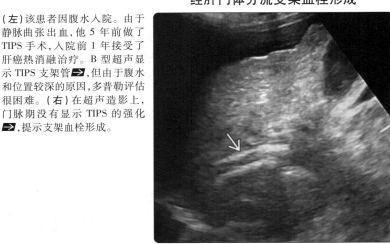

经肝门体分流支架血栓形成

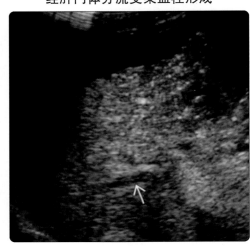

（左）在 CECT 上，TIPS 支架管➡️在静脉期没有显示增强，证实血栓形成。（右）冠状位 CECT 显示门静脉期 TIPS 支架无增强➡️，证实支架血栓形成。

经肝门体分流支架血栓形成

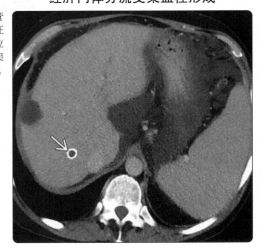

经肝门体分流术血栓形成

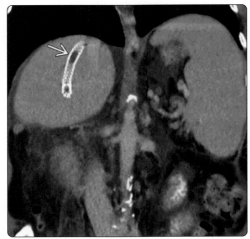

重要内容

超声造影指征

- 肝内外胆管病理表现在 B 型超声无特异性表现
- 大多数肝内胆管病变难以与邻近肝实质区分开
- 胆道造影的主要指征
  - 区分胆管肿瘤和非肿瘤性胆管内病变(脓液、血液、胆泥)
  - 利用腔内超声造影定位引流管尖端位置及是否有胆漏

影像学

- 超声造影可评估扩张的胆管
  - 静脉注射造影剂后肝内外胆管扩张显示更为明显

- 超声造影上胆道脓肿完全没有内部强化
- 由于缺乏正常的窦性结构,胆管错构瘤在超声造影中通常不能增强
- 肝内胆管癌在超声造影上有明显的增强模式
  - 动脉期:肿瘤周边不规则环状强化
    - 弥漫性、不均匀性高增强是第二常见的表现
  - 门脉期:通常观察到快速、明显的廓清
- 肝门部胆管癌有沿胆管长轴生长,凸入管腔并侵犯肝实质的倾向
  - 超声造影显示肝门胆管癌病灶呈葡萄簇状,沿胆管进入肝脏

典型图像

胆总管血栓

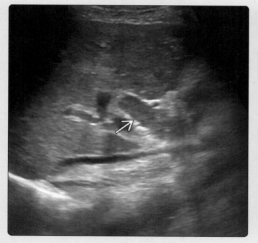

胆总管血栓

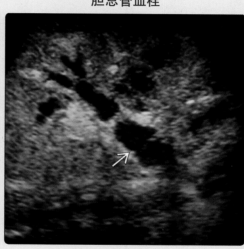

(左)胆囊癌合并上消化道出血的患者,B 型超声显示胆总管内有低回声团块➡。(右)该患者超声造影显示团块没有强化➡,与血栓相符。此时并不能显示胆管内的出血。

肝内胆管癌

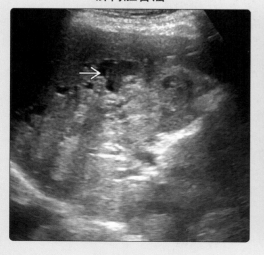

肝内胆管癌

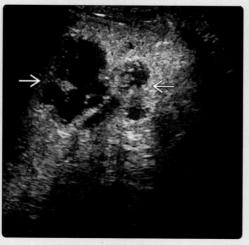

(左)B 型超声显示位于外周的肝脏肿瘤➡,边界不清,内部可见囊性区域。(右)该患者超声造影晚期时,该团块显示清晰,呈不均匀低增强➡。经皮肝活检证实为肝内胆管癌。

术语

定义

- 胆道梗阻是指将胆汁从肝脏排入胆囊或从胆囊排入小肠的任何管道的阻塞
- 胆道梗阻的主要原因
  - 胆总管结石
  - 胰腺肿瘤
  - 胆道肿瘤
- 最常见的恶性胆道肿瘤是肝内胆管癌,有两种亚型
  - 周围型
  - 肝门型
- 不常见的胆道恶性肿瘤
  - 胆管内转移
  - 胆管肝细胞瘤
  - 壶腹癌
  - 肝细胞癌侵犯胆管
  - 囊腺癌
- 良性胆道肿瘤
  - 腺瘤
  - 错构瘤
  - 囊腺瘤
- 非肿瘤性胆道病变指
  - 门静脉高压性胆病
  - 胆管(管周)炎症
  - 非肿瘤性胆管肿块
    - 胆泥、血凝块或脓液

超声造影指征

胆道成像

- 肝内外胆管病理改变在 B 型超声上无特异性表现
- 大多数肝内胆管的病变很难与邻近的肝实质区分
- 胆道超声造影的主要指征
  - 鉴别胆管肿瘤和非肿瘤性胆管内病变(脓液、血凝块、胆泥)
  - 利用腔内超声造影定位引流管尖端位置及是否有胆漏
- 次要指征
  - 胆管癌与其他肿瘤的鉴别诊断
    - 肝细胞癌
    - 肝转移瘤
  - 胆道囊腺瘤的定性及判断是否恶变

- 更清晰地显示肝门胆管癌(Klatskin 瘤)的边界
- 胆管癌与良性胆管病变的鉴别诊断
  - 胆管周围炎
  - 门静脉高压性胆病

超声造影技术

概述

- 胆道造影检查可采用以下方法进行
  - 经腹途径
  - 经内镜途径
- 这两种方法都要求患者在检查前禁食至少 8 小时以获得最佳胆道显示条件
- 超声造影检查前应利用常规 B 型超声仔细评估靶病变的情况

陷阱

- 超声造影与其他成像方式类似,增强模式通常反映病理过程,而不是特定的疾病
  - 在许多临床情况下,胆道病变的诊断结论需要组织学证实
- 在肝脏高声衰减(脂肪变性)和高体重指数的患者,胆道造影有局限性
  - 患者左侧卧位进行肋间经腹扫查,使肝胆系统更接近探头,有助于克服这些局限性
  - 另外,内镜超声可用于进一步评估未在经腹超声造影上清晰显示的病变

影像学

胆管扩张

- 超声造影可评估胆管扩张情况
- 静脉注射造影剂后肝内外胆管扩张显示得更为明显
  - 扩张的胆管可沿着它们在肝实质内的走行追踪,改善充盈缺损(如肝内胆结石或软组织肿块)的显示

胆道脓肿

- 肝移植术后患者可发生
- 移植后肝动脉血栓形成可导致胆管缺血和感染,导致脓肿形成
- 胆道脓肿也可被认为是逆行性胆管炎治疗不当的后期表现
- 超声造影时胆道脓肿完全不增强,胆管壁可表现为高增强,反映了周围炎症的情况

胆管错构瘤（von Meyenberg 复合体）

- 罕见的良性胆道肿瘤，在肝脏影像学上偶然被发现
- 多发性胆管错构瘤与转移性疾病类似
- 在超声造影上，由于缺乏正常的窦性结构，胆管错构瘤通常不能增强
- 一些错构瘤在动脉期等增强，晚期等/低增强
- 这种增强模式使得胆管错构瘤与转移性肝肿瘤难以精确鉴别，通常需要再行 MRI 检查

胆管囊腺瘤

- 罕见、良性、单房或多房囊性肿瘤，可发生于肝脏、肝外胆管或胆囊
- 主要发生于中年妇女，切除后可能复发，也可能发展为囊腺癌
- 超声显示边界清楚，典型的多房囊性病变，其壁厚，有多个分隔或乳头状突起
- 超声造影动脉期可显示强化的分隔、壁结节或乳头状突起
- 在门脉期和晚期，肿瘤表现为等增强或低增强

胆管癌

- 肝内外胆管上皮来源的腺癌
- 公认的危险因素包括
  ○ 胆总管结石
  ○ 原发性硬化性胆管炎
  ○ 炎症性肠病
  ○ 华支睾吸虫病
  ○ 胆总管囊肿
  ○ 卡罗利（Caroli）病
- 可分为肝内型和肝外型
  ○ 肝内胆管癌可进一步分为肝门型和周围型
- 周围型胆管癌在 CECT 和动态 MRI 上典型表现为体积大、边界清晰、分叶状、周边可见环状增强的肝脏肿块
- 肝门部胆管癌可为浸润性、外生性或息肉样
- 肝外胆管癌浸润性生长，可导致胆管局灶性狭窄
- 超声造影
  ○ 动脉期：肿瘤周边不规则边缘高增强
    - 弥漫性、不均匀高增强是第二常见的表现
  ○ 门脉期：通常观察到快速、明显的廓清
- 肝门部胆管癌有沿导管长轴生长并侵犯肝实质的倾向
- 超声造影可见胆管癌病灶呈簇状葡萄样，沿胆管进入肝脏
- 超声造影可显示门静脉被包裹和侵犯

- 超声造影具有良好的空间分辨率，可用于肝门浸润型肿瘤的局部分期
  ○ 与 B 型超声相比，超声造影上胆管和血管侵犯等特征通常更为明显

胆管内转移

- 胆管的罕见肿瘤
- 最常见原发于结肠癌、肾癌、黑色素瘤、淋巴瘤
- 超声造影表现类似于原发性胆管肿瘤，特别是胆管癌
  ○ 在动脉期，大多数胆管内转移瘤是高增强
  ○ 在晚期，转移癌表现为快速、明显的廓清

绒毛状腺瘤

- 良性上皮性病变，具有恶性潜能，但很少发生在胆道
  ○ 绒毛状腺瘤动脉期增强，晚期逐渐廓清

壶腹癌

- 发生在 Vater 壶腹的癌
- 超声很难发现
  ○ 动脉期等增强，晚期廓清

其他病变

- 非肿瘤性胆管内肿块，如脓液、血凝块、寄生虫、胆泥或无声影的结石，在所有期相都不增强
  ○ 在门静脉高压性胆病中，超声造影可显示胆总管旁静脉（串珠样）和胆总管周围静脉（线状）的增强
- 由于机会性感染，艾滋病患者或肝内胆石症患者可能发生胆管炎症
  ○ 超声造影显示经皮胆道引流患者经导管胆道内灌注后，胆管壁动脉期高增强，晚期低增强

参考文献

1. Cokkinos DD et al: Contrast-enhanced ultrasound examination of the gallbladder and bile ducts: A pictorial essay. J Clin Ultrasound. 46(1):48-61, 2018
2. Sidhu PS et al: The EFSUMB guidelines and recommendations for the clinical practice of contrast-enhanced ultrasound (CEUS) in non-hepatic applications: update 2017 (long version). Ultraschall Med. 39(2):e2-e44, 2018
3. Sparchez Z et al: Role of CEUS in the diagnosis of gallbladder disease. Med Ultrason. 14(4):326-30, 2012
4. Meacock LM et al: Evaluation of gallbladder and biliary duct disease using microbubble contrast-enhanced ultrasound. Br J Radiol. 83(991):615-27, 2010
5. Xu HX et al: Enhancement pattern of hilar cholangiocarcinoma: contrast-enhanced ultrasound versus contrast-enhanced computed tomography. Eur J Radiol. 75(2):197-202, 2010
6. Xu HX: Contrast-enhanced ultrasound in the biliary system: potential uses and indications. World J Radiol. 1(1):37-44, 2009
7. Chen LD et al: Enhancement patterns of intrahepatic cholangiocarcinoma: comparison between contrast-enhanced ultrasound and contrast-enhanced CT. Br J Radiol. 81(971):881-9, 2008

胆管内转移

胆管内转移

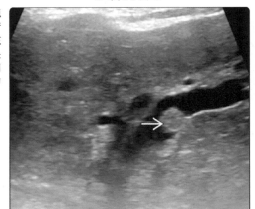
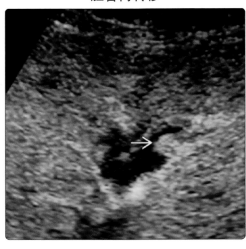

(左)该病例为结肠癌患者,出现梗阻性黄疸,B 型超声显示胆管内可见类圆形肿块➡。(右)该患者超声造影动脉期显示肿块呈高增强➡,随后出现延迟期的廓清(未显示),符合肿瘤的胆管内转移。

胆管内胆管癌

胆管内胆管癌

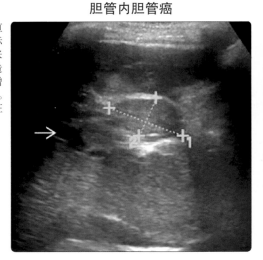
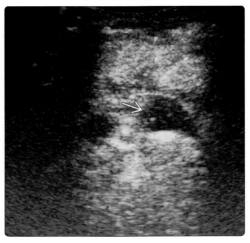

(左)B 型超声显示梗阻性黄疸患者的胆总管内有肿块(标尺)。注意肿块上方肝内扩张的胆管➡。(右)该患者超声造影动脉期显示肿块➡呈低增强,在门脉期廓清(未显示)。经内镜逆行胰胆管造影活检,证实为胆管癌。

胆管囊腺瘤

胆管囊腺瘤

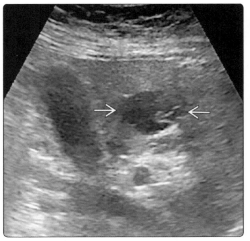
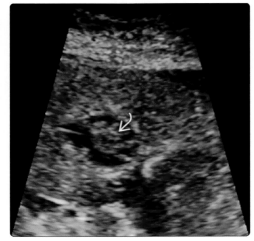

(左)B 型超声显示一个小的囊性病变➡,分隔较薄。(右)该患者超声造影动脉期清楚地显示了部分增强的分隔➡,表明有可疑的肿瘤。

重 要 内 容

临床意义

- 常规 B 型超声和彩色多普勒超声是评估胆囊疾病的一线影像学检查方法
- 常规超声在复杂性胆囊炎的检查中可能有局限性

影像学

- 超声造影有助于急性复杂性胆囊炎的诊断
  - 急性胆囊炎
    - 胆囊壁增厚、高增强,邻近肝脏和周围组织(包括十二指肠壁)持续增强
  - 坏疽性胆囊炎
    - 胆囊壁不均匀增强,黏膜层局灶性增强缺损
  - 穿孔性胆囊炎
    - 胆囊壁高增强,连续性中断

- 超声造影对胆囊壁连续性中断的诊断非常准确,可用于胆囊穿孔的检测
- 腺肌症
  - 在局灶性结节性腺肌症患者中,超声造影显示等增强的胆囊壁肿块,与周围组织分界清楚,其动态增强情况与相邻的胆囊壁相同
- 黄色肉芽肿性胆囊炎
  - 胆囊壁增厚,可见囊性区域,呈低增强
- 腺癌
  - 超声造影的动脉期显示破坏胆囊壁的肿块呈高增强,晚期造影剂通常可见廓清
  - 约占胆囊恶性肿瘤的 90%,诊断时常已浸润邻近脏器,超声造影可清楚显示浸润情况

典 型 图 像

胆囊水肿

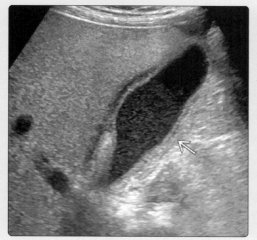

胆囊水肿

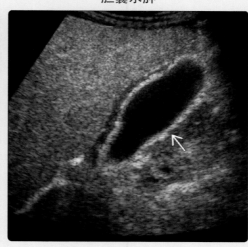

(左)76 岁患者,有心肌病病史,出现无力和右上腹压痛,B 型超声显示其胆囊壁增厚➡。(右)肝脏和胆囊壁均匀增强➡,超声造影未见高增强区,证实诊断为右心衰竭所致的反应性胆囊改变。

腺肌症

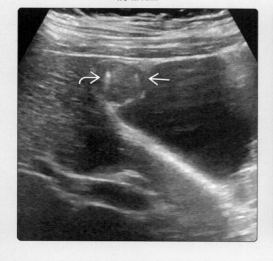

腺肌症

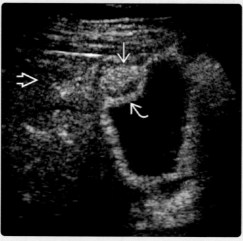

(左)典型的 B 型超声图像显示局灶性腺肌症结节状增厚的囊壁➡和彗星尾伪像➡,后者是罗-阿(Rokitansky-Aschoff)窦腔内胆固醇结晶的独特声学特征。(右)超声造影动脉早期显示该结节➡与胆囊壁➡的其他部分呈均匀等增强。结节与邻近的肝实质分界明显➡,此时肝实质呈低增强。

临床意义

概述

- 常规 B 型超声和彩色多普勒超声是评估胆囊疾病的一线影像学检查方法
- 常规超声对急性单纯性胆囊炎非常敏感,多数患者不需要超声造影检查
- 坏疽性**急性胆囊炎**(acute cholecystitis,AC)和/或胆囊穿孔患者可能无特异性临床表现,B 型超声和彩色多普勒超声难以确诊
- 在坏疽性急性胆囊炎或胆囊穿孔中,影像学检查起着至关重要的作用,因为穿孔不一定有特定的体征和症状,难以与单纯急性胆囊炎区分
  - 严重胆囊炎时,胆囊壁的坏死可影响局部神经功能而导致疼痛消失
- 胆囊穿孔是胆囊壁缺血、坏死引起的,在 B 型超声上很难发现
- 为了减少并发症和降低死亡率,胆囊穿孔需要紧急手术治疗

成像

超声造影表现

- AC
  - 超声造影有助于诊断 AC,表现为胆囊壁增厚,高增强,邻近肝脏和周围组织(包括十二指肠壁)持续增强
- 复杂性胆囊炎
  - 胆囊炎急性并发症发生率高达 15%
  - 超声造影有助于疾病严重程度的分级和/或确定局部并发症,如反应性肝炎、局部胆囊壁缺血或坏死及穿孔
  - 坏疽性胆囊炎是急性胆囊炎最严重的并发症
    - 血管损伤和胆囊壁缺血导致胆囊的坏死、穿孔
    - 坏疽性胆囊炎的超声造影表现为胆囊壁的不规则增强,黏膜层内局灶性增强缺失
    - 超声造影对胆囊壁连续性中断的显示非常准确,可用于胆囊穿孔的检出和疾病严重程度的分类
    - 胆囊穿孔的 Niemeier 分类
      - Ⅰ 型:胆囊游离缘急性穿孔破入腹腔
      - Ⅱ 型:亚急性穿孔形成胆囊周围脓肿
      - Ⅲ 型:慢性穿孔伴胆肠漏
      - Ⅳ 型:胆囊胆管漏

- 慢性胆囊炎
  - 超声造影表现为胆囊壁增厚,呈低增强
  - 在部分患者,胆囊壁可不增强,说明严重的纤维化改变和缺乏血供
- 胆囊息肉样病变
  - 超声造影有助于诊断>10mm 的息肉、有蒂的息肉以及浸润邻近胆囊壁的息肉
  - 良性息肉表现为高增强,但高增强范围不延伸至邻近的胆囊壁
- 局灶性腺肌症
  - 超声造影显示为等增强肿块,与周围组织分界清晰,与相邻的胆囊壁具有相同的造影剂动力学
    - 在亚洲人群中,约 6%的局灶性腺肌症会恶变
- 黄色肉芽肿性胆囊炎
  - 罕见的慢性炎症性疾病,多见于女性,与胆结石有关
  - 能浸润邻近的组织
  - 邻近组织的炎症改变使其难以与恶性肿瘤鉴别
  - 超声造影显示增厚的,结节状的胆囊壁与邻近肝脏相比,呈低增强
- 腺癌
  - 约占胆囊恶性疾病的 90%
  - 在诊断时,常浸润邻近器官
  - 超声造影可显示胆囊壁的破坏,伴有高增强的肿块,在晚期造影剂通常廓清
- 转移
  - 转移瘤,尤其是黑色素瘤,表现为高回声息肉样病变
  - 胆囊壁外生性结节延伸至胆囊腔,超声造影时动脉期高增强,晚期廓清

参考文献

1. Kiriyama S et al: Tokyo Guidelines 2018: diagnostic criteria and severity grading of acute cholangitis (with videos). J Hepatobiliary Pancreat Sci. 25(1):17-30, 2018
2. Sidhu PS et al: The EFSUMB guidelines and recommendations for the clinical practice of contrast-enhanced ultrasound (CEUS) in non-hepatic applications: update 2017 (long version). Ultraschall Med. 39(2):e2-e44, 2018
3. Singh VP et al: Xanthogranulomatous cholecystitis: What every radiologist should know. World J Radiol. 8(2):183-91, 2016
4. Yuan HX et al: Xanthogranulomatous cholecystitis: contrast-enhanced ultrasound features and differential diagnosis from wall-thickening gallbladder carcinoma. Discov Med. 21(114):89-98, 2016
5. Xu JM et al: Differential diagnosis of gallbladder wall thickening: the usefulness of contrast-enhanced ultrasound. Ultrasound Med Biol. 40(12):2794-804, 2014
6. Date RS et al: Gallbladder perforation: case series and systematic review. Int J Surg. 10(2):63-8, 2012
7. Nabatame N et al: High risk of gallbladder carcinoma in elderly patients with segmental adenomyomatosis of the gallbladder. J Exp Clin Cancer Res. 23(4):593-8, 2004

坏疽性胆囊炎

坏疽性胆囊炎

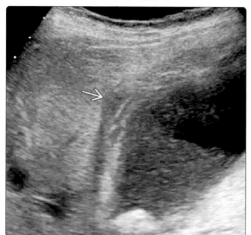

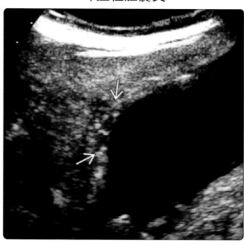

（左）B 型超声显示胆囊增厚 ➡️，大量胆泥。（右）超声造影显示胆囊壁 ➡️ 的溃疡性改变，在穿孔前病变累及邻近的肝脏。

Niemeier Ⅱ 型穿孔

Niemeier Ⅱ 型穿孔

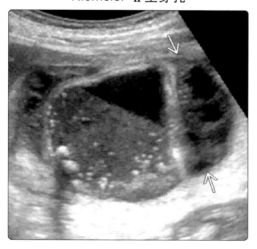

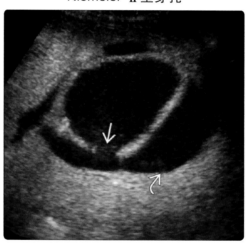

（左）54 岁无症状急性胆囊炎患者，抗生素治疗 3 天后，B 型超声显示不均匀的胆囊周围积液 ➡️。（右）超声造影显示胆囊壁有小缺损 ➡️（B 型超声显示不清），周围有脓肿形成 ➡️，符合 Niemier Ⅱ 型胆囊穿孔。

Niemeier Ⅲ 型穿孔

Niemeier Ⅲ 型穿孔

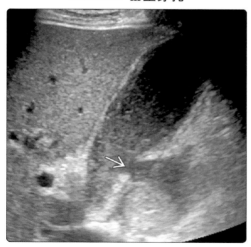

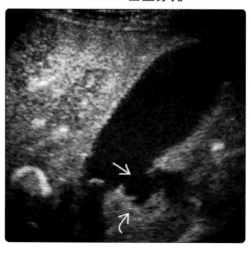

（左）82 岁男性，B 型超声显示急性胆囊炎穿孔 ➡️。（右）超声造影显示 Niemeier Ⅲ 型胆囊穿孔 ➡️ 伴炎性十二指肠壁增厚 ➡️，因胃出口梗阻而引起呕吐。

急性胆囊炎

急性胆囊炎

(左)右上腹疼痛的胆结石患者,彩色多普勒超声显示轻微的胆囊壁增厚➡,但血流未增加。(右)超声造影动脉期 13s 显示胆囊周围肝实质局灶性高增强➡,提示反应性肝炎,胆囊壁不均匀强化➡。

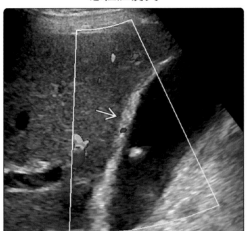

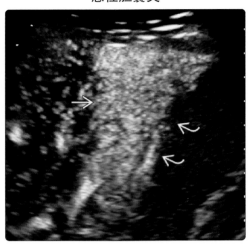

急性胆囊炎

胆囊癌

(左)晚期表现为胆囊周围肝脏持续高增强➡,这是急性胆囊炎的典型表现。(右)54 岁女性慢性胆囊结石患者,B 型超声显示胆囊壁不均匀增厚➡。

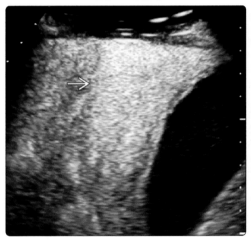

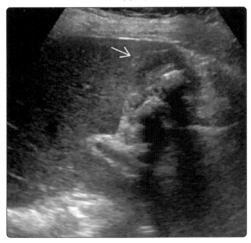

胆囊癌

胆囊癌

(左)超声造影显示胆囊壁的不均匀结节状增强➡和动脉期肝脏内大结节状高增强➡。(右)该患者超声造影显示门脉期的廓清➡,符合浸润性胆囊癌。

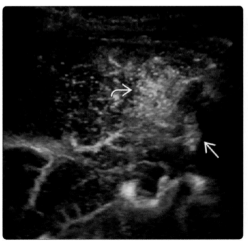

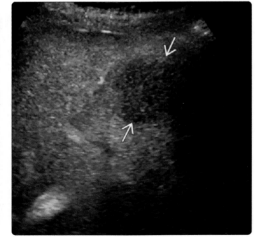

黑色素瘤转移

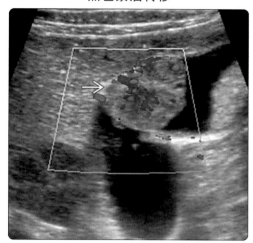

黑色素瘤转移

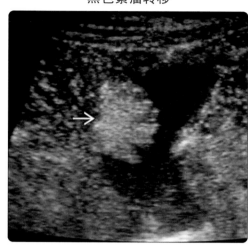

(左)彩色多普勒超声显示胆囊壁血流丰富的病灶➡。(右)超声造影动脉早期显示病变的紊乱的血管➡。

黑色素瘤转移

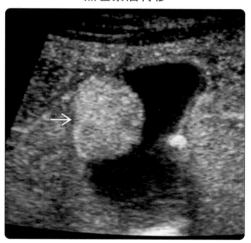

该患者超声造影显示延迟期完全增强➡。

急性胆囊炎

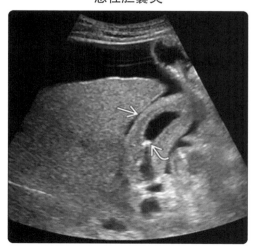

急性胆囊炎

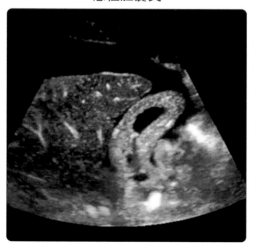

(左)79 岁右心衰竭、腹水、乏力和右上腹压痛患者,B 型超声显示胆囊壁增厚➡和小结石➡。(右)胆囊壁早期均匀增强显示对造影剂的摄取。超声造影确诊为急性胆囊炎合并右心衰竭,保守治疗有效。

第 25 章 肝脏:假性病变

重要内容

术语

- 假性病变是非肿瘤性异常,主要由血流改变引起
- 假性肿瘤是实质的局灶性、肿块样改变
- 临床的主要难点是如何发现和将这些非肿瘤性病变与肝脏良恶性结节进行鉴别

常规超声表现

- B 型及彩色多普勒超声均难以显示血管假性病变
- 大多数局灶性脂肪沉积和缺失的病例可用 B 型超声诊断,只有少数病例需要超声造影
- 炎性假瘤(inflammatory pseudotumors,IPTs)具有恶性肿瘤的影像学特征,在 B 型超声上常被误诊为非典型肝细胞癌(hepatocellular carcinoma,HCC)、胆管癌或转移瘤

超声造影表现

- CT 和 MR 上常见的血管假性病变,如动脉-门静脉分流(arterioportal shunt,APS),在超声造影上不显示,因此很容易与真性肿瘤鉴别
- 局灶性脂肪沉积和缺失区域在所有血管期与周围肝实质呈等增强
  - 在极少数情况下,由于局部血供的不同,主要是动脉血供,局灶性脂肪沉积和缺失区可提前增强
- 炎性假瘤通常表现为动脉期高增强伴快速廓清
  - 超声造影上 IPTs 的总体表现与恶性肿瘤非常相似,绝大多数病例建议组织活检

典型图像

局灶性脂肪缺失

局灶性脂肪缺失

(左)B 型超声显示脂肪肝患者的肝脏回声减低的区域➡。(右)超声造影动脉早期显示病灶➡与周围肝脏比较呈等增强,可见中央供血动脉血管➡。

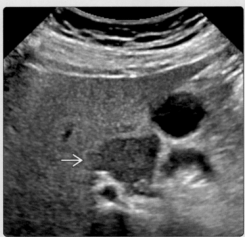
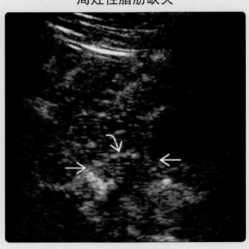

局灶性脂肪缺失

局灶性脂肪缺失

(左)超声造影在门脉期显示病变仍呈等增强➡。(右)超声造影在延迟期显示病灶保持等增强➡,无造影剂廓清,证实为良性病变。

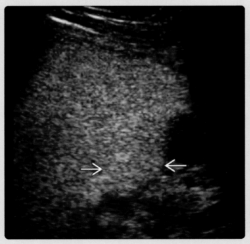
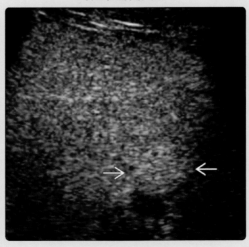

术语

缩写

- 炎性假瘤:IPT
- 动脉-门静脉分流:APS

定义

- **假性病变**是指局灶性的异常区域,在 CT 和 MR 上常见的肿块样增强而并无肝实质的改变
  - 原因是血流动力学异常、血管损伤和动脉-门静脉分流
  - 血管性假性病变通常发生在肝硬化患者,有可能与肿瘤有关,如原发性 HCC
  - 肝硬化中高增强的假性病变类似 HCC 的表现,特别是当假性病变表现为圆形或椭圆形时
- **假性肿瘤**是局灶性、肿块样、非肿瘤性的实质性改变,如局灶性脂肪沉积、局灶性脂肪缺失和炎性假瘤

影像学

常规超声表现

- **血管性假性病变**
  - 在 B 型和彩色多普勒超声上不能显示
- **局灶性脂肪沉积和缺失**
  - 脂肪肝是一种以肝细胞内甘油三酯积聚为组织学特征的疾病
  - 可出现弥漫性浸润、局灶性脂肪沉积和局灶性脂肪缺失
  - 局灶性脂肪沉积和缺失特征性地发生在特定区域,邻近镰状韧带或静脉韧带、肝门和胆囊窝
    - 在几乎所有的脂肪肝患者中,都可以在肝门部检测到明显的低回声局灶性脂肪缺失区域
    - 肝门部局灶性脂肪缺失的肝组织脂肪含量是正常的,与局部动脉为主的血供有关
  - 少数情况下,局灶性脂肪沉积和缺失是多灶性的,在肝内分布的部位也是非典型的
  - 局灶性脂肪肝或脂肪缺失可能是圆形或椭圆形,与真正的结节很相似
  - 局灶性脂肪沉积和缺失的 B 型超声诊断标准包括
    - 正常肝实质回声基础上出现局灶性回声增强区(局灶性脂肪沉积)
    - 脂肪肝背景上局灶性回声减低区(局灶性脂肪缺失)
    - 对血管和其他肝脏结构无占位效应
    - 地图状形态,无清晰边界

- **炎性假瘤**
  - 一种少见的良性病变,病因及其生物学行为不明
  - 组织学上,由炎性细胞、组织细胞和成纤维细胞组成,病理上分为 IgG4 相关和非 IgG4 相关
  - 超声表现不特异,显示肝脏肿块、多种回声改变,类似恶性肿瘤
  - 诊断困难,可以结合相关的临床表现、影像学和病理学

超声造影表现

- **血管性假性病灶**
  - 超声造影在肝脏成像中的一个重要贡献是对 CT、MR 所见的血管性假性病灶和真性肝结节进行鉴别诊断
  - 超声造影不能显示血管分流,其机制不明,可能由于造影剂敏感性高,动脉分支非常快速地充盈显影后紧接着早期均匀的实质性增强
  - 在 CT 和 MR 上,背景肝组织在动脉早期只有轻微增强,使得小的、早期充盈的血管分流更容易被发现
- **局灶性脂肪沉积和缺失**
  - 局灶性脂肪沉积和缺失的区域在超声造影的各期都与周围肝实质呈等增强
  - 在肝动脉期,可显示门静脉周围局灶性脂肪缺失区内的中央供血动脉
- **炎性假瘤**
  - 有多种增强模式,反映了结节内不同的病理成分(炎性细胞、血管、纤维化、凝固性坏死)
    - 主要由炎性细胞组成时,肉芽组织和血管病变可能表现为高增强
    - 伴有大量坏死或纤维化的炎性假瘤结节可能表现为不均匀或周边边缘样增强
    - 炎性假瘤结节完全被凝固性坏死所代替时,通常表现为无增强
  - 在门脉期和延迟期,增强的炎性假瘤结节通常很快廓清,可能是由于门静脉数量减少或闭塞性静脉炎所致
  - 超声造影上炎性假瘤的总体表现与恶性肿瘤非常相似,大多数病例建议组织活检

参考文献

1. Elsayes KM et al: Spectrum of pitfalls, pseudolesions, and misdiagnoses in noncirrhotic liver. AJR Am J Roentgenol. 211(1):97-108, 2018
2. Kong WT et al: The analysis of enhancement pattern of hepatic inflammatory pseudotumor on contrast-enhanced ultrasound. Abdom Imaging. 39(1):168-74, 2014
3. Kobayashi S et al: Radiologic manifestation of hepatic pseudolesions and pseudotumors in the third infow area. Imaging Med. 2(5): 519–528, 2010
4. Hirche TO et al: Evaluation of hepatic steatosis by ultrasound in patients with chronic hepatitis C virus infection. Liver Int. 27(6):748-757, 2007
5. Catalano O et al: Transient hepatic echogenicity difference on contrast-enhanced ultrasonography: sonographic sign and pitfall. J Ultrasound Med. 26(3):337-45, 2007

局灶性脂肪浸润

局灶性脂肪浸润

(左)B 型超声显示肝脏大片回声增强区➡。(右)超声造影动脉早期显示该区域呈等增强➡。

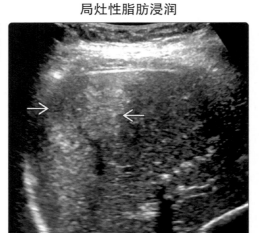

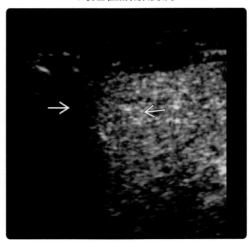

局灶性脂肪浸润

炎性假瘤

(左)超声造影 5min 时的延迟期也呈等增强,无造影剂廓清➡,符合良性病变。(右)在 B 型超声上,肝 V 段可见低回声卵圆形肿块➡。

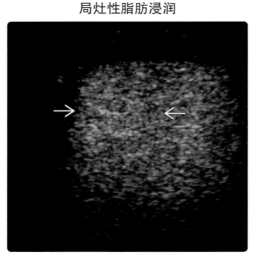

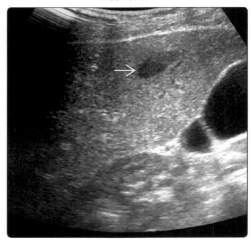

炎性假瘤

炎性假瘤

(左)超声造影动脉期时,该团块呈高增强➡。(右)超声造影延迟期时,该团块显示明显廓清➡,类似恶性肿瘤。经皮肝活检证实为炎性假瘤。

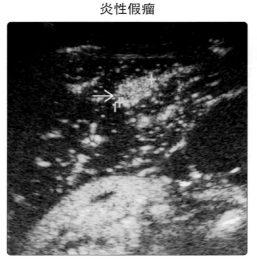

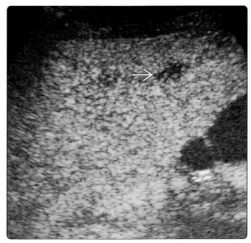

血管性假性病变

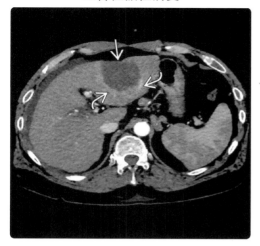

血管性假性病变

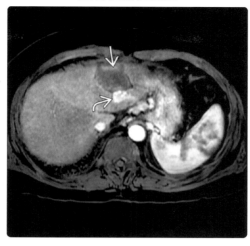

(左)HCC 微波消融后 1 周腹部的 CECT 显示左肝叶的消融区➡,边缘有高增强➡。(右)消融后 4 周的 MR 动脉期显示消融区➡后方有结节状高增强区➡。在延迟期图像上未观察到消退(未显示)。病变特征为 LR-3(中等恶性可能)。

血管性假性病变

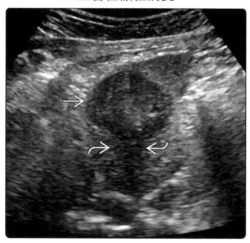

血管性假性病变

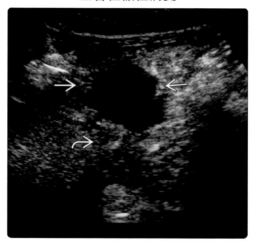

(左)该患者消融后 4 周 B 型超声显示沿消融区➡后缘有可疑低回声结节区➡,与 MR 异常增强区一致。(右)在超声造影的动脉期,未增强的消融区➡后未见高增强➡。

血管性假性病变

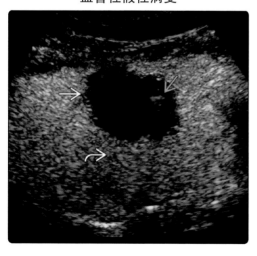

血管性假性病变

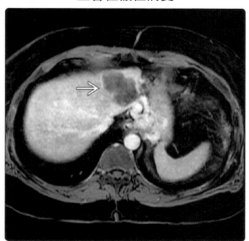

(左)在超声造影延迟期,消融区➡后方➡与周围肝脏保持等增强。注意消融区内的小面积非线性增强伪像➡。(右)消融后 3 个月 MR 动脉期显示消融区较大➡,未见异常增强。这证实了先前 CT 和 MR 所见的动脉期高增强是由于血管分流所致,在超声造影上被正确识别为假性病变。

附 加 图 像

局灶性脂肪缺失

局灶性脂肪缺失

(左)B 型超声显示肝门有一局灶性脂肪缺失区域➡。(右)多普勒检查可见位于中央的血管。

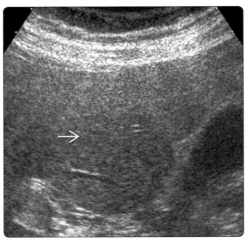

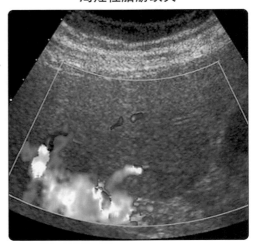

局灶性脂肪缺失

局灶性脂肪缺失

(左)超声造影动脉早期造影证实中央供血血管➡的存在。(右)局灶性脂肪缺失区域在超声造影时呈等增强➡。

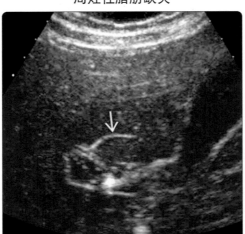

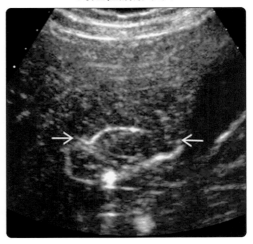

局灶性脂肪缺失

局灶性脂肪缺失

(左)肝脏Ⅳ段可见位于门静脉前方的低回声区域(标尺)。(右)动脉期病变与周围肝实质比较呈等增强➡。

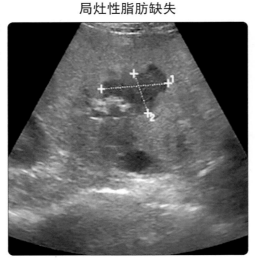

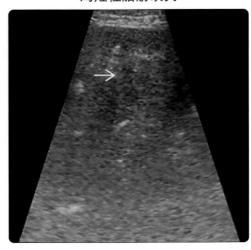

局灶性脂肪缺失

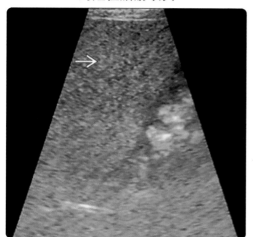

局灶性脂肪沉积

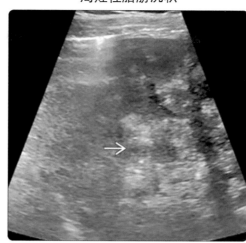

(左)超声造影延迟期病变仍呈等增强➡。(右)B 型超声显示肝右叶高回声区域➡。

局灶性脂肪沉积

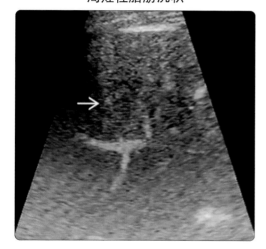

局灶性脂肪沉积

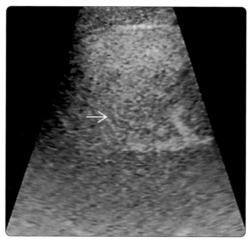

(左)超声造影动脉期表现为等增强➡。(右)超声造影延迟期持续呈等增强➡。

第 26 章　肝脏：脓肿

诊断要点

- 临床症状及体征
- 既往感染史
- 常规超声：局灶性肝脏病变，通常呈低回声
- 超声造影的应用
- 超声引导下抽吸或引流

临床意义

- 肝脓肿是主要由细菌引起的感染性疾病
- 临床表现常不特异：发热、盗汗、体重减轻、腹痛、右季肋部或腹部压痛

常规超声表现

- 超声是评估肝脓肿的首选影像学检查
  - 具有典型临床表现的患者，超声表现为肝脏低回声团块伴不规则的厚壁回声或内部分隔，可提示肝脓肿的诊断
- 尽管常规 B 型超声容易对成熟肝脓肿做出诊断，但在肝脓肿的早期阶段，很难鉴别坏死组织与肝实质，这对正确的微生物学诊断和治疗极其重要

超声造影表现

- 超声造影通过显示病灶不同的增强模式，从而提高诊断效能
- 肝脓肿的超声造影表现取决于疾病分期
  - Ⅰ期：局灶性炎性改变，无坏死组织
    - 超声造影表现为动脉期部分或小片状强化
  - Ⅱ期：局灶性小脓肿簇逐渐融合
    - 超声造影显示在融合的小坏死区之间有斑片状或条带状有活性的肝组织
  - Ⅲ期：以成熟完整的脓肿壁、包膜为特征
    - 超声造影表现为坏死区增强消失或明显减弱，周围肝实质可见环状高增强
  - Ⅳ期：以肝内散在的多发小脓肿为特征
    - 超声造影表现为肝内多发坏死区，周边环绕的肝实质呈高增强

病理学改变

- 以黏稠液体伴周围炎性脓肿壁为特征，这种炎性脓肿壁是机体对感染损伤的反应

Ⅰ期／Ⅱ期肝脓肿　**Ⅰ期／Ⅱ期肝脓肿**

(左) B 型超声显示肝内回声不均匀的囊实混合性病变（测量游标之间）。(右) 超声造影显示门脉期典型的小脓肿互相融合形成的蜂窝状表现 ➡。

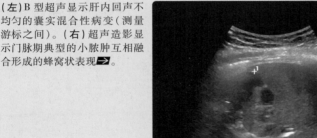
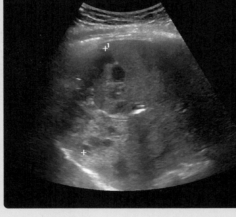
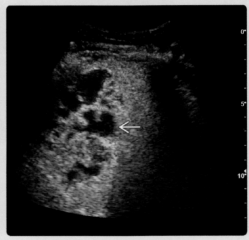

Ⅱ期肝脓肿　**Ⅱ期肝脓肿**

(左) 肝脏 B 型超声显示一个不均匀的囊实混合性团块 ➡。(右) 超声造影动脉期显示一个大脓肿 ➡，中心坏死，内部分隔可见高增强 ➡。

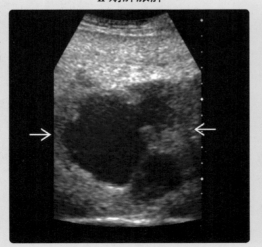
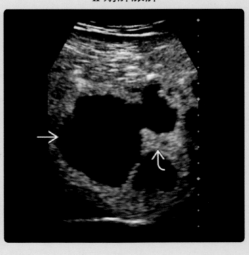

术语

定义

- 肝脓肿是指肝内脓性感染物聚集，多由细菌感染所致
- 病情严重者需要及时诊断并充分治疗

临床意义

一般表现

- 临床体征通常非特异
- 当患者出现高热、盗汗、体重减轻、恶心、腹痛、右季肋部或腹部压痛等症状，应该怀疑肝脓肿
- 患者若有糖尿病、肝胆胰相关疾病或肝移植病史，其发病风险更高
- 实验室检查：白细胞计数升高，C-反应蛋白升高，肝脏酶水平升高（谷丙转氨酶、谷草转氨酶、碱性磷酸酶）
- 文献报道的发病率：在西方国家，人群中因肝脓肿入院的比例为 20/100 000
- 在过去，切开引流的肝脓肿患者的并发症和死亡率很高（高达 80%）
- 随着影像技术和经皮抽吸、引流技术的发展，死亡率显著下降

治疗

- 肝脓肿的治疗包括应用抗生素结合经皮抽吸、经皮引流或外科引流
- 超声引导下经皮引流是首选方法
  - 超声造影能更清晰地显示需要引流的区域
- 患者穿刺治疗效果不佳或有急诊手术指征时，应当行手术治疗

病理学

一般表现

- 肝脓肿以被炎性脓肿壁包围的黏稠液体为特征，这种炎性脓肿壁是机体对感染性损伤的反应
- 发病机制
  - 门静脉途径脓毒症患者好发于
    - 憩室炎症
    - 克罗恩病
    - 阑尾炎
    - 缺血性结肠炎
    - 急性胰腺炎
    - 胃肠道癌症
  - 胆道途径脓毒症患者好发于
    - 恶性或者良性胆道狭窄
    - 胆囊结石
    - 肝移植
  - 经肝动脉各级分支血源播散
    - 主要发生于免疫功能低下患者，先前该传播途径被认为是真菌或真菌和细菌混合性肝脓肿的典型发病机制
  - 局部因素
    - 胆囊炎
    - 肝脏血肿
    - 射频消融术或经血管化疗栓塞后
- 大多数肝脓肿属于多细菌性感染
  - 最常见的病菌包括
    - 革兰氏阴性杆菌，常见于大肠杆菌和肺炎克雷伯菌
    - 链球菌病原体，常见于 Milleri 链球菌属（包括咽峡炎链球菌、星座链球菌以及中间型链球菌）
    - 金黄色葡萄球菌、化脓性链球菌和其他革兰氏阳性球菌

影像学

概述

- 许多病例由于非特异的临床表现和迅速进展的影像学表现，导致诊断困难
- 肝脓肿表现为单发或多发、实性伴或不伴液性成分的局灶性病灶，可以发生在肝内任何位置

CT 表现

- 增强 CT 有助于诊断肝脓肿
- 相比于超声，CT 的优势包括
  - 可以显示整个肝脏及周边区域
  - 在一些病例中，可以确定肝脓肿的病因
- 相比于超声造影，CT 的劣势包括
  - 空间分辨率相对较低
  - 需要碘对比增强剂
  - 有辐射风险
  - 费用高

超声表现

- 常规超声是临床实践中评估肝脓肿的首选影像技术
- 肝脓肿超声表现呈多样性
  - 肝脓肿常表现为低回声团块伴不规则厚壁，病灶内可见分隔，有时可见气体（病灶内显示点状强回声伴不洁声影）
    - 这些是最常见的超声表现，但并非肝脓肿的特异表现

- 一些肝脓肿可能表现为强回声、无回声或混合回声病灶
- 病灶的超声表现随时间迅速变化（比如在 24h 内）
- 在充分的临床背景下，常规超声可以提示肝脓肿的诊断，但还不足以明确诊断
- 文献报道常规超声对化脓性肝脓肿的诊断敏感性为 85%～96%

超声造影表现

- B 型超声对成熟的化脓性肝脓肿容易诊断，尤其是伴液化成分的脓肿
- 通过 B 型超声诊断早期肝脓肿或不伴液化成分的病灶仍具有挑战性，因为 B 型超声通常不能有效地鉴别肝脏坏死组织和活性肝实质
- 超声造影可以显示肝脓肿的 4 个疾病进展阶段的超声形态学改变
  - Ⅰ 期：局灶性炎性改变，无坏死组织
    - 超声造影表现为动脉期肝段或者亚肝段的高增强
  - Ⅱ 期：多个小脓肿融合，形成聚集灶
    - 超声造影显示在合并的小坏死区之间有片状或条带状存活肝组织回声
      □ 病灶间正常的肝实质可能表现动脉期高增强和延迟期廓清
      □ 动脉期高增强可能是炎性细胞因子引起，也有可能是小的门静脉和肝静脉血栓导致动脉灌注增加引起
      □ 造影剂廓清可能是小的门静脉和肝静脉血栓引起
      □ 在多房性脓肿患者中可见分隔强化（蜂窝样表现）
  - Ⅲ 期：以成熟完整的脓肿壁，包膜为特征
    - 超声造影显示坏死区增强消失或减弱，周围被环状增强的肝实质包绕
      □ 脓肿包膜常表现动脉期高增强和延迟期廓清
  - Ⅳ 期：以肝内弥漫性分布数个小脓肿为特征
- 部分患者动脉早期在肝脓肿高增强边缘可出现环状延迟增强区
  - 这个现象只持续短暂的几秒
  - 可能与周围水肿有关

诊断

- 了解化脓性肝脓肿的发病机制对于理解不同时期肝脓肿的变化十分重要
- 即使影像学技术可以准确诊断肝脓肿，超声引导下抽吸仍是明确诊断和通过微生物分析选择抗生素的必要手段

  - 操作快速、安全、便宜，可迅速确诊，鉴别肝脓肿和非感染性囊性占位，并提供微生物分析的样本
- 超声造影适用于肝脓肿抽吸引导，因为它能更好地显示需要穿刺的区域（无血管区）
- 腔内注射超声造影剂可以探查复杂脓肿之间是否相通，是否有窦道形成

鉴别诊断

- 应该包括
  - 肿瘤坏死
  - 胆道囊腺瘤
  - 囊腺癌
  - 出血性囊肿
  - 肝实质内血肿
- 临床表现、病史和影像学特征可以辅助这些病变的鉴别

诊断条目

影像解读要点

- 常规超声：低回声团、不规则厚壁、内部分隔
- 超声造影：动脉相周边环状高增强和分隔强化（蜂窝样表现）
- 当患者发现局灶性肝脏病灶伴以下临床症状时，需考虑肝脓肿：高热、夜间盗汗、体重减轻、腹痛

参考文献

1. Cai YL et al: Percutaneous needle aspiration versus catheter drainage in the management of liver abscess: a systematic review and meta-analysis. HPB (Oxford). 17(3):195-201, 2015
2. Kunze G et al: Contrast-enhanced ultrasound in different stages of pyogenic liver abscess. Ultrasound Med Biol. 41(4):952-9, 2015
3. Popescu A et al: Does contrast enhanced ultrasound improve the management of liver abscesses? A single centre experience. Med Ultrason. 17(4):451-5, 2015
4. Claudon M et al: Guidelines and good clinical practice recommendations for Contrast Enhanced Ultrasound (CEUS) in the liver - update 2012: A WFUMB-EFSUMB initiative in cooperation with representatives of AFSUMB, AIUM, ASUM, FLAUS and ICUS. Ultrasound Med Biol. 39(2):187-210, 2013
5. Chiche L et al: [Pyogenic-liver abscess: diagnosis and management.] Gastroenterol Clin Biol. 32(12):1077-91, 2008
6. Liu GJ et al: Real-time contrast-enhanced ultrasound imaging of infected focal liver lesions. J Ultrasound Med. 27(4):657-66, 2008
7. Thomsen RW et al: Diabetes mellitus and pyogenic liver abscess: risk and prognosis. Clin Infect Dis. 44(9):1194-201, 2007
8. Zerem E et al: Sonographically guided percutaneous catheter drainage versus needle aspiration in the management of pyogenic liver abscess. AJR Am J Roentgenol. 189(3):W138-42, 2007
9. Chan KS et al: Pyogenic liver abscess: a retrospective analysis of 107 patients during a 3-year period. Jpn J Infect Dis. 58(6):366-8, 2005
10. Catalano O et al: Low mechanical index contrast-enhanced sonographic findings of pyogenic hepatic abscesses. AJR Am J Roentgenol. 182(2):447-50, 2004
11. Pearce NW et al: Non-operative management of pyogenic liver abscess. HPB (Oxford). 5(2):91-5, 2003
12. Mohsen AH et al: Liver abscess in adults: ten years experience in a UK centre. QJM. 95(12):797-802, 2002
13. Hochbergs P et al: Diagnosis and percutaneous treatment of pyogenic hepatic abscesses. Acta Radiol. 31(4):351-3, 1990

Ⅲ期肝脓肿

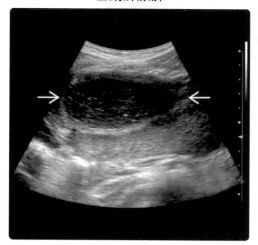

Ⅲ期肝脓肿

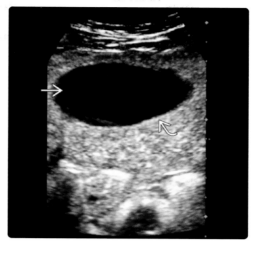

(左)B 型超声显示肝内囊性为主的团块,边缘较厚,呈高回声➡️。(右)同一患者的超声造影动脉期显示病灶中心呈大片状坏死➡️,边缘呈薄的环状高增强➡️。

肝脓肿

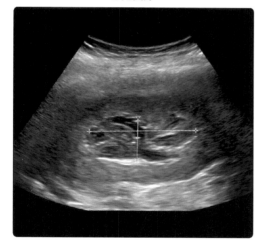

肝脓肿

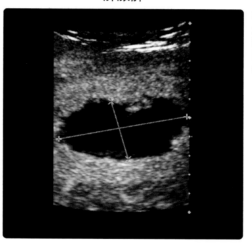

(左)B 型超声显示肝脓肿表现为低回声,不均匀的病灶(测量游标所示)。(右)超声造影的门脉期显示肝脓肿内部的大片状坏死病灶(测量游标所示)。

肝脓肿及周边的炎性改变

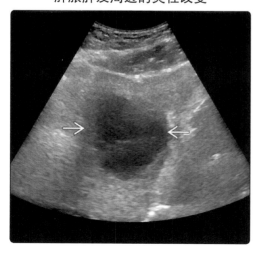

肝脓肿及周边的炎性改变

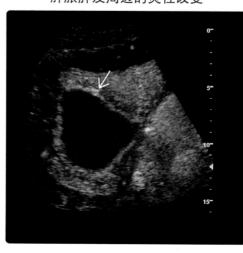

(左)肝脓肿的 B 型超声表现为肝内体积大、不规则的无回声占位➡️,内部可见沉积物。(右)超声造影显示脓肿内部未见明显增强,壁薄、呈高增强➡️,可见低增强的肝组织包绕,周边肝组织的表现反映了脓腔周边的炎性改变。

重要内容

术语

- 多种寄生虫会累及肝脏,可以在成熟期,也可以是成虫
  - 棘球蚴病是人类包虫病最常见的类型
    - 2 种主要类型:细粒棘球蚴病和多房棘球蚴病
  - 其他寄生虫感染包括肝吸虫感染(华支睾吸虫病、阿片睾吸虫病、肝片吸虫病,偶尔还有肺吸虫病)和蛔虫病
- 肝脏受累可见于系统性播散性肺结核(tuberculosis,TB)患者

成像

- 肝棘球蚴病
  - 细粒棘球蚴病在超声造影上的表现是非特异性的,对于临床表现明显的患者,B 型超声通常足以诊断
  - 肝多房棘球蚴病的表现取决于病变的大小
    - <3cm 的病灶可能表现为环形边缘高增强和内部区域不增强,类似于小黑洞
    - >3cm 的病灶表现为混合性病灶,各期均低增强,延迟期造影剂廓清
- 肝吸虫感染
  - 病灶表现为不均质的低强化和高强化
  - 动脉期周边环状高增强及延迟期廓清
  - 结构复杂的非增强区内分隔呈高增强
- 肝结核
  - 动脉期周边快速明显增强,中心低增强或无增强
  - 增强的边缘在门脉早期出现廓清

典型图像

肝肺吸虫病

肝肺吸虫病

(左)40 岁男性,肝肺吸虫病患者,B 型超声表现为肝左外叶低回声、不均匀回声团块➡。液化成分表现为斑片状无回声区➡。(右)超声造影动脉期表现为周边增强➡和内部分隔不均匀高增强➡及无增强区。

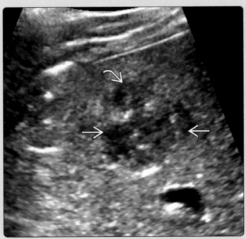
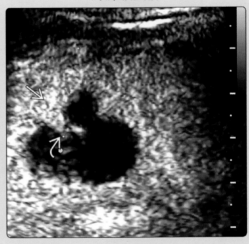

肝肺吸虫病

肝肺吸虫病

(左)超声造影门脉期显示肿块周边呈➡等增强。(右)超声造影延迟期显示之前高增强的分隔有轻度廓清➡。

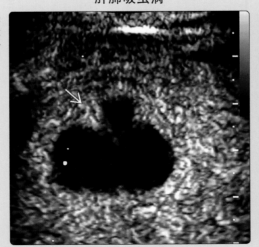
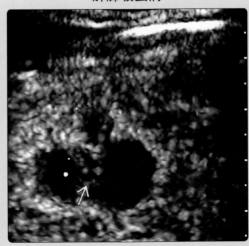

术语

寄生虫病

- 棘球蚴病:是棘球绦虫属的寄生虫病
  - 2 种主要类型
    - 细粒棘球蚴病,是由细粒棘球蚴幼虫期感染引起的
    - 多房棘球蚴病是由多房棘球蚴幼虫期感染引起的
- 华支睾吸虫病和后睾吸虫病:分别由华支睾吸虫、猫后睾吸虫和麝猫后睾吸虫等肝吸虫引起的蠕虫病,通过生的或未煮熟的鱼、蟹或小龙虾传播
  - 肝吸虫感染人类的肝脏、胆囊和胆管
- 片形吸虫病:由肝片吸虫和大片吸虫引起的寄生虫感染,通过生的西洋菜或其他被未成熟寄生虫幼虫污染的水生植物传播
  - 幼体吸虫通过肠壁、腹腔和肝组织进入胆管
- 肺吸虫病:通过感染肺吸虫囊蚴的生的或未煮熟的淡水蟹或小龙虾传播的食源性寄生虫感染
- 蛔虫病:由蛔虫感染引起,蛔虫可能从小肠进入胆管、胆囊和/或肝实质

肝结核

- 肝结核与结核感染的系统性播散有关
- 由于其相对非特异的临床表现而常常被忽视

影像学

常规超声表现

- 肝棘球蚴病
  - 细粒棘球蚴病
    - B 型超声显示巨大的多房囊性病变或囊性包块
    - 内囊脱落可表现为囊腔内的"漂浮膜"
    - 内囊完全剥离在超声上被称为"睡莲征",因为它类似于放射影像上肺囊肿的"睡莲征"
  - 多房棘球蚴病
    - B 型超声表现为不均匀的实性团块伴周围或内部钙化
    - 这种棘球蚴病与其他肝脏肿块或脓肿的影像学鉴别通常比较困难
- 肝吸虫感染
  - B 型超声表现为低回声、不均匀性肝肿块
- 肝结核
  - 病灶在 B 型超声上呈肿瘤样表现
  - 大多数结节性病变表现为边界不清、椭圆形、圆形或不规则形的低回声

- 病变主要位于肝包膜下

超声造影表现

- 肝棘球蚴病
  - 细粒棘球蚴病的典型表现为边缘高增强,这取决于病灶周围炎症反应和无增强囊肿的形态
  - 多房棘球蚴病的表现取决于病变的大小
    - <3cm 的病灶可能表现为环形边缘高增强和内部类似小黑洞的不增强区域
    - >3cm 的病灶表现为混合性病灶,各期低增强,延迟期造影剂廓清
- 肝吸虫感染
  - 可能表现出各种超声造影特征
  - 囊性或坏死性病变可表现为边缘动脉期高增强伴延迟期廓清
  - 内部分隔表现为在非增强的囊性区域内持续增强
  - 超声造影有助于确定无灌注的坏死性嗜酸性脓肿区域,严重者可多发
  - 当肝内脓肿随时间出现位置迁移时,需要特别怀疑是肝吸虫幼虫感染
- 蛔虫病
  - 超声造影可检测胆囊壁及胆胰管周围的局部炎症反应
  - 超声造影可以更好地显示肝内蛔虫的积聚特征
- 肝结核
  - 超声造影显示的病灶可能比在 B 型超声更大,可能是由于周围炎症所致
  - 动脉期沿病灶边缘快速明显增强,中心低增强或不增强
  - 增强的病灶边缘在门脉早期即出现廓清

鉴别诊断

- 当影像学表现和血清学检查不明确时,需经皮肝活检
- 在某些情况下,手术切除和手术病理是必要的

参考文献

1. Dietrich CF et al: Never seen before? Opisthorchiasis and clonorchiasis. Z Gastroenterol. 56(12):1513-1520, 2018
2. Dietrich CF et al: Ascariasis imaging: pictorial essay. Z Gastroenterol. 55(5):479-489, 2017
3. Dietrich CF et al: Fasciolosis. Z Gastroenterol. 53(4):285-90, 2015
4. Farrokh D et al: Hepatic alveolar echinococcosis. Arch Iran Med. 18(3):199-202, 2015
5. Lu Q et al: Contrast-enhanced ultrasonographic findings of hepatic paragonimiasis. World J Gastroenterol. 19(13):2087-91, 2013
6. WHO Informal Working Group: International classification of ultrasound images in cystic echinococcosis for application in clinical and field epidemiological settings. Acta Trop. 85(2):253-61, 2003

肝多房棘球蚴病

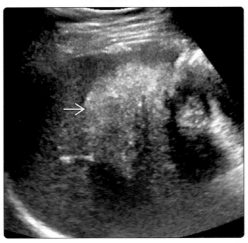

肝多房棘球蚴病

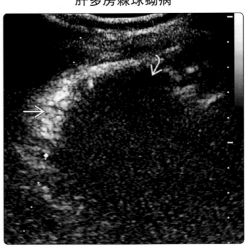

(左) 33 岁肝多房棘球蚴病患者，B 型超声显示肝右叶大小约 8cm 的高回声实性包块➡。(右) 超声造影动脉期显示病变周围不规则的高增强➡，但内部未见增强➡。

肝多房棘球蚴病

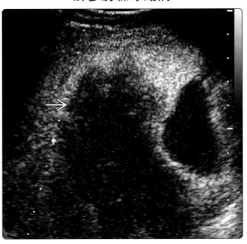

肝多房棘球蚴病

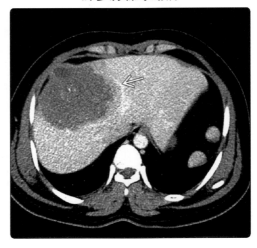

(左) 超声造影门脉期显示病灶周边有轻度的造影剂廓清➡。(右) CECT 门脉期证实病灶周围有轻度的造影剂廓清➡。

肝结核

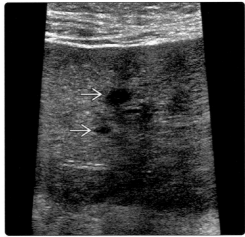

肝结核

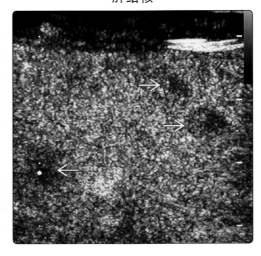

(左) 74 岁男性患者，B 型超声诊断颈部淋巴结结核，超声显示肝脏多发低回声结节➡，最大直径 1cm。(右) 超声造影门脉期显示这些结节有轻度廓清➡。

肝结核

肝结核

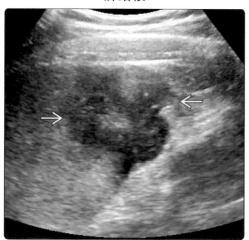

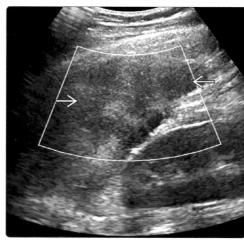

(左)一位 30 岁男性肝结核患者,B 型超声显示肝脏右后叶下段大小约 4cm×3cm 的低回声肿块➡。(右)彩色多普勒超声显示肿块内未见明显血流信号➡。

肝结核

肝结核

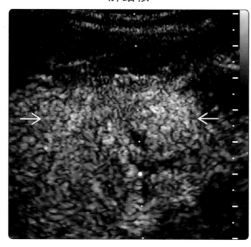

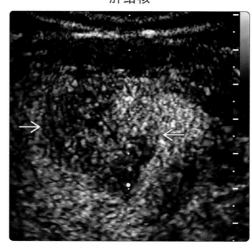

(左)超声造影表现为周围高增强,增强区域➡大于 B 型超声显示的病灶,提示可能有周围炎性反应。(右)超声造影门脉期显示早期轻度廓清➡。

肝结核

肝结核

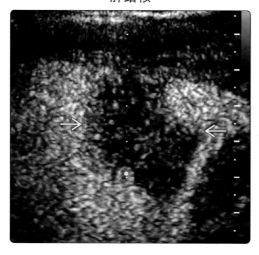

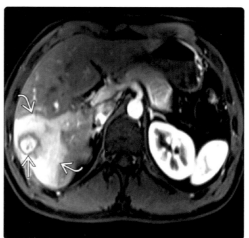

(左)超声造影延迟期显示病灶明显廓清➡。(右)T₁增强轴位 MR 显示肝右叶包膜下高增强病灶➡,周围大面积的异常灌注➡。

第五部分
肾　　脏

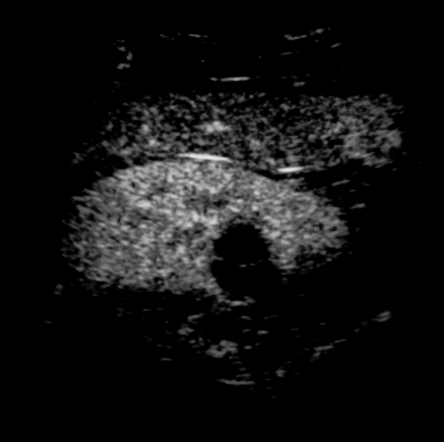

第 28 章 肾脏:良性病变

概述

- 超声造影是一种有效的检查技术,它可以显示 B 型超声上诊断不明确的肾脏包块的结构特征
- 超声造影通常用于证实 CT 上检出的良性出血性和蛋白性囊肿
- 实性良性病变与恶性病变的超声造影表现有部分相似,多数情况需结合 CECT、CEMR 或组织学结果作出诊断

影像学

- 假性肿瘤
  - 在超声造影上,假性肿瘤在各期均与正常肾实质呈等增强,而真性肿瘤至少在一个时相上会出现增强的异常
- 囊肿
  - 超声造影比 CECT 和 CEMR 能更敏感地检测肾脏复杂囊性病变的分隔和壁结节的血流情况
  - 复杂的良性囊性病变,在 B 型超声上显示的囊内异常回声(出血性或蛋白),在超声造影上完全无增强
  - 囊肿的分隔薄,轻微增强,基本不提示恶性肿瘤
  - 囊性肾癌表现为厚的增强的分隔,伴周围囊壁增强
- 血管平滑肌脂肪瘤(angiomyolipoma,AML)
  - 在超声造影的动脉期上,典型的 AML 与周围肾皮质相比表现为低增强
  - 增强常呈周边分布,且持续低增强
- 嗜酸细胞瘤
  - 肾嗜酸细胞瘤可能表现出与肾细胞癌(renal cell carcinoma,RCC)相似的增强模式,通常需要组织学活检才能确诊

肾柱肥大

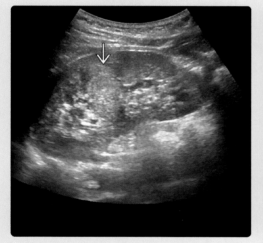

肾柱肥大

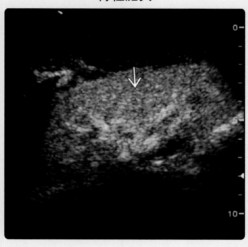

(左)57 岁女性患者,常规超声检查中偶然发现了一个实性、等回声的病变➡。(右)超声造影显示该病变➡与邻近皮质均匀增强,符合肾柱肥大的表现,是肾皮质在肾锥体之间向髓质的延伸。

良性假性肿瘤

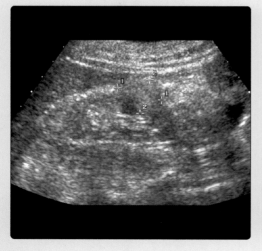

良性假性肿瘤

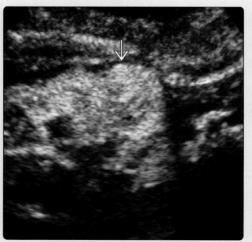

(左)58 岁男性患者,因终末期肾衰竭行血液透析,B 型超声表现为右肾萎缩,右肾外生性病变(测量游标所示)。(右)超声造影(注射 1mL Lumason/Sonovue 后 20s)显示病灶与邻近皮质均匀增强。在所有时期,增强程度➡与邻近皮质相同,符合良性假性肿瘤的表现。

临床意义

假性肿瘤

- 最常见的假性肿瘤是肾柱肥大和驼峰肾（单驼峰）、持续胚胎性分叶肾（分叶肾）和肾皮质瘢痕
  - 肾柱肥大是肾锥体间正常存在的皮质组织呈肿块样增大
    - 通常位于肾脏的中间 1/3，更常见于左侧
  - 驼峰肾指左肾外上缘受脾脏压迫致左肾外侧缘出现单峰隆起，呈局灶性团块样改变
  - 持续胚胎性分叶肾是一种正常的变异，可见于 4% 的儿童和 10% 的成人
    - 包括幼年时肾小叶不完全融合引起的肾锥体之间的肾脏表面凹陷
  - 肾盂肾炎患者可见肾皮质瘢痕
    - 感染造成的瘢痕通常覆盖在髓质锥体上，由于瘢痕处乳头的收缩而导致肾小盏的积聚

囊性病变

- 大多数偶然发现，影像学表现为单纯囊肿，无须进一步随访或治疗
- 在 B 型超声上，复杂囊肿与实性肿瘤相似，需要增强影像检查与恶性病变鉴别
- 一些血管异常（肾动脉瘤或动静脉瘘）也可能在 B 型超声上与囊性肾病变相似

肾 AML

- AML 最常见的实性良性肾肿瘤
- AML 是一种血管周围上皮样细胞肿瘤，有两种组织学类型
  - 三相型最为常见，其血管、平滑肌和脂肪成分数量不等，并进一步分为典型富含脂肪型和乏脂肪型
  - 单相或上皮样 AML 是一种极为罕见的潜在恶性肿瘤，几乎不含脂肪细胞

嗜酸细胞瘤

- 第二常见的实性良性肾肿瘤（占原发性肾肿瘤的 3%~9%）
- 可能以家族性或散发性病例出现
- 散发性病例更常见，病因不明
- 起源于远曲小管和集合管的闰细胞

影像学

常规超声表现

- 假性肿瘤
  - B 型超声通常已能满足判断假性肿瘤的需求

  - 假性肿瘤的回声与肾实质相同，肾脏轮廓光滑，后方无回声增强
  - 在彩色多普勒超声上，肾柱肥大和其他假性肿瘤与周围肾实质有相似的动静脉血流模式

- 良性囊肿（CT Bosniak 分类 I 和 II 类）
  - Bosniak I 类
    - 单纯良性囊肿，薄壁，无分隔、钙化或实性成分；CT 密度与水相似（≤15HU），静脉造影后无增强
  - Bosniak II 类
    - 良性囊肿，有少量的复杂特征，可表现为少量细线状分隔，囊壁或分隔内有细小钙化，边缘锐利，造影后没有增强
  - Bosniak I 和 II 类囊肿被认为是良性的；因此，通常不需要进一步随访或干预

- 低度和中等恶性风险的囊肿（CT Bosniak IIF 和 III 类）
  - Bosniak IIF 类
    - 可能是良性囊肿，特征更复杂
      - 多发的细分隔，分隔或囊壁轻微增强；分隔或囊壁轻微增厚；结节状或粗大钙化，造影后无增强
  - Bosniak III 类
    - 可能是恶性的
      - 不规则或光滑的增厚囊壁或分隔，可见明显增强
  - 因影像表现多变，IIF 类和 III 类之间的鉴别比较困难

- AML
  - 在 B 型超声上通常表现的高回声不是特异性的，需要进一步检查以排除高回声的 RCC
  - 较多的脂肪含量是典型三相型 AML 的特异性表现
  - 缺乏脂肪的 AML（占 5%）在影像学不能探及肿块内的脂肪，不能与其他实性肾肿块如 RCC 鉴别

- 嗜酸细胞瘤
  - 罕见的无特异性影像学表现的肿瘤，其明确诊断通常需要组织活检
  - 在 B 型超声下表现为低或等回声的实性包块
  - 在 CECT 上，显示不同程度的衰减值和不均匀的增强
  - MR 表现为 T_1 低信号和 T_2 高信号的实性肿块
  - 部分可能表现为典型的中央瘢痕和动脉轮辐样增强

超声造影表现

- **概述**
  - 超声造影是确定 B 型超声诊断不明确的肾脏包块特征的先进技术
  - 超声造影具有很高的时间、空间分辨率，实时的微循环成像可以分辨分隔、结节和囊肿壁内的血流，这些血流在彩色多普勒超声、CECT 和 CEMR 上可能难以显示
  - 超声造影通常用于证实 CT 上发现的良性出血性和蛋白性囊肿
  - 当 CECT 的增强低于 15～20HU 阈值，尤其是当病变很小时，超声造影可用于确定肾脏病变是否为实性肿块
  - 实性的良性与恶性病变的超声造影表现仍有部分相似之处，多数病例需结合 CECT、MR 或组织学作出诊断
  - 超声造影对肾脏小肿瘤的诊断敏感性较 CT、MR 低，不宜用于肾肿瘤的筛查
- **假性肿瘤**
  - 超声造影可作为一种有效的方法，来确定假性肿瘤是否为正常皮质组织伸入髓质锥体之间形成的
  - 在注射微泡造影剂后，假性肿瘤在增强的所有时相均与正常肾实质呈等增强，并有中间的肾锥体，而真正的肿瘤至少在 1 个时相中出现增强差异
  - 在假性肿瘤中，血管分支分布正常，与周围肾实质相似，无占位效应
  - 在极少数情况下，假性肿瘤的表现不典型，需要 CECT 或 CEMR 进一步评估
- **良性囊肿**
  - 单纯囊肿的无回声表现通过 B 型超声可明确诊断，无需超声造影
  - 复杂的良性囊性病变，B 型超声上显示的囊内异常回声（出血性或蛋白性），在超声造影上完全没有增强，无需进一步的定性或随访
  - 炎性或感染性囊肿可显示囊壁增强
    - 肾囊肿壁结节性增强应考虑恶性肿瘤的可能
    - 在这种情况下，应该使用ⅡF 分类来减少假阳性
- **低度和中等恶性风险囊肿（CT Bosniak ⅡF 和Ⅲ类）**
  - 鉴于超声造影比 CECT 和 MR 可以更敏感地检测良性局限性囊性病变中分隔和结节内的血流，超声造影的特异性在 Bosniak ⅡF 和Ⅲ类病变中可能降低

- 在良性囊性肾病变中可能会出现一些轻微的分隔增强，尽管在分隔上有微泡显影，但恶性肿瘤可能性不大
- 多房囊性肾瘤表现为有增强的厚分隔，伴周围壁增强
- 囊性肾肿块伴弥漫性壁钙化，由于声影导致造影增强显示困难，可能误诊
- **AML**
  - 在超声造影动脉期，典型的 AML 与周围肾皮质相比表现为低增强
  - 增强常位于周边并保持持续增强，无明显廓清
    - 相比之下，高回声的 RCC 常表现为动脉期高增强和早期造影剂廓清
  - 较小的 AML（<3cm）和高回声肾癌的鉴别诊断困难，因为两者都可能表现为动脉期高增强
    - 病灶周边低回声晕、囊性改变或超声造影上的假包膜更常见于 RCC 中
  - 在部分患者中，乳头状 RCC 可能具有与血管平滑肌脂肪瘤相同的增强特征（动脉期低增强，无造影剂廓清）
  - 常使用平扫 CT 或 MR 显示可疑的血管平滑肌脂肪瘤中是否有脂肪成分
    - 如果可以明确显示病变内脂肪，则能确定血管平滑肌脂肪瘤的诊断
    - 如果没有发现病变内脂肪，组织活检通常用于鉴别脂肪缺乏的血管平滑肌脂肪瘤和 RCC
- **嗜酸细胞瘤**
  - 肾嗜酸细胞瘤常有类似肾癌的增强模式
  - 在动脉期，嗜酸细胞瘤有不同程度的增强
    - 某些嗜酸细胞瘤在动脉期可能呈现轮辐状增强，延迟期可显示中央瘢痕的低增强
  - 在延迟期，嗜酸细胞瘤与周围肾实质相比可能表现为高增强
  - 嗜酸细胞瘤患者常常需要组织活检，但组织学诊断也很有挑战性

参考文献

1. Harvey CJ et al: Role of US contrast agents in the assessment of indeterminate solid and cystic lesions in native and transplant kidneys. Radiographics. 35(5):1419-30, 2015

2. Houtzager S et al: Evaluation of renal masses with contrast-enhanced ultrasound. Curr Urol Rep. 14(2):116-23, 2013

3. Ignee A et al: The value of contrast enhanced ultrasound (CEUS) in the characterisation of patients with renal masses. Clin Hemorheol Microcirc. 46(4):275-90, 2010

4. Clevert DA et al: Multislice computed tomography versus contrast-enhanced ultrasound in evaluation of complex cystic renal masses using the Bosniak classification system. Clin Hemorheol Microcirc. 39(1-4):171-8, 2008

5. Quaia E et al: Comparison of contrast-enhanced sonography with unenhanced sonography and contrast-enhanced CT in the diagnosis of malignancy in complex cystic renal masses. AJR Am J Roentgenol. 191(4):1239-49, 2008

出血性囊肿　　　　出血性囊肿

（左）B 型超声显示右肾下极➡有一巨大的不均质病变➡。（右）超声造影显示病灶内➡无血流，符合良性出血性囊肿。

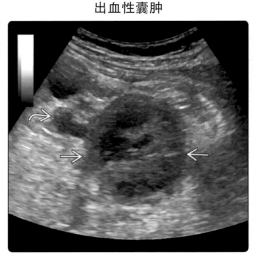
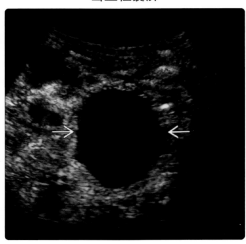

Bosniak Ⅱ类囊肿　　　　Bosniak Ⅱ类囊肿

（左）一名 48 岁女性的 B 型超声显示一个复杂的囊肿➡内有分隔回声➡。（右）彩色多普勒超声未发现团块内有血流信号。

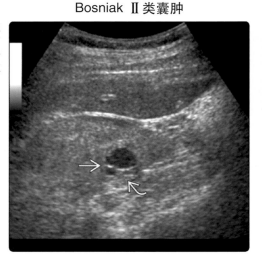
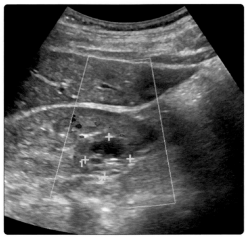

Bosniak Ⅱ类囊肿　　　　Bosniak Ⅱ类囊肿

（左）超声造影（注射 1mL Lumason/Sonovue 后 57s）显示病变内的纤细分隔内➡有血流，符合良性的 Bosniak Ⅱ类囊肿。囊肿内其他结构未见增强➡，提示碎屑或出血。（右）CT 未显示团块内分隔的增强➡，提示超声造影在检测微循环血流方面较 CT 更敏感。

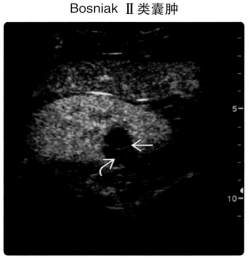
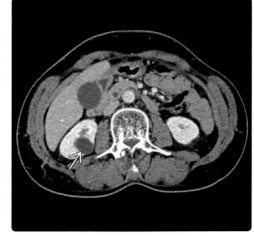

富含脂肪的 AML

富含脂肪的 AML

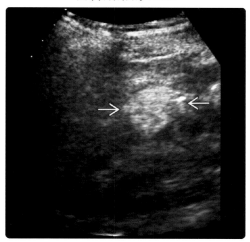
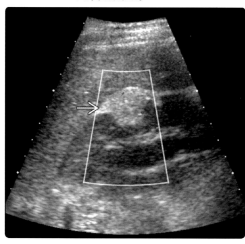

（左）B 型超声显示右肾皮质内局灶性高回声病变➡。（右）彩色多普勒超声未见肿瘤内的血流信号➡。

富含脂肪的 AML

富含脂肪的 AML

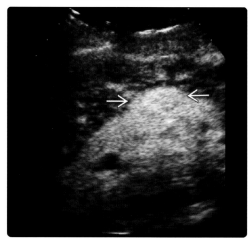
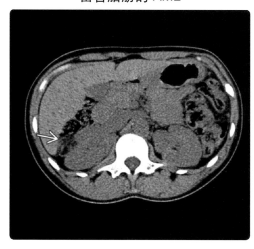

（左）超声造影［注射 1mL Lumason（声诺维）后 15s］显示该病灶明显增强➡。（右）CT 平扫显示病变含有明显的脂肪成分➡，符合富含脂肪的血管平滑肌脂肪瘤。

乏脂肪型 AML

乏脂肪型 AML

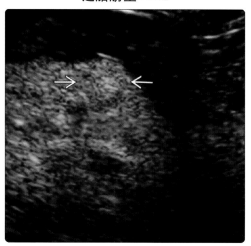
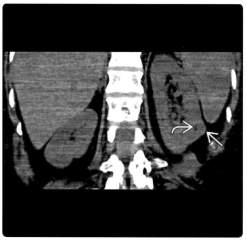

（左）超声造影（注射 1mL Lumason／Sonovue 后 35s）显示皮质内的肾肿块➡明显增强。（右）CT 平扫显示一个实性肾肿块➡，内部有很小的低密度区域➡，与缺乏脂肪的血管平滑肌脂肪瘤中的少量脂肪表现一致。

嗜酸细胞瘤

(左)B 型超声显示肾下极有一实性肿块➡️(图片来源：H. P. Weskott, MD)。(右)超声造影动脉早期表现为典型的轮辐状增强➡️，周围血管环状包绕，并向病灶中心汇聚➡️(图片来源：H. P. Weskott, MD)。

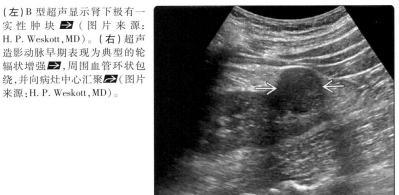

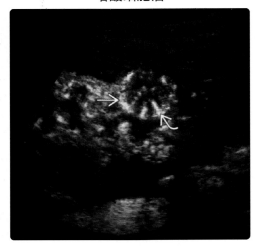

嗜酸细胞瘤

(左)超声造影显示团块的增强范围➡️逐渐向中心充盈(图片来源：H. P. Weskott, MD)。(右)超声造影延迟期显示该团块持续高增强➡️，无廓清(图片来源：H. P. Weskott, MD)。

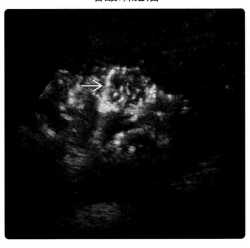

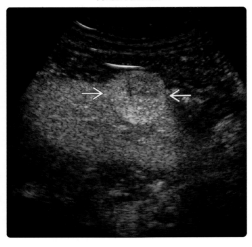

多发性嗜酸细胞瘤

(左)B 型超声显示 2 个实性、外生性肾肿块➡️(图片来源：C. F. Dietrich, MD)。(右)超声造影时，两个肿块都显示很早的动脉期边缘环状增强➡️，出现在肾皮质➡️增强之前，早期阶段肾皮质相对不增强(图片来源：C. F. Dietrich, MD)。

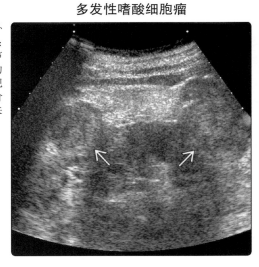

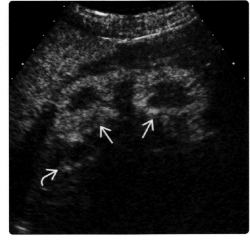

重要内容

概述

- 超声造影是一种无创性检查,可用于肾功能损害和肾脏梗阻以及 CECT 或 CEMR 禁忌证的患者
- 在恶性的复杂囊性肾脏病变诊断中,超声造影优于常规超声、CECT 和 CEMR
- 超声造影剂是纯血池对比剂,并且不会排泄到肾脏集合系统
  - 超声造影可安全应用于肾衰竭或肾梗阻的患者

影像学

- 超声造影的空间和时间分辨率都高,可以提高对细小结构(如囊性肿块分隔或囊壁小结节)的增强显影
- 排除炎性肿块、血管畸形和假性肿瘤,大多数实性、增强性肾肿块是恶性的
- 内部软组织成分有增强的复杂囊性病变是恶性的
- 在囊性肿块的纤细分隔上无结节,内探及偶发的微泡或持续的微泡流动则是良性肿块的表现
- 超声造影判断肾脏恶性肿瘤的阴性预测值高,无增强即可排除肾恶性肿瘤可能
- 大多数血管平滑肌脂肪瘤(angiomyolipoma,AML)的增强程度低于正常肾皮质,增强区通常呈外周分布,而强回声的肾细胞癌(renal cell carcinoma,RCC)则呈弥漫性增强,通常伴有廓清
- 超声造影对 CT/MR 造影剂禁忌证患者肾脏肿块的定性诊断具有重要意义
- 应用超声造影评价肾脏肿块可减少具有辐射的 CT 及价格昂贵的 MR 的使用

典型图像

CT 平扫

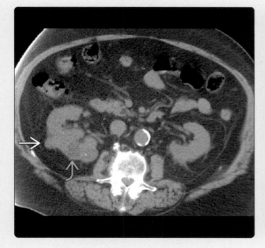

肾细胞癌,彩色多普勒

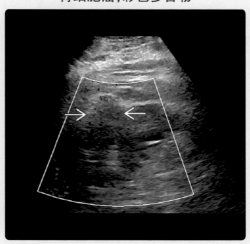

(左)该 73 岁患者有泌尿系统感染且肾功能不全,因此不能使用含碘造影剂。轴位可见多个肾肿块,其中一个是部分外生的➡,呈高密度,另一个呈低密度⬈。(右)尽管使用了低通滤波,右肾中部的外生包块➡仅显示了少许彩色多普勒信号。

肾细胞癌,皮质-髓质期

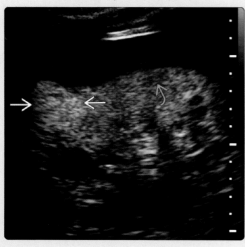

肾细胞癌,超声造影延迟期

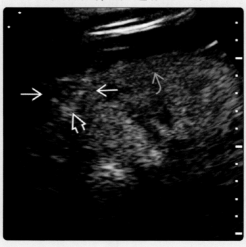

(左)超声造影在皮质髓质期,肿块➡明显增强,比正常肾皮质⬈增强明显,肿块边界清晰。其他肿块未见增强,为良性复杂囊肿。高增强肿块的超声造影表现符合肾细胞癌。(右)在超声造影的延迟期,与肾皮质⬈相比,肿块➡内部分区域呈低增强。肿块的包膜呈稍高增强➡。

术语

缩写

- 肾细胞癌：RCC
- 血管平滑肌脂肪瘤：AML

临床意义

临床问题

- 肾细胞癌体积较大时也可没有任何临床症状
- 许多肾细胞癌因其他原因行影像学检查时被发现
- 少数患者可能出现血尿

病理

- 肾细胞癌的 4 种主要类型：肾透明细胞癌（80%）、乳头状肾细胞癌（10%~15%）、肾嫌色细胞癌（5%）和肾集合管癌（<1%）
- 乳头状肾细胞癌的两种类型：低级别（预后较好）和高级别（预后较差）肿瘤

影像学

一般特征

- 最佳诊断思路
  - 实性、高增强肿块或囊性肿块伴实性成分的结节状增强，恶性概率高

CT 表现

- 肾实质期是检查肾脏肿块最佳时相
- 增强定义为对比剂增强图像与非对比剂增强图像相比衰减值增加≥20HU
- 可见明显的脂肪成分对血管平滑肌脂肪瘤具有诊断价值
- 在 CECT 上，许多乳头状肾细胞癌没有增强或增强<20HU
- 仅靠 CT 增强不足以鉴别乳头状肾细胞癌与高密度囊肿

MR 表现

- 在定性肾脏肿块的影像检查中，MR 常用于 CECT 的补充
- 在实性肿块中，乳头状肾细胞癌或乏脂肪性血管平滑肌脂肪瘤可见低 T_2 信号
- T_2 高信号通常见于透明细胞癌，但也见于肾嗜酸细胞瘤和一些肾嫌色细胞癌
- 在实性病变中，由于出血或含蛋白成分的情况，可以表现出 T_1 高信号
  - 在良恶性病变均可见到

超声表现

- 超声是诊断肾脏良性单纯囊肿的最佳方法
- 普通超声对复杂囊肿和实性肿块的诊断能力非常有限
- 彩色或能量多普勒超声可用于确定肿块内是否有血流，但比超声造影敏感度低

超声造影表现

- 超声造影剂（US contrast agents，UCA）是纯血池药物，不通过肾脏排出，因此在集合系统中不会增强
  - 可安全用于肾衰竭或肾梗阻患者
- 病灶无增强对良性病变有很高的诊断价值
- 良性假性肿瘤，造影各期增强程度与肾皮质相似
- 具有纤细分隔的肿块，分隔内偶尔出现微泡或微泡持续流动，且无结节状增强是良性的表现
- 等回声或低回声肾肿块出现内部增强高度提示肾细胞癌
- 高回声肾肿块伴均匀高增强提示肾细胞癌
- 高回声肾肿块整体增强且持续低增强更可能是血管平滑肌脂肪瘤
- 在大型研究中，超声造影对肾脏肿块定性的敏感性为 100%（95% CI 97.1%~100%），特异性为 95%（95% CI 89.9%~98.0%）
- 可能是假阳性的增强肿块包括嗜酸细胞瘤、感染性或炎性囊肿、乏脂肪型血管平滑肌脂肪瘤或局灶性肾盂肾炎

影像学建议

- 最佳影像学方法
  - 超声造影是判断性质不确定的肾肿块良恶性的最佳影像学方法
  - CT 是确定肾细胞癌分期的最佳方式

超声造影流程建议

- 可使用低于标准剂量的 UCA
- 采用恰当的体位，使病灶在呼吸过程中保持在视野内
- 峰值增强时是确定病变是否有血流的最佳时间
- 对于高回声的肾肿块，如果在皮质-髓质期（动脉期）灌注低于正常肾皮质，并且在延迟期图像上保持稳定增强，则考虑血管平滑肌脂肪瘤
  - 大多数病例需要 CT 或 MR 平扫检查以确定病变中是否有明显的脂肪成分
- 对于复杂的囊性肿块，在皮质-髓质期（动脉期）观察整个病灶，以确定是否有任何成分的增强

参考文献

1. Barr RG: Is there a need to modify the Bosniak renal mass classification with the addition of contrast-enhanced sonography? J Ultrasound Med. 36(5):865-868, 2017
2. Zarzour JG et al: Contrast-enhanced ultrasound classification of previously indeterminate renal lesions. J Ultrasound Med. 36(9):1819-1827, 2017
3. Low G et al: Review of renal cell carcinoma and its common subtypes in radiology. World J Radiol. 8(5):484-500, 2016
4. Barr RG et al: Evaluation of indeterminate renal masses with contrast-enhanced US: a diagnostic performance study. Radiology. 271(1):133-42, 2014
5. Kang SK et al: Solid renal masses: what the numbers tell us. AJR Am J Roentgenol. 202(6):1196-206, 2014
6. Egbert ND et al: Differentiation of papillary renal cell carcinoma subtypes on CT and MRI. AJR Am J Roentgenol. 201(2):347-55, 2013
7. Kim JK et al: Differentiation of subtypes of renal cell carcinoma on helical CT scans. AJR Am J Roentgenol. 178(6):1499-506, 2002

囊性肾细胞癌,彩色多普勒超声

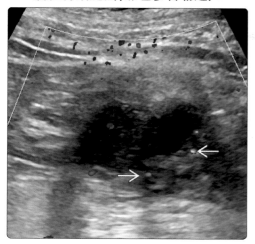

囊性肾细胞癌,能量多普勒超声

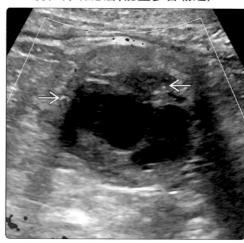

(左)彩色多普勒超声显示肿块实性成分➡️中有少量血流信号,但由于血流信号稀疏,诊断病变为恶性的信心不足。(右)该包块有几处小面积的能量多普勒血流信号➡️,但血管数量少,诊断病变为恶性的信心低。

囊性肾细胞癌,B 型超声

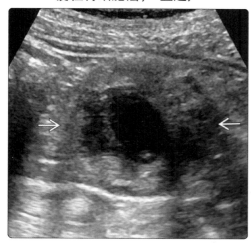

囊性肾细胞癌,超声造影动脉期

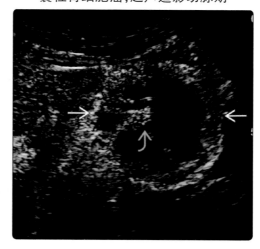

(左)87 岁的肾功能不全患者,CT 平扫发现有多个性质不确切的肾肿块(未显示)。B 型超声查见一大小约 4cm 的复杂囊实性肾脏占位➡️。(右)该肾肿块的实性成分明显增强➡️,分隔有结节状增强◰,提示恶性肿瘤可能性大。

囊性肾细胞癌,超声造影延迟期

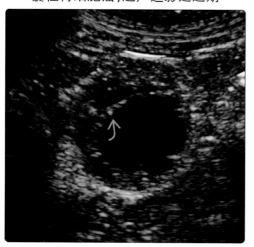

囊性肾细胞癌,超声造影延迟期

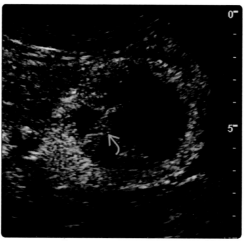

(左)该团块中的分隔持续增强,分隔上可见小的增强结节◰。(右)延迟期图像上分隔和结节持续增强◰。

（左）65 岁女性患者,肌酐 7.2mg/dL,有 1 年前右肾切除的病史。超声发现大小约 3.2cm 的肿块➡。（右）彩色多普勒超声显示团块➡周围有少量血流信号➡。注意其旁的良性囊肿➡。

实性肾细胞癌,B 型超声

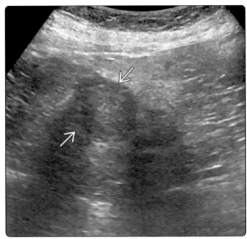

实性肾细胞癌,彩色多普勒超声

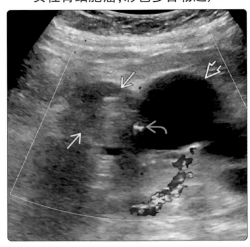

（左）与周围正常皮质➡对比,该肾脏肿块➡呈明显高增强,且相对均匀。注意良性囊肿➡未见增强。（右）该肿块➡在超声造影动脉晚期仍呈高增强。注意良性囊肿➡无增强。

实性肾细胞癌,超声造影动脉早期

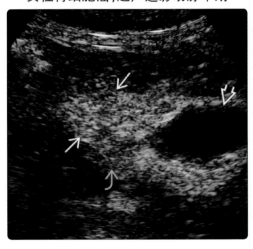

实性肾细胞癌,超声造影动脉晚期

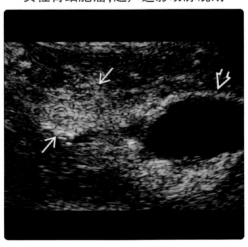

（左）超声造影延迟期,肾脏肿块➡仍持续增强,略高于邻近的肾皮质➡。（右）增强 MR 图像上,与邻近的肾皮质➡相比,病变➡呈低增强。肾细胞癌后方较大的单纯性肾囊肿未见增强。

实性肾细胞癌,超声造影延迟期

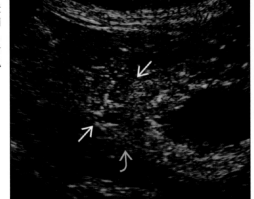

实性肾细胞癌,增强 MR

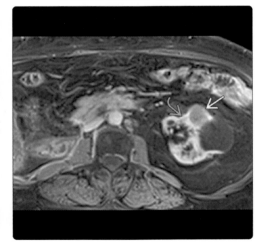

第 30 章　肾脏:肾脏病变分类

概述

- 传统的 B 型超声和多普勒超声对复杂肾囊肿的诊断与 CT、MR 相比准确性不高
- 由于超声造影比 CT 和 MR 具有更高的敏感性和特异性,因此不适用于 Bosniak 分类模式

肾脏病变分类

- 绝对良性
  - 中心可见肾锥体,且在所有期相与正常肾皮质增强程度相同
  - 常规超声显示薄壁囊肿内部有异常回声(血凝块或沉积物),超声造影显示囊肿内无增强
    - B 型超声可准确评价单纯囊肿,无需超声造影
  - 囊肿内的纤细分隔可见增强,但无结节
- 性质不确定
  - 囊性病变,囊壁轻微增厚、分隔增强或囊壁轻度结节状增强
  - 高回声的实性肾肿块,不均匀增强且低于肾皮质,增强通常在肿块周边
    - 血管平滑肌脂肪瘤可能性大
    - 乳头状肾细胞癌(renal cell carcinoma, RCC)可能有相似的增强模式
    - 应该行 CT 或 MR 平扫,以证实病变中有明显可见的脂肪成分,以明确血管平滑肌脂肪瘤(angiomyolipoma, AML)的诊断
    - 如果病灶内未发现明显的脂肪,则应行组织活检,以鉴别乏脂肪性血管平滑肌脂肪瘤和乳头状肾细胞癌
- 恶性
  - 囊壁厚,不规则,有明显增强;有分隔或实性成分
  - 增强的等回声或低回声肿块

乳头状肾细胞癌

乳头状肾细胞癌

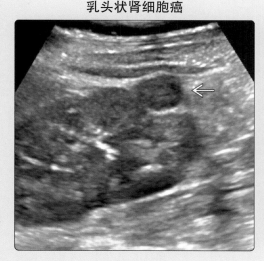
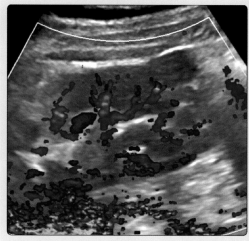

(左)67 岁男性,B 型超声发现肾下极 2cm 肿块➡。(右)该患者的彩色多普勒超声显示肿块内未见明显血流信号。

乳头状肾细胞癌

乳头状肾细胞癌

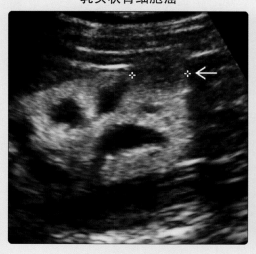
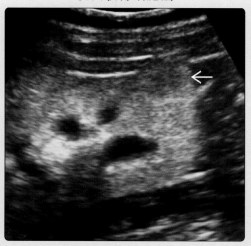

(左)紧随超声造影动脉期峰值后,该肿块➡较肾皮质呈低增强。(右)超声造影延迟期显示病变➡与肾皮质相比仍呈低增强。

临床意义

超声造影相对于 CT/MR 的优势

- 无肾毒性,可用于肾衰竭或肾梗阻的患者
- 造影剂注射后提供几分钟的实时成像,而不是几张间断的"快照"
- 窄声束可以更好地显示细小结构(如分隔和小结节)中的血管

超声造影在肾肿物定性中的应用

- 研究表明,超声造影对肾肿块良恶性的诊断敏感性和特异性均高于 CECT 或 CEMR
- 在长达 10 年的随访研究中,超声造影诊断性质不确定肾肿块的敏感性为 100%,特异性为 95.0%,阳性预测值(positive predictive value, PPV)为 94.7%,阴性预测值(negative predictive value, NPV)为 100%

肾脏病变分类

Bosniak CT 分类

- 1 类:单纯囊肿,增强扫描无增强
  - 恶性肿瘤的概率为 0%
- 2 类:1 个或极少数纤细分隔、细小钙化;高密度囊肿,直径≤3.0cm
  - 分隔无增强或无明显增强
  - 恶性的可能性约 0%
- 2F 类:多发分隔;分隔或囊壁有结节状或不规则钙化;直径>3.0cm 的高密度囊肿;或仅 25% 的囊壁可显示
  - 无增强、可疑或毛发状的增强
  - 恶性的可能性约 5%
- 3 类:厚壁的囊性病变,分隔不规则,不均匀的分隔、囊壁和/或实性成分;粗大和不规则的钙化
  - 囊壁或分隔有增强
  - 恶性的可能性约 55%
- 4 类:具有所有 3 类病变的表现和独立于囊壁或分隔外的实性、软组织成分
  - 恶性的可能性为 100%

超声造影分类

- 绝对良性
  - 中心可见肾锥体,且在所有期相与正常肾皮质增强程度相同
    - 良性假瘤
  - B 型超声可准确诊断单纯囊肿,表现为薄壁、单房、无回声病变
    - 等同 Bosniak 1 类
    - 此类不需要超声造影检查
  - 有内部异常回声(血凝块或沉积物)的薄壁囊肿,超声造影显示囊肿内无增强
    - 等同 Bosniak 2 类(<3cm)和 2F 类(>3cm)

- 超声造影能明确 Bosniak 2F 类(>3cm 的高密度囊肿)病变是否为良性,以减少影像学随访
  - 囊肿内的纤细分隔可见增强,但无结节
    - 等同 Bosniak 2 类病变
- 性质不确定
  - 囊性病变,囊壁轻微增厚、可见增强或囊壁可见轻度结节状增强
    - 可见于炎性或感染性囊肿
    - 等同 Bosniak 2F 类;建议影像学随访
  - 强回声的实性肾肿块,程度低于肾皮质的不均匀增强,增强区域通常在病灶周边
    - 较大可能为血管平滑肌脂肪瘤
    - 乳头状肾细胞癌的增强程度可能低于肾皮质,但通常是均匀增强
    - 应进行薄层 CT 或 MR 检查,以确定病变中是否存在明显的脂肪成分,以便明确诊断
    - 如果病变内没有明显的脂肪,需考虑组织活检以区分乏脂肪型血管平滑肌脂肪瘤和肾细胞癌
- 恶性
  - 囊壁增厚,不规则,有明显增强;有分隔或实性成分
    - 等同 Bosniak 3 类和 4 类
  - 等回声或低回声的实性肿瘤,有明显增强

影像学

常规超声表现

- 常规 B 型超声和多普勒超声对复杂肾囊肿的诊断不够准确

超声造影表现

- 由于其优越的空间和时间分辨率,超声造影可以显示分隔、结节和囊壁内的血流,这些血流在彩色或能量多普勒超声或增强 CT 和 MR 成像中可能不能显示
  - Bosniak 2F 类病灶,同时超声造影显示增强的结节可明确诊断为恶性
  - Bosniak 2F 类病变,但在超声造影中没有增强的结节表现,可以明确诊断为良性,减少了影像学随访的需要
  - CT 或 MR 上 Bosniak 3 类病变在超声造影时无增强,良性的可能性极大
- 由于超声造影比 CECT 和 CEMR 具有更高的敏感性和特异性,因此不适用于 Bosniak 分类模式

参考文献

1. Barr RG: Is there a need to modify the Bosniak renal mass classification with the addition of contrast-enhanced sonography? J Ultrasound Med. 36(5):865-868, 2017
2. Chen Y et al: Comparison of contrast-enhanced sonography with MRI in the diagnosis of complex cystic renal masses. J Clin Ultrasound. 43(4):203-209, 2015

融合畸形

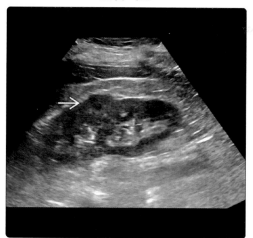

融合畸形

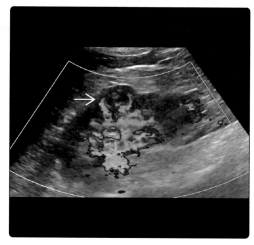

（左）54 岁女性，B 型超声显示肾脏中部肿块➡。（右）该患者彩色多普勒超声显示肿块的血流信号丰富➡。

融合畸形

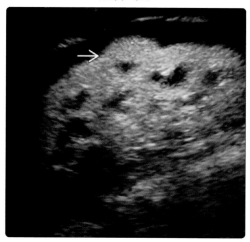

性质不明的肾脏肿块

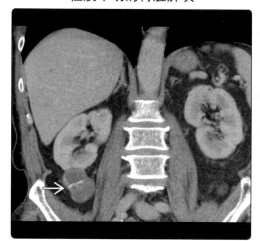

（左）超声造影显示肿块➡在各期的增强程度与肾皮质相同（显示动脉期），并有一个位于中央的、增强程度较低的肾锥体，证实病变为良性融合畸形（驼峰征）。（右）70 岁男性，冠状 CT 增强扫描显示双侧肾脏肿块。右肾下方病变➡的 CT 衰减值为 40HU，并可见有钙化的分隔。

性质不明的肾脏肿块

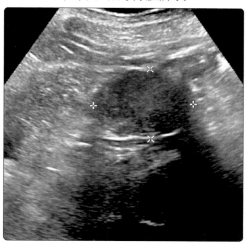

性质不明的肾脏肿块

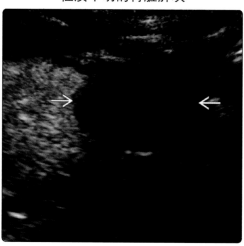

（左）B 型超声显示该肾脏肿块，性质不确定，其内部可见弱回声（测量游标所示）。（右）超声造影显示右肾下方肿块始终没有增强➡，确定是良性病变。

透明细胞乳头状肾细胞癌

透明细胞乳头状肾细胞癌

(左)CT 冠状位显示右肾一性质不明的高密度肿块➡。(右)该患者彩色多普勒超声显示病变以囊性为主➡,内部的分隔较厚。

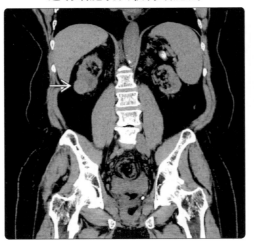
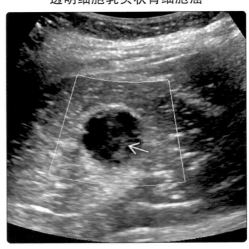

透明细胞乳头状肾细胞癌

透明细胞乳头状肾细胞癌

(左)超声造影动脉早期显示分隔上结节状增强➡。(右)该患者的超声造影显示随后造影剂出现廓清➡。病理证实为透明细胞乳头状肾细胞癌。

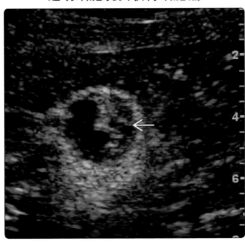
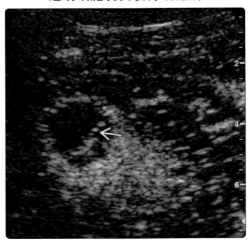

肾细胞癌伴坏死

肾细胞癌伴坏死

(左)彩色多普勒超声显示肾脏肿块内未见明显血流信号。(右)该患者超声造影显示肿块➡增强程度高于正常的肾皮质,肿块中心区域➡无血流(坏死)。术后诊断为肾细胞癌。

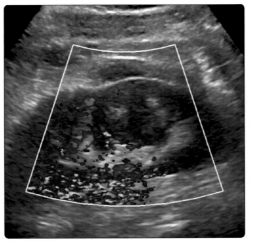
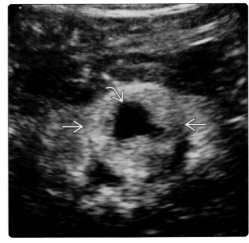

附 加 图 像

高回声的肾细胞癌

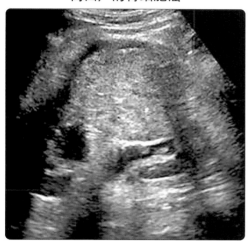

高回声的肾细胞癌

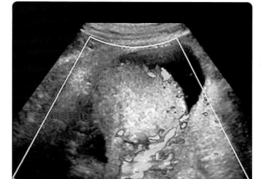

(左)92 岁肾衰竭患者 CT 上发现肾脏肿物,B 型超声显示大小约 5.2cm 的高回声肾脏肿块。(右)彩色多普勒超声显示该肿块周边可见血流信号。

高回声的肾细胞癌

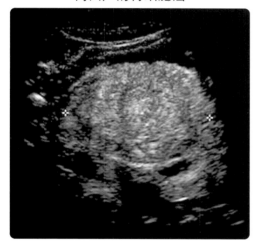

血管平滑肌脂肪瘤

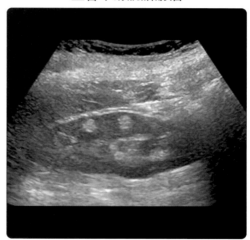

(左)超声造影显示该肿块明显增强,高于肾皮质。(右)83 岁男性,B 型超声检查可见 2 个边界清楚的强回声结节。

血管平滑肌脂肪瘤

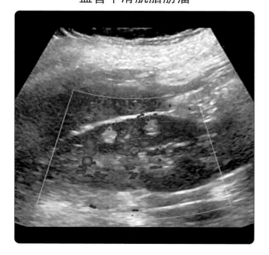

血管平滑肌脂肪瘤

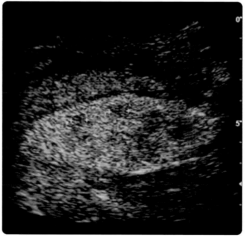

(左)能量多普勒超声显示这 2 个强回声结节无明显血流信号。(右)超声造影显示这 2 个强回声结节(测量游标所示)在动脉期的增强程度低于肾皮质。因结节的周边增强,未增强区域比强回声结节小。

重要内容

临床意义

- 尿路感染（urinary tract infection，UTI）［包括急性肾盂肾炎（acute pyelonephritis，APN）］是一种临床诊断
- 病情复杂（如治疗后发热超过 72h，且伴有持续性腰背痛）或者可疑复发性尿路感染，是进行影像检查的指征，在一些特殊病例中，可选择超声造影
- 在炎症的作用下，集合系统管壁增厚，肾皮质血管局限性或广泛性收缩，肾间质水肿，伴随残余有效肾单位高灌注

常规超声表现

- B 型超声及彩色多普勒超声对急性肾盂肾炎的诊断特异性低
    - B 型超声可显示肾脏肿大、肾周积液、肾盂及输尿管的尿路上皮增厚
    - B 型超声下，肾脓肿呈圆形低回声或囊性病变

超声造影表现

- 局灶性肾盂肾炎表现为累及皮质或皮、髓质同时受累的楔形或圆形低增强区
    - 局灶性肾实质炎症及水肿可引起肾实质局部或整体肿胀，导致假性肿瘤的表现
- 肾脓肿表现为肾实质的无增强区域
    - 大多数肾脓肿会表现为病灶周围肾组织低增强（局部缺血的表现）或高增强的炎性组织
- 腔内注射超声造影剂有助于显示瘘管及组织破坏的程度
- 肾脏感染后会形成瘢痕组织，表现为皮质区局部形态不规则，无明显增强的区域

典 型 图 像

肾盂肾炎

肾盂肾炎

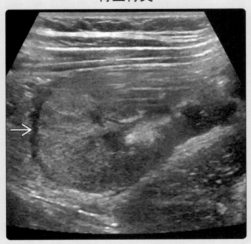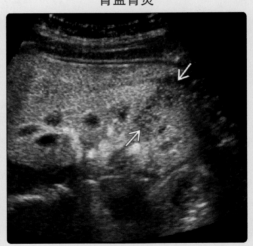

（左）26 岁女性，发热，右侧腰部疼痛，B 型超声发现"肾周渗出（renal sweating）"➡️（肾周少量积液），这是肾盂肾炎患者的非特异性表现。（右）超声造影显示肾脏下极局灶性低增强➡️，是肾盂肾炎的特征性表现。

肾脓肿

肾脓肿

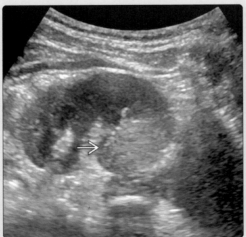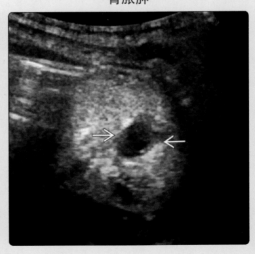

（左）B 型超声显示左肾中部查见肿瘤样包块➡️。（右）超声造影显示圆形无增强区域➡️，考虑肾脓肿形成。

术语

缩写

- 急性肾盂肾炎:APN
- 尿路感染:UTI

临床意义

肾盂肾炎

- 尿路感染(包括急性肾盂肾炎)是一种临床诊断
- 急性肾盂肾炎的常见病因
  - 膀胱输尿管反流:是儿童尿路感染和急性肾盂肾炎的主要原因(女孩>男孩)
  - 尿路感染常发生在妊娠的中、晚期,2%的怀孕女性在妊娠期间会发生肾盂肾炎
  - 留置膀胱导尿管(尤其见于老年和免疫功能低下者)
  - 在移植肾患者中,由于免疫抑制剂的使用,急性肾盂肾炎的发病率为 19%~23%
- 大肠埃希菌、铜绿假单胞菌和肺炎克雷伯菌的毒素导致输尿管肌张力降低,从而有利于细菌逆行至肾盂并感染肾实质
- 在炎症的作用下,集合系统管壁增厚,肾皮质血管局限性或广泛性收缩,肾间质水肿,伴随肾周高灌注

影像学

常规超声表现

- 一般表现
  - 由于 CT 造影剂可能造成的不良反应及 CECT 和闪烁显像的辐射,常规超声是可疑肾脏感染患者的首选影像学检查
- 急性肾盂肾炎
  - B 型超声及彩色多普勒超声对急性肾盂肾炎的诊断特异性低
    - B 型超声上急性肾盂肾炎的征象包括肾脏肿大、肾周积液、肾盂及输尿管尿路上皮增厚
  - 彩色多普勒超声显示受累肾小叶血流量减少
- 肾盂肾炎的并发症
  - B 型超声显示肾脓肿呈圆形低回声病变
  - 彩色多普勒超声显示脓肿边缘血流增加,脓肿内无血流信号

超声造影表现

- 技术
  - 超声造影可作为急性肾盂肾炎检查的一线评估方法,尤其适用于儿童、青年和老年患者、移植肾和所有肾功能受损的患者
  - 与肝脏检查相比,造影剂剂量应减少约 20%
- 急性肾盂肾炎
  - 局灶性肾盂肾炎表现为累及皮质或皮、髓质同时受累的楔形或圆形低增强区
    - 最好在实质增强晚期来显示病灶增强程度的改变,在这个时期正常肾实质的增强比较均匀
    - 病灶在动脉早期图像上可显示为低增强,不久后与正常肾实质相比变为等增强,在延迟期再次变为低增强
    - 肾脏超声造影至少需要持续 1 分钟来显示这些区域增强模式的改变
  - 局灶性肾实质炎症和水肿可引起肾实质局部或整体的肿胀,形成假性肿瘤的表现。
    - 超声造影显示这种炎性假瘤增强程度低于周围高增强的肾实质
  - 严重的炎症常伴有肾实质缺血,表现为多个低增强区(直径<1cm),会导致脓肿的形成
- 肾盂肾炎并发症
  - 肾脓肿
    - 表现为肾实质无增强区
      - 可能是圆形或地图状
    - 大多数肾脓肿会表现为病灶周围肾组织低增强(局部缺血的表现)或炎性组织高增强
      - 在一些患者中,小的肾脓肿可以融合形成多房脓肿,并伴有厚而增强的分隔
    - 肾周组织可能有增强,特别是在脓肿早期累及肾包膜时
    - 腔内注射超声造影剂有助于判断脓肿范围和判断起源于脓肿腔的瘘管
- 肾瘢痕
  - 感染后的部分区域可以进展为瘢痕,超声造影显示皮质形态不规则且无明显增强
  - 一些肾皮质瘢痕可能显示明显的延迟期低增强,代表肉芽组织的形成

参考文献

1. Szweda H et al: Urinary tract infections during pregnancy - an updated overview. Dev Period Med. 20(4):263-72, 2016
2. Fontanilla T et al: Acute complicated pyelonephritis: contrast-enhanced ultrasound. Abdom Imaging. 37(4):639-46, 2012
3. Granata A et al: Diagnosis of acute pyelonephritis by contrast-enhanced ultrasonography in kidney transplant patients. Nephrol Dial Transplant. 26(2):715-20, 2011
4. Papadopoulou F et al: Harmonic voiding urosonography with a second-generation contrast agent for the diagnosis of vesicoureteral reflux. Pediatr Radiol. 39(3):239-44, 2009
5. Mitterberger M et al: Acute pyelonephritis: comparison of diagnosis with computed tomography and contrast-enhanced ultrasonography. BJU Int. 101(3):341-4, 2008

(左) 36 岁，女性，患脓毒血症，B
型超声显示肾上极水肿，肾实质
回声不均匀➡。(右) 该患者超
声造影动脉期显示有一小的肾
缺血区➡。

肾盂肾炎

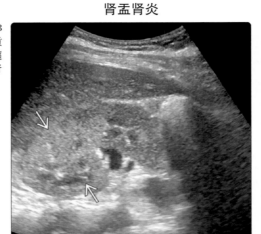

肾盂肾炎，动脉期

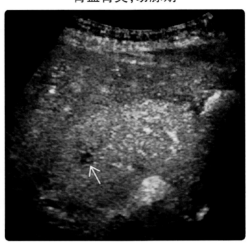

(左) 该患者超声造影延迟期显
示一个低增强区域➡，这是肾
盂肾炎的典型表现。(右) 37
岁，男性，B 型超声显示右肾周
积液➡。

肾盂肾炎，延迟期

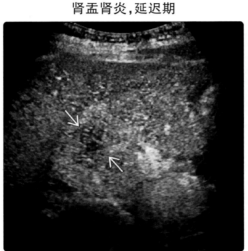

肾周脓肿

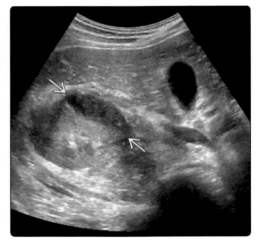

(左) 该患者超声造影动脉期表
现为积液区域➡不增强而周围
实质呈高增强。(右) 超声造影
延迟期显示廓清，反映周围组织
的炎症改变➡。

肾周脓肿，动脉期

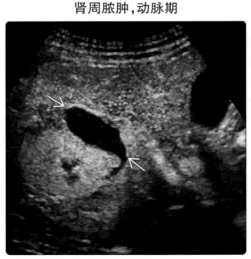

肾周脓肿，延迟期

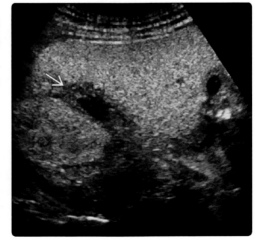

肾脓肿伴肾周渗出

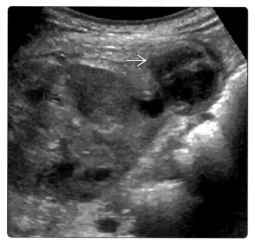

肾脓肿伴肾周渗出

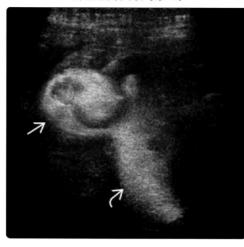

(左)82 岁男性,长期留置导尿管,患尿路感染,经抗生素治疗后体温下降,B 型超声显示肾周积液和肾旁囊性肿块➡。经皮穿刺提示脓肿。(右)脓肿腔内➡注射造影剂能清楚地显示脓肿在肾周累及的范围➡。

肾内脓肿

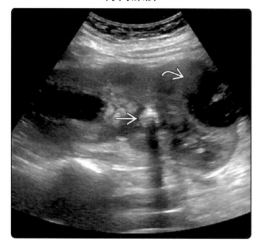

肾内脓肿

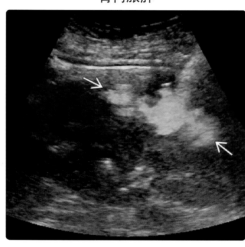

(左)26 岁女性,产后 3 周出现左侧腰部疼痛,B 型超声查见肾盂➡多发结石,肾下极有厚壁空腔➡。经皮穿刺出脓性液体。(右)脓肿腔内➡注射造影剂,未累及肾周。

重建膀胱尿反流

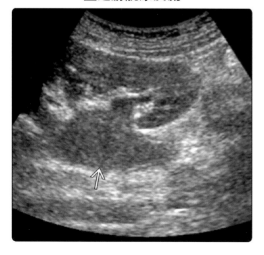

重建膀胱尿反流

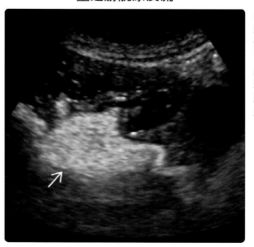

(左)女性患者,反复发热,曾行新膀胱重建术(手术切除浸润性妇科肿瘤后),B 型超声显示肾积水➡。(右)重建膀胱内注射超声造影剂后行尿路的增强造影检查,显示造影剂反流到肾脏集合系统➡,从而确定了尿路感染的来源。

重要内容

概述

- 超声造影在肾移植中的广泛应用可迅速解决一些关键问题,避免使用其他具有肾毒性的造影剂
- 此外,超声造影可以提供关于移植肾微循环的信息,这是其他方法无法提供的

超声表现

- 彩色及频谱多普勒超声对肾移植术后动脉血栓形成的诊断具有较高的准确性
  - 超声造影可以提高诊断信心和评估病变的范围

超声造影表现

- 超声造影时,肾静脉血栓形成表现为肾皮质延迟、不均匀增强和肾静脉无增强
- 超声造影时,急性皮质坏死表现为肾皮质内低增强或无增强区

- 这些发现与 CT 所见的周围环状征非常相似,这是皮质坏死的特征性表现
- 小的灌注缺损可以很容易在超声造影上发现,表现为皮质灌注减少或缺失的楔形区域,类似于 CECT 上的表现
- 超声造影显示肾实质出现三角形的增强减弱区,可提高肾盂肾炎的检出率
- 肾脓肿在超声造影上表现为圆形无增强区域,常伴有周边正常组织环状高增强
- 大多数情况,如血肿、淋巴囊肿或尿液囊肿,在超声造影上显示为完全无增强
- 与 CECT 或 MR 相比,超声造影具有更高的空间和时间分辨率,在肾肿块的定性方面具有更高的敏感性

典型图像

正常移植肾

正常移植肾

(左)超声造影动脉早期显示移植肾段动脉➜和叶间动脉➚。肾皮质均匀增强,早期静脉未见增强➜。(右)超声造影延迟期显示皮质和肾锥体的灌注均匀。

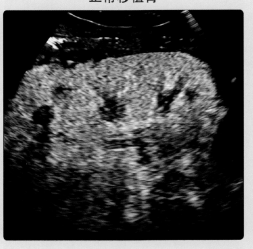

移植肾排斥反应

移植肾排斥反应

(左)B 型超声显示移植肾➜的声像图正常。(右)该患者超声造影动脉期表现为皮质增强延迟且不均匀➜,肾锥体➜低增强。

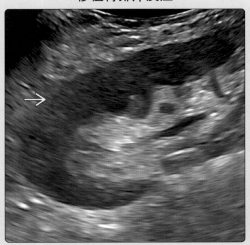
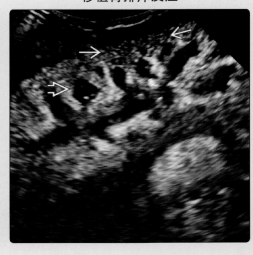

超声造影技术

肾移植显像

- 超声造影可对肾移植灌注情况进行定性和定量分析
  - 提供多种可能导致移植肾功能障碍情况的重要信息
- 由于能够实时观察整个增强过程,而不是在一定时间间隔内获得多个 CT 或 MR 图像序列,超声造影可以获得更多重要的诊断信息
  - 确保记录超声造影达峰时间
- 肾移植成像通常使用高频凸阵或线阵探头
- 超声造影剂的剂量取决于超声探头的频率
  - 对于使用凸阵探头成像,建议使用较低剂量的造影剂(1.5~1.8mL Lumason/Sonovue;0.1~0.2mL Definity)
  - 对于使用线阵探头成像,应增加造影剂量(3~4mL Lumason/声诺维;0.3~0.4mL Definity)
- 注射造影剂后,正常移植肾最早在注射造影剂后 10s 出现动脉增强
- 肾移植增强期通常与正常肾的增强期相似
  - 皮质期开始于注射后 10~15s,持续 20~40s
  - 髓质期增强发生在 30~45s 之间
    - 髓质由内向外增强
    - 随着整个实质的均匀增强,锥体相对于皮质为等回声
  - 皮质和髓质的廓清同时发生于注射造影剂 2~5min 后

影像学

常规超声表现

- 肾移植
  - 肾脏是最常见的移植器官
  - B 型超声和多普勒超声是评价肾移植的主要影像学方法
  - 在术后广泛应用于
    - 评价移植肾形态
    - 评估手术并发症
    - 确定血管通畅情况
    - 检查移植肾血流灌注情况
  - 术后并发症虽然很少见,但影响移植存活率,及时发现并发症对改善临床预后非常重要
    - 血管并发症包括动脉和/或静脉血栓形成、狭窄、梗死、假性动脉瘤和动静脉瘘
    - 非血管性手术并发症包括术后积液、输尿管梗阻、尿漏和切口疝
  - 尽管 B 型超声和多普勒成像技术有提高,但由于病变与皮质和髓质之间缺乏对比,常规超声在评估肾移植实质方面仍有局限性
    - 常规超声评估肾脏微循环、局灶性肿块和复杂囊肿方面也有局限
  - 常规超声检测移植物自身的实质并发症(包括迟发性移植物功能障碍、排斥反应、间质纤维化、急性肾小管坏死、感染和肿瘤)的能力非常有限
  - 及时解决上述并发症,会改善移植肾的存活和长期功能,因此早期诊断和治疗这些并发症很重要的

超声造影表现

- 肾动脉血栓形成
  - 彩色多普勒超声和频谱多普勒超声诊断准确率高
  - 超声造影可提高诊断信心和评估病变范围
  - 移植肾动脉血栓形成是外科急症,早期诊断对挽救移植肾功能至关重要
    - 当血栓形成完全阻塞肾动脉时,超声造影移植肾完全无增强
    - 当移植肾有副肾动脉或多发外周动脉损害的患者中,可观察到局部的缺血区无增强
  - 超声造影对肾动脉狭窄的敏感性与多普勒超声相似,但特异性更高(分别为 95.7% 和 76.1%)
  - 超声造影可减少多普勒超声诊断肾动脉狭窄的假阳性病例,避免不必要的 CT 和/或介入性血管造影

- 肾动脉狭窄
  - 最常见的血管并发症,常发生在外科吻合口处
  - 在多数病例中,多普勒超声足以诊断肾移植动脉狭窄
  - 在超声造影中,时间-强度曲线(time-intensity curve,TIC)分析显示造影剂到达肾皮质的时间延长
  - 在某些病例中,狭窄段可以在超声造影上直接显示

- 肾静脉血栓形成
  - 发生率低于肾动脉血栓
  - 移植肾静脉血栓形成是外科急症,早期诊断对

挽救移植肾功能至关重要
- 多普勒超声显示肾动脉舒张期反流和肾静脉无血流是最常见的表现
- 肾静脉血栓的超声造影表现为肾皮质延迟增强且不均匀,肾静脉无增强

- **急性皮质坏死**
  - 罕见的肾移植并发症,会导致移植肾的永久性功能障碍
  - B 型超声和多普勒超声对急性皮质坏死的诊断能力有限,大多数患者需进行移植肾活检
  - 超声造影对判断是否存在皮质坏死和评估其范围具有非常高的准确性
    - 急性皮质坏死的超声造影表现为肾皮质内低增强或无增强区
      - 这些表现与 CECT 所见的周围环状征非常相似,这是皮质坏死特有的表现

- **肾梗死**
  - 常见于移植肾,可能导致早期移植功能障碍
  - 在大多数患者中,B 型超声和多普勒超声不能显示小的肾梗死灶
  - 小的灌注缺损很容易在超声造影上表现为皮质灌注减少或缺失的楔形区域,类似于 CECT 上的表现

- **感染**
  - 肾移植是肾盂肾炎的高危因素,肾盂肾炎可能导致肾脓肿,这两种情况在常规 B 型超声上都很难观察
    - 弥漫性肾盂肾炎导致肾脏增大,回声降低,皮质髓质分界不清
      - 局灶性肾盂肾炎可表现为局灶性低回声或高回声区,可形成类似肿瘤的肿块样病变
  - 超声造影通过显示肾实质内三角形低增强区,可提高肾盂肾炎的检出率
    - 超声造影上的急性肾盂肾炎表现可能不明显,不如 CT 或 MR 清晰
    - 增强缺损的明显程度取决于炎症引起的水肿程度、局灶性血管收缩和血管受压程度
  - 肾脓肿在超声造影上表现为圆形无增强区域,常伴有周边正常组织环状高增强
  - 急性排斥反应中也可出现皮质低增强区,但在排斥反应时病灶是散在的,而在肾盂肾炎时病灶是局灶性的

- **肾周积液**
  - 肾移植术后积液是术后早期和晚期常见的并发症
  - 大多数是无症状的,但部分病例可能导致血管压迫或尿路梗阻
  - 大多数积液,如血肿、淋巴囊肿或尿液囊肿,在超声造影上显示为完全无增强
  - 超声造影的优点是能够区分血肿和肾周组织,更清晰地显示积液范围

- **移植肾排斥反应**
  - 移植肾排斥反应的诊断通常基于对移植肾血管灌注的多普勒评估
    - 这种情况下的多普勒测量是非特异性的,可能受到多种因素的影响
  - 在大多数病人中,移植肾活检是确诊所必须的
  - 超声造影在肾移植排斥反应诊断中的作用尚不明确,但应用 TIC 曲线分析很有前景
    - 超声造影的 TIC 曲线可显示并分析肾皮质灌注减少,造影剂到达时间的延迟
    - TIC 曲线还可显示肾锥体的延迟增强,以及肾皮质和肾锥体始增时间的差异

- **肾肿瘤**
  - 与自体肾相似,超声造影可用于肾移植肿瘤的成像
  - 肾移植患者在自体肾和移植肾中发生恶性实性肿瘤的风险增加,包括移植后淋巴增殖性疾病、肾细胞癌和移行细胞癌
  - 许多移植肾可能含有较多囊肿,手术可导致部分囊肿表现为复杂囊肿或出血性囊肿
    - 这种情况下,常规超声对内部有沉积物回声的良性囊肿与恶性囊性肿瘤很难区分
  - 与 CECT 或 MR 相比,超声造影具有更高的空间和时间分辨率,在肾肿瘤的定性方面具有更高的敏感性

参考文献

1. Morgan TA et al: Advanced ultrasound applications in the assessment of renal transplants: contrast-enhanced ultrasound, elastography, and B-flow. Abdom Radiol (NY). 43(10):2604-2614, 2018
2. Mueller-Peltzer K et al: The diagnostic value of contrast-enhanced ultrasound (CEUS) as a new technique for imaging of vascular complications in renal transplants compared to standard imaging modalities. Clin Hemorheol Microcirc. 67(3-4):407-413, 2017
3. Pan FS et al: Transplant renal artery stenosis: Evaluation with contrast-enhanced ultrasound. Eur J Radiol. 90:42-49, 2017
4. Harvey CJ et al: Role of US contrast agents in the assessment of indeterminate solid and cystic lesions in native and transplant kidneys. Radiographics. 35(5):1419-30, 2015

移植肾排斥反应

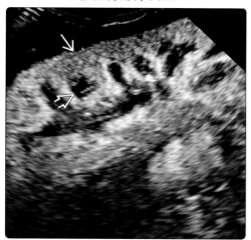

移植肾排斥反应

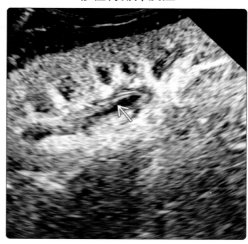

（左）超声造影晚期显示肾皮质➡和锥体➡的增强有显著差异。（右）该患者超声造影延迟期显示肾盂尿路上皮增厚和增强➡,这种表现在移植肾排斥反应患者偶尔可见。

正常移植肾

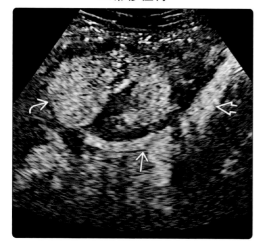

移植肾梗死

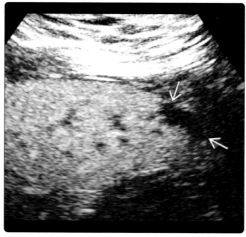

（左）超声造影显示髂动脉➡和肾动脉吻合口➡通畅,移植肾均匀增强➡。（右）移植肾下极的小面积无增强区➡是由于副肾动脉结扎引起的梗死(图片来源:P. Sidhu,MD)。

移植肾皮质坏死

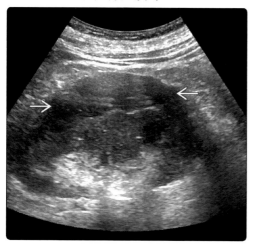

移植肾皮质坏死

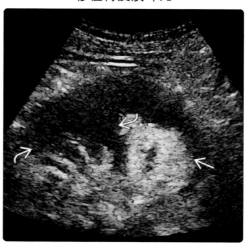

（左）B 型超声显示移植肾周围有血肿➡(图片来源:C. F. Dietrich,MD)。（右）该患者超声造影显示移植肾下部➡正常增强,中上部大面积➡无增强区域,符合皮质坏死改变。移植肾周围血肿无增强(图片来源:C. F. Dietrich,MD)。

皮质坏死

皮质坏死

(左)B 型超声显示移植肾形态正常(图片来源:C. Harvey, MD)。(右)该患者的超声造影显示多处皮质➡灌注缺损,符合皮质坏死改变(图片来源:C. Harvey, MD)。

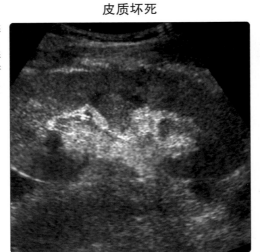

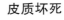

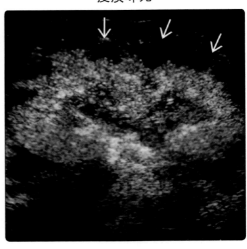

皮质坏死

皮质坏死

(左)能量多普勒超声显示肾皮质灌注略有下降➡(图片来源:C. Harvey, MD)。(右)轴位 T1 加权 CEMR 证实皮质坏死,呈斑片状,无增强➡(图片来源:C. Harvey, MD)。

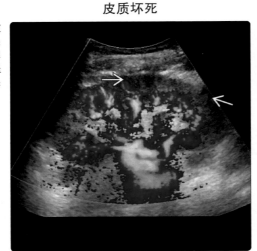

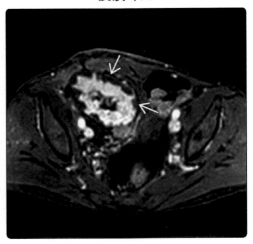

移植肾囊肿

移植肾囊肿

(左)移植肾的 B 型超声显示其上部有一性质不定的病变➡。(右)该患者超声造影显示该病变➡无增强,符合良性出血性囊肿。

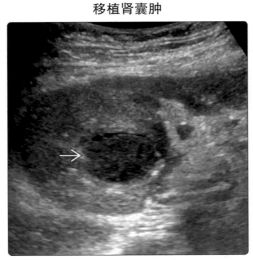

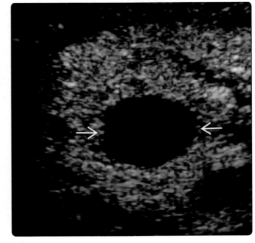

肾细胞癌

肾细胞癌

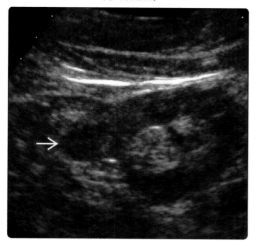
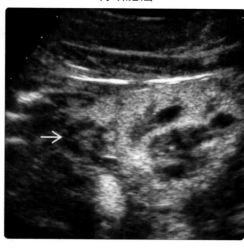

（左）B 型超声显示移植肾皮质低回声肿块➡（图片来源：C. F. Dietrich，MD）。（右）该患者超声造影动脉早期显示肿块内有结节状增强➡（图片来源：C. F. Dietrich，MD）。

肾细胞癌

不明性质的移植肾肿块

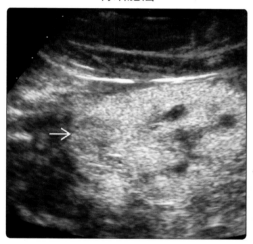
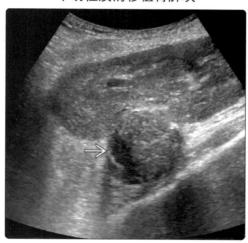

（左）超声造影动脉晚期显示肿块完全充盈➡，与邻近的肾实质相比表现为轻度低增强，这是典型的肾细胞癌的增强模式（图片来源：C. F. Dietrich，MD）。（右）B 型超声显示移植肾的上极有不均匀回声肿块➡。

不明性质的移植肾肿块

不明性质的移植肾肿块

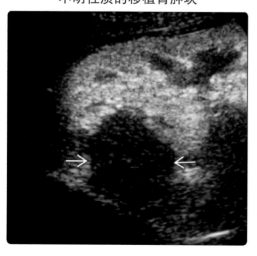
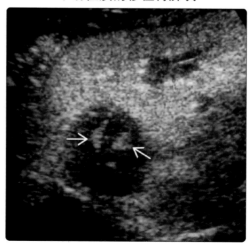

（左）该患者超声造影动脉早期病灶内➡无增强。（右）然而，超声造影动脉晚期 28s 时显示结节样内部增强➡，可疑乳头状肾细胞癌。

第六部分
肠　道

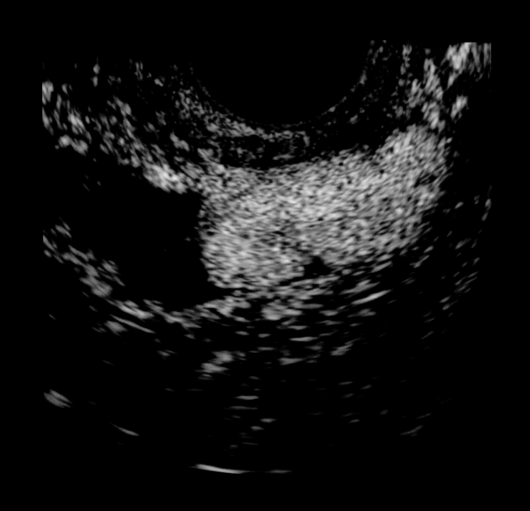

第 33 章 肠道: 炎症性肠病

概述

- 常规超声是国际公认的评估炎症性肠病 (inflammatory bowel disease, IBD) 及其并发症准确且安全的方法
- 近年来, 超声在评价 IBD 患者疾病活动性和疗效方面取得了较大进展, 尤其是超声造影和剪切波弹性成像技术 (shear wave elastography, SWE) 的引入
- 超声造影可以显著提高对肠道炎症及并发症的检出、评估和客观量化的能力
- 超声造影无电离辐射的特性使其成为 IBD 患者理想的替代影像检查, 因为 IBD 患者需要在此慢性疾病的整个过程中频繁地进行影像学检查

影像学

- 超声造影在诊断时可用于检出和确定疾病的活动度、评估治疗效果或判断急性发作
- 当出现肠管增厚, 但彩色多普勒显示无信号, 病变

性质不确定的情况下, 超声造影可评估是否存在活动性炎症
- 肠道的超声造影对 IBD 患者炎症情况可进行主观及客观的定量评估
  ○ IBD 的主观特征包括肠壁强化和肠系膜的血供 (梳状征)
  ○ 超声造影的客观参数在毛细血管水平上反映肠壁血流, 即血流动力学状态及血流分量
- 随时间进行的主观及客观评估疾病活动情况和治疗效果
- 在治疗效果评估中, 超声造影量化参数比 CDI、肠壁增厚 (bowel wall thickening, BWT) 和脂肪炎性改变的主观评估更敏感
- 在治疗过程中, 客观的超声造影血流动力学可以按治疗的时间进行比较和随访
- 因此, 超声造影是检测早期治疗反应和监测治疗最敏感的技术

严重的活动性克罗恩病

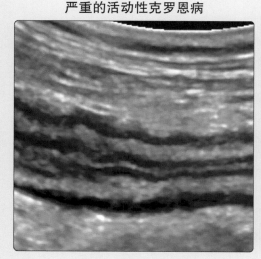

严重的活动性克罗恩病

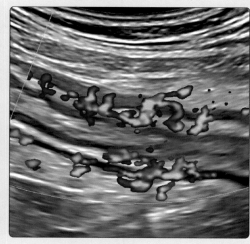

(左) 纵断面显示肠壁明显增厚, 厚度约 1cm。肠壁分层清晰, 肠腔表面连续。浆膜边缘呈毛刺状, 反映了跨肠壁的炎症改变。(右) 增厚的肠壁在彩色多普勒超声纵断面图像上显示了丰富的信号, 与炎症血流量增加一致。

严重克罗恩病的主观评价

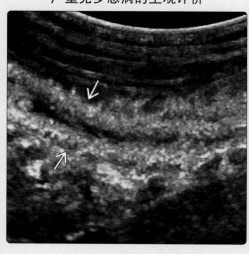

严重克罗恩病的客观量化

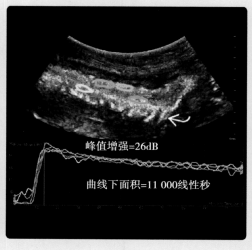

峰值增强=26dB

曲线下面积=11 000线性秒

(左) 在团注微泡造影剂后的峰值增强时, 管壁增厚肠道的纵断面显示跨壁增强➡。(右) 超声造影显示肠管在峰值增强时的梳状征➡。增强后的肠壁勾勒 4 个感兴趣区域 (region of interest, ROI), 用于时间-强度曲线 (time-intensity curve, TIC) 进行定量评估。对数型 TIC 峰值增强值为 26dB, 曲线下面积 (area under curve, AUC) 为 11 000 线性秒 (linear seconds), 反映了严重的炎症改变。

术语

缩写

- 炎症性肠病：IBD

定义

- **IBD**：克罗恩病（Crohn disease，CD）和溃疡性结肠炎（ulcerative colitis，UC）
  - 是慢性疾病，高发年龄阶段为青春期和青年期
- **克罗恩病**：累及整个肠壁，可发生在胃肠道任何部分，回肠末端容易受累
  - 类型包括炎症型、穿透型和纤维狭窄型
    - **穿透型疾病**累及的范围突破肠道浆膜，延伸到肠系膜
    - **纤维狭窄型疾病**以肠腔狭窄为特征，常伴有肠梗阻
- **溃疡性结肠炎**：以结肠浅表黏膜炎症为特征，从肛外缘向结肠近端连续延伸
- **梳状征**：代表着肠系膜弓的肠动脉直行分支的显著充盈，提示疾病的活动性

临床意义

临床重点

- IBD 进程中疾病活跃程度的自然波动，以及目前生物疗法的使用都需要安全、可重复和可靠的影像学诊断和监测方法
  - 因此，肠道的超声评价对 IBD 患者是非常有价值的
- 肠道超声的研究表明，超声造影时肠壁的强化程度与病理学炎症活动性直接相关

临床注意事项

- IBD 的临床症状和炎症标志物常常不能反映疾病的严重程度，因此突出了无创影像检查对 IBD 患者监测的必要性
- 结肠镜检查是诊断 IBD 的"金标准"，可显示整个结肠和不同长度的回肠末端（TI）/小肠远端，但受到其有创性和无法评估小肠近端的限制
- 在吻合口或回盲部瓣膜狭窄的情况下，结肠镜下回肠末端的插管失败率高
  - 因此，对这些病例中疾病活动度或复发的评估非常有限
- 近年来，IBD 的治疗方法已经从监测临床症状和并发症发展到针对长期的生物治疗后黏膜愈合情况的客观参数进行积极评估
- 由于 IBD 的治疗采用了积极的生物疗法，而临床症状与疾病严重程度之间缺乏一致性，定期的影像学监测对 IBD 患者至关重要
- IBD 患者病变的肠道在活动状态和静止状态下都可能增厚
- 在临床实践中，超声造影为 B 型超声和彩色多普勒成像在活动性评价中提供了支持性证据

超声和超声造影的贡献

- 安全、敏感、相对便宜且方便的影像学方式，可用于 IBD 患者所需的频繁影像检查
- 可探查近端小肠疾病
- 超声造影是评估和监测 IBD 疾病活动的重要辅助手段，可以更好地从毛细血管水平评估炎症
- 肠道超声造影在 IBD 中的应用
  - 准确检出并判断肠壁的炎症活动度，评估黏膜或跨壁受累情况
  - 监测患者对治疗的反应
  - 用优越的血流检测对疾病活动性进行主观和客观量化
  - 肠壁动态血流评价
  - 结合 SWE 鉴别慢性和炎症性狭窄
- 超声造影可经阴道或经肛周扫查，以评估盆腔深面的肠管、蜂窝织炎和肛周疾病

超声造影技术

肠道成像

- 空腹检查，确认病变最严重的肠袢、BWT>4mm
- 纵向扫描最佳，避免上腹部扫查，避免扫查蠕动的肠袢
- 解痉药可以减少过度蠕动
- 仰卧位，患者在平静呼吸情况下，使用固定平面（通常是矢状面）连续记录 2 分钟的动态图像
- 造影剂剂量是标准肝脏剂量的两倍
- 使用带有专用造影软件的超声设备，使用高分辨率凸阵探头（5~9MHz）
- 标准的超声造影设置为造影增益 50%，机械指数 0.05，动态范围 40dB，聚焦区设置在最深处
- TIC 是在增强的肠壁勾画 ROI，利用原始数据生成的
- 分析包括线性化数据和曲线拟合数据，用于测量所有参数，以及对数化数据，用于生成用分贝表达的峰值增强，这样的数值范围更易于管理

影像学

超声/超声造影结果

- 肠道超声可用于诊断 IBD、评估炎症活动度、监测治疗和检测疾病并发症
  - 研究表明,灰阶超声在 IBD 疾病诊断和监测中具有较高的准确性
- IBD 的 B 型超声参数包括 BWT、充血和脂肪炎性改变
- 超声测量 BWT(小肠 >3mm,结肠 >5mm) 是 IBD 患者检测肠壁炎症最可靠的指标
- 活动性炎症会伴随肠壁及邻近肠系膜新生血管形成
  - 彩色多普勒成像是评价肠壁/透壁炎症活动性的重要参数
  - 彩色多普勒成像可以显示有高速血流的大血管
- 超声/超声造影上的充血被用来解释和衡量炎症和疾病的活动性
  - 虽然通常在灰阶超声的基础上使用彩色多普勒成像进行评估,但彩色多普勒成像的评估会受到患者肥胖和肠道位置深的影响
  - 慢性病变的肠道也可能显示出较差的彩色多普勒信号

疾病活动性测定

- 是 IBD 诊断、监测和急性发作时最重要的评估内容
- CEUS 可以对疾病的活动性进行主观和客观的评估
- 尽管肠壁增厚是炎症活动性的良好预测因子,但在一些无活动性炎症的静息期患者和许多伴有肠道狭窄的患者中,也可能出现肠壁增厚
- 在肠壁增厚但是没有彩色多普勒信号时,疾病的活动度难以确定
  - CEUS 是判断此类难以识别活动度的病例的良好辅助手段

主观评价

- 包括肠壁和肠系膜的增强程度和模式
- 有炎症的肠壁通常表现为快速跨壁增强,增强程度在峰值强度之前都比邻近组织更高
- 检测到肠系膜的富血供(梳状征)也提示有活动性疾病
- 肠壁较低增强提示非活动性疾病

客观评价

- 包括创建用于分析肠壁内血流参数的 TIC,包括 2 分钟动态视频的分数血容量、血流量和渡越时间
- TIC 可以通过在病变肠壁内放置 ROI 来生成,可以使用超声机器自带软件在线分析或远程工作站进行脱机分析
- TIC 反映了肠壁增强的灌注和廓清特征,可显示灌注斜率、达峰时间、峰值强度和 AUC

监测治疗反应

- 多篇文献表明,客观的超声造影评估可以区分不同的治疗反应和识别无反应者
- 不同时间点的超声造影量化分析可以客观反映疾病活动度,进而反映治疗效果
- 完全的治疗反应可能观察到所有 B 型超声异常表现完全消失,彩色多普勒成像和超声造影参数上的血流明显减少
- 早期或部分反应可能仅表现为超声造影血流灌注的减少,而灰阶超声持续表现为显著的炎症活动度
- 超声造影持续的高灌注参数表明缺乏治疗反应,需要治疗升级或改变治疗方案

狭窄的鉴别

- 超声造影结合 SWE 能够将狭窄分为慢性、炎症性或混合性,从而预测哪些患者需要手术治疗,哪些患者可以接受药物治疗
  - 炎症性狭窄较软,超声造影显示高灌注,SWE 测值低
- 慢性狭窄可能是纤维性或肌肉性的
  - 慢性狭窄硬度高,有较高的 SWE 值,大多数情况下超声造影显示低灌注

参考文献

1. Maconi G et al: EFSUMB Recommendations and clinical guidelines for intestinal ultrasound (GIUS) in inflammatory bowel diseases. Ultraschall Med. 39(3):304-317, 2018
2. Medellin A et al: Role of contrast-enhanced ultrasound in evaluation of the bowel. Abdom Radiol (NY). 43(4):918-933, 2018
3. Pecere S et al: Usefulness of contrast-enhanced ultrasound (CEUS) in inflammatory bowel disease (IBD). Dig Liver Dis. 50(8):761-767, 2018
4. Mocci G et al: SICUS and CEUS imaging in Crohn's disease: an update. J Ultrasound. 20(1):1-9, 2017
5. Medellin-Kowalewski A et al: Quantitative contrast-enhanced ultrasound parameters in Crohn disease: Their role in disease activity determination with ultrasound. AJR Am J Roentgenol. 206(1):64-73, 2016
6. Serafin Z et al: Contrast-enhanced ultrasound for detection of Crohn's disease activity: Systematic review and meta-analysis. J Crohns Colitis. 10(3):354-62, 2016
7. Braden B et al: Diagnostic value and clinical utility of contrast enhanced ultrasound in intestinal diseases. Dig Liver Dis. 42(10):667-74, 2010
8. Ripollés T et al: Crohn disease: correlation of findings at contrast-enhanced US with severity at endoscopy. Radiology. 253(1):241-8, 2009
9. Satsangi J et al: The Montreal classification of inflammatory bowel disease: controversies, consensus, and implications. Gut. 55(6):749-53, 2006

炎性狭窄

炎性狭窄

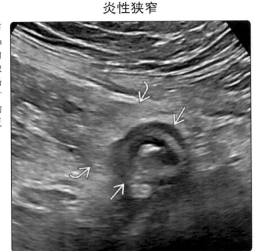

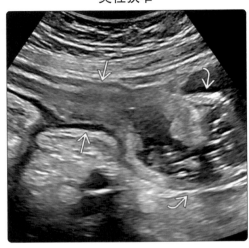

(左)克罗恩病患者的 B 型超声显示明显的肠壁增厚,约 8mm➡,邻近的炎性脂肪和固定的管腔位置➤。(右)长轴图像显示狭窄➤及狭窄前的扩张肠管➤,管腔内容物过多,管腔扩张。在实时检查过程中显示的点状强回声代表流动的气泡,反映了肠道蠕动过度。

炎性狭窄

炎性狭窄

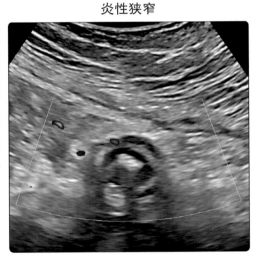

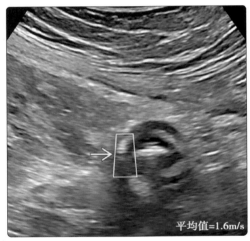

平均值=1.6m/s

(左)彩色多普勒超声显示狭窄处肠壁的血流不丰富。这与肠壁增厚不一致。造成血流信号少的原因可能是技术因素,也可能是真正的炎症低活动度。这种 B 型超声和彩色多普勒的差异使疾病活动度的判断不确定。(右)异常狭窄段的 SWE 为 1.6m/s,较低的弹性值反映组织偏软。将 ROI➡放置在狭窄处异常增厚的肠壁内,以避免包络肠腔和肠系膜组织。

炎性狭窄

炎性狭窄的客观量化

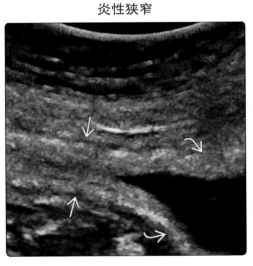

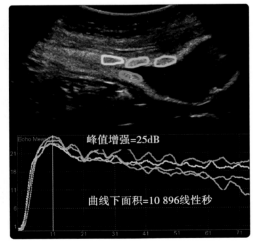

峰值增强=25dB

曲线下面积=10 896线性秒

(左)超声造影显示狭窄段明显的跨壁增强➤。狭窄前的扩张肠管充满液体,显示为黑色区域➤。(右)显示异常节段增强肠壁内的 ROI 位置。峰值增强和曲线下面积的对数表示反映了严重的活动性炎症。这种高增强的较软狭窄提示炎性狭窄。

慢性狭窄

慢性狭窄

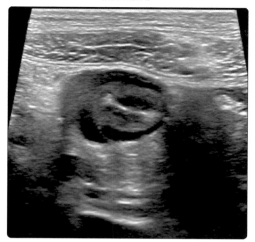
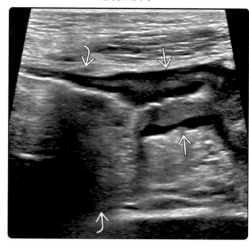

(左)B型超声显示克罗恩病患者回肠末端的肠壁增厚,厚度7mm,管腔消失。没有显示明显的炎性改变的脂肪组织。(右)长轴显示短节段狭窄➜伴管腔消失和显著的狭窄前管腔扩张➜。近端的扩张肠管充满液体和气体。

慢性狭窄

慢性狭窄

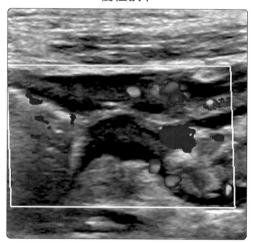
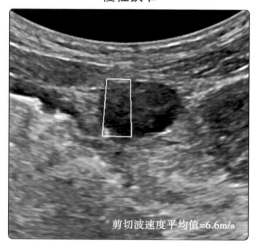

剪切波速度平均值=6.6m/s

(左)长轴断面可见明显的肠壁增厚,仅显示少量彩色多普勒信号,无连续血管,未累及肠周脂肪。(右)B型超声显示置于增厚肠壁的ROI,剪切波速度测值为6.6m/s,表明肠壁硬度非常高。正常肠道的剪切波速度通常<1m/s,>2m/s与慢性狭窄有关(来源于未发表的数据)。

慢性狭窄

慢性狭窄

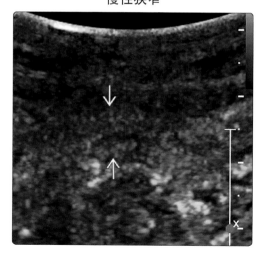
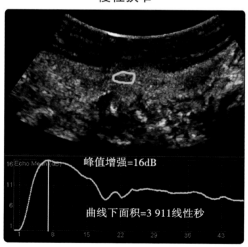

峰值增强=16dB

曲线下面积=3 911线性秒

(左)狭窄段的纵断面图像显示程度较低的跨壁增强➜。(右)在狭窄段肠壁的增强部分勾勒ROI(蓝色圆圈)。TIC显示低峰值增强和曲线下面积。硬度高合并低灌注是慢性狭窄的特征。

治疗反应：治疗前

治疗反应：治疗后

(左)结肠克罗恩病患者的降结肠灰阶超声显示结肠壁增厚,厚度1.2cm ➡,肠壁层次消失,管腔消失,明显的结肠周围炎性脂肪 ➡。(右)经2个月类固醇和生物治疗后,同一结肠段的灰阶超声显示治疗效果明显。肠壁基本正常,管腔贴合的消失,肠系膜炎性脂肪明显改善。

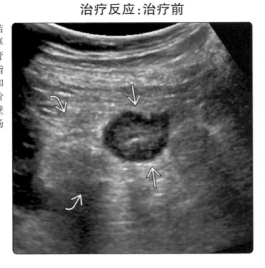
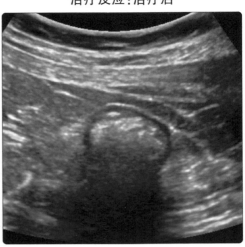

治疗反应：治疗前

治疗反应：治疗后

(左)降结肠的长轴断面显示彩色多普勒信号明显增加。(右)降结肠前壁纵断面图像显示治疗后的肠壁充血完全消失 ➡,彩色多普勒信号正常,反映了较好的治疗效果。图像中的彩色多普勒信号为伪像。

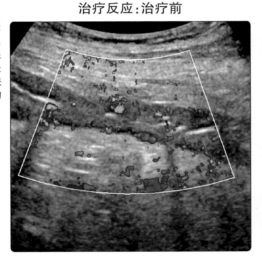
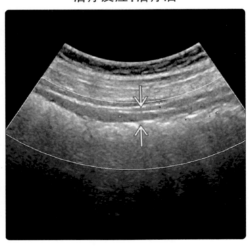

治疗反应：治疗前

治疗反应：治疗后

(左)在增强的结肠壁上勾勒ROI获得TIC。TIC反映了肠道的高增强。(右)超声造影的客观参数得以改善。治疗前的超声造影参数均反映疾病的活动度为中-重度。经过2个月的治疗,现在这些参数在轻度到中度范围内。这种趋势表明在相对较短的时间内,治疗后部分好转。

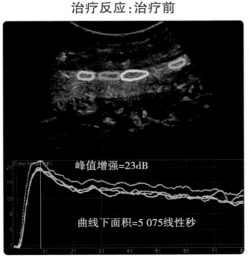
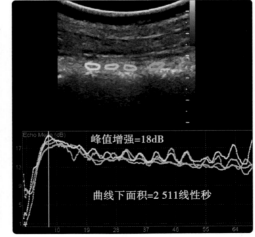

峰值增强=23dB

曲线下面积=5 075线性秒

峰值增强=18dB

曲线下面积=2 511线性秒

重要内容

术语

- 炎性肿块,如蜂窝织炎和脓肿,通常是由严重炎症或穿孔引起的复杂的肠道疾病表现

临床意义

- 蜂窝织炎和脓肿形成是克罗恩病(Crohn disease, CD)及穿孔性阑尾炎和憩室炎的肠外并发症的特征性表现
- CD 常并发肠周炎症性肿块,通常在贯穿肠壁的炎症基础上发生
- 仅在 B 型超声上,炎性肿块的鉴别很困难,因为通常都表现为低回声肿块
- 超声造影有助于准确的鉴别诊断
  - 具有许多成像优势,包括无电离辐射、能定位、发现微小瘘管或其他并发症
  - 也有助于引导引流和监测治疗效果

影像学

- 蜂窝织炎包块的超声造影通常表现为弥漫性高增强,这是急性炎症的反应
- 与蜂窝织炎相比,脓肿在超声造影上表现为无血管区,对应于可引流的脓腔,周边常有增强的蜂窝织炎组织
- 壁内脓肿在超声/超声造影上表现为低回声的无血供肿块,可与有血供的肠道肿瘤鉴别
- 炎性息肉在超声造影上表现出丰富的血供,可见于病程长、严重 CD 累及的肠道节段,推断由这些疾病的炎症性质所致,但与有血供的腺瘤性息肉难以鉴别

典型图像

严重 CD 的蜂窝织炎

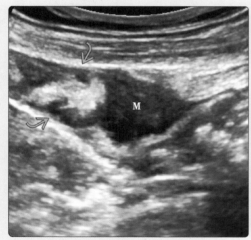

有血供的肠道和肿块

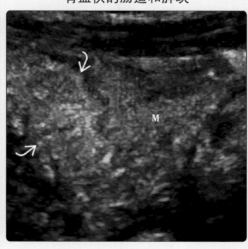

(左)右下腹的 B 型超声显示肠系膜内有低回声肿块(M),其旁为异常的小肠 ⊿。(右)超声造影显示小肠 ⊅ 和肿块(M)均有血供,因此,肿块为蜂窝织炎,无可引流的脓液。

慢性 CD 形成的脓肿

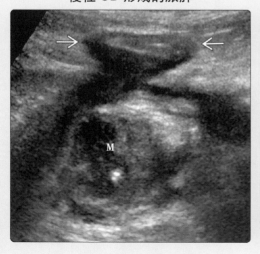

局限性无血供的肿块

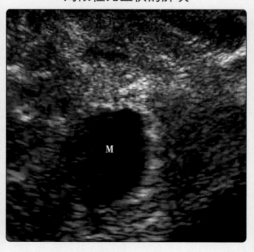

(左)右下腹横断面 B 型超声显示浅的回肠末端肠道,肠壁增厚 ➡。腰大肌内有一位置较深,回声不均匀的肿块(M)。(右)在超声造影上,包块(M)边界清晰,内完全无血管。超声引导下经皮穿刺引流出脓液,证实为脓肿。

术语

缩写

- 炎症性肠病:inflammatory bowel disease,IBD
- 克罗恩病:Crohn disease,CD

定义

- **肠道周边炎性肿块**
  - **蜂窝织炎**:有血供的炎性肿块,仍有血流灌注,不能引流
  - **脓肿**:局灶性化脓性无血供的脓液积聚,可以引流,周围被炎症组织包绕
  - **超声瘘管造影**:微泡造影剂直接注入腔道或窦道的技术
- **肠内炎性肿块**
  - **炎性息肉**:管腔内非肿瘤性、有血供的肿块,由非上皮化肉芽组织和炎性细胞组成
  - **壁内脓肿**:肠壁内局限性的脓液,无血供,在 B型超声上显示为不对称的低回声肠壁包块

超声/超声造影的作用

- 超声造影可以鉴别炎性肿块的性质,是脓肿还是蜂窝织炎
- 超声造影为临床管理提供了多种优势,这些优势为将这种技术纳入临床实践提供了进一步的支持
- 超声造影是
  - 无创的
  - 易于重复
  - 无电离辐射
  - 易于接受
- 超声/超声造影的方便灵活性增强了在以下方面的应用
  - 女性经阴道探查,准确评估道格拉斯窝和深部肠道
  - 经会阴探查证实肛周脓肿和瘘管
  - 超声瘘管造影无电离辐射,有替代标准的瘘管造影的潜能

临床意义

临床重要性

- 炎症性肿块可能与任何复杂的肠道病理有关,尤其是阑尾炎和憩室炎伴穿孔
- CD 常并发肠周炎症性肿块,通常在贯穿肠壁的炎症基础上发生
- CD 如果并发肛周炎症,通常预示疾病预后不良

- 少数情况下,炎症性肿块可并发肠道肿瘤

临床注意事项

- 肠道相关的炎性肿块多位于肠系膜内,也可累及腹壁和腹膜后
  - 也可与皮肤、阴道、膀胱和其他肠管相通
- 与阑尾炎相关时,炎性肿块常常(但不绝对)位于右下腹,而在肠道憩室疾病中,倾向位于左下腹或耻骨上区
- 脓肿可位于腹腔内,也可位于腹膜外,甚至在远离肠道的部位,如肝脏或腰大肌
- 在 CD 中,炎性肿块倾向位于肠间隙和肛周区
- 如果有继发于 IBD 的狭窄,穿孔和炎性肿块倾向累及狭窄前的肠道
- IBD 中的炎症性肿块与其他穿透性疾病的并发症有关,包括穿孔或瘘
- 瘘管形成是穿孔的并发症,常与憩室和 CD 有关
- IBD 患者炎性息肉可作为前期发生过严重炎症的间接指标

超声造影

超声造影操作规程的建议

- 使用 B 型超声确定炎性肿块在腹腔内的解剖位置
- 确定周边有无异常小肠或大肠
- 探查有无任何囊性或液体成分或气体
- 定位任何其他相关的异常情况,如瘘管或憩室
- 选择能最佳显示病变的超声探头;凸阵或线阵探头均可选择
- 超声造影的动态存储应该从视野中的第一个微泡开始,持续到峰值增强之后
- 重复注射并移动探头以覆盖整个感兴趣区域有助于检测复杂炎症病变内的小脓腔
- 对盆腔深面或肛周病变的检查,应考虑经阴道和经会阴扫查
- 经阴道探头和线阵探头均配备超声造影功能
- 评估炎性肿块时微泡造影剂的剂量应足够大,超过评估相同深度实性器官的剂量
  - Definity = 0.3 ~ 0.4mL;Lumason/Sonovue = 最少 2.4mL

超声瘘管造影

- 炎性肿块和皮肤瘘管的诊治历来都涉及瘘管造影,该检查使用不透射线的造影剂和有电离辐射的 X 射线
- 具有微小气泡的优点,容易穿过长的瘘管并显示与之相连的腔道或其他器官

- 用微量的超声造影剂并用生理盐水稀释后进行造影,使用小导管注入任何可及的引流部位或直接注入腔内
- 0.05~0.1mL 的 Definity 或 0.5~1.0mL 的 Lumason/Sonovue,用 10mL 生理盐水稀释,并抽取 0.5~1.0mL 在超声造影模式下可视化注射,足以达到良好的成像效果
- 即使没有观察到瘘管,膀胱或肠道内探及微泡造影剂也表明有瘘管相通
- 可重复注射,以明确不确定的情况,包括是否存在积液,以及器官之间是否相通

影像学

肠周炎性肿块

- 蜂窝织炎和脓肿在超声上通常容易显示
- 蜂窝织炎与脓肿的鉴别对病人治疗至关重要
- 只根据 B 型超声对两者进行鉴别诊断很困难,因为它们的表现往往相似
  - 蜂窝织炎通常表现为肠系膜内的低回声肿块,与异常肠管相邻,边缘不清,与相邻肠周反应性的炎性脂肪成分分界不清
  - 脓肿常表现为边缘较清的肿块,内可有黏稠液体、其他成分和/或气体
  - B 型超声发现炎性肿块内的气体有助于诊断,需要怀疑脓肿
  - 然而,当无法与邻近肠道中的气体区分时,气体也可能是超声误诊的潜在原因(特别是在大量气体的情况下)
- 超声造影很容易区分这两种类型的肿块
  - 不能引流的蜂窝织炎的特征是超声造影时弥漫性增强
  - 病灶内含可引流液体/脓液的脓肿在超声造影时表现为完全无血供,伴有或不伴有周围增强
  - 有时脓肿和蜂窝织炎可同时存在于一个复杂的炎性包块中,超声造影可显示无血供的脓肿和有血供的蜂窝织炎成分
  - 无血供成分的大小将指导临床的治疗管理
- 超声造影是一项很敏感的技术,可以用于检测、诊断和鉴别肠壁或邻近肠周的蜂窝织炎及脓肿
- 目前文献报道超声造影对脓肿的诊断具有极高的特异性
  - Ripollés 等人报告的特异性为 100%

壁内/腔内炎性肿块

- 超声造影可以解决在 B 型超声评估中遇到的难题,因为炎性肿块、肿瘤和结肠内容物通常在 B 型超声的表现相似
- B 型超声可发现可疑的肠内肿块,在超声造影上表现出丰富的血供,可证实为息肉
- 长期和重度 CD 节段内的病变可推断其炎症性质
- 肠壁内脓肿主要发生在 IBD 和憩室病,在超声/超声造影上表现为低回声无血供的肿块
- 与肠道肿瘤(通常在超声造影上显示血供)的鉴别是非常有价值的

管理意义

超声造影的临床应用

- 分析肿块炎性成分的位置、分布和大小可以指导治疗(引流或者抗生素)
- 难以鉴别有血供的炎性息肉与有血供的腺瘤性息肉
- IBD 患者发现炎性息肉可作为前期发生过严重炎症的间接标志
- 常规超声联合高质量的超声造影可避免合并肠道并发症伴有炎性肿块的患者不必要的 CT 扫查

小结

肠道炎性肿块的超声造影

- 超声造影是发现、定位和定性炎性肿块的良好影像学方法
- 蜂窝织炎和脓肿形成是严重 CD、阑尾炎和憩室炎穿孔的肠外并发症
- 超声造影可以很容易地检测到炎性肿块的无血供成分,这是脓肿的特征性改变
- 炎性肿块内探及血供可反映蜂窝织炎的改变
- 超声造影有助于有血供的肿瘤与良性炎症性肿块、壁内脓肿和无血供的肠内容物的鉴别

参考文献

1. Kucharzik T et al: Intestinal ultrasound and management of small bowel Crohn's disease. Therap Adv Gastroenterol. 11:1756284818771367, 2018
2. Maconi G et al: EFSUMB Recommendations and clinical guidelines for intestinal ultrasound (GIUS) in inflammatory bowel diseases. Ultraschall Med. 39(3):304-317, 2018
3. Medellin A et al: Role of contrast-enhanced ultrasound in evaluation of the bowel. Abdom Radiol (NY). 43(4):918-933, 2018
4. Pecere S et al: Usefulness of contrast-enhanced ultrasound (CEUS) in Inflammatory Bowel Disease (IBD). Dig Liver Dis. 50(8):761-767, 2018
5. Politis DS et al: Pseudopolyps in inflammatory bowel diseases: Have we learned enough? World J Gastroenterol. 23(9):1541-1551, 2017
6. Ripollés T et al: Contrast-enhanced ultrasound in the differentiation between phlegmon and abscess in Crohn's disease and other abdominal conditions. Eur J Radiol. 82(10):e525-31, 2013
7. Ripollés T et al: Contrast-enhanced ultrasound (CEUS) in Crohn's disease: technique, image interpretation and clinical applications. Insights Imaging. 2(6):639-652, 2011
8. Esteban JM et al: Contrast-enhanced power Doppler ultrasound in the diagnosis and follow-up of inflammatory abdominal masses in Crohn's disease. Eur J Gastroenterol Hepatol. 15(3):253-9, 2003

CD 的肛周脓肿

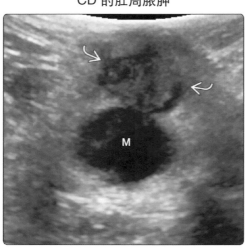

无血供积液/脓液

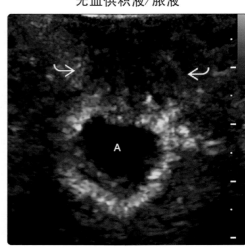

（左）横断面 B 型超声显示肛管 ➦ 附近有一清晰的低回声肿块（M）。（右）随后，超声造影横断面显示中央无血供的积液/脓液，周边查见较厚的环状增强组织 ➦，证实为脓肿（A）。

息肉

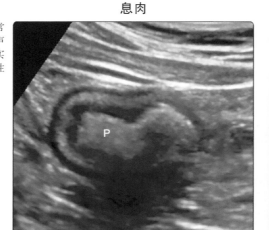

腔内肿块

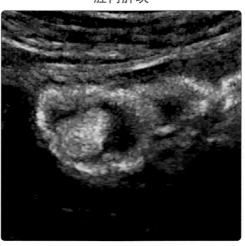

（左）横断面 B 型超声显示异常小肠管腔内有可疑的异常回声肿块（P）。（右）超声造影证实该管腔内肿块有增强，符合炎性息肉。

CD 伴瘘管

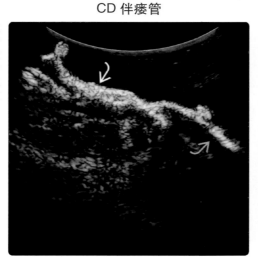

肠道膀胱瘘

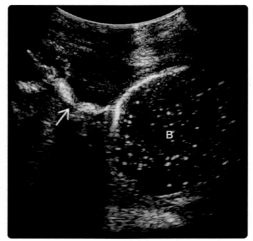

（左）在皮肤开口处注射的微泡造影剂显影一长而复杂的瘘管 ➦，与肠道相通，并且还有分支与膀胱相通 ▱。（右）几秒钟内，膀胱内就可以看到微泡（B），从而很容易地辨认出肠道膀胱瘘 ➦。

重 要 内 容

临床意义

- 肠道肿瘤可以在任何时候出现,临床上有多种表现,包括腹痛、体重减轻和肠道症状
- 胃肠道肿瘤可以是偶然发现的,也可能是急诊状态下检查发现的,或者是在专门评估肠道时发现的
- 常规 B 型超声对肠道肿物的形态特征结合超声造影的血流模式可预测肿瘤的性质
- 肠道肿瘤是小儿和成人肠套叠常见的原因
  - 在持续性肠套叠中,超声造影可发现导致套叠的肿块
  - 常规 B 型超声对肠套叠患者肿块的探查是有困难的,但可以通过超声造影克服
- 有几种情况与肠肿瘤表现类似,包括肠结核、子宫内膜播散和肠壁内脓肿

影像学

- 许多良、恶性肠肿块在 B 型超声上表现相似,用超声造影评估包块的血管特征有助于鉴别良恶性
- 超声造影在肠道肿块诊断中的主要目的是确定血管特征,以区分真性病变和假性病变,并显示灌注特征,以便于良恶性肿瘤的鉴别诊断
- 在超声造影上,确定可疑肠道肿瘤内的血管特征有助于肿瘤病变的诊断
  - 特定的血管形态、增强和廓清的程度并不能很好地鉴别一些特定的肿瘤
- 在超声造影上发现乏血管或完全无血管支持假性病变
- 超声造影可采用线阵或凸阵探头及阴道超声

典 型 图 像

盲肠肿物：小肠梗阻

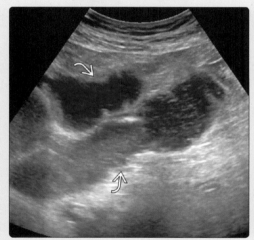

盲肠肿物

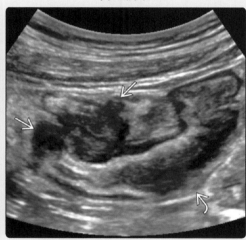

(左)69 岁男性患者,因机械性肠梗阻就诊于急诊室。上腹 B 型超声显示多个积液的扩张肠管➡,符合肠梗阻表现。(右)B 型超声显示回盲部局灶性、分叶状的低回声肿块➡。回肠末端充满液体➡,包绕该肿块。

盲肠肿物：动脉期峰值增强

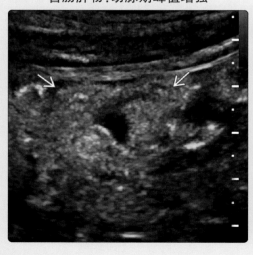

2min 时的盲肠肿物

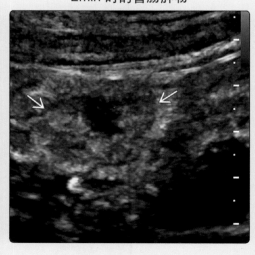

(左)超声造影显示盲肠肿块均匀的高增强➡。其内暗区代表狭窄的管腔。(右)2min 后,盲肠肿块➡有轻微的廓清。结合 B 型超声显示的小肠梗阻与回盲瓣高增强的该分叶状肿块,证实了团块为肿瘤性病变。尽管廓清很重要,但该特征用于胃肠道恶性肿瘤的诊断价值低于肝脏肿瘤。

临床意义

临床注意事项

- 近年来，超声越来越常用于肠道的评估
- 肠道影像学检查的最常见指征包括：炎症性肠病（inflammatory bowel disease，IBD）、贫血、非特异性腹痛、梗阻、发育不良、直肠出血和肝转移性疾病的后续检查
- 胃肠道肿瘤很常见，绝大多数是结肠腺癌
- 原发性胃肠道恶性肿瘤包括腺癌、胃肠道间质瘤（gastrointestinal stromal tumors，GISTs）、类癌和淋巴瘤，在 B 型超声和超声造影上都有各自的特征
- 约 20% 的原发性淋巴瘤累及肠道，且好发于回肠远端
- 转移通常来自卵巢、阑尾、乳腺、黑色素瘤、肾脏和结肠的原发性肿瘤，常合并肿瘤的腹膜转移
- 与炎症性疾病相比，肠道肿瘤常累及肠道范围较短，而炎症性疾病可能累及较长的肠道
- 高危患者（包括 IBD 患者）患结直肠癌和小肠腺癌的风险增加，鉴别良恶性病变对治疗和预后判断很重要
- 炎性息肉常见于 IBD，是严重的活动性炎症的表现
- 与恶性肿瘤表现相似的胃肠道疾病包括结核和炎性肿块，可以是肠腔内、肠壁的或混合的

超声造影技术

超声造影流程和成像注意事项

- B 型超声确定显示病变的最佳断面很重要
- 微泡造影剂的剂量与评估肠道炎症的剂量相同，是肝脏造影剂的两倍
- 保存病变从动脉期开始增强到增强峰值的动态视频
  - 每隔 30~60s 观察一次是否有造影剂廓清（如果有廓清）
- 从两个不同平面行造影检查是完整评估病变的理想方法
- 定位病变为腔内、壁内或浆膜/外生性
- 评估是否侵犯邻近肠系膜或其他器官

影像学

超声/超声造影表现

- 超声被认为是评估肠道良好的影像学检查，包括发现、明确及评估肠道肿块
- 超声分辨率高，可以发现肠道肿物，显示其与肠壁的关系，并确定是否局部侵犯
  - 尽管如此，B 型超声和彩色多普勒成像仍受到病变位置深、患者体形和病变显示不佳的限制
- 超声造影是很好的辅助检查，可更好地探测血流信号，确认有无新生血管，排除低血管或无血管的假性病变
- 肠道的常规超声和超声造影对下列情况非常重要
  - 鉴别是否为肿瘤
  - 病变的良恶性鉴别，这对临床决策和患者管理至关重要
  - 定位病变，判断其生长方式可辅助诊断
  - 评估恶性肿瘤是否有浆膜或肠系膜侵犯
  - 发现肿瘤的增强部分，协助靶向活检
  - 检测微血管，定量肿瘤灌注情况用于诊断和评估治疗效果
- 在常规的肠道检查过程中，特别是在炎症性肠炎的评估中，肠道肿瘤常常被偶然发现
- 无论病因，肠道肿瘤在 B 型超声上多为局灶性低回声（或黑色）肿块，累及肠道范围较短
- 肠道肿瘤有 3 种特征性生长模式：腔内息肉样生长、壁内生长或狭窄性生长和浆膜下腔外生长
- B 型超声显示管腔内肿块与粪便或实性肠内容物相似
  - 可利用超声造影鉴别腔内有血管的肿瘤与无血管的粪便
- 阑尾黏液囊肿是临床上常见的疾病，常表现为阑尾腔局限性扩张呈低回声
  - 超声造影有助于鉴别良性黏液囊肿与黏液囊腺癌相关的恶性黏液囊肿
- 超声造影上血管不丰富可能提示假性病变或低级别肿瘤
- 有肠道炎症的患者，发现壁内肿块时，超声造影对于鉴别壁内脓肿与肿瘤非常有价值
- 在肿瘤和炎症都可能出现肠系膜淋巴结和肠周脂肪的变化，这些改变是非特异性的
- 经阴道检查对直肠、肛管和直肠乙状结肠肿瘤的诊断有很大帮助
  - 高分辨率成像和超声造影提高了诊断结果的准确性
- 虽然常规超声/超声造影可以很好地显示恶性肿瘤，但不推荐超声作为结肠癌的筛查方式
- 一些研究表明，动态超声造影结合肿瘤灌注定量

分析有助于评估治疗效果和进行生存预测

恶性病变

- 超声造影的主要作用是识别肠肿块的血供,有血供提示可能是恶性
- 恶性肿瘤的特征是肠壁层次的破坏,肠壁受侵犯,受累肠道短,彩色多普勒和超声造影显示有血供
- 超声造影时,肠道肿瘤的廓清情况对评估是否恶性没有肝脏肿瘤可靠
- 腺癌
  - 最常见的胃肠道肿瘤(结肠>小肠)
  - 超声造影和 B 型超声可评估原发性肿瘤是否直接侵犯淋巴结和肠系膜
  - 管腔内生长和环状狭窄生长模式最常见
  - 患者可能会出现肠梗阻及不太常见的肠穿孔
  - 多普勒超声通常可显示肿瘤血管,在超声造影上更明显
  - 根据作者的经验,廓清与恶性肿瘤有关,但与实性器官肿瘤相比,支持的证据较少
- 淋巴瘤
  - 原发性淋巴瘤表现为不规则节段的肠壁增厚,肠壁层次的完全破坏,B 型超声显示回声极低
  - 继发于肌间神经丛破坏的非梗阻性肠道动脉瘤样扩张是特征性的超声表现
  - 通常血管不丰富,超声造影上可能有廓清
  - 继发性淋巴瘤有其他部位的淋巴结肿大和脾肿大
- 类癌
  - 类癌常发生在肠道,包括从良性到高度恶性的一系列肿瘤
  - 常见于阑尾和回肠,常因肠系膜受累而被掩盖
  - 肿瘤通常表现为肠壁肿块,呈圆形,在常规超声显示为"黑色"的极低回声结节
  - 超声造影显示高增强以及不同程度和时间的廓清,根据恶性程度不同,廓清时间和程度也有不同
  - 类癌能刺激纤维增生反应,引起肠系膜的瘢痕形成
- GISTs
  - 常规超声表现为胃肠道圆形的实性或混合肿块,通常是肠壁外生长
  - GISTs 在超声造影上表现为弥漫性或不均匀性高增强
  - 超声发现不明来源的腹腔内实性或混合性肿块都应考虑 GISTs 的可能

- 转移瘤
  - 肠浆膜上不同回声的结节状或斑块状新生物
  - 常伴有网膜饼和有细弱点状回声的腹水
  - 超声造影的增强模式多变,取决于肿瘤的来源

良性病变

- 常见的病变是息肉,特别是炎症性肠炎患者
- 超声造影时,良性病变与恶性肿瘤的表现有重叠
  - 炎性息肉和类癌都是高增强的
- 息肉
  - 可能是腺瘤性、错构瘤性或炎性
  - 多数腔内型息肉有血管蒂
  - 超声造影通常显示病灶为均匀增强
- 乳头状绒毛腺瘤
  - 腔内息肉样病变,指状突起,在彩色多普勒和超声造影上有血流信号
  - 超声造影有助于评估血管蒂和邻近肠壁,以排除可能的侵袭或恶性肿瘤

类肿瘤病变或假性肿瘤

- 炎性肿块
  - 临床病史对正确诊断至关重要
  - 多数为低回声,难以与原发性肠道肿瘤鉴别
  - 超声造影可显示脓肿的无血供和蜂窝组织炎的丰富血供
- 子宫内膜异位症
  - 最常见于乙状结肠与直肠交界处,为浆膜低回声肿块,仅累及肠系膜侧的肠壁
  - 可呈无回声,紧贴肠浆膜缘,边缘逐渐变细
  - 超声造影显示轻度增强
  - 瘢痕很常见
- 肠结核
  - 罕见的肺外结核表现,但可见于免疫功能低下的患者,包括用生物制剂治疗的克罗恩病患者
  - 在 B 型超声上,肠肿块可能难以与腺癌或淋巴瘤鉴别
  - 超声造影显示肠系膜或壁内脓肿有助于诊断

参考文献

1. Medellin A et al: Role of contrast-enhanced ultrasound in evaluation of the bowel. Abdom Radiol (NY). 43(4):918-933, 2018
2. Pecere S et al: Usefulness of contrast-enhanced ultrasound (CEUS) in inflammatory bowel disease (IBD). Dig Liver Dis. 50(8):761-767, 2018
3. Ripollés T et al: Crohn disease: correlation of findings at contrast-enhanced US with severity at endoscopy. Radiology. 253(1):241-8, 2009
4. Barreiros AP et al: Characteristics of intestinal tuberculosis in ultrasonographic techniques. Scand J Gastroenterol. 43(10):1224-31, 2008
5. Lassau N et al: Dynamic contrast-enhanced ultrasonography (DCE-US) with quantification of tumor perfusion: a new diagnostic tool to evaluate the early effects of antiangiogenic treatment. Eur Radiol. 17 Suppl 6:F89-98, 2007

淋巴瘤

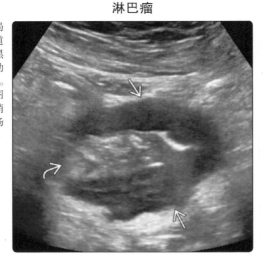

淋巴瘤

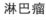
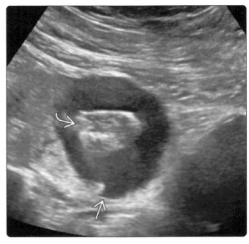

(左)B 型超声在矢状面显示局灶性、短节段,明显增厚的肠道➜,肠壁结构层次消失,呈"黑色"的低回声。管腔➜显示动脉瘤样扩张,高度怀疑淋巴瘤。
(右)该短节段肠道的横断面图像证实肠壁增厚,肠壁层次消失,管腔➜动脉瘤样扩张。肠浆膜➜也有毛刺状突起。

淋巴瘤:动脉期峰值增强

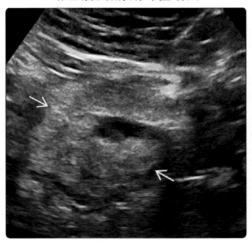

淋巴瘤:廓清

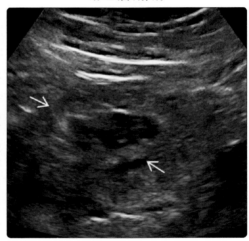

(左)肠道超声造影显示盲肠肿瘤弥漫性高增强➜。(右)超声造影显示弥漫增强的肠壁在90s 时➜呈低回声,提示有廓清。动脉期高增强(arterial-phase hyperenhancement,APHE)后的廓清证实了肿瘤的诊断,因为肠道的炎性病变在 90s 后仍有持续增强。

神经内分泌肿瘤

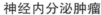
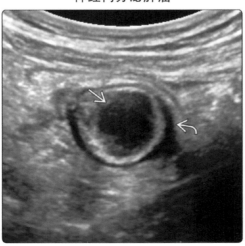

神经内分泌肿瘤:动脉期高增强

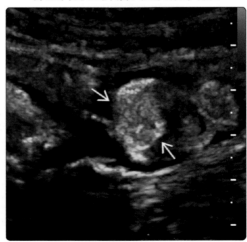

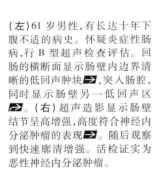

(左)61 岁男性,有长达十年下腹不适的病史。怀疑炎症性肠病,行 B 型超声检查评估。回肠的横断面显示肠壁内边界清晰的低回声肿块➜,突入肠腔,同时显示肠壁另一低回声区➜。(右)超声造影显示肠壁结节呈高增强,高度符合神经内分泌肿瘤的表现。随后观察到快速廓清增强。活检证实为恶性神经内分泌肿瘤。

十二指肠 GISTs

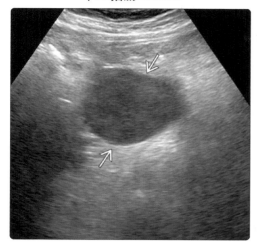

十二指肠 GISTs：动脉期增强峰值

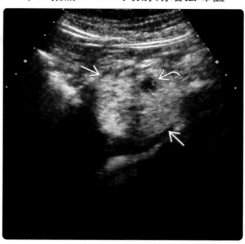

（左）54 岁男性患者，肝脏超声检查时偶然发现腹部有一圆形实性肿块➡。它不来源于实性器官，也不确定是否起源于肠道。所有这些肿块病变应考虑空腔脏器（即胃、肠、结肠）来源。（右）超声造影显示肿块弥漫性高增强➡，伴有无血管性的坏死区➡。高增强和坏死都高度提示胃肠道间质瘤。

乳头状绒毛腺瘤

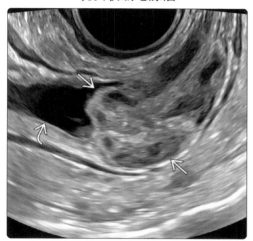

乳头状绒毛腺瘤：峰值动脉期高增强

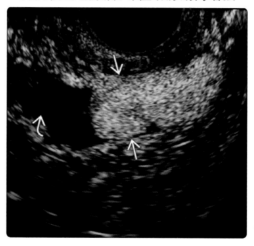

（左）43 岁女性，长期有肛门包块脱垂的病史，诊断为痔疮。阴道内超声观察直肠，显示腔内无回声的液体➡包绕着一个分叶状、管状的息肉样肿块➡。（右）经阴道的超声造影在峰值增强时显示直肠腔内高增强的肿块性病变➡。腔内液体呈黑色的无回声➡。肿块边缘不连续，无肿瘤侵入直肠壁或直肠周围的证据。

乳头状绒毛腺瘤

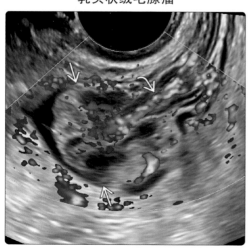

乳头状绒毛腺瘤：动脉早期

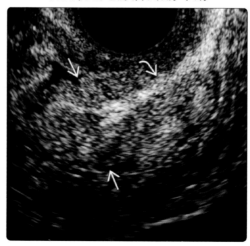

（左）彩色多普勒显示直肠腔内由粗大动脉➡供血的不均匀回声肿块➡，呈息肉样生长。（右）超声造影动脉早期显示有血供的息肉➡及其增强的供血动脉➡。此时，肿瘤呈低增强。

（左）32 岁女性，每个月经周期的前 3 天大便带血。乙状结肠的经阴道超声纵断面显示一个偏心性的低回声团块➡，累及肠道的肠系膜边缘。团块边缘逐渐变细，这种表现提示有瘢痕形成。（右）超声造影显示肿块内➡动脉期均匀的低增强。结肠镜检查证实瘢痕形成及子宫内膜异位症。

子宫内膜异位症

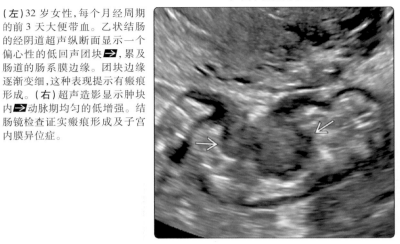

子宫内膜异位症 : 动脉期

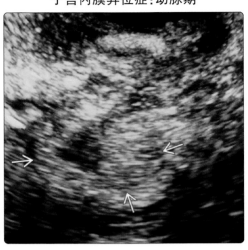

（左）68 岁的克罗恩病患者，正在接受生物治疗。超声监测扫描显示回肠末端的克罗恩病无变化。在左侧腹新发现短节段的异常肠管➡。肠壁不规则增厚，肠壁分层消失，肠腔提示可能有动脉瘤样扩张。（右）超声造影显示不规则的肠壁轻度增强➡，中央充满液性的肠腔显示为黑色暗区。手术切除标本证实为肠结核。

近端小肠结核

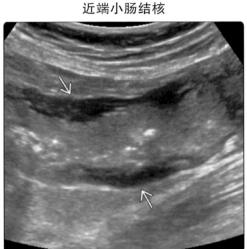

近端小肠结核

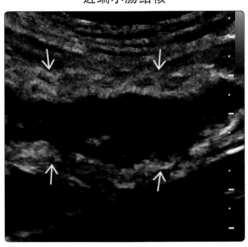

（左）52 岁男性患者，经会阴 B 型超声显示肛管横断面。6 点到 7 点方向之间的括约肌处显示一个局灶性不均匀回声的结节➡，可能是炎性或肿瘤性肿块。（右）超声造影动脉期显示该肿块➡无增强，周边组织增强。证实为肛周肠壁内脓肿。

肛周肠壁内脓肿

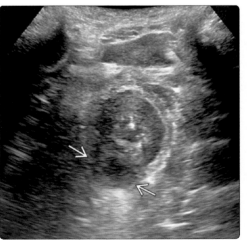

肛周肠壁内脓肿

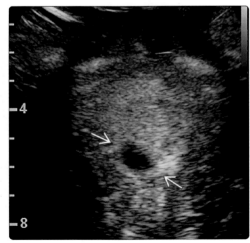

第七部分
胰　　腺

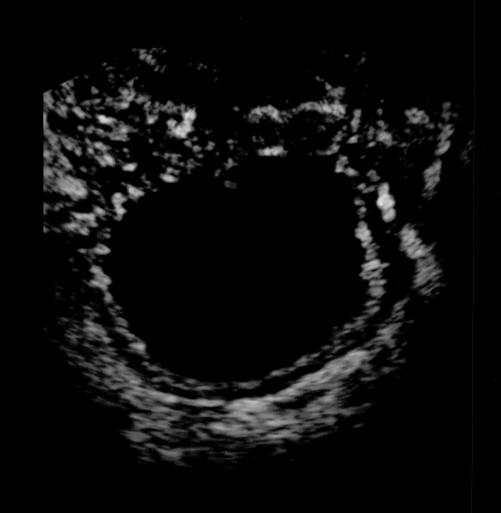

重要内容

术语

- 胰腺囊性病变（pancreatic cystic lesions，PCL）：大范围的形式多样的疾病群，生物学行为和治疗原则各异

临床意义

- PCL 的超声造影
  - 导管内乳头状黏液瘤：囊壁和壁结节的增强；壁结节与黏液栓的鉴别
  - 黏液性囊性肿瘤：厚壁、分隔和壁结节的增强；壁结节与黏液栓的鉴别
  - 浆液性囊性肿瘤：内部分隔与中央瘢痕灶的增强
  - 实性假乳头状肿瘤：病变压迫邻近实质形成的假包膜环状增强
  - 胰腺及胰周积液：无增强的纤维囊

影像学

- 超声造影可用于胰腺实性与囊性病变的鉴别诊断
- 超声造影可用于指导进一步的诊断评估
  - CECT 是胰腺实性肿块的优选成像方法，主要用于分期
  - CEMR 是 PCL 的优选影像学检查方法
- 检测囊壁、分隔或结节有无血供可区分肿瘤性和非肿瘤性 PCL
- 有血供的组织与疑似恶性肿瘤导致的纤维化、坏死和黏液聚集进行鉴别
- 黏液、出血或沉积物的存在可能影响 B 型超声、CECT 和 CEMR 对增强的囊壁、纤细分隔和壁结节的观察
- 超声造影中微泡在通过纤细分隔或壁结节时容易被观察到

典型图像

黏液性囊性肿瘤

黏液性囊性肿瘤

（左）B 型超声显示一个巨大的胰腺囊性肿块➡️，内部有分隔➡️。（右）该患者注射造影剂后，内部分隔➡️有明显增强。

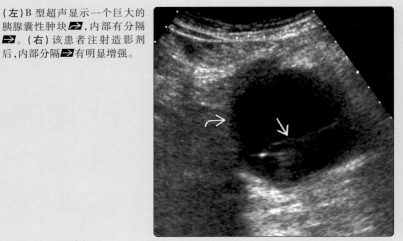
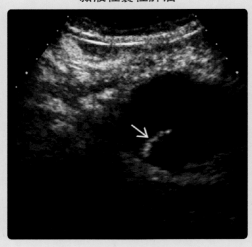

黏液性囊性肿瘤

黏液性囊性肿瘤

（左）轴位 MR 清楚显示囊性病变伴分隔➡️。（右）该患者 CEMR 动脉减影显示分隔➡️轻微增强。

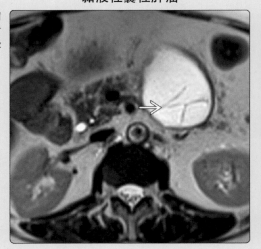
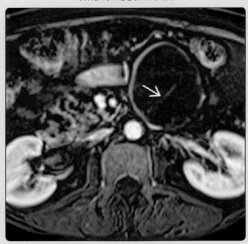

术语

缩写

- 胰腺囊性病变：PCL
- 导管内乳头状黏液性肿瘤（intraductal papillary mucinous neoplasm，IPMN）
  - 分支胰管型（branch duct type，BD）
  - 主胰管型（main duct type，MD）
  - 混合型（mixed type，MT）
- 黏液性囊性肿瘤（mucinous cystic neoplasm，MCN）
- 浆液性囊性肿瘤（serous cystic neoplasm，SCN）
- 实性假乳头状肿瘤（solid psedopapillary，SPN）
- 胰腺神经内分泌肿瘤（pancreatic neuroendocrine tumor，PNET）

定义

- IPMN：外分泌性，分泌黏液的胰腺导管起源的囊性肿瘤
  - BD-IPMN：肿瘤浸润分支胰管上皮伴单房或多房囊性扩张；中度恶性风险
  - MD-IPMN：主胰管上皮的肿瘤性增殖，主胰管节段性或弥漫性扩张；高度恶性风险
  - MT-IPMN：同时具有主胰管和分支胰管型的特征；高度恶性风险
- MCN：非导管性、囊性、黏液性肿瘤，卵巢样间质，几乎只发生在女性；中度恶性风险
- SCN：良性、囊性的浆液性肿瘤
- SPN：罕见的外分泌胰腺囊实性肿瘤，因囊性、出血性或坏死性变性而表现不同，几乎只发生在年轻女性；恶性风险低
- 囊性 PNET：约 10% 的 PNET 由于中央坏死而发生囊性变
  - 非肿瘤性囊肿包括多种类型，如单纯发育不全的囊肿
- 假性囊肿：是急性或慢性胰腺炎坏死后最常见的 PCL

临床意义

临床重点

- IPMN
  - 是产生细胞外黏蛋白的导管上皮的肿瘤性增殖（黏蛋白的不同亚型）
  - 不同的组织学亚型，BD 和 MT-IPMN 中的胃型；MD-IPMN 中的肠型、胰胆管型或嗜酸细胞型
  - 不同程度的异型性/不典型增生（轻度、中度、重度），直至浸润性癌
  - 在各种标准中，肿瘤性囊壁结节的发现对恶性肿瘤的阳性预测价值最高
  - 根据最新的 Fukuoka 分类，患者的治疗取决于 CT、MR 和内镜超声（Endoscopic US，EUS）上是否存在**高危因素**及**可疑特征**
  - **高危因素**
    - 胰头囊性病变伴梗阻性黄疸
    - 增强的壁结节 $\geqslant$5mm
    - 主胰管 $\geqslant$10mm
  - **可疑特征**
    - 胰腺炎
    - 囊肿 $\geqslant$3cm
    - 增强的囊壁结节 <5mm
    - 囊壁增厚或增强
    - 主胰管管径 5～9mm
    - 主胰管直径突然增宽，胰腺远端萎缩
    - 淋巴结肿大
    - 血清糖类抗原（carbohydrate antigen，CA）19-9 水平升高
    - 囊肿生长速度 $\geqslant$5mm/2 年
  - **不存在可疑特征和高危因素**：根据囊肿大小进行定期随访是安全的
  - **存在可疑特征**：EUS 下细针抽吸排除或确认囊壁结节性质，具有分支胰管型的可疑征象，细胞学怀疑或确定恶性
  - **存在可疑特征以及 EUS 阴性**：根据囊肿大小和可疑特征的个数进行定期随访
  - **存在高危因素或可疑特征以及 EUS 阳性**：外科切除（如果临床允许）
- MCN
  - 非导管源性的肿瘤性黏液增生，卵巢样间质
  - 女性患者：男性患者 = 9：1
  - 不同程度的异型性/不典型增生（轻度、中度、重度）直至浸润性癌
  - 恶性肿瘤的风险主要取决于是否存在壁结节及其大小
  - 建议手术切除
    - 如果 MCN 直径 $\geqslant$40mm（个别的：$\leqslant$30mm）
    - 存在症状或危险因素（如壁结节），不论大小
  - 建议随访
    - 如果 <40mm 且无危险特征，如可疑壁结节或症状，则第一年每 6 个月检查一次，然后每年检查一次
  - 10%～15% 的病例为低度恶性胰腺肿瘤，绝大多数发生在年轻女性
  - 国际上推荐全切术
- 囊性 PNET
  - 恶性肿瘤的风险为中等，如果直径 $\leqslant$20mm，可随访
  - 非肿瘤性和未定义的囊肿
    - 大多数无症状，不需要治疗

– 对于未定义的囊肿，建议根据大小进行随访
- SCN：胰腺良性囊性肿瘤
  ○ 惰性生长，每年<1mm；没有血管侵犯；通常没有胰管扩张
  ○ 直径<4cm 的 SCN 通常无症状，很少需要切除
- 假性囊肿
  ○ 包膜内为胰周液体的积聚，无坏死组织碎屑；胰腺炎的常见慢性并发症（>4 周）
  ○ 经常自行缓解，但可能并发邻近结构受压、组织碎屑沉积和感染
  ○ 只有在出现症状时才需引流

影像学

解剖学考虑

- 胰腺在常规超声中一般都能显示
  ○ 如果经腹超声不能很好地显示较小的 PCL，可通过 EUS 进行超声造影检查
- PCL 的特点描述
  ○ 单发/多发
  ○ 直径
  ○ 与分支胰管的关系
  ○ 囊壁和分隔（薄/厚，血流情况）
  ○ 钙化和内容物（黏液栓 vs. 坏死碎屑）
- 胰腺自身的评估也很重要
  ○ 主胰管直径
  ○ 慢性胰腺炎的征象
  ○ 其他胰腺病变
- 检查主要血管结构（肠系膜上动脉及静脉；脾动脉及静脉；肝动脉和腹腔干）、胆管、主胰管

关键解剖结构

- 主胰管可能会表现不同的形状和管径
  ○ 病变的浸润/压迫导致管腔扩张
  ○ 弥漫性或节段性扩张（MD 和 MT-IPMN）
- 分支胰管扩张和不与主胰管相通的囊性病变
  ○ 与主胰管的连通（通常在 B 型超声和超声造影上难以显示；MR 和 EUS 是"金标准"方法）
- 囊性病变
  ○ 囊壁和分隔
  ○ 壁结节和实性成分
  ○ 囊内容物（碎屑、黏液）和钙化

超声造影作用

- 囊实性病变的最佳鉴别诊断方法
  ○ 进一步影像学检查指南
    – CECT 是胰腺实性肿块的优选成像方法，主要用于分期
    – CEMR 是 PCL 的优选影像学检查方法
- 有血供的囊壁、分隔或结节的检测可鉴别肿瘤性和非肿瘤性 PCL

- 有血供的组织与纤维化、坏死和黏液的鉴别
- 黏液、出血或碎屑的存在可能影响 B 型超声、CECT 和 CEMR 对增强的囊壁、纤细分隔和壁结节的观察，但不影响超声造影的观察
  ○ 超声造影中微泡在通过纤细分隔或壁结节时容易被观察到
- 超声造影在特定胰腺肿瘤病变亚型中的应用
  ○ IPMN：囊壁与壁结节的增强；壁结节与黏液栓的鉴别
  ○ MCN：厚壁、分隔和壁结节的增强；壁结节与黏液栓的鉴别
  ○ SCN：内部分隔与中央瘢痕的增强
    – 必须注意微囊型，可类似实性高增强病变（如PNET）
  ○ SPN：邻近实质压迫所致假性包膜的环状增强
  ○ 胰腺及胰周积液：纤维囊无增强
    – 有助于鉴别非增强性组织碎屑（假囊肿）和增强的实性成分/壁结节（囊性肿瘤）

参考文献

1. European Study Group on Cystic Tumours of the Pancreas: European evidence-based guidelines on pancreatic cystic neoplasms. Gut. 67(5):789-804, 2018
2. Vinik A et al: Pathophysiology and treatment of pancreatic neuroendocrine tumors (PNETs): New developments. https://www.ncbi.nlm.nih.gov/books/NBK279074/. Updated June 2018. Accessed November 2018
3. Marchegiani G et al: Systematic review, meta-analysis, and a high-volume center experience supporting the new role of mural nodules proposed by the updated 2017 international guidelines on IPMN of the pancreas. Surgery. 163(6):1272-1279, 2018
4. Dietrich CF et al: Serous pancreatic neoplasia, data and review. World J Gastroenterol. 23(30):5567-5578, 2017
5. Tanaka M et al: Revisions of international consensus Fukuoka guidelines for the management of IPMN of the pancreas. Pancreatology. 17(5):738-753, 2017
6. Nilsson LN et al: Nature and management of pancreatic mucinous cystic neoplasm (MCN): A systematic review of the literature. Pancreatology. 16(6):1028-1036, 2016
7. Tyberg A et al: Management of pancreatic fluid collections: A comprehensive review of the literature. World J Gastroenterol. 22(7):2256-70, 2016
8. D'Onofrio M et al: Imaging and Pathology of Pancreatic Neoplasms: A Pictorial Atlas. Springer, 2015
9. Fan Z et al: Application of contrast-enhanced ultrasound in cystic pancreatic lesions using a simplified classification diagnostic criterion. Biomed Res Int. 2015:974621, 2015
10. Jenssen C et al: Management of incidental pancreatic cystic lesions. Viszeralmedizin. 31(1):14-24, 2015
11. Jiang L et al: Solid pseudopapillary tumors of the pancreas: Findings from routine screening sonographic examination and the value of contrast-enhanced ultrasound. J Clin Ultrasound. 43(5):277-82, 2015
12. D'Onofrio M: Ultrasonography of the Pancreas: Imaging and Pathologic Correlations. Springer, 2012
13. D'Onofrio M et al: Pancreatic multicenter ultrasound study (PAMUS). Eur J Radiol. 81(4):630-8, 2012
14. Xu M et al: The application value of contrast-enhanced ultrasound in the differential diagnosis of pancreatic solid-cystic lesions. Eur J Radiol. 81(7):1432-7, 2012
15. Beyer-Enke SA et al: Contrast enhanced transabdominal ultrasound in the characterisation of pancreatic lesions with cystic appearance. JOP. 11(5):427-33, 2010
16. D'Onofrio M et al: Imaging techniques in pancreatic tumors. Expert Rev Med Devices. 7(2):257-73, 2010
17. D'Onofrio M et al: Comparison of contrast-enhanced sonography and MRI in displaying anatomic features of cystic pancreatic masses. AJR Am J Roentgenol. 189(6):1435-42, 2007
18. Sahani DV et al: Cystic pancreatic lesions: a simple imaging-based classification system for guiding management. Radiographics. 25(6):1471-84, 2005

MD-IPMN

MD-IPMN

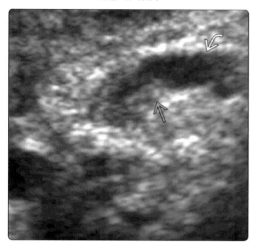

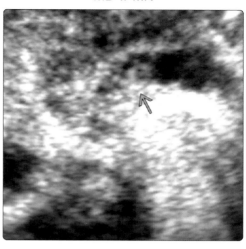

（左）B 型超声显示主胰管扩张➡️伴实性结节➡️。（右）注射造影剂后,结节➡️明显增强。

MD-IPMN

MD-IPMN

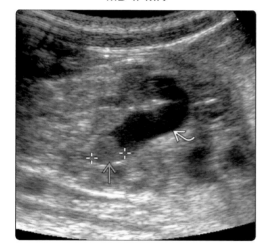

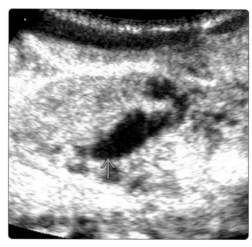

（左）B 型超声显示主胰管扩张➡️伴结节➡️。（右）注射造影剂后,壁结节➡️无增强,符合黏液栓的增强表现。

囊性神经内分泌肿瘤

囊性神经内分泌肿瘤

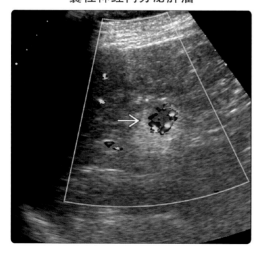

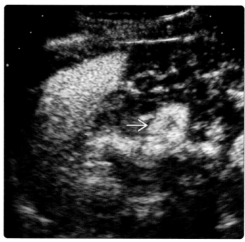

（左）彩色多普勒超声显示沿胰管壁生长的有血供的小结节➡️。（右）注射造影剂后,病灶的厚壁呈明显高增强➡️,病灶怀疑为肿瘤。

重 要 内 容

术语

- 胰腺实性病变包括多种肿瘤性和非肿瘤性病变
- 胰腺导管腺癌（pancreatic ductal adenocarcinoma，PDAC）：占胰腺实性肿瘤 80% 以上
- 在胰腺小的实性病变（≤15mm）中，胰腺神经内分泌肿瘤（pancreatic neuroendocrine tumor，PNET）最常见，其次是 PDAC、胰腺转移癌、慢性假瘤性胰腺炎（肿块形成）、类似实性病变的微囊性浆液性囊性肿瘤、胰内副脾或其他罕见的胰腺肿瘤

临床意义

- 正确的胰腺实性肿瘤分类对正确的治疗方案至关重要
- 在 13% 的疑似 PDAC 患者中，手术病理显示为其他诊断

- 除 PDAC 外的胰腺实性病变可能需要完全不同的治疗方案（如淋巴瘤、局灶性自身免疫性胰腺炎）：非根治性手术（PNET）、密切随访（小 PNET G1）或无须治疗（胰内副脾）
- 尤其是在胰腺小的实性病变（≤15mm）中，准确的诊断既可以通过早期发现和外科治疗提高 PDAC 患者的生存率，又可以降低不适当的根治性手术所导致的并发症和死亡率

超声造影的作用

- 经腹和内镜超声造影是鉴别 PDAC 与其他肿瘤性和非肿瘤性胰腺实性病变的准确方法，可用于指导进一步的诊断和治疗策略的制定

典 型 图 像

PDAC

PDAC

（左）B 型超声显示胆总管（common bile duct，CBD）➡被较大的低回声胰头区肿块➡压迫，管径扩张。（右）超声造影上该肿块➡表现为不均匀低增强，进一步增加了 PDAC 的怀疑诊断。EUS 引导下活检证实了诊断。

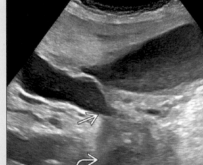
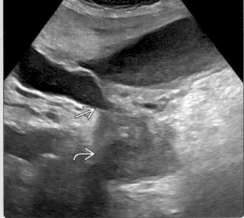
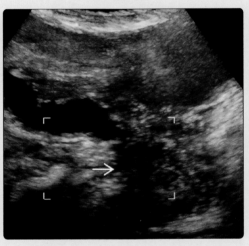

PNET

PNET

（左）B 型超声显示胰体较大的低回声肿块➡。（右）超声造影剂注射后 17s 开始肿块呈均匀性高增强➡。这种增强模式排除了 PDAC。粗针活检证实为 PNET。

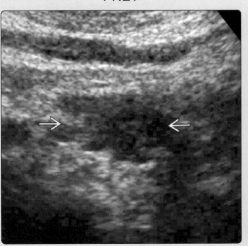
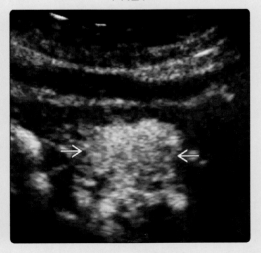

术语

定义

- PDAC:占 80%以上的实体胰腺肿瘤
  - 起源
    - 胰腺导管或腺泡上皮
  - 结局
    - 大多数情况很差
      - 只有大约 15%的患者可以接受手术治疗
  - 临床表现
    - 腹痛、体重减轻和梗阻性黄疸
  - 85%的 PDAC 位于胰头,主要累及主胰管(main pancreatic duct,MPD)和/或 CBD(双管征)
    - MPD 和/或 CBD 扩张有助于超声及其他断面影像对胰头癌的发现
- PNET 和胰腺神经内分泌癌(pancreatic neuroendocrine carcinoma,PNEC)是胰腺第二常见的实体肿瘤,占胰腺实体肿瘤的 5%(发病率逐渐增加)
  - 起源
    - 胰腺内分泌细胞
  - 分类
    - 功能性(产生激素,不太常见)
    - 无功能性(高达 90%的病例)
  - 结局
    - 取决于分化程度
      - 在小体积的 G1 PNET 中预后极好
      - PNEC 的预后良好
  - 临床表现
    - 无功能性 PNET:多数患者为偶然发现
    - 功能性 PNET:由肿瘤引起的特殊症状决定,如胰岛素瘤或转移性疾病引起的低血糖
    - PNET 很少引起导管扩张
- 罕见胰腺实性肿瘤
  - 转移瘤
    - 肾细胞癌
    - 肺癌
    - 胃肠道癌
    - 淋巴瘤
  - 实性假乳头状瘤
    - 罕见的胰腺外分泌性低度恶性肿瘤
    - 通常呈现为较大的、边界清楚的、圆形的包块,与 MPD 不相通

临床意义

胰腺实性肿块

- 在 B 型超声上发现的所有实性低回声胰腺病变必

须考虑 PDAC,除非已排除其可能性
- 在可能的情况下,B 型超声后立即行超声造影,从而快速对病变定性和分期
- 经腹和内镜超声造影并不是用于筛查胰腺实性病变,而是为了更好地显示经腹超声、超声内镜或断面成像检查发现的胰腺实性病变的影像学特征性表现
  - 尤其是在体积小的胰腺实性病变(<15mm)中,准确的诊断既可以通过早期发现和外科治疗提高 PDAC 患者的生存率,又可以降低不适当的根治性手术所导致的并发症和死亡率
- 超声造影诊断 PDAC 的敏感性与 CECT 差异无统计学意义
  - 超声造影对中小型病变的敏感性较高
  - CECT 对较大病变的敏感性较高
- 在 13%的怀疑 PDAC 的患者中,手术病理显示为其他诊断
  - 除 PDAC 外的胰腺实性病变,可能需要完全不同的治疗(如淋巴瘤、局灶性自身免疫性胰腺炎),如:非根治性手术(PNET)、密切随访(小 PNET G1)或无须治疗(胰内副脾)

超声造影技术

经腹超声造影

- 在大约 80%的病例中,可以经腹显示整个胰腺
- 胰尾在经腹超声上较难显示
  - 胰腺成像通常采用横断面扫查,探头位于上腹部
  - 脾脏可作为声窗更清楚地显示胰尾
- 胰腺成像通常使用频率为 3~6MHz 的凸阵探头
- 对体形较瘦的患者,线阵探头(>6~12MHz)可以作为补充,提高胰腺实质显示的分辨率
- 胰腺超声造影使用 2.4mL 的 Lumason/SonoVue 静脉注射
  - 使用高频线阵探头的超声造影需要注射 4.8mL Lumason/SonoVue
- 动脉期开始于静脉注射造影剂后约 10s,然后是静脉期(30~120s)和延迟期(注射后>120s)

内镜超声造影

- 内镜超声显著提高胰腺的显示
  - 胰腺的内镜超声检查在十二指肠和胃内进行
- 内镜超声造影可以提高经腹超声发现胰腺小体积实性病变的敏感性
- 胰腺的超声内镜可使用线阵(纵向)和环扫的内镜式超声探头进行
- 与环扫内镜超声相比,线阵内镜超声可检测出更

多（小）胰腺病变
- 对于胰腺实性病变的内镜超声造影，可使用低 MI（2.4～4.8mL 的 Lumason/SonoVue；谐波内镜超声造影）和高 MI（约 1mL Lumason/SonoVue；多普勒内镜超声造影）

影像学

胰腺肿块成像

- 欧洲医学和生物学超声协会联合会（European Federation of Societies for Ultrasound in Medicine and Biology，EFSUMB）指南推荐使用超声造影对 PDAC 进行可靠的诊断，并将 PDAC 与 PNET 区分开来
- PDAC
  ○ 在超声造影检查中，PDAC 在各期表现为典型的低增强，原因是高度的反应性纤维增生和相对较差的血管分布及灌注
  ○ PDAC 分化程度对微血管密度及造影增强程度的影响
    - 血管密度极低的明显低增强，相应的 PDAC 为高度侵袭性，病理上为未分化，预后最差
    - 血管丰富的 PDAC 可能为分化较好的肿瘤，其侵袭性较小
  ○ 利用时间-强度曲线进行定量灌注分析已被证明有助于区分 PDAC 和肿块形成（自身免疫性）性胰腺炎
  ○ 最近的系统评价和荟萃分析显示，超声造影对 PDAC 诊断的敏感性和特异性分别为 89%～91% 和 84%～88%
    - "超声造影显示的乏血供的实性病变"的诊断比值比（odds ratio，OR）很高（56～67）
  ○ 在直径 ≤15mm 的胰腺实性病变中，也可以将 PDAC 与其他病变进行可靠的鉴别
- PNET
  ○ 功能性和非功能性 PNET 通常表现为高增强的实性肿块
    - 较大的病灶由于散在的坏死区，表现出快速的动脉期高增强，分布不均匀
    - 体积中等和较小的病变在超声造影的动脉早期呈均匀高增强，延迟期可表现为廓清
    - 少数情况下，PNET 也可以是低增强的
      □ 这可能是由于病变内存在致密的透明基质
  ○ PNET 的典型特征是环状增强和静脉期快速明显的廓清
    - 在肿瘤级别较低的较大 PNET 中，常可见不均匀增强和无血管（坏死）区

○ MPD 通常不受浸润，无远端导管扩张
- 胰腺转移癌
  ○ 少见，且关于胰腺转移癌超声造影表现的临床经验有限
  ○ 超声造影可显示肾细胞癌来源的胰腺转移灶的高增强，因为它们通常是高增强的，可以与 PDAC 鉴别诊断
- 实性假乳头状瘤
  ○ 不均匀的囊实性肿瘤，伴有出血、坏死或囊性变
  ○ 在超声造影上，典型表现为包膜增厚的不均匀增强，实性成分环绕囊性和坏死性无血管区域
  ○ 小的实性假乳头状瘤可能类似于神经内分泌瘤和腺泡细胞瘤
    - 较大范围的出血性或囊性变的病灶必须与其他囊性肿瘤鉴别

分期和治疗效果评估

疾病分期

- 超声造影对胰腺肿瘤的分期是非常准确的
- 与 B 型超声相比，超声造影对病灶边缘和大小的显示更准确
- 精确描述胰腺肿瘤与标志性动脉及静脉血管的关系是确定治疗方案的必要条件
  ○ 胰腺癌伴腹腔干、肝总动脉和/或肠系膜上动脉（cT4）浸润被认为是不可切除的
- 超声造影可改善肝脏分期，使肝转移灶的检测和定性更准确

治疗效果

- 初步资料表明，在生长抑素受体激动剂治疗 PNET 中，从均匀的高增强模式到非均匀模式的改变可用于预测治疗反应
- 在接受化疗的 PDAC 患者中也观察到肿瘤增强模式的变化

参考文献

1. Li XZ et al: Diagnostic performance of contrast-enhanced ultrasound for pancreatic neoplasms: a systematic review and meta-analysis. Dig Liver Dis. 50(2):132-138, 2018
2. Sidhu PS et al: The EFSUMB guidelines and recommendations for the clinical practice of contrast-enhanced ultrasound (CEUS) in non-hepatic applications: update 2017 (long version). Ultraschall Med. 39(2):e2-e44, 2018
3. Del Prete M et al: Role of contrast-enhanced ultrasound to define prognosis and predict response to biotherapy in pancreatic neuroendocrine tumors. J Endocrinol Invest. 40(12):1373-1380, 2017
4. Dietrich CF et al: Differential diagnosis of small solid pancreatic lesions. Gastrointest Endosc. 84(6):933-940, 2016
5. Taimr P et al: Liver Contrast-enhanced ultrasound improves detection of liver metastases in patients with pancreatic or periampullary cancer. Ultrasound Med Biol. 41(12):3063-9, 2015
6. D'Onofrio M et al: Diagnostic performance of contrast-enhanced ultrasound (CEUS) and contrast-enhanced endoscopic ultrasound (ECEUS) for the differentiation of pancreatic lesions: a systematic review and meta-analysis. Ultraschall Med. 35(6):515-21, 2014
7. D'Onofrio M et al: Pancreatic multicenter ultrasound study (PAMUS). Eur J Radiol. 81(4):630-8, 2012

PNET

PNET

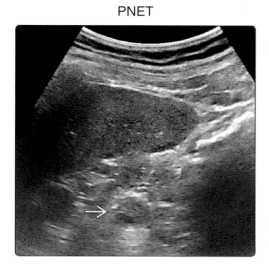
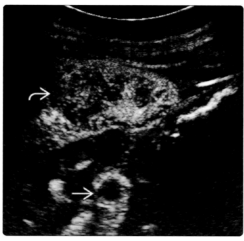

（左）经脾 B 型超声显示胰尾一个 17mm 的圆形、低回声的不均匀实性病变 ➡（图片来源：C. F. Dietrich，MD）。（右）注射造影剂 25s 后，与周围胰尾实质相比，超声造影显示胰尾小的实性病变呈环状高增强 ➡，脾脏不均匀增强 ➡（图片来源：C. F. Dietrich，MD）。

PNET

PNET，肝转移

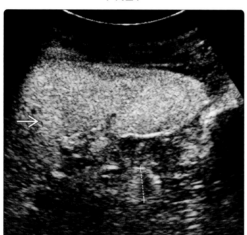
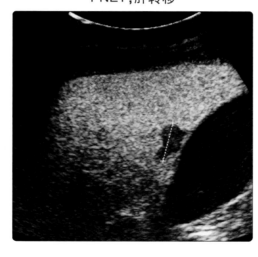

（左）在超声造影的延迟期，脾脏均匀增强 ➡。此时，胰尾病变（测量游标所示）的特征是不均匀高增强，符合典型的 PNET 表现。无增强区提示可能为恶性肿瘤（图片来源：C. F. Dietrich，MD）。（右）超声造影延迟期，肝脏显示一个直径为 20mm 的低增强病变，是胰尾恶性 PNET 的转移灶（图片来源：C. F. Dietrich，MD）。

PDAC

PDAC

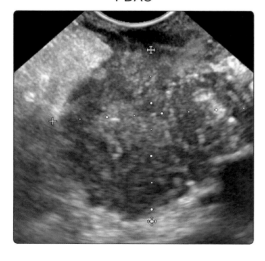
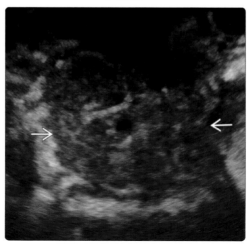

（左）内镜 B 型超声显示门静脉旁胰头区查见一直径约 35mm 的低回声肿块（测量游标所示）。（右）内镜超声造影表现为不均匀低增强 ➡，为典型的 PDAC。后经手术病理证实。

重 要 内 容

临床意义

- 胰腺和胰周坏死及程度对急性胰腺炎的分期和预后分层非常重要
- 胰腺及胰周积液与胰腺囊性肿瘤的鉴别诊断对临床决策具有重要意义

影像学

- 急性胰腺炎的 B 型超声表现无特异性,常被漏诊或误诊
- 在间质水肿性胰腺炎患者中,超声造影可通过动脉期高增强的表现来鉴别诊断胰内或胰周炎症
- 在坏死性胰腺炎患者中,超声造影可显示胰腺坏死和坏死性积液,其表现为低增强或无增强
- 超声造影有助于急性胰腺炎并发症(主要是胰腺和胰周积液)的初步鉴别、定性和随访
- 超声造影对胰腺/胰周积液和胰腺囊性肿瘤的鉴别诊断具有重要意义
  - 胰腺和胰周积液在超声造影检查中完全无增强
  - 超声造影显示胰腺囊性肿瘤的实性成分和增厚、不规则的分隔增强
- 超声造影对鉴别等增强或高增强肿块型慢性胰腺炎和低增强型胰腺癌具有较高的敏感性和特异性
- 自身免疫性胰腺炎的超声造影表现为不同程度的不均匀增强,通常伴有延迟期廓清

典 型 图 像

急性水肿性胰腺炎　　　　**急性水肿性胰腺炎**

(左)B 型超声显示胰腺肿大➡,实质回声稍不均匀,与正常肝脏相邻➡,无胰内或胰周积液。(右)超声造影动脉期显示胰腺➡较邻近肝脏➡呈稍高增强,无坏死区。

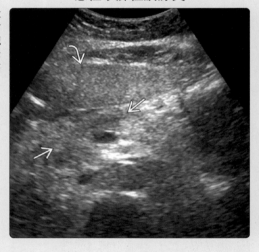
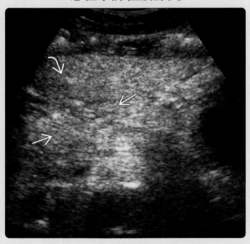

急性坏死性胰腺炎　　　　**急性坏死性胰腺炎**

(左)B 型超声显示胰腺回声低、不均匀➡及胰周积液➡。(右)超声造影动脉期显示胰腺实质几乎➡无增强,胰周大量不增强的积液➡。

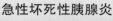
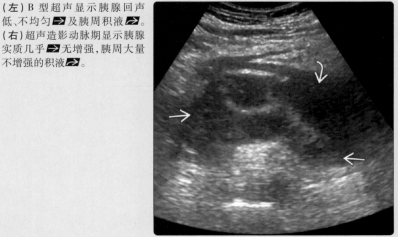
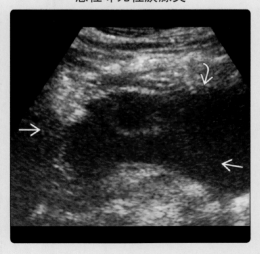

术语

定义

- 急性胰腺炎是胰腺的急性炎症过程
  - 由于重症急性胰腺炎的死亡率可能高达 50%,早期诊断和评估病情严重程度在患者临床治疗中至关重要
- 急性胰腺炎分为两种类型
  - 间质水肿性胰腺炎
  - 坏死性胰腺炎
- 慢性胰腺炎的特征是累及胰腺的进展性的炎症过程,导致胰腺不可逆的形态和功能改变
  - 由于功能性胰腺实质的破坏,并进行性地被纤维组织所取代,导致胰腺外分泌和内分泌功能衰竭
- 自身免疫性胰腺炎是慢性胰腺炎的一种,表现为慢性纤维炎性疾病,以梗阻性黄疸为特征,有或无胰腺局灶性肿块,对类固醇治疗有显著反应

临床意义

胰腺炎的诊断

- 急性胰腺炎的诊断需要满足以下 3 个特征中的 2 个
  - 符合急性胰腺炎的腹痛(急性发作、持续性、剧烈,上腹部疼痛常向背部放射)
  - 血清脂肪酶活性(或淀粉酶活性)至少比正常上限高 3 倍
  - 急性胰腺炎的影像学特征
    - 大多数急性胰腺炎患者由于炎性水肿导致胰腺弥漫性(或偶尔局限性)增大
    - 坏死性胰腺炎最常见表现为胰腺和胰周组织坏死
- 慢性胰腺炎患者反复发作的疼痛,主要由导管内压升高和神经周围炎症引起
  - 约 50% 的慢性胰腺炎患者进展到晚期,出现外分泌(脂肪性腹泻和体重减轻)和内分泌(糖尿病)功能受损
- 自身免疫性胰腺炎是慢性胰腺炎的一个亚型,其特征是黄疸、影像学显示胰腺肿大(局灶性或弥漫性)以及胰腺外症状

胰腺炎并发症

- 胰腺和胰周积液是重症急性胰腺炎常见的并发

症,也可发生在一些慢性胰腺炎患者中
  - 因治疗方法不同,必须与胰腺囊性肿瘤鉴别
- **急性胰周积液**与间质水肿性胰腺炎相关而无胰周坏死
  - 仅适用于间质水肿性胰腺炎发病后 4 周内出现的胰周液性区域
  - 影像学表现为正常胰周平面局限性的液体,无确切的壁包裹
- **胰腺假性囊肿**是一种包裹性积液,炎性囊壁完整、清晰,通常在胰腺外,有轻微或无坏死
  - 发生于急性胰腺炎后 4 周以上的急性胰周积液
  - 影像特征是边界清晰的包裹性积液,壁清晰,内部无非液性成分
- **急性坏死物积聚**是不规则的坏死性沉积物积聚,仅发生在坏死性胰腺炎的 4 周内
- **封闭性坏死**是急性坏死物积聚的进展,往往在 4 周后形成成熟的厚壁

超声造影技术

胰腺超声造影

- 胰腺超声造影检查可采用经腹途径或经内镜途径
  - 与经腹途径相比,经内镜途径具有更高的分辨率和更好的声窗,在大多数疑似胰腺炎的病例中应予以考虑
  - 对于肥胖或具有大量肠内气体的患者,经腹显像可能受到限制
- 在注射造影剂前,必须首先在 B 型超声上明确定位病变区域
  - 应用凸阵低频探头经腹行胰腺成像
  - 环扫或线阵内镜探头均可通过内镜行胰腺成像
- 造影剂的剂量将取决于用于检查的超声探头的频率
  - 用于经腹成像的低频探头通常需要标准的腹部造影剂剂量
  - 用于内镜成像的高频探头通常需要更高(通常是两倍)的造影剂剂量
- 复杂病例的全面检查通常需要多次注射以全面评估胰腺和周围组织

影像学

急性胰腺炎

- **间质水肿性胰腺炎** B 型超声表现为非特异性
  - 大多数病人在 B 型超声上表现为正常胰腺

- 在某些病人中,B 型超声可能显示胰腺为均匀的低回声,体积增大
- 超声造影可通过动脉期高增强的表现来鉴别诊断胰内或胰周炎症
  - 腺体内不同程度的炎症常常导致胰腺在这一阶段的表现不同
- **坏死性胰腺炎**可能在 B 型超声上表现为胰腺不均匀增大,但这种表现无特异性
- 在坏死性胰腺炎患者中,超声造影可显示胰腺坏死和急性坏死物积聚,表现为低增强或无增强区
- 在超声显示良好的患者中,整个胰腺都可以被显示时,超声造影可以根据 Balthazar 评分系统来评估炎症改变或坏死的程度,以帮助分期
  - A:正常胰腺
  - B:胰腺肿大
  - C:胰腺和胰周脂肪的炎性改变
- 超声造影在急性胰腺炎分期中的准确性与 CT 相似,可作为有 CT 禁忌的一线影像学检查手段
- 然而,对于大多数患者,CT 仍然是急性胰腺炎分期的首选方法

胰腺和胰周积液

- 超声造影有助于胰腺和胰周积液的初步鉴别、定性及随访
- 在 B 型超声上,只要有合适的声窗,胰腺和胰周病灶都能被观察到
- 单纯的无回声假性囊肿在 B 型超声上很难与胰腺囊性肿瘤鉴别
- 超声造影对胰腺及胰周积液和胰腺囊性肿瘤的鉴别诊断具有重要意义
  - 胰腺和胰周积液在超声造影中不增强
    - 假性囊肿在 B 型超声常见的假结节、组织碎片和纤维间隔,在超声造影上不增强
  - 胰腺囊性肿瘤的超声造影可显示增强的实质成分和不规则的厚分隔
  - 某些病例在影像特征不确切时,可采用超声造影,特别是内镜超声造影,对胰腺病变的增强部分进行组织活检

肿块型慢性胰腺炎

- 患者通常有慢性胰腺炎病史
- B 型超声表现非特异性,难以与胰腺癌鉴别
  - 在 B 型超声上,肿块型慢性胰腺炎和胰腺癌均表现为不规则的低回声胰腺肿块
- 超声造影在鉴别实性肿物方面非常有用
  - 胰腺癌与富血供的胰腺实质比较,在动脉期表现为低增强,延迟期出现造影剂廓清
  - 肿块形成型慢性胰腺炎表现为高增强,其强度大于或等于周围胰腺实质
    - 在长期慢性胰腺炎患者中,肿块型慢性胰腺炎可出现不均匀增强
      - 这种现象可能是由于存在大量的纤维瘢痕组织,使其难以与异常增强的胰腺肿瘤区分

自身免疫性胰腺炎

- B 型超声表现与局灶性或弥漫性胰腺炎相似,常伴有胰腺整体增大,回声明显减低
- 在超声造影上,自身免疫性胰腺炎表现出不同程度的不均匀增强,通常伴有缓慢的廓清
- 超声造影的征象对局灶性自身免疫性慢性胰腺炎尤其有用,需与导管腺癌鉴别诊断,对病人治疗方案至关重要
- 在某些病例中,当影像学表现不明确时,可能需要组织活检来鉴别局灶性自身免疫性胰腺炎与胰腺恶性肿瘤

胰腺炎的血管并发症

- 可在超声造影上观察和定性
  - 门静脉或脾静脉的血栓形成在超声造影上可表现为血管充盈缺损
    - 血栓不增强
    - 癌栓表现为动脉期高增强和延迟期廓清
  - 超声造影可用于胰周假性动脉瘤的检测,并可引导假性动脉瘤的栓塞治疗

参考文献

1. Sidhu PS et al: The EFSUMB guidelines and recommendations for the clinical practice of contrast-enhanced ultrasound (CEUS) in non-hepatic applications: update 2017 (short version). Ultraschall Med. 39(2):154-180, 2018
2. Fei Y et al: Effectiveness of contrast-enhanced ultrasound for the diagnosis of acute pancreatitis: A systematic review and meta-analysis. Dig Liver Dis. 49(6):623-629, 2017
3. Bhutani MS et al. Fast Facts: Pancreas and Biliary Diseases. Health Press Limited, United Kingdom, 2017
4. Fusaroli P et al: The clinical impact of ultrasound contrast agents in EUS: a systematic review according to the levels of evidence. Gastrointest Endosc. 84(4):587-596.e10, 2016
5. Cai DM et al: Diagnostic value of contrast enhanced ultrasound for splenic artery complications following acute pancreatitis. World J Gastroenterol. 20(4):1088-94, 2014
6. Crosara S et al: Autoimmune pancreatitis: Multimodality non-invasive imaging diagnosis. World J Gastroenterol. 20(45):16881-90, 2014
7. Ripollés T et al: Contrast-enhanced ultrasound in the staging of acute pancreatitis. Eur Radiol. 20(10):2518-23, 2010

局灶性胰腺炎

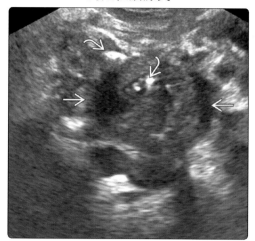

局灶性胰腺炎

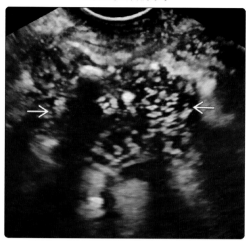

(左)内镜下 B 型超声显示胰腺肿大➡️、不均匀、低回声并伴有钙化➡️。(右)在动脉期及静脉期,超声造影显示胰体高增强➡️。

假性囊肿

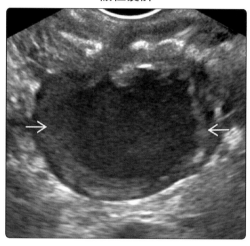

假性囊肿

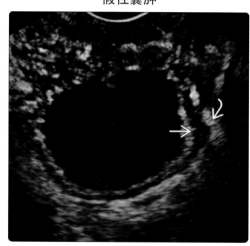

(左)内镜超声显示一个典型的假性囊肿➡️,位于胰头平面,壁厚、内部有坏死物碎片。(右)超声造影显示内部无增强,纤维壁厚、无增强➡️,周围有呈环状高增强的炎性组织➡️。

假性囊肿

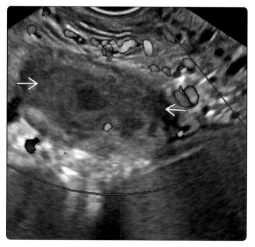

假性囊肿

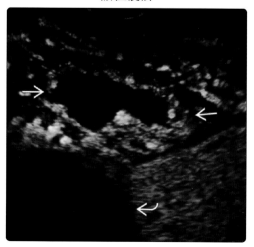

(左)彩色多普勒超声内镜显示胰尾区➡️有低回声病变,周围有侧支血管形成。(右)超声造影显示一个无增强的假性囊肿➡️,纤维壁无增强,周围炎性组织高增强。假性囊肿下方可见脾静脉血栓形成引起的脾梗死➡️。

第八部分
脾　脏

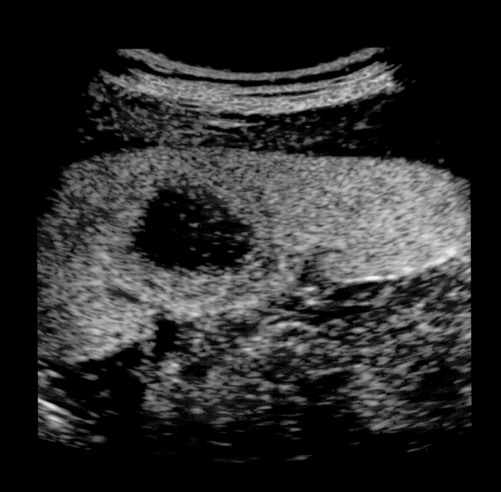

重　要　内　容

超声造影

- 超声造影适用于
  - 明确常规超声下可疑病变的特征
  - 确定是否有脾梗死
    - 在超声造影上，很容易观察到楔形、边界清楚的梗死灶和边界不规则的胀肿
  - 确诊疑似副脾或脾组织种植
- 微泡造影剂一般通过左肘窝留置的导管针静脉注射，剂量为 1.2~2.4mL（Lumason/SonoVue）；厂家推荐的剂量为 4.8mL，但现在很少需要这么大的剂量
- 超声造影在囊肿和典型血管瘤的诊断方面有良好的诊断价值
  - 囊肿内部可能有组织碎屑回声，因此很难在 B 型超声上进行评估

- 造影剂注入后，囊肿边界显示得更加清楚，且内部无血管显示，内部碎屑无增强
- 一些良性和恶性病变具有相似的特征，诊断仍然具有挑战性

影像学

- 脾脏的血流动力学与有双重血液供应的肝脏不同，超声造影与 CECT 检查的灌注特性相似，但血管成分更清晰
- 典型表现
  - 无造影剂增强
  - 动脉期快速增强，延迟期持续增强
- 偶发性脾脏良性病变
  - 最常见的实性或囊性肿块是脾脏血管瘤，具有典型的造影模式
  - 如果无增强，考虑囊肿或梗死

典　型　图　像

血管瘤：超声造影（经肋下扫描）

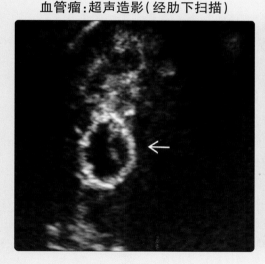

血管瘤：超声造影（经肋下扫描）

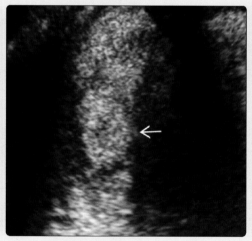

（左）超声造影动脉期显示周围增强➡，开始形成"水洼"形态（球状外观）。（右）门脉期显示向心性充填后，病灶充满造影剂➡。邻近的脾实质也有类似的增强。病灶持续增强多提示良性。

血管瘤：轴位增强 CT

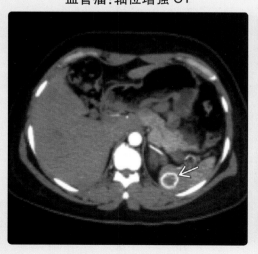

血管瘤：轴位增强 CT

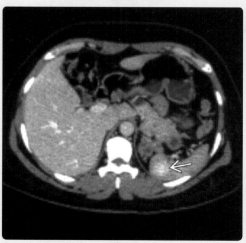

（左）在动脉期同样可见从周围开始的向心性增强➡。（右）CECT 门脉期显示病灶向心性增强后的病灶被造影剂充填➡。与 CEUS 上的模式相同。

临床意义

脾囊肿

- 分为原发性（囊壁内衬内皮细胞）或继发性
  - 最常见的原发性囊肿是单房性、单纯性、先天性囊肿，最常见于儿童和青少年（多见于女性）
- 继发性囊肿的内层无细胞，常为外伤后囊肿
- 寄生虫性脾囊肿是较为少见的原发性囊肿，常见于流行病区的脾棘球蚴病

脾脓肿

- 大多数脾脓肿是由其他部位感染经血行播散所致
- 最常见的主要感染源
  - 心内膜炎
  - 尿路感染
  - 外科伤口或外伤
  - 阑尾炎

结节病

- 病因不明，累及全身多系统的疾病
- 肝脾受累，通常无症状

脾梗死

- 可由多种病因引起
  - 当与创伤无关时，绝大多数脾梗死是由浸润性血液疾病通过异常细胞浸润引起脾循环淤血，或是由导致大血管阻塞的血栓栓塞疾病引起

脾血管瘤

- 最常见的原发性脾肿瘤
- 先天性的脾血管瘤，在成人中通常为偶然发现
- 当血管瘤很大时，可能会形成血栓、梗死或破裂
- 血管瘤也可能是多发性的（例如，Klippel-Trenaunay-Weber 综合征）

脾错构瘤

- 又称为脾瘤、脾腺瘤或结节性增生
- 罕见的良性病变，可发生在任何年龄，可与身体其他部位的错构瘤相关，特别是与结节性硬化相关
- 可能是局灶性发育异常；也有人认为这可能是源于细胞增殖过程或是一种创伤后改变

脾淋巴管瘤

- 来源不明的罕见良性肿瘤，与血管瘤有关但是更加少见，主要见于儿童
- 正常情况下无症状；较大的肿瘤可出现出血、消耗性凝血病或门静脉高压等并发症

副脾和脾切除后脾种植

- 是常见的正常变异
- 通常出现在脾门附近；可以是单个或多个，通常<2cm
- 也可能是异位的，很多部位都已被报道，包括胰腺和阴囊
- 主要鉴别诊断包括胰尾肿瘤、淋巴结和肾上腺病变
- 诊断的重要性在于避免不必要的手术

超声造影技术

超声造影使用建议

- 只有在用常规 B 型超声和多普勒超声检查脾脏后，才能进行超声造影检查
  - 为了增加脾脏深面和膈下区域的显示，可以在侧卧位或深吸气时对患者进行扫描
  - 为了使脾脏病变在扫查时持续可见，需要患者浅呼吸以及有节律地呼吸
- 为了获得更好的图像清晰度，需要确定目标区域的深度，尽可能使用高频探头
  - 通常使用 3.5~5MHz 的探头，如果可能的话，尽量使用 7.5MHz 的探头以提高分辨率
- 脾脏是较浅的实性器官，非常适合超声造影检查
- 脾脏的血流动力学与有双重血液供应的肝脏不同，与 CECT 检查显示的灌注特性相似，但血管成分更清晰
- 微泡造影剂一般通过左肘窝留置的套管针注入静脉，剂量为 1.2~2.4mL（Lumason/SonoVue）；厂家推荐的剂量为 4.8mL，但现在很少需要如此大的剂量
- 随着超声系统、探头和图像处理质量的提高，1.2mL 微泡造影剂足以用于脾脏检查，特别是在体形较小的患者中
  - 如有必要，可在间隔 5min 后，进行再次检查
- 与其他腹部器官相比，脾脏造影增强更明显
- 通常在微泡造影剂注射后 20s 内显示脾动脉及其分支，取决于患者的心功能
- 随后，增强变得不均匀（所谓的"斑马纹模式"，与动脉期 CT 和 MR 表现相类似）
- 约 60s 后，脾脏增强变得均匀
- 整体增强持续 5~7min

影像学

脾错构瘤

- 通常,脾错构瘤是一种边界清楚的实性结节性病变,与脾脏其他部分相比,具有不同的回声
  - 在一些患者当中,可能是囊性的,可能含有钙化
- 超声造影下,实性的错构瘤在延迟期表现出不同程度的增强
- 当错构瘤为囊性时,表现出与其他囊性结构相似的特征,无增强表现

脾梗死

- 梗死区呈楔形,基底面向脾脏边缘
- 因其不增强,在增强造影后能更好地显示出梗死灶的边缘和范围
- 超声造影下,楔形、边界清楚的梗死和不规则的脓肿边界很容易鉴别

脾囊肿

- 单纯的、原发性先天性囊肿通常边界清楚,无回声,伴有后方回声增强
- 囊肿内部可能有碎屑回声,因此很难在 B 型超声上进行评估
- 造影剂注入后,囊肿边界显示得更加清楚,且内部无血管显示,碎屑回声无增强

脾脓肿

- 通常脓肿是囊性的,壁厚、不规则,内有碎屑回声和分隔
- 超声造影的表现可能因分隔的数量而不同
  - 一般来说,边缘和分隔增强,且在静脉期更明显
- 内部的液体无增强

结节病

- 超声造影通常有助于显示多发结节
- 通常表现为脾大伴多发结节和身体其他部位的结节病
- 结节病的病灶通常是低回声的,但以低回声为主时很难与恶性病灶鉴别

脾血管瘤

- 毛细血管瘤通常很小,在 B 型超声上呈强回声,在超声造影时呈等增强
- 大的海绵状血管瘤可能由实性和囊性成分组成,呈结节状,周围动脉增强,逐渐向心性充填,可能完全充填,也可能不完全充填

脾淋巴管瘤

- 通常在包膜下,最常见的表现为多个囊肿,常伴有内部碎屑回声或分隔
- 在超声造影时,分隔和包膜可以增强,而内部通常不增强
- 有时囊壁出现钙化

副脾和脾切除后脾种植

- 在大多数情况下,常规超声诊断即可明确,但当位置不典型或>3cm 时,可行超声造影进一步明确诊断
- 在 B 型超声上,副脾具有与脾相同的回声质地和回声强度;在彩色多普勒超声上,大多数情况下可显示脾门的血管
- 副脾由正常脾组织组成,在所有期相均表现出与其余脾实质相似的增强特征

参考文献

1. Sidhu PS et al: The EFSUMB Guidelines and Recommendations for the Clinical Practice of Contrast-Enhanced Ultrasound (CEUS) in Non-Hepatic Applications: Update 2017 (Short Version). Ultraschall Med. 39(2):154-180, 2018
2. Zavariz JD et al: Common and uncommon features of focal splenic lesions on contrast-enhanced ultrasound: a pictorial review. Radiol Bras. 50(6):395-404, 2017
3. Knieling F et al: Spectrum, applicability and diagnostic capacity of contrast-enhanced ultrasound in pediatric patients and young adults after intravenous application - a retrospective trial. Ultraschall Med. 37(6):619-626, 2016
4. Omar A et al: Contrast-enhanced ultrasound of the spleen. Ultrasound. 24(1):41-9, 2016
5. Roman A et al: Splenic cystic lymphangioma with atypical ultrasound findings. J Med Ultrason (2001). 43(1):99-105, 2016
6. Tana C et al: Hepatosplenic sarcoidosis: contrast-enhanced ultrasound findings and implications for clinical practice. Biomed Res Int. 2014:926203, 2014
7. Caremani M et al: Focal splenic lesions: US findings. J Ultrasound. 16(2):65-74, 2014
8. Grzelak P et al: Diagnostic potential of contrast-enhanced ultrasound (CEUS) in the assessment of spleen and liver granulomas in the course of sarcoidosis. Pneumonol Alergol Pol. 81(5):424-8, 2013
9. Grzelak P et al: Use of contrast-enhanced ultrasonography in hepatosplenic sarcoidosis: Report of 2 cases. Pol J Radiol. 77(3):60-3, 2012
10. Yu X et al: Real-time contrast-enhanced ultrasound in diagnosing of focal spleen lesions. Eur J Radiol. 81(3):430-6, 2012
11. Wells IT et al: Differentiating a benign splenic lesion from an isolated metastasis with contrast-enhanced sonography. J Ultrasound Med. 29(9):1375-8, 2010
12. Stang A et al: Differentiation of benign from malignant focal splenic lesions using sulfur hexafluoride-filled microbubble contrast-enhanced pulse-inversion sonography. AJR Am J Roentgenol. 193(3):709-21, 2009
13. von Herbay A et al: Contrast-enhanced ultrasonography with SonoVue: differentiation between benign and malignant lesions of the spleen. J Ultrasound Med. 28(4):421-34, 2009
14. Görg C: The forgotten organ: contrast enhanced sonography of the spleen. Eur J Radiol. 64(2):189-201, 2007
15. Pérez-Grueso MJ et al: Splenic focal lesions as manifestation of sarcoidosis: Characterization with contrast-enhanced sonography. J Clin Ultrasound. 35(7):405-8, 2007
16. Abbott RM et al: primary vascular neoplasms of the spleen: Radiologic-pathologic correlation. AFIP Archives. 24(4):1137-63, 2004
17. Ota T et al: Intrapancreatic accessory spleen: diagnosis using contrast enhanced ultrasound. Br J Radiol. 77(914):148-9, 2004
18. Peddu P et al: Splenic abnormalities: a comparative review of ultrasound, microbubble-enhanced ultrasound and computed tomography. Clin Radiol. 59(9):777-92, 2004

囊肿：常规 B 型超声　　囊肿：门脉期超声造影

（左）B 型超声表现为囊性病变➡,壁不规则,后壁回声无明显增强。（右）造影剂注射后,除分隔外➡,团块内部超声造影各期均无增强。

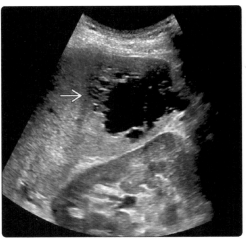
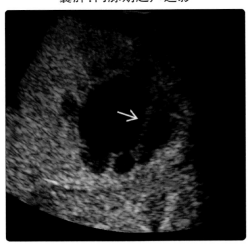

脓肿：常规 B 型超声　　脓肿：门脉期超声造影

（左）B 型超声表现为以低回声为主,边缘不规则的不均匀病变➡。（右）超声造影显示病灶呈高增强的不规则厚壁,内部分隔较多➡。多个稀疏的液性区域/坏死区域未增强。

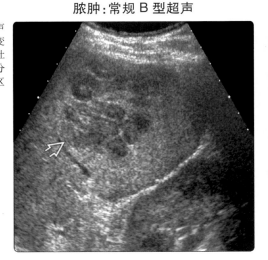
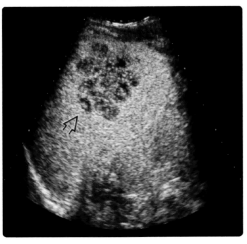

脾脏种植：常规 B 型超声　　脾脏种植：超声造影

（左）B 型超声显示一巨大的、不典型的脾脏种植灶,表现为与脾脏回声相似的等回声包块➡。（右）该脾脏种植➡在所有期均表现出与其他脾脏相同的增强特征。

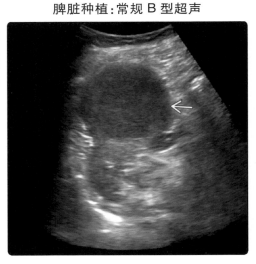
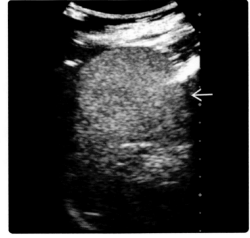

重 要 内 容

临床意义

- 在癌症患者中,脾脏多发的、低回声病灶(尤其被证实是最近出现的病灶)可能是恶性的,B 型超声通常不能明确
  - 脾脏活检可能会有潜在的并发症(例如出血)
  - 超声造影可以提高诊断病变性质的信心

超声造影的指征

- 用于检测已确诊有恶性疾病和 PET 和/或全身 CT 和/或 MR 未确诊(或禁忌证)的患者的脾脏病变性质
- 对于淋巴瘤患者,有助于确定常规超声检查中未发现的病变,效果与 CT 相当
- 恶性病变治疗后疗效的评估

影像学

- 淋巴瘤或有癌症病史的患者,脾脏出现低回声病变提示脾脏继发受累
- 在动脉期,增强模式无特异性,可以是低增强、弥漫性增强,或周边不均匀增强
  - 这种多变的增强模式提示恶性病变可能
- 脾脏恶性病变会出现廓清,所以这个时期的表现更具决定性
- 一些良性病变可以表现出某种程度的廓清,类似于恶性病变的增强模式,因此,在适当的临床背景下,有必要进一步的检查
- 脾脏脓肿和坏死性淋巴瘤的鉴别诊断是困难的,因为两者都可能发生于免疫功能低下的患者

典 型 图 像

淋巴瘤

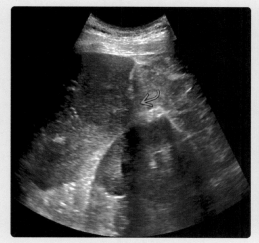

淋巴瘤

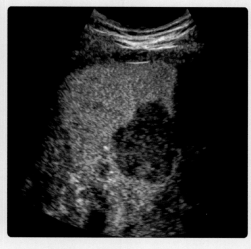

(左)B 型超声显示脾脏低回声病变,向包膜外隆起⟳。(右)在超声造影上,病灶表现为低增强,在延迟期更为明显。

淋巴瘤

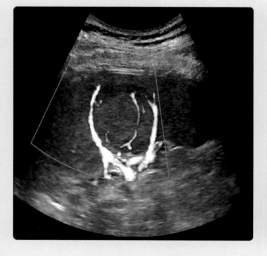

淋巴瘤

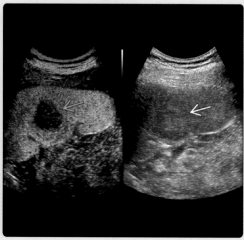

(左)能量多普勒超声能更好地显示等回声病变的占位效应。(右)该等回声病变➡在静脉期表现为快速显著的廓清⟿。

临床意义

脾淋巴瘤与白血病

- 淋巴瘤是脾脏最常见的肿瘤
- 原发性脾脏淋巴瘤是一种罕见的疾病
- 约 1/3 的霍奇金淋巴瘤患者有脾脏受累，而非霍奇金淋巴瘤患者的脾脏受累更多一些
- 在淋巴瘤患者中，脾大常由脾脏受累所致，但也可由充血和/或反应性改变所致
- 轻度至中度脾大也可见于感染、门静脉高压和免疫缺陷综合征患者
- 脾大可能由白血病、淋巴瘤和传染性单核细胞增多症引起
- 巨脾见于骨髓纤维化或慢性髓性白血病
- 可提示病因的其他发现
  - 淋巴结病变提示淋巴瘤可能、门-体分流侧支血管和腹水
  - 肝脏异常提示门静脉高压

脾转移

- 罕见且通常无症状
- 最常见的原发灶来源
  - 黑色素瘤
  - 乳腺
  - 肺
  - 卵巢
  - 结直肠
  - 胃
- 在大多数情况下，当发现脾脏转移时，提示患者为肿瘤晚期
- 腹部超声通常是对疑似恶性肿瘤患者进行无创性诊断的首选检查，但 B 型超声常不能准确地对脾脏结节进行诊断

原发性恶性病变

- 极为罕见
  - 包括霍奇金淋巴瘤、非霍奇金淋巴瘤和血管肉瘤
  - 由于超声造影对这些病变的研究还不充分，无法提供其增强模式

超声造影技术

超声造影建议流程

- 只有进行 B 型和多普勒超声检查后，才能进行脾脏的超声造影检查
- 应选择患者最佳体位
  - 同时考虑患者和检查者的舒适度
  - 在呼吸过程中动态显示
- 为了增加脾下极和膈下区域的显示，可以在侧卧位或吸气时对患者进行扫查
- 在整个检查过程中，为了使病变全程可见，需要嘱咐患者浅呼吸
- 为了获得更清晰的图像，根据目标区域的深度，尽可能使用高频率的探头
  - 通常使用 3.5~5MHz 的探头，可能的情况下尽量使用 7.5MHz 的探头，以提高分辨率
- 脾脏是位置表浅的实性器官，非常适合进行超声造影检查
  - 脾脏的血流动力学与具有双重血供的肝脏不同，与 CECT 检查的灌注特征相似，但血管显示更清晰
- 通过左侧肘静脉注射 1.2~2.4mL 剂量的微泡造影剂（Lumason/SonoVue）
  - 厂家推荐的剂量为 4.8mL，现在很少需要如此大的剂量
- 随着超声设备、探头和图像处理质量的提高，1.2mL 微泡造影剂足以用于脾脏检查，特别是对于瘦小的患者
  - 如有必要，间隔 5min 后即可安全地进行重复检查
- 与其他腹部器官相比，脾脏造影后增强更明显
- 通常在微泡造影剂注射后 20s 内，即可显示脾动脉及其分支内有微泡造影剂，通常取决于患者的心功能
- 随后，增强变得不均匀（所谓的"斑马纹模式"，与动脉期 CT 和 MR 表现相类似）
- 约 60s 后，脾脏增强变得均匀
- 整体增强时间持续 5~7min

影像学

脾脏淋巴瘤

- 原发性和继发性脾脏淋巴瘤可表现为弥漫性受累、多发局灶性病变或孤立性肿块
- 通常，这些低回声病灶内有轻微增强，表现为病变内血管的早期增强，伴动脉期均匀或周边环状增强

脾脏恶性肿瘤：超声造影诊断表			
疾病	脾脏	B 型超声	超声造影
淋巴瘤	正常或肿大 霍奇金淋巴瘤和低级别非霍奇金淋巴瘤：弥漫或小结节（<3cm） 高级别非霍奇金淋巴瘤：病灶更大（>3cm）	边缘不规则 低回声 高回声成分 靶环征	不规则的边缘增强 静脉期快速廓清
转移瘤	浆膜的转移比实质内的转移更常见	多发 低回声 高回声（伴或不伴低回声晕）	周边增强，内部无增强，快速廓清，有时可见紊乱的血管

根据 Peddu P 等以及 Zavariz JD 等人研究成果编制

- 静脉期廓清通常很快
- 局灶性病变通常在中晚期显示更加清晰
- 较大的病灶可能因中央坏死而呈囊性改变
- 脾脏脓肿和坏死性淋巴瘤的鉴别诊断困难，因为两者都可能发生于免疫功能低下的患者
- 脾脏局灶性病变在常规超声显示不清时，或脾脏回声不均匀时，超声造影有助于更好地显示病变
- 弥漫性淋巴瘤的浸润与充血性脾大增强模式相似

脾转移

- 转移瘤通常在影像学上表现为多发实性结节
  ○ 有时转移瘤表现为囊性，尤其是原发肿瘤位于卵巢时
- 在 B 型超声上，转移瘤通常是低回声的，但也可出现等回声和高回声的病灶（可伴或不伴周边低回声晕）
- 脾脏转移在超声造影上的增强模式通常与肝脏相似
- 在动脉期，与周围脾组织相比，转移灶可呈低增强或表现为复杂、部分边缘或不均匀增强
- 中央坏死区在超声造影后表现为更加清晰的无增强区
- 大多数转移瘤表现为快速廓清，常伴有紊乱的血管

参考文献

1. Sidhu PS et al: The EFSUMB Guidelines and Recommendations for the Clinical Practice of Contrast-Enhanced Ultrasound (CEUS) in Non-Hepatic Applications: Update 2017 (Long Version). Ultraschall Med. 39(2):e2-e44, 2018
2. Zavariz JD et al: Common and uncommon features of focal splenic lesions on contrast-enhanced ultrasound: a pictorial review. Radiol Bras. 50(6):395-404, 2017
3. Catalano O et al: Contrast-enhanced ultrasound in the assessment of patients with indeterminate abdominal findings at positron emission tomography imaging. Ultrasound Med Biol. 42(11):2717-2723, 2016
4. Omar A et al: Contrast-enhanced ultrasound of the spleen. Ultrasound. 24(1):41-9, 2016
5. Trenker C et al: 71-year-old patient with chronic lymphocytic leukemia (CLL) and hypoechoic nodular spleen and liver lesions with fatal outcome: Presentation of mucormycosis in B-mode imaging and contrast-enhanced ultrasound (CEUS). Ultrasound Int Open. 2(3):E100-1, 2016
6. Ballestri S et al: Primary lymphoma of the spleen mimicking simple benign cysts: contrast-enhanced ultrasonography and other imaging findings. J Med Ultrason (2001). 42(2):251-5, 2015
7. Caremani M et al: Focal splenic lesions: US findings. J Ultrasound. 16(2):65-74, 2013
8. Yu X et al: Real-time contrast-enhanced ultrasound in diagnosing of focal spleen lesions. Eur J Radiol. 81(3):430-6, 2012
9. Görg C et al: Contrast enhanced ultrasound of splenic lymphoma involvement. Eur J Radiol. 80(2):169-74, 2011
10. Neesse A et al: Contrast-enhanced ultrasound pattern of splenic metastases - a retrospective study in 32 patients. Ultraschall Med. 31(3):264-9, 2010
11. Wells IT et al: Differentiating a benign splenic lesion from an isolated metastasis with contrast-enhanced sonography. J Ultrasound Med. 29(9):1375-8, 2010
12. Picardi M et al: Contrast-enhanced harmonic compound US of the spleen to increase staging accuracy in patients with Hodgkin lymphoma: a prospective study. Radiology. 251(2):574-82, 2009
13. Stang A et al: Differentiation of benign from malignant focal splenic lesions using sulfur hexafluoride-filled microbubble contrast-enhanced pulse-inversion sonography. AJR Am J Roentgenol. 193(3):709-21, 2009
14. von Herbay A et al: Contrast-enhanced ultrasonography with SonoVue: differentiation between benign and malignant lesions of the spleen. J Ultrasound Med. 28(4):421-34, 2009
15. Görg C: The forgotten organ: contrast enhanced sonography of the spleen. Eur J Radiol. 64(2):189-201, 2007
16. Görg C et al: Contrast-enhanced sonography for differential diagnosis of an inhomogeneous spleen of unknown cause in patients with pain in the left upper quadrant. J Ultrasound Med. 25(6):729-34, 2006
17. Tafuto S et al: Real-time contrast-enhanced specific ultrasound in staging and follow-up of splenic lymphomas. Front Biosci. 11:2224-9, 2006
18. Peddu P et al: Splenic abnormalities: a comparative review of ultrasound, microbubble-enhanced ultrasound and computed tomography. Clin Radiol. 59(9):777-92, 2004

(左)B 型超声显示脾脏转移瘤为不均匀的肿块➡,以等回声为主,伴坏死形成的囊性区域。(右)脾脏转移瘤在超声造影延迟期表现为快速廓清➡,是恶性病变的特征。

转移瘤

转移瘤

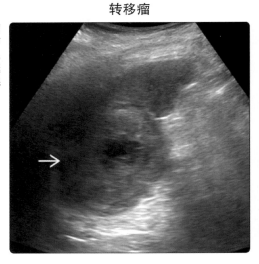

(左)在 B 型超声上可见多发的高回声病变➡,其中部分边界不清。(右)超声造影后病灶更清晰➡,表现为明显的廓清。

转移瘤

转移瘤

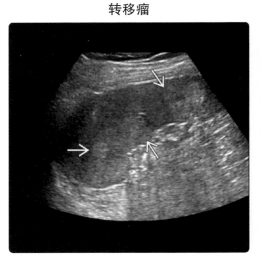
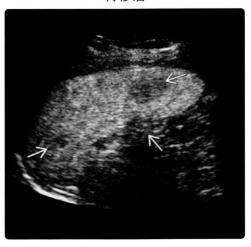

(左)转移瘤在 B 型超声上最常见的表现是多发的低回声结节➡。(右)在超声造影上,这些转移灶➡表现出快速廓清和内部紊乱的血管。

转移瘤

转移瘤

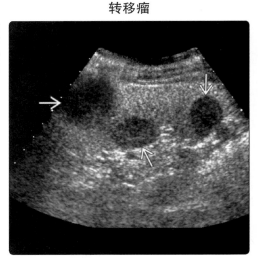
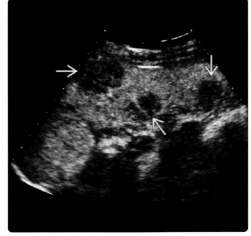

重要内容

概述

- 超声造影在脾脏检查中的主要适应证是为了更好地显示脾脏实质的不均匀性,以发现常规超声检查中未发现的病变
- 在脾脏回声不均匀的病变中,超声造影显示最常见的局灶性病变包括
  - 梗死
  - 转移
  - 淋巴瘤
  - 肉芽肿性炎和病毒性疾病
- 脾脏的血流动力学与具有双重血供的肝脏不同,超声造影与 CECT 检查显示的灌注特征相似,但血管显示更清晰
- 与其他腹部器官(如肝脏)相比,脾脏的增强程度增加,但低于肾脏

- 在脾大原因的诊断中,超声造影不能确切地排除弥漫性淋巴瘤浸润所致的脾大
- 转移也可在 B 型超声中表现为弥漫性不均匀的模式,在超声造影中,边界不清的病灶可以被更清晰地显示
- 在结节病时,相比正常实质,逐步低增强是最常见的模式
- 超声造影也可用于治疗后的效果监测,病变在 B 型超声上几乎无法观察,但已有研究证实最好用超声造影来显示

影像学

- 超声造影可提高肉芽肿性炎脾脏受累诊断的敏感性
- 超声造影可以更好地显示等回声或稍低回声的结节性病变,而其在 B 型超声上只表现为脾脏回声粗糙,特别是结节较小时(<5mm)

典型图像

淋巴瘤

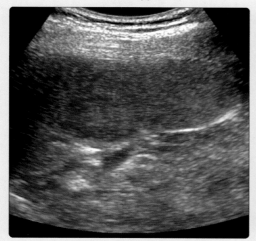

淋巴瘤

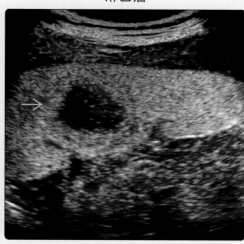

(左)B 型超声显示脾脏回声不均匀,无明显病变。(右)超声造影后,清晰显示一快速廓清的低回声结节➡。

梗死

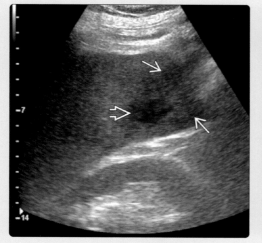

梗死

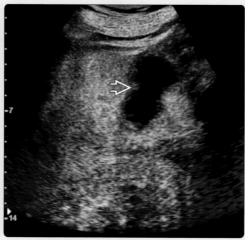

(左)脾脏回声不均匀改变,伴有明显较低回声➡的病变,另有其他不明显的低回声区➡。(右)通过超声造影,清楚地显示脾脏外周的梗死区➡。

超声造影技术

超声造影规程建议

- 只有进行 B 型超声和多普勒超声检查后，才能进行脾脏的超声造影检查
- 应选择患者最佳体位
- 为了增加脾下极和膈下区域的显示，可以在侧卧位或吸气时对患者进行扫查
- 在整个检查过程中，为了使病变全程可见，浅呼吸是必须的
- 为了获得更清晰的图像，根据目标区域的深度，尽可能使用高频率的探头
  - 通常使用 3.5~5MHz 的探头，若情况允许，应尽可能使用 7.5MHz 的探头，以提高分辨率
- 脾脏是位置表浅的实性器官，非常适合进行超声造影检查
  - 脾脏的血流动力学与具有双重血供的肝脏不同，超声造影与 CECT 检查的灌注特征相似，但血管显示更清晰
- 通过左侧肘静脉留置的套管针注射 1.2~2.4mL 剂量的微泡造影剂（Lumason/SonoVue）
- 随着超声设备、探头和图像处理质量的提高，1.2mL 微泡造影剂足以用于脾脏检查，特别是对于瘦小的患者
  - 如有必要，在间隔 5min 后，就可安全地重复检查流程
- 与其他腹部器官相比，脾脏造影后增强更明显
- 通常在微泡造影剂注射后 20s 内，即可显示脾动脉及其分支内有微泡造影剂，通常取决于患者的心功能
- 随后，增强变得不均匀（所谓的"斑马纹模式"，与动脉期 CT 和 MR 表现相类似）
- 约 60s 后，脾脏增强变得均匀
- 整体增强时间持续 5~7min

影像学

均匀性脾大

- 在均匀性肿大脾脏中，与其他腹部脏器相比，其增强程度与持续时间与正常大小的脾脏无差异
- 除非超声造影后潜在的病灶变得更清晰，否则这些病例的脾脏造影评估不能提供更多的诊断信息
- 在淋巴瘤中，超声造影的血管增强模式与其他的脾脏局灶性恶性肿瘤不同，表现为血管的紊乱程度较轻，特别是在延迟期

- 在超声造影上，无法鉴别充血性脾大和弥漫性淋巴瘤浸润所致的病变
  - CT 表现也相似，因此也不能确定诊断
- 在结节病伴均匀性脾大（或脾脏大小正常）中，超声造影的延迟期可显示许多低回声病变
  - 模式与脾脏回声不均匀相同

小体积脾脏

- 在 B 型超声上表现为脾脏缩小，有瘢痕组织，通常与梗死有关，常见于镰状细胞贫血的患者
- 由于梗死是低回声或无回声的区域，可用超声造影显示脾脏在所有期相内都增强不均匀的区域
- 梗死区呈楔形，超声造影后边界清晰
- 全脾低增强可提示功能性脾功能减退/无脾，超声造影可用于评价脾血管，但尚未证实脾实质增强减低与器官功能减退之间的关系

脾脏不均匀改变

- 在不明原因引起的脾脏不均匀改变的患者中使用超声造影，有时可能会显示常规超声所不能显示的局灶性病变，最常见是由梗死引起的
- 在诊断为恶性淋巴瘤的患者中，超声造影可显示脾脏受累，实质不均匀改变，低增强的结节区域变得明显，通常是小结节（<5mm）
- 弥漫性、非浸润性结节性淋巴瘤没有特殊的造影模式
- 转移灶在 B 型超声上也可以表现为弥漫性、不均匀改变，超声造影可更好地显示边界模糊的病灶
- 超声造影可提高对肉芽肿性炎脾脏受累的诊断敏感度。B 型超声显示脾脏回声增粗，可能由等回声或稍低回声的结节性病变所致的，尤其是结节较小（<5mm）时；超声造影可以更清晰地显示这些结节
- 在结节病的超声造影中，病灶与正常实质相比，呈逐步低增强是最常见的模式，但也有报道病变周边轻度高增强伴廓清，这种模式需更多的鉴别诊断

参考文献

1. Sidhu PS et al: The EFSUMB guidelines and recommendations for the clinical practice of contrast-enhanced ultrasound (CEUS) in non-hepatic applications: update 2017 (long version). Ultraschall Med. 39(2):e2-e44, 2018
2. Zavariz JD et al: Common and uncommon features of focal splenic lesions on contrast-enhanced ultrasound: a pictorial review. Radiol Bras. 50(6):395-404, 2017
3. Görg C et al: Contrast enhanced ultrasound of splenic lymphoma involvement. Eur J Radiol. 80(2):169-74, 2011
4. Görg C: The forgotten organ: contrast enhanced sonography of the spleen. Eur J Radiol. 64(2):189-201, 2007
5. Görg C et al: Contrast-enhanced sonography for differential diagnosis of an inhomogeneous spleen of unknown cause in patients with pain in the left upper quadrant. J Ultrasound Med. 25(6):729-34, 2006
6. Peddu P et al: Splenic abnormalities: a comparative review of ultrasound, microbubble-enhanced ultrasound and computed tomography. Clin Radiol. 59(9):777-92, 2004

第 42 章　肾上腺　　　　　　　　　　　　　　　204

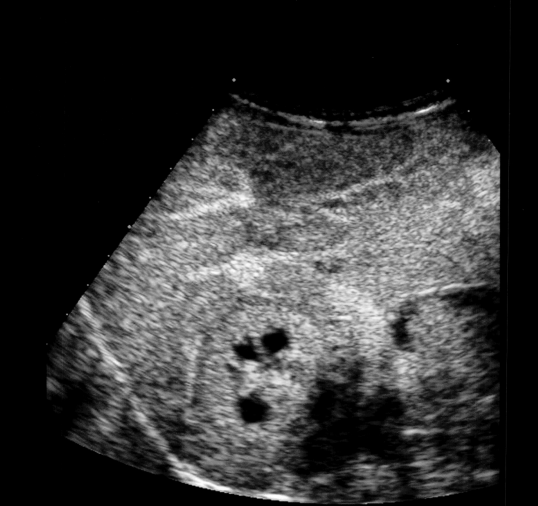

第42章 肾 上 腺

临床意义

- 由于医学影像技术的广泛应用,意外发现的肾上腺肿瘤检出数量逐步增加

肾上腺病变分类

- 由于肾上腺良、恶性实性肿瘤的影像学特征有很大程度上的重叠,导致肾上腺良、恶性病变的鉴别诊断具有挑战性
- 在超声造影上,尚未发现鉴别肾上腺良恶性肿瘤的特异灌注模式(中央、周围或紊乱的增强)
- 动态超声造影的时间-强度曲线(time-intensity curve,TIC)已被用于在肾上腺肿瘤的研究中,但尚未获得明确的临床或诊断意义

影像学

- 超声造影发现肾上腺肿块的前提是在 B 型超声上能识别出正常的肾上腺解剖结构
- B 型超声和超声造影可用于鉴别肾上腺囊性和实性包块
- 超声造影有助于肾上腺病变的血管和灌注的显像
- 在大多数情况下,超声造影可以区分肾上腺出血和肿块
- 超声造影有助于减少肾上腺恶性肿瘤患者活检的需要
- 超声造影可用于肾上腺良性肿瘤的随访
- 超声造影可显示一些肾上腺肿瘤的特征性的血管增生,如嗜铬细胞瘤

鉴别诊断

- 临床信息,尤其是了解有无原发恶性肿瘤,对肾上腺病变的鉴别诊断非常重要

正常肾上腺,内镜超声

(左)内镜超声显示肾上腺的分层结构及肾上腺上动脉。(右)在 B 型超声上,肾上腺嗜铬细胞瘤表现为不均匀的肾上腺包块➡。

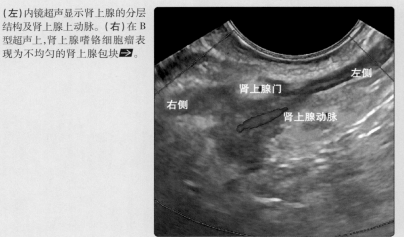

左侧
肾上腺门
右侧
肾上腺动脉

嗜铬细胞瘤

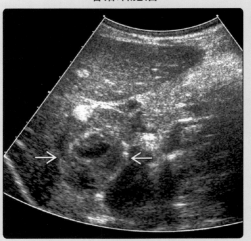

嗜铬细胞瘤,动脉早期超声造影

(左)在超声造影的动脉早期,肿块表现为周围增强➡伴紊乱的血管。(右)在超声造影晚期,嗜铬细胞瘤➡表现为持续性、不均匀高增强,中央坏死区不增强。

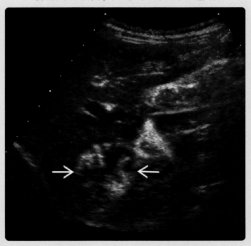

嗜铬细胞瘤,超声造影晚期

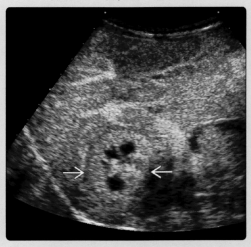

临床意义

肾上腺疾病的流行病学

- 高分辨率腹部成像技术的使用提高了肾上腺意外发现的肿块的检出率
- 在诊断性影像学检查中,3%～10%的肾上腺肿块是意外发现的
- 绝大多数肾上腺病变(约95%)是良性的
- 肿瘤体积大、男性和高龄可作为恶性肿瘤的预测指标

肾上腺病变分类

超声造影作用

- 超声造影可用于鉴别肾上腺血肿和肿瘤
- 在超声造影上,尚未发现鉴别肾上腺良恶性肿瘤的特殊灌注模式(中央、周围或紊乱的增强)
- 超声造影可显示一些肾上腺肿瘤的特征性血管增生,如嗜铬细胞瘤,这些肿瘤通常伴有无增强的坏死区域
- 动态超声造影的 TIC 已被用于肾上腺肿瘤的研究,但尚未获得明确的临床或诊断意义

肾上腺常见病变

肾上腺皮质腺瘤

- 肾上腺最常见的病变
- 肾上腺腺瘤在诊断时往往较小(<20mm),常表现为实性的、均匀的低回声结节
- 在超声造影上,大多数肾上腺腺瘤的增强模式并无特异性,也可表现为周围到中心的向心性增强模式

髓脂肪瘤

- 良性无功能性肿瘤,患病率为 0.08%～2.00%,由脂肪组织和类似骨髓的造血成分组成
- 在 B 型超声上,表现为含有高回声和低回声的不均匀肿块,前者主要是肿块内脂肪成分的表现
- 髓脂肪瘤的超声造影表现多变,与邻近的肝脏或脾脏相比,有些病灶表现为低增强,因此诊断通常基于典型的 B 型超声表现

肾上腺血肿

- 不常见,表现多变或非特异性,通常由创伤、压力、败血症或过度抗凝引起
- 肾上腺血肿的超声表现取决于其急性程度
  - 早期血肿类似实性回声,回声增强
  - 亚急性血肿表现为中央为低回声的混合回声,最终变成无回声
- 在超声造影检查中,肾上腺血肿内部不增强,相反,实性的肾上腺肿块内部一定有不同程度的增强

嗜铬细胞瘤

- 高血压的临床表现常有助于提高对嗜铬细胞瘤诊断
- 嗜铬细胞瘤在诊断时往往较大(>30mm),实性成分常因出血、纤维囊性变和钙化而表现为不均匀的高回声
- 在超声造影上,嗜铬细胞瘤通常表现为高增强结节

肾上腺转移瘤

- 在肾细胞癌、黑色素瘤、肺癌、结肠癌和淋巴瘤患者中很常见
- 大多数转移瘤表现为低回声肿块伴均匀高增强
- 超声造影时,一些坏死的肾上腺转移瘤可能有内部的低增强或呈现不均匀增强模式

肾上腺皮质癌

- 诊断时包块通常较大
- 浸润性生长、侵犯血管和不均匀增强的模式是肾上腺癌的典型表现

影像学

超声造影表现

- 正常肾上腺的准确判断是基于其典型的超声表现(亮-暗-亮-暗-亮回声线)以及与周围解剖结构相关的典型位置
- 右肾上腺
  - 检查右肾上腺时,以肝脏为声窗,稍向左侧斜位,抬高右上臂以扩大肋间隙
  - 右肾上腺以肾上极、下腔静脉、右肋膈角、肝内缘为解剖标志
- 左肾上腺
  - 右侧卧位和略向右斜位检查,抬高左上臂以扩大肋间间隙,以脾和左肾为声窗
  - 通常左肾上腺是在左肾上极、胰尾、脾上后部和左肋膈角之间横向和纵向超声扫查显示

参考文献

1. Rafailidis V et al. Pediatric adrenal trauma: evaluation and follow-up with contrast-enhanced ultrasound (CEUS). J Ultrasound. 20(4):325-331, 2016
2. Al Bunni F et al. Contrast-enhanced ultrasound (CEUS) appearances of an adrenal phaeochromocytoma in a child with Von Hippel-Lindau disease. J Ultrasound. 17(4):307-11, 2014
3. Friedrich-Rust M et al: Differentiation between benign and malignant adrenal mass using contrast-enhanced ultrasound. Ultraschall Med. 32:460-471, 2011
4. Dietrich CF et al: Contrast-enhanced ultrasound for imaging of adrenal masses. Ultraschall Med. 31(2):163-8, 2010

（左）分泌激素的肾上腺腺瘤（康恩综合征）在 B 型超声上表现为实性结节➡️，回声与邻近肝脏相似⬜。（右）在超声造影上，肾上腺腺瘤➡️表现为病灶中心均匀低增强伴周边➡️轻度高增强。

肾上腺腺瘤（康恩综合征）

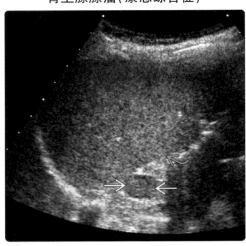

肾上腺腺瘤（康恩综合征）

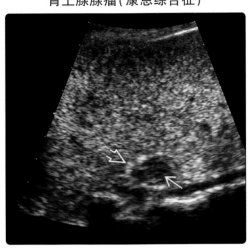

（左）肾上腺偶发瘤（无功能）在 B 型超声上显示为实性肿块（测量游标所示），回声不均匀。肾上腺的正常部分➡️清晰可见。（右）在超声造影上，病灶➡️表现为动脉期高增强，而邻近的肝脏➡️和肾上腺⬜仍呈低增强。

肾上腺偶发瘤（无功能性）

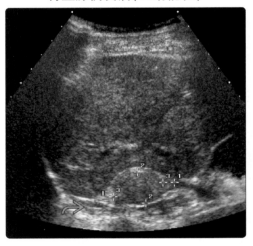

肾上腺偶发瘤（无功能性）

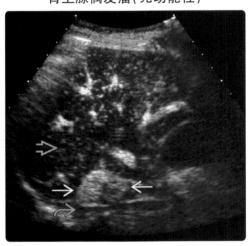

（左）肾上腺髓脂肪瘤（测量游标所示）具有特征性的混有高回声➡️和低回声成分⬜，高回声主要反映肿块内的脂肪成分。（右）肾上腺髓脂肪瘤（测量游标所示）超声造影显示几乎无增强。

肾上腺髓脂肪瘤

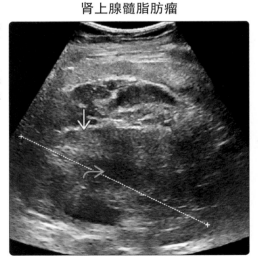

肾上腺髓脂肪瘤

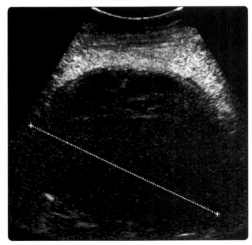

肾上腺血肿

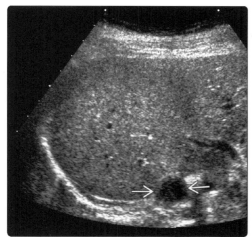

肾上腺血肿

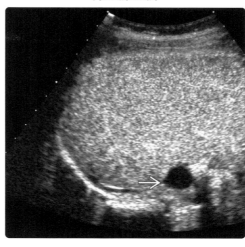

(左)B 型超声显示肾上腺血肿为边界清楚的低回声结节➡,性质不明。(右)超声造影显示病灶结节内部无增强➡,证实肾上腺血肿的诊断。

肾上腺转移瘤

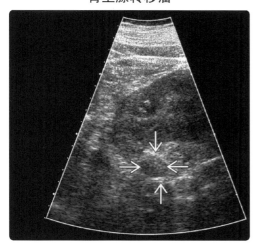

肾上腺转移瘤

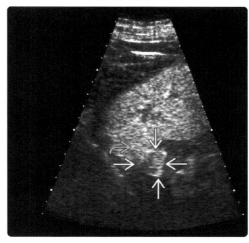

(左)B 型超声显示肾上腺转移瘤➡呈边界清楚的低回声结节,性质不明。(右)在超声造影时,与周围肾脏➡相比,肾上腺转移瘤⬈表现为不均匀等增强。

肾上腺转移瘤

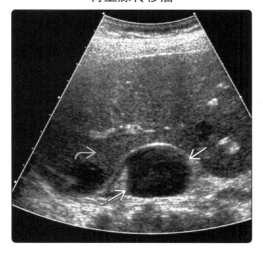

肾上腺转移瘤

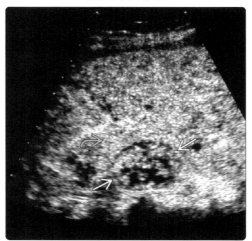

(左)在 B 型超声上,与邻近肝脏⬈相比,肾上腺转移瘤➡表现为显著低回声的实性结节。(右)超声造影时,肾上腺转移瘤表现为不均匀增强⬈,增强程度与周围肝脏➡相似。

第十部分
妇 科

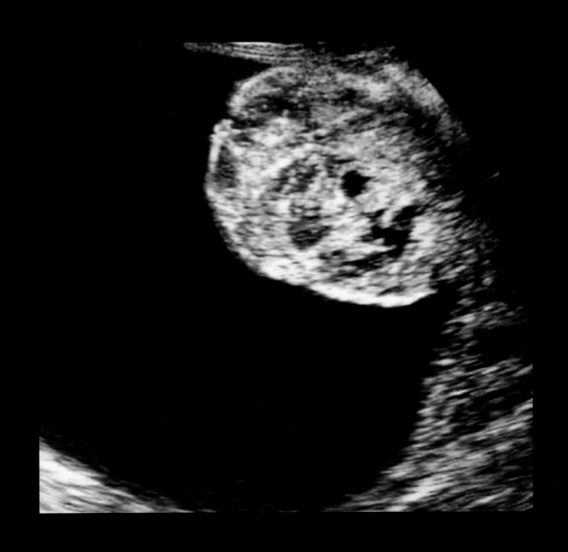

重 要 内 容

影像学

- 超声造影被越来越多地应用于子宫和宫颈疾病诊断中
- 采用低机械指数(mechanical index,MI)的超声造影特异性成像模式
- 将 B 型超声图像和造影增强图像分屏并列显示,有助于更好地定位目标区域,尽管该方法会降低 B 型超声的图像质量
- 经腹超声和经阴道超声均可进行超声造影
- 正常造影增强顺序:子宫动脉→外肌层→内肌层→子宫内膜
- 与正常子宫肌层相比,正常子宫内膜的造影剂显像时间、达峰时间、廓清时间较长,峰值强度(peak enhancement,PE)较低

超声造影的应用

- 在动脉早期,子宫肌瘤呈提篮样增强,而子宫腺肌病呈镶嵌状增强
- 超声造影可显示子宫肌瘤的供血血管
- 浆膜下肌瘤通过沿蒂成像显示其源于子宫
- 有蒂肌瘤发生蒂扭转后在超声造影的各个时期都无增强
- 与肌瘤相比,平滑肌肉瘤增强更早,增强程度更高
- 超声造影有助于指导高强度聚焦超声治疗(high-intensity focused US,HIFU)和子宫动脉栓塞(uterine artery embolization,UAE)
- 子宫内膜增生的超声造影表现与正常子宫内膜相似
- 子宫内膜癌表现出"早进早退"的增强模式,且造影峰值强度明显增高
- 超声造影在子宫内膜息肉和宫颈息肉的研究中具有较高的应用价值
- 超声造影在宫颈癌的早期检测中具有潜在的应用价值

典 型 图 像

正常子宫,B 型超声图像

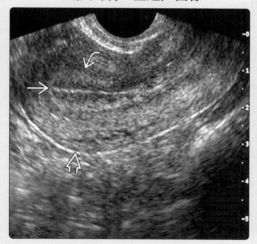

正常子宫,彩色多普勒超声图像

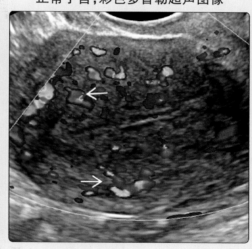

(左)B 型超声显示,正常的围排卵期子宫内膜表现为"三线征"➡。其外侧低回声带为子宫内肌层➡,而子宫最外缘的菲薄高回声带为子宫浆膜层➡。(右)彩色多普勒超声显示正常子宫血流➡。

正常子宫,超声造影动脉早期

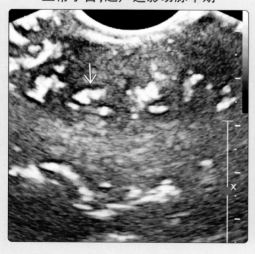

正常子宫,超声造影增强晚期

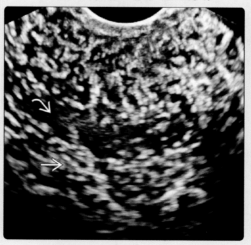

(左)超声造影显示正常子宫的正常增强顺序。分布于子宫外表面的弓状血管➡会首先增强,然后是子宫肌层。(右)增强晚期,超声造影表现为肌层广泛增强➡,随后为子宫内膜增强➡。

超声造影技术

超声造影规范与建议

- 所有以诊断为目的进行的超声造影,选用型号为 18～22G 的静脉套管针将 1.5～2.0mL 的 Lumason/SonoVue 或 0.3mL 的 Definity 经外周大静脉团注,并在注射后用 10mL 生理盐水冲管
- 子宫超声造影时相可划分为 2 期
  - 动脉期:注射造影剂后持续约 40 秒,以造影强度逐渐增加达到峰值为特征
  - 静脉期:持续至 4 分钟,期间造影强度自峰值逐渐减弱
- 评估子宫内膜时通常以子宫肌层为参照,通过增强模式(定性分析)和时间-强度曲线(time-intensity curve,TIC)特征(定量分析)来评估其病理学特征
- 对于子宫内膜癌的肌层侵犯,在廓清期评估较为准确,此时相对于周围正常肌层,受侵犯的恶性组织呈低增强
- 对于子宫肌层的良性病灶,可根据造影增强模式来进行可靠鉴别
- 评估宫颈疾病时,需将超声探头在阴道内稍稍回撤,以获得更好的检查效果
- 为了提高(HIFU)的消融效果,可在开始 HIFU 前 5 分钟,团注 2.0mL 的 Lumason/SonoVue,然后用 10mL 生理盐水冲管
- 在 UAE 治疗时,可通过注射少量超声造影剂来评估治疗进展和栓塞效果

影像学

概述

- 对子宫和宫颈进行 B 型超声和超声造影检查时,多使用腔内探头经阴道途径进行扫查

B 型超声表现

- 子宫
  - 绝经前子宫内膜的超声表现随月经周期改变而发生相应的周期性变化
  - 正常子宫肌层在声像图上表现为均质回声,分为 3 层
    - 内层肌纤维环行排列,与外侧 2 层相比回声稍低
    - 中层肌纤维交叉排列(网格状结构)
    - 外层肌纤维纵行排列,由弓状血管将其与中层隔开
  - 正常绝经后子宫内膜厚度<6mm,回声稍高于子宫肌层
  - 有时可在声像图上见到子宫浆膜层,呈菲薄的

高回声带
  - 宫腔通常塌陷,呈线状高回声
    - 子宫内膜病变/宫腔内病灶可使宫腔分离,使其在声像图上更易显示
- 宫颈
  - 正常宫颈呈等回声,与子宫肌层回声相似
  - 在声像图上,通过识别宫颈内口,可将宫颈与宫体进行区分
  - 在月经期,宫颈管表现为宫颈中央的无回声区,除此外,在其他月经周期,宫颈管通常不可见

超声造影表现

- 子宫
  - 子宫造影表现为从周边向内部进展的向心性增强
    - 子宫动脉首先增强,随后是子宫外肌层、子宫内肌层和子宫内膜
  - 与正常子宫肌层相比,正常子宫内膜增强较迟[到达时间(arrival time,AT)和达峰时间(time to peak,TTP)较长],峰值强度较低,且廓清较慢
- 宫颈
  - 宫颈的超声造影表现与子宫相同,呈向心性增强

血管解剖

- 子宫由子宫动脉供血,子宫动脉通常起源于髂内动脉前干
  - 在达到宫颈内口水平时,以直角沿子宫侧缘上行向子宫体供血
  - 其末梢分支与卵巢动脉分支相吻合
- 弓状动脉起源于子宫动脉的穿通支
  - 环绕子宫向中线方向穿行,并在中线处交汇
  - 垂直分出向心性走行的放射状动脉,伸入子宫内膜与肌层交界处
  - 在子宫内膜与肌层交界处,它们最终分支成基底动脉(供应子宫内膜的基底层)和螺旋动脉(供应子宫内膜的功能层)
- 宫颈由子宫动脉的下行支供血

超声造影的应用

子宫肌瘤与局灶性子宫腺肌病

- 两者作为子宫异常出血(abnormal uterine bleeding,AUB)和慢性盆腔疼痛的 2 个主要病因,具有相似的临床表现和 B 型超声特征
- 肌瘤切除术、HIFU 和 UAE 等治疗方法对肌瘤有效,但对局灶性子宫腺肌病疗效有限
- 肌瘤表现为早期周边强化,而后向心性填充("提篮状"模式)

- 子宫腺肌病表现为相对较快、弥散和不均匀增强（"镶嵌"模式），并伴有虫蚀状的充盈缺损
- 在肌瘤中可以看到供血血管
- 在造影晚期，肌瘤和局灶性子宫腺肌病均表现为弥漫性增强

子宫肌瘤与附件区肿块

- 浆膜下有蒂肌瘤、阔韧带肌瘤可与其他附件区肿块混淆
- 在早期，有蒂肌瘤表现为与子宫肌层同步的向心性增强，其蒂可溯源至子宫
- 阔韧带肌瘤可以通过其特有的早期篮状增强模式来鉴别
- 其他附件区肿块无上述特征性表现，它们的增强模式具有多样性
- 在造影晚期，肌瘤表现为均匀等增强，其增强水平与子宫肌层一致
  - 恶性卵巢肿瘤表现为持续高增强，而良性附件肿块的典型表现为动脉期低增强和造影剂快速廓清
- 超声造影还有助于发现并发症，如有蒂肌瘤扭转时，由于供血受阻，病灶无增强

肌瘤退行性变与子宫平滑肌肉瘤

- 子宫平滑肌肉瘤是一种罕见的由子宫壁平滑肌引起的子宫恶性肿瘤
- 子宫平滑肌肉瘤几乎都是自发发生的
- 极少数病例报道中，一些研究人员认为子宫平滑肌肉瘤可能由子宫肌瘤恶变而来，尽管尚无有力证据支持这一结论
- 子宫平滑肌肉瘤是一种侵袭性肿瘤，无论发病时肿瘤分期如何，复发和死亡的风险都很高
- 其 B 型超声表现（实性病灶伴囊性变）与肌瘤退行性变相似
- 超声造影时，子宫平滑肌肉瘤较周围组织增强更早、增强强度更高，且无典型的肌瘤向心性增强模式
- 两者的囊性变区域都为组织坏死区域，因此造影时无增强

子宫内膜增生与子宫内膜癌

- 子宫内膜增生是唯一得到公认的子宫内膜癌的癌前病变
- 病理特点为雌激素作用引起的子宫内膜腺体结构改变
  - 导致正常子宫内膜向浸润性癌转化
- 这两种病变都是绝经后出血的常见病因，在 B 型超声检查中表现为子宫内膜增厚
- 在超声造影时，与周围子宫肌层相比，子宫内膜增生表现为延迟增强、低增强

- 与周围子宫肌层相比，子宫内膜癌表现为早增强、高增强
  - 与正常和增生性子宫内膜相比，子宫内膜癌的造影剂廓清时间也明显缩短
- 在超声造影时，通过观察弓状血管的位置，可判断子宫内膜癌对子宫肌层的浸润程度

子宫息肉

- 子宫息肉好发于子宫内膜或宫颈
- 是异常子宫出血的重要原因，具有较小的恶变概率
- 超声造影对息肉蒂部的显示更为清晰，此特征有助于息肉的鉴别
- 超声造影时，子宫内膜息肉表现为早期快速灌注和缓慢廓清

早期宫颈癌

- 超声造影在宫颈癌的早期检测中具有潜在的应用价值
- 早期宫颈癌在超声造影上表现为局灶性高增强，伴造影剂廓清
- 晚期肿瘤呈不均匀增强模式，伴局部低增强，低增强区域可能为肿瘤中央坏死区域

HIFU/UAE 疗效评估

- 术中超声造影可用于指导 HIFU 或 UAE 治疗子宫良性病变，如肌瘤和子宫腺肌病
  - 超声造影具有更经济、更快捷的优势，可替代血管造影/MR 对治疗效果进行可靠评估
- 超声造影剂能有效显示 UAE 后肌瘤供血血管的血流减少，并有助于计算 HIFU/UAE 后病灶内的无灌注体积
- 超声造影剂也可用来增加高强度聚焦超声的消融效果，然而这种方法仍处于研究阶段，在常规临床实践中不推荐使用

参考文献

1. Geng J: Contrastenhanced ultrasound in the diagnosis of endometrial carcinoma: a metaanalysis. Experimental and Therapeutic Medicine. https://www.spandidos-publications.com/10.3892/etm.2018.6889/abstract. Published October 2018. Accessed November 2018

2. Chaubal N et al: Contrast-enhanced gynecologic sonography. In Fleischer A et al: Fleischer's Sonography in Obstetrics and Gynecology: Textbook and Teaching Cases. 8th ed. McGraw-Hill Education: Philadelphia, 2017

3. Pop CM et al: Role of contrast-enhanced ultrasound (CEUS) in the diagnosis of endometrial pathology. Clujul Med. 88(4):433-7, 2015

4. Jiang N et al: Enhancing ablation effects of a microbubble-enhancing contrast agent ("SonoVue") in the treatment of uterine fibroids with high-intensity focused ultrasound: a randomized controlled trial. Cardiovasc Intervent Radiol. 37(5):1321-8, 2014

5. Zhang X et al: The value of contrast-enhanced ultrasound for differential diagnosis of subserous myoma and ovarian fibroma. https://obgyn.onlinelibrary.wiley.com/doi/pdf/10.1002/uog.12834. Published October 2013. Accessed November 2018

6. Xinling Z et al: Contrast-enhanced ultrasound for differential diagnosis of hysteromyoma and adenomyosis. http://en.cnki.com.cn/Article_en/CJFDTOTAL-ZGCY200701024.htm. Published January 2007. Accessed November 2018

7. Marret H et al: Contrast-enhanced sonography during uterine artery embolization for the treatment of leiomyomas. Ultrasound Obstet Gynecol. 23(1):77-9, 2004

子宫肌瘤

子宫肌瘤

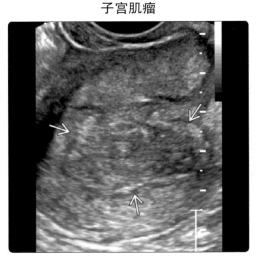
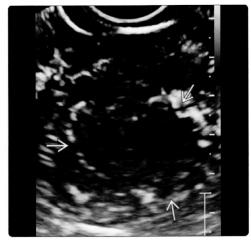

(左) B 型超声图像显示,子宫肌壁间可见一个边界清晰的等回声病灶,周围有正常肌层包裹。包绕肌瘤的假包膜使肌瘤与周围肌层界限分明➡。(右) 超声造影图像显示,注射造影剂 10 秒后,病灶出现周边增强➡。

子宫肌瘤

子宫肌瘤

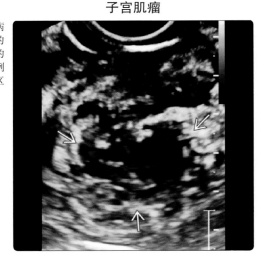
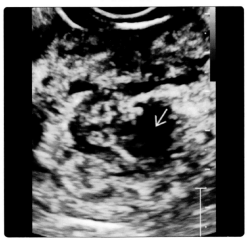

(左) 超声造影显示,24s 后,病灶表现为由周边向中心延伸的篮状增强模式➡,此为典型的肌瘤增强模式。(右) 同一病例在造影晚期,病灶除中央坏死区域外➡呈整体增强。

子宫腺肌病

子宫腺肌病

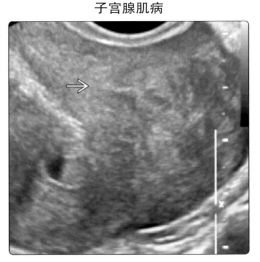
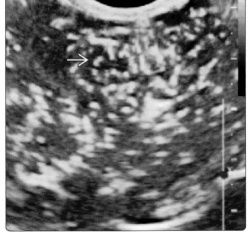

(左) 子宫 B 型超声显示为界限不清的等回声病灶➡。(右) 同一病例的超声造影显示,病灶在造影早期表现为散在的镶嵌状增强➡。

带蒂子宫肌瘤

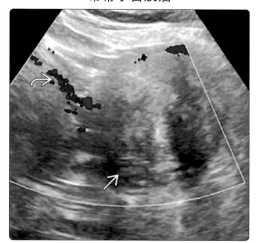

带蒂子宫肌瘤

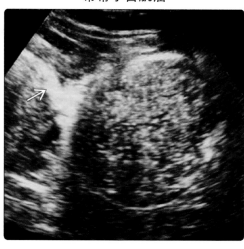

（左）B 型超声显示附件区肿块➡️。彩色多普勒超声显示肿块由血管丰富的蒂部连接到子宫➡️。（右）同一病例的超声造影将肌瘤蒂显示得更加清晰，表现为柄状的高增强区➡️。

子宫肌瘤伴中央退变

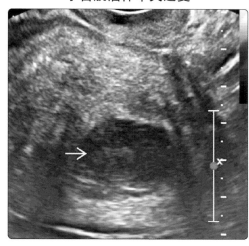

子宫肌瘤伴中央退变

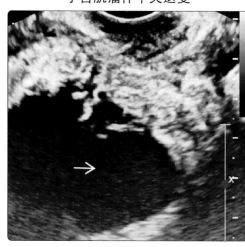

（左）B 型超声显示肌瘤内可见一低回声区➡️。（右）同一病例的超声造影显示，肌瘤中央可见大面积无增强的纤维素样变性➡️，比 B 型超声所显示的范围更大。

子宫内膜良性增生

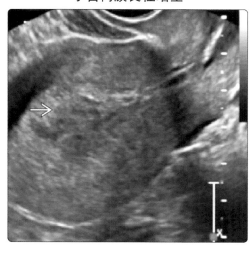

子宫内膜良性增生

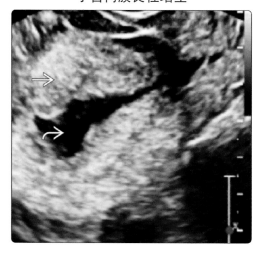

（左）绝经后女性，B 型超声显示子宫内膜增厚➡️。（右）同一病例的超声造影显示，子宫肌层已增强➡️，而子宫内膜尚未增强➡️，提示良性病变。

子宫内膜息肉

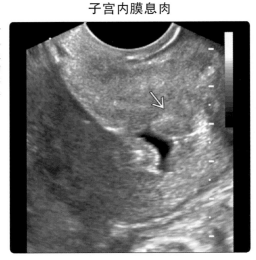

子宫内膜息肉

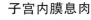
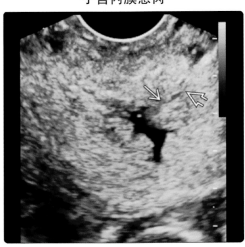

(左)B 型超声图像上可见一界限不清的子宫内膜小息肉➡。(右)同一病例的超声造影显示,息肉的增强模式与邻近的正常子宫内膜相似➡,息肉蒂部在超声造影下显示更为清晰➡。

子宫内膜癌

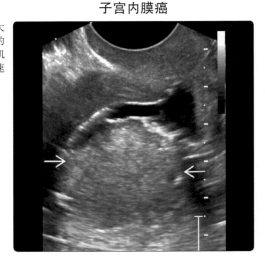

子宫内膜癌

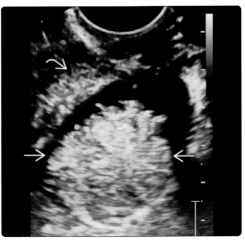

(左)B 型超声显示宫腔内巨大团块回声➡。(右)同一病例的超声造影动脉早期,与增强的肌层➡相比,肿块➡表现为快速更高的增强。

Ⅰ期宫颈癌

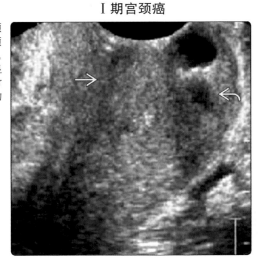

Ⅰ期宫颈癌

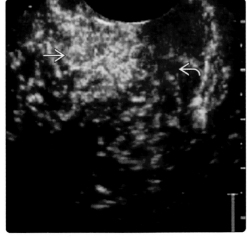

(左)绝经后出血患者的宫颈B 型超声图像,➡所示为宫颈前唇,➡所示为宫颈后唇。(右)同一病例的超声造影显示,在动脉期,与低增强的正常宫颈后唇➡相比,癌变Ⅰ期的宫颈前唇呈高增强➡。

附 加 图 像

子宫内膜良性增生

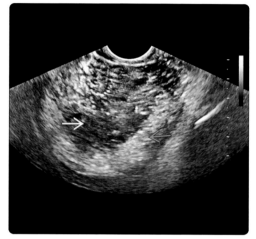

子宫内膜癌

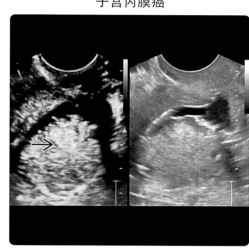

(左) 与周围肌层相比 ➡, 良性增生的子宫内膜 ➡ 呈迟增强、低增强。(右) 超声造影显示一子宫内膜息肉 ➡。

子宫内膜息肉

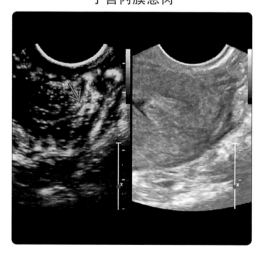

局灶性子宫腺肌病

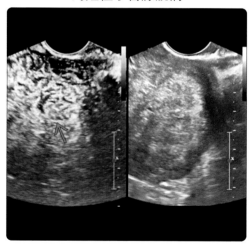

(左) 子宫内膜息肉表现为动脉期快速灌注。息肉蒂部 ➡ 在超声造影下显示更清晰。(右) 局灶性子宫腺肌病在造影早期表现为散在的镶嵌状增强 ➡。

重要内容

临床意义

- 绝大多数卵巢肿物是良性的，特别是在绝经前患者中
- 良性附件区肿物通常无症状，也可伴有慢性盆腔疼痛、下腹肿胀或急腹症
- 在所有妇科癌症中，卵巢恶性肿瘤的死亡率最高
- 临床体格检查、实验室生化检查、B 型超声及彩色多普勒超声、CT 和 MR 是附件区病变的常用检查方法

超声造影应用

- B 型超声和彩色多普勒超声无法鉴别卵巢良性、交界性和恶性肿物
- 超声造影作为一种新兴的检查方式，在明确良性附件区肿物的诊断以及与恶性附件区肿瘤的鉴别诊断方面有很大的潜在应用价值

- 超声造影作为辅助检查，在卵巢恶性肿瘤筛查中具有高度敏感性
- 良性卵巢病变，如功能性囊肿、出血性囊肿、子宫内膜样囊肿、囊腺瘤、皮样囊肿，超声造影显示内部无增强
- 卵巢恶性病变如腺癌，其实性部分呈早期高增强
  - 在时间-强度曲线（time-intensity curve，TIC）上也显示出更高的增强率、更高的峰值强度、更长的半廓清时间和更大的曲线下面积（area under curve，AUC）
- 超声造影有助于将带蒂肌瘤/阔韧带肌瘤与卵巢肿物相鉴别
- 超声造影还可诊断卵巢肿物的并发症，如扭转、出血、破裂等
- 超声造影还可用于检测卵巢转移癌、恶性腹膜种植灶及卵巢恶性肿瘤的复发

典型图像

功能性囊肿

功能性囊肿

（左）B 型超声显示单纯性囊肿，边缘光滑，内部呈无回声，无分隔➡。（右）同一病例超声造影显示囊肿内部无增强，周边稍增强➡。

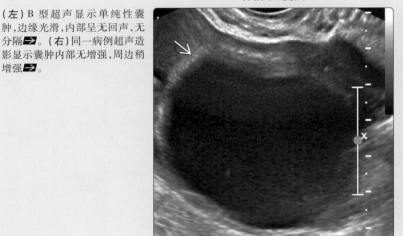
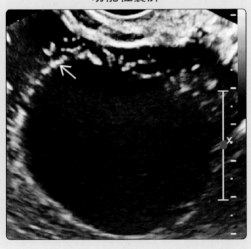

出血性囊肿

出血性囊肿

（左）B 型超声显示卵巢囊实混合性病灶，内部有回声➡，可见多发纤细分隔➡。（右）同一病例超声造影显示病灶周边增强➡，内部无增强➡。

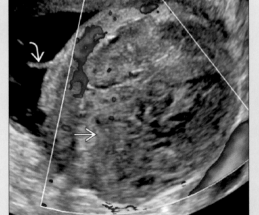
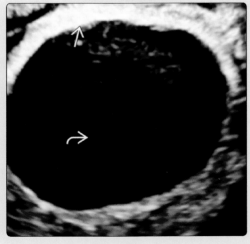

临床意义

概述

- 卵巢癌是导致女性癌症患者死亡的第五大病因
- 卵巢恶性肿瘤在绝经前较为罕见;但在绝经后发病率明显上升

影像学

常规超声表现

- 国际卵巢肿瘤分析组织(International Ovarian Tumor Analysis, IOTA)制定的简单评价法则已被广泛应用于卵巢肿物的超声分类
- 遵循 IOTA 简单评价法则,根据是否存在分隔和实性成分,可以将卵巢肿物分为以下 5 类
  - 单房性囊肿:无实性结构及分隔的囊肿
  - 单房囊实混合性病变:单房囊肿内存在实性成分
  - 多房性囊肿:囊肿内存在至少 1 个分隔,但不含实性成分
  - 多房囊实混合性病变:多房囊肿内存在实性成分
  - 实性肿瘤:二维超声切面显示实性成分占比达 80% 及以上的肿瘤
- 常规超声 IOTA 简单评价法则可鉴别卵巢良性肿瘤与Ⅱ~Ⅳ期卵巢癌症
- 然而,该法则在鉴别良性与交界性肿瘤、良性与Ⅰ期癌症、交界性与Ⅰ期癌症以及Ⅱ~Ⅳ期癌症与继发转移性肿瘤方面的诊断价值有限

超声造影表现

- 超声造影有助于卵巢肿瘤的良恶性鉴别
- 恶性肿瘤的诊断基于实性成分内新生血管存在和分布形态
- 通过对超声造影图像的定性或定量分析,可以对卵巢肿瘤良恶性进行鉴别
- 定性分析基于以下 3 个参数
  - 造影时相
    - 动脉期/灌注期(注射造影剂后 10~20s 至 30~45s)
    - 晚期/廓清期(注射造影剂后 30~45s)
  - 增强水平参照正常卵巢或周围软组织,分为
    - 高增强
    - 等增强
    - 低增强
    - 无增强
  - 增强模式
    - 无增强
    - 穿支型
    - 周边型
    - 穿支型与周边型混合
- 卵巢良性病灶内部无增强或实性成分低增强,或肿物边缘可见环状增强
- 卵巢恶性肿瘤在动脉早期出现瘤壁、分隔和实性成分增强
- 实性卵巢恶性肿瘤往往表现为穿支型或穿支型与周边型混合的增强模式
- 超声造影定量分析基于(TIC)获取的参数
- 与良性病变相比,卵巢癌具有典型表现
  - 更高的增强速率
  - 更高的峰值强度(peak enhancement, PE)
  - 更长的半廓清时间
  - 更大的(AUC)

卵巢肿瘤特征

功能性囊肿

- 由排卵失败(卵泡囊肿)或排卵后黄体持续存在(黄体囊肿)形成
- 超声造影显示,囊肿内部无增强,囊肿壁稍有增强

出血性囊肿

- B 型超声显示,急性出血性囊肿表现为类实性或复杂囊性病变,可与恶性肿瘤混淆
- 超声造影显示病灶内部无增强,可排除恶性诊断

子宫内膜异位症

- B 型超声显示,大多数卵巢子宫内膜异位症表现为附件区囊性病变,内部呈均匀弥漫的低回声,形成"毛玻璃样"外观,提示囊内慢性反复出血
- 部分子宫内膜异位症超声表现不典型,如囊壁高回声且形态不规则、内部回声不均匀或边缘钙化
- 在绝经后患者中,子宫内膜异位症较少表现为典型的毛玻璃样,有报道发现其可恶变为子宫内膜样癌或透明细胞癌
- 超声造影中,典型的子宫内膜异位囊肿表现为囊壁环状高增强,内部无增强,且囊壁的造影剂廓清速度相对较慢

卵巢旁囊肿

- 位于附件区,毗邻输卵管和卵巢,囊肿壁有上皮内衬,囊内充满液体
- 多见于 30~40 岁女性
- B 型超声可在囊肿旁探及正常的同侧卵巢
- 超声造影显示周边轻度增强,内部无增强

囊腺瘤

- 最常见的卵巢肿瘤
- 良性肿瘤,当肿瘤体积较大时可引起临床症状
- B 型超声表现为单纯性单房囊肿伴纤细分隔

- 超声造影显示内部无增强,该特征为附件区良性肿物的典型表现
- 有时囊肿内纤细分隔可轻度增强

卵巢纤维瘤和纤维泡膜瘤

- 肿瘤起源于梭形细胞或类似于卵泡膜细胞的间质细胞
- 纤维瘤和纤维泡膜瘤的特征性超声表现为圆形、椭圆形或分叶状的低回声乏血供肿物
  - 在极少数情况下,肿瘤内部可见出血或囊性变
- 超声造影时,对比正常卵巢组织,肿瘤表现为特征性的向心性增强(篮状)或整体低增强

浆膜下带蒂肌瘤/阔韧带肌瘤

- 浆膜下肌瘤易与卵巢肿物混淆
- 在超声造影早期,浆膜下带蒂肌瘤与子宫肌层同步增强,呈向心性增强模式,由蒂部可追溯到子宫
- 超声造影可根据特征性的早期篮状增强模式来鉴别阔韧带肌瘤

皮样囊肿

- 来源于生殖细胞的卵巢良性肿瘤
- 皮样囊肿的典型表现为局灶性的高回声结节,内部回声不均,伴有声影,并可见多发细条状、点状高回声,可能是由肿块内的组织碎片、毛发或脂肪反射所致
- 超声造影显示肿瘤实性部分无增强,该表现有助于排除恶性诊断

腹膜包涵囊肿

- 有时会与卵巢囊肿混淆
- 在 B 型超声图像上表现为卵圆形或不规则形的无回声囊肿,内伴纤细分隔
- 超声造影时,囊内分隔可见中等程度增强,囊肿周边稍增强

浆液性和黏液性交界性肿瘤

- B 型超声典型表现为单房囊实性病变(单房囊性病变伴实性成分)
- 其 B 型超声和彩色多普勒超声表现与侵袭性肿瘤较难鉴别
- 肿瘤实性成分在超声造影时表现出高增强和延迟廓清,提示恶性征象
- 明确诊断需进行组织学病理检查

卵巢恶性肿瘤

- 好发于 60~70 岁的绝经后女性
- Ⅰ 型肿瘤包括低级别浆液性癌、低级别子宫内膜样癌、透明细胞癌、黏液性癌和移行性(勃勒纳)癌
  - 这些肿瘤的生物学行为通常呈惰性,发病时多局限于卵巢内部。作为同一分组,具有相对稳定的遗传性状

- Ⅱ 型肿瘤包括高级别浆液性癌、未分化癌和恶性混合性中胚层肿瘤(癌肉瘤)
  - Ⅱ 型肿瘤具有高度侵袭性,进展迅速,发现时多属于晚期
- 卵巢恶性肿瘤在 B 型超声上表现为实性肿物或多房囊性病变伴实性成分,彩色多普勒显示肿瘤内部血供丰富
- 超声造影通常表现为囊壁、分隔和实性区域的早期增强,增强率较高,峰值强度较高,半廓清时间较长,AUC 较大

无性细胞瘤

- 起源于生殖细胞,通常为恶性
- B 型超声表现为体积较大的分叶状实性肿瘤,内部可见突出的纤维血管核心和小范围坏死灶
- 彩色多普勒超声显示纤维血管分隔内可见显著血流信号
- 超声造影表现为穿支型与周边型混合的高增强模式

继发转移性肿瘤

- 卵巢是恶性肿瘤的常见转移靶点
- 原发肿瘤多来源于消化道(幽门、结肠和小肠)、胆囊、胰腺、乳房和子宫
- 当肿瘤在腹腔表面种植播散时,常伴有腹水以及腹膜、网膜种植灶
- Krukenberg 瘤是一种特殊变异,由逆行淋巴扩散引起
  - 通常由与增殖细胞相关的充满黏液的印戒细胞组成,非肿瘤性间质来源于胃、结肠、盲肠、阑尾或乳腺组织
- 几乎所有病例都累及双侧卵巢
  - 来自胃或乳腺的转移瘤通常表现为实性、界限清楚的肿块,伴部分坏死
  - 来自结肠、直肠、阑尾或胆道的转移瘤通常呈多房性或多房囊实性
- 超声造影的表现取决于原发肿瘤的增强特征
  - 富血供肿瘤转移时表现为动脉期高增强,且廓清模式多变
  - 乏血供肿瘤(结肠癌)转移时表现为低增强和快速廓清

参考文献

1. Fleischer A et al: Contrast-Enhanced Gynecologic Sonography. In Fleischer's Sonography in Obstetrics and Gynecology: Textbook and Teaching Cases, 8e. McGraw Hill Professional, 2017
2. Jung SI: Ultrasonography of ovarian masses using a pattern recognition approach. Ultrasonography. 34(3):173-82, 2015
3. Sayasneh A et al: The characteristic ultrasound features of specific types of ovarian pathology (Review). Int J Oncol. 46(2):445-58, 2015
4. Kurman RJ et al: The origin and pathogenesis of epithelial ovarian cancer—a proposed unifying theory. Am J Surg Pathol. 34(3):433-43, 2010
5. Timmerman D et al: Simple ultrasound rules to distinguish between benign and malignant adnexal masses before surgery: prospective validation by IOTA group. BMJ. 341:c6839, 2010
6. Fleischer AC et al: Contrast-enhanced transvaginal sonography of benign versus malignant ovarian masses: preliminary findings. J Ultrasound Med. 27(7):1011-8; quiz 1019-21, 2008

子宫内膜异位症

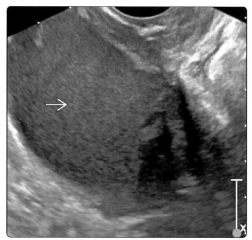

子宫内膜异位症

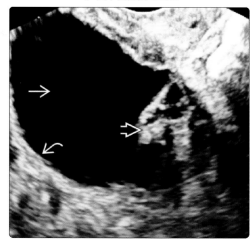

（左）B 型超声显示，卵巢内可见一均匀低回声病灶➡️。（右）同一病例的超声造影显示，病灶内部无增强➡️，周边呈环状增强➡️。部分粗大分隔亦出现造影增强➡️。

腹膜包涵囊肿

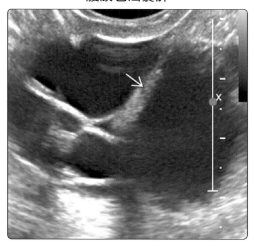

腹膜包涵囊肿

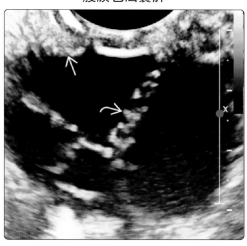

（左）B 型超声显示盆腔内囊性病灶，内伴多发纤细分隔➡️。（右）同一病例超声造影显示，囊肿壁➡️和纤细分隔➡️均呈轻度增强。

交界性肿瘤

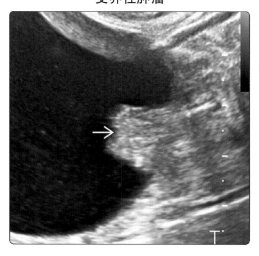

交界性肿瘤

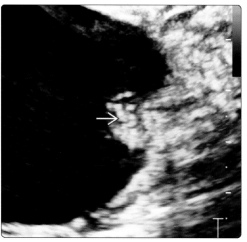

（左）B 型超声显示一卵巢囊肿内可见乳头状突起➡️。（右）同一病例超声造影显示，该实性突起呈高增强➡️，提示恶性风险。经组织病理学检查，诊断为交界性肿瘤。

卵巢癌　　　　　　　　卵巢癌

（左）B 型超声显示卵巢囊实混合性病灶➡，囊性部分透声差。
（右）同一病例超声造影显示，病灶实性部分显著高增强➡。

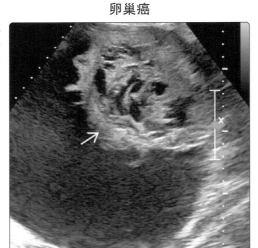
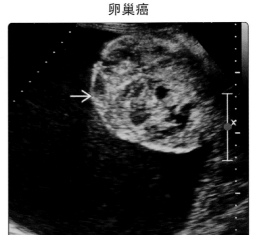

腺癌　　　　　　　　　腺癌

（左）B 型超声显示卵巢囊实性病灶，实性部分体积较大➡。
（右）同一病例，超声造影时肿瘤实性部分增强➡。

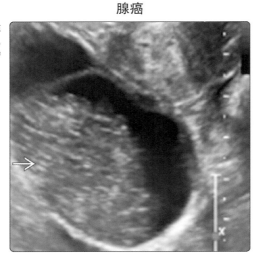

无性细胞瘤　　　　　　无性细胞瘤

（左）B 型超声显示卵巢实性病灶➡，内部呈不均匀低回声。
（右）同一病例超声造影显示，肿瘤呈周边型➡与穿支型➡混合的显著高增强模式。

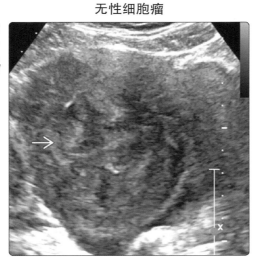
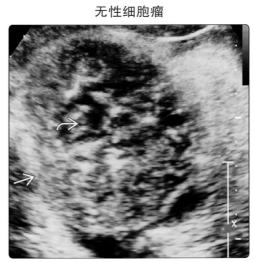

Krukenberg 瘤

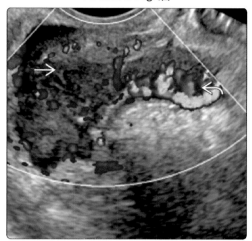

Krukenberg 瘤

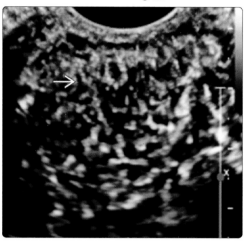

(左)结肠腺癌患者,彩色多普勒超声显示卵巢肿大,内呈低回声➡。请注意明显增多的血流信号➡。(右)同一病例超声造影显示肿瘤动脉期增强➡。

胆囊癌转移

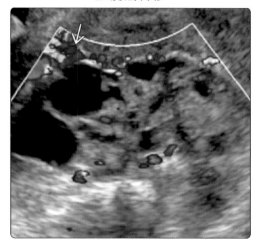

胆囊癌转移

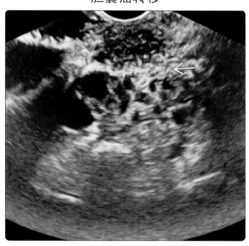

(左)彩色多普勒超声显示卵巢囊实混合性病灶,内部血供稍丰富➡。(右)同一病例超声造影显示,肿瘤实性部分呈早期显著高增强➡。

腹膜种植灶

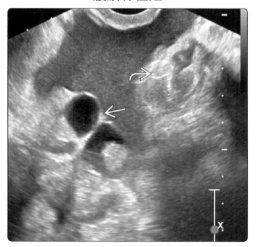

腹膜种植灶

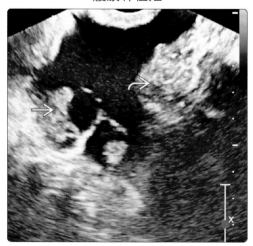

(左)卵巢腺癌患者,B 型超声于腹膜处探及囊性病灶➡和实性结节➡。(右)同一病例超声造影显示,囊肿壁➡和实性结节➡呈显著高增强。

重 要 内 容

术语

- 附件扭转：卵巢扭转常见，有时也可见于输卵管

临床意义

- 卵巢扭转
  - 病因为卵巢在其韧带支撑结构上发生扭转，卵巢血管蒂受压，从而导致卵巢血流减少
  - 血管蒂扭转初期会导致静脉和淋巴回流受阻
  - 最终引起卵巢缺血、动脉血栓形成和卵巢梗死
  - 发病高峰在青春期和青年期
- 最常见的临床症状为下腹痛
- 卵巢囊肿或实性肿瘤的存在增加了卵巢扭转的风险
- 孤立性输卵管扭转罕见，不太可能发生在完整、健康的输卵管中

超声造影应用

- 排除卵巢扭转
  - 超声造影显示卵巢存在灌注增强，表明卵巢组织存活
- 确诊卵巢扭转
  - 超声造影显示卵巢蒂部有增强，而卵巢组织无增强
- 检测卵巢组织活性
  - 有活性的卵巢组织在超声造影下显示灌注增强

影像学

- 超声是公认的首选检查方法
- 扭转后卵巢体积增大（>4cm）
- 扭转后由于组织出血和水肿，卵巢间质回声不均
- 扭转后，卵泡移位至卵巢外周

典 型 图 像

卵巢扭转

卵巢扭转

（左）彩色多普勒超声显示卵巢增大，呈水肿改变，内部无血流 ➡。（右）彩色多普勒超声探及"漩涡"征 ➡，高度提示卵巢扭转。

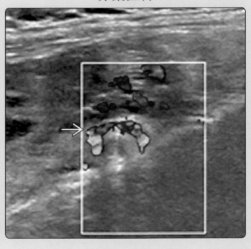

卵巢扭转

卵巢扭转

（左）超声探及高阻血流信号 ➡，增加了卵巢扭转的可疑程度。（右）术后临床照片显示，卵巢由于扭转出现水肿和坏疽改变 ➡。

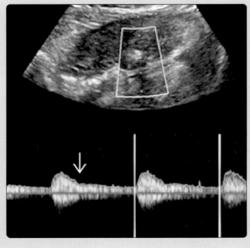
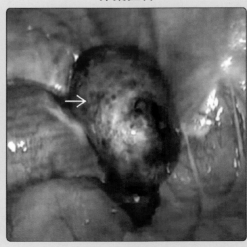

相关解剖

解剖概论

- 卵巢位于卵巢窝内,外观呈灰白色,杏仁形,为成对的器官
- 卵巢的大小和位置因生殖阶段的不同而改变
  - 在绝经后的妇女中,由于卵巢恶性肿瘤的发病率上升,故卵巢增大需引起警惕
- 卵巢扭转是指卵巢在其韧带支撑结构上发生部分或完全扭转,致使卵巢血供减少
- 输卵管常随卵巢一起扭转,造成附件扭转
- 孤立的输卵管扭转罕见,不太可能发生在完整、健康的输卵管

解剖位置关系

- 卵巢活动受 3 条韧带限制
  - 卵巢固有韧带为一窄带状纤维条索,长度短,从卵巢下极延伸至子宫角
- 阔韧带后叶形成卵巢系膜,附着于卵巢前缘
  - 其内包含卵巢与子宫动脉的吻合支、静脉丛、卵巢固有韧带的侧端
- 骨盆漏斗韧带(卵巢悬韧带)连接卵巢上极与骨盆侧壁
  - 包含卵巢血管和伴随神经
- 卵巢血管经由卵巢门进出卵巢
- 卵巢扭转是由于卵巢在其中一个韧带支撑结构上发生扭转,导致卵巢血供的机械性梗阻

血管解剖

- 卵巢的主要供血途径是卵巢动脉,卵巢动脉是降主动脉的分支
- 子宫动脉终末支与卵巢动脉相应分支吻合,向卵巢下极供血
- 双重血供意味着在某些卵巢扭转病例中,超声造影仍有增强

影像学

B 型超声表现

- 经阴道超声检查优于经腹超声检查
- 扭转的卵巢体积增大(长径>4cm 或体积>15~20mL)
- 由于扭转后组织出血和水肿,卵巢间质回声不均
- 由于水肿和静脉充血,卵泡移位至扭转卵巢外周,表现为卵巢外周多发、均一小囊肿(可达 25mm)
- 有时可探及复合性囊肿或附件包块
- 与无症状的对侧卵巢对比有助于提高诊断率

- 经阴道探头施压时可引起局部压痛
- 直肠子宫陷凹内可探及游离积液

彩色多普勒超声表现

- 超声表现随扭转程度而异
- 在部分/不完全扭转和 1/3 的完全扭转病例中,卵巢内可探及血流信号
- 最常见的表现为静脉血流减少或消失,是由于具有顺应性的静脉壁塌陷所导致
- 扭转的血管蒂呈圆形或鸟嘴状回声团,内部呈多层同心圆、靶环样低回声(漩涡征)
- 彩色多普勒超声可用于术前卵巢活力的测定
- 彩色多普勒超声检测时,卵巢蒂部如未探及血流,则倾向于卵巢坏死
- 当输卵管发生扭转时,扩张的输卵管中可能出现舒张期血流消失或反向

超声造影表现

- 超声造影可对扭转卵巢的蒂部进行可靠评估
- 不完全扭转时,卵巢组织可出现轻度增强
- 卵巢组织完全无增强时,证实卵巢完全性扭转
- 根据卵巢内增强组织的数量,可以很好地估测残存活性组织量
  - 有助于术中对预后作出判断

鉴别诊断

阔韧带肌瘤

- 浆膜下带蒂肌瘤、阔韧带肌瘤可与其他附件区肿块混淆
- 在造影早期,带蒂肌瘤呈向心性的、与子宫肌层同步的灌注增强,可经由肌瘤蒂部追溯至子宫
- 阔韧带肌瘤可根据其特征性的早期篮状增强模式进行鉴别

临床重点

概论

- 超声造影可用于卵巢扭转的诊断
  - 可测定卵巢内活性组织数量
- 注射造影剂后行彩色多普勒超声检查,可使卵巢缺血的信号更加强烈,从而使诊断更明确

参考文献

1. Mashiach R et al: Sonographic diagnosis of ovarian torsion: accuracy and predictive factors. J Ultrasound Med. 30(9):1205-10, 2011
2. Valsky DV et al: Whirlpool sign in the diagnosis of adnexal torsion with atypical clinical presentation. Ultrasound Obstet Gynecol. 34(2):239-42, 2009
3. Weidner N. et al. Modern surgical pathology. Philadelphia, PA: Saunders/Elsevier. 38(7): 1341-55, 2009
4. Chang HC et al: Pearls and pitfalls in diagnosis of ovarian torsion. Radiographics. 28(5):1355-68, 2008

（左）B 型超声显示卵巢增大，回声不均➡，提示可疑扭转。（右）超声造影显示卵巢内灌注良好➡，未探及扭转蒂，故排除扭转诊断。

可疑附件扭转

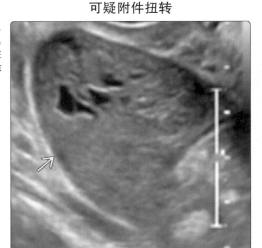

超声造影排除附件扭转

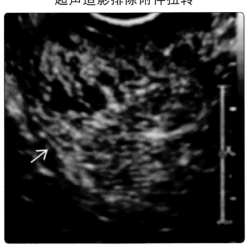

（左）彩色多普勒超声显示常见于卵巢扭转（扭转蒂）的典型漩涡征➡。（右）超声造影下，卵巢蒂显示更加清晰➡，可见血管扭转成结。

卵巢扭转

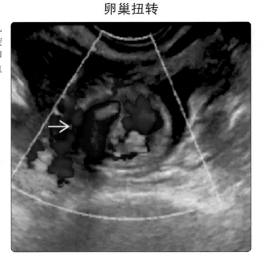

卵巢扭转

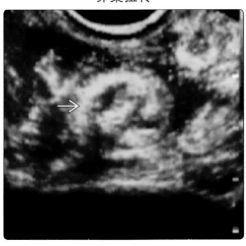

（左）B 型超声显示卵巢增大➡，外周可见多个卵泡➡。（右）超声造影显示扭转蒂➡。对照周围软组织，卵巢呈无增强➡。

卵巢扭转

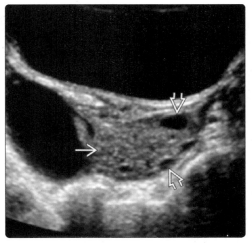

卵巢扭转

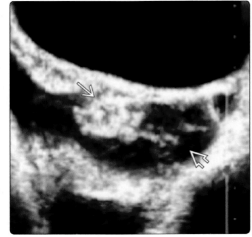

卵巢囊肿伴扭转

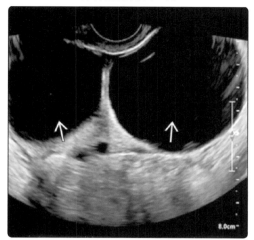

卵巢囊肿伴扭转

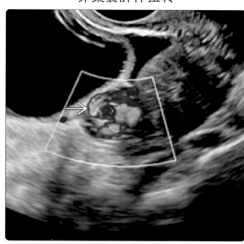

(左)B 型超声显示卵巢增大,内见多发囊肿➡。(右)彩色多普勒探及典型漩涡征➡,常见于卵巢扭转。

卵巢囊肿伴扭转

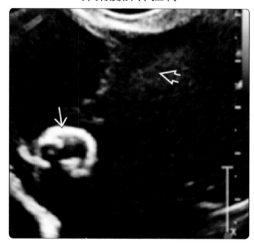

输卵管扭转

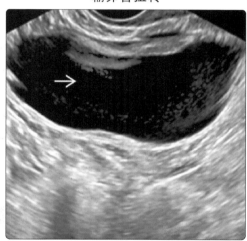

(左)超声造影下,血管蒂显示清晰➡,卵巢内部几乎无灌注➡,证实卵巢扭转诊断。(右)可疑输卵管扭转病例,B 型超声显示输卵管重度扩张➡。

输卵管扭转

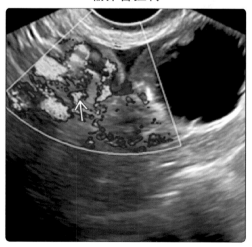

输卵管扭转

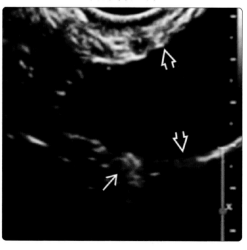

(左)彩色多普勒超声探及典型的漩涡征➡,提示输卵管扭转。(右)超声造影显示扭转蒂➡,输卵管壁无增强➡,根据上述影像学特征诊断为输卵管扭转。

第十部分　妇科

临床意义

- 正常情况下，超声检查不能显示输卵管
  - 只有在输卵管增粗或被腹腔积液包围时才可被识别
- 约80%的异位妊娠通过B型超声或彩色多普勒超声确诊
- 异位妊娠占所有妊娠情况的2%
  - 输卵管是异位妊娠最常见的部位
  - 异位妊娠是孕期发病和死亡的主要原因
- 9%~13%的西方国家孕产妇死亡和约30%的发展中国家孕产妇死亡可归因于异位妊娠并发症，如异位妊娠破裂
- 异位妊娠破裂也可能损害未来的生育能力
- 早期诊断和治疗是防止不良结局的关键
- 患者可出现下腹痛和子宫出血

- 盆腔超声检查和 β-人绒毛膜促性腺激素（human chorionic gonadotropin，hCG）测定在异位妊娠诊断中起重要作用

超声造影应用

- B型和彩色多普勒超声检查结果可能是不明确的，特别是在异位妊娠的早期，通常会得出"妊娠位置不明"的诊断
  - 超声造影的附加评估在异位妊娠的诊断中具有潜在价值
  - 在超声没有特异性发现，无法确定异位妊娠的病例中，超声造影尤其有价值
- 超声造影有助于确定异位妊娠的存在，特别是在有周围出血的情况下
  - 可用于异位妊娠患者甲氨蝶呤（methotrexate，MTX）注射治疗后的随访

异位妊娠　　　　　　　　　　**异位妊娠**

（左）B型超声显示右附件区肿物，呈厚壁环状结构➡。（右）彩色多普勒超声显示不完整的环状血流➡，无法确诊异位妊娠。

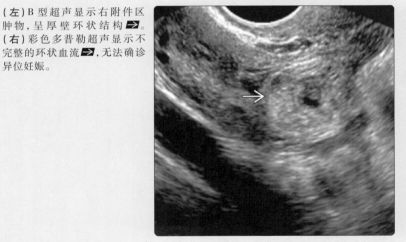
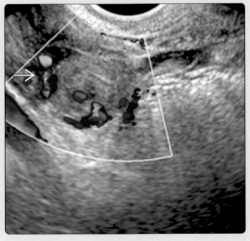

异位妊娠　　　　　　　　　　**异位妊娠**

（左）左附件区混合回声肿物➡，彩色多普勒超声显示中等程度血流信号➡。（右）超声造影显示异位妊娠囊外周显著增强➡。与彩色多普勒超声相比，超声造影能更好地识别滋养层血流。

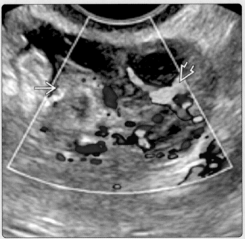
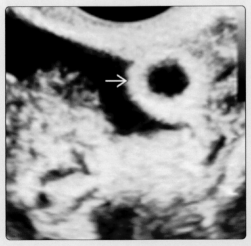

临床意义

概述

- 正常情况下，超声检查不能显示输卵管
  - 仅在输卵管增粗或被腹腔积液包围时才被识别
- 仅有约 80% 的异位妊娠可通过 B 型超声或彩色多普勒超声确诊

相关解剖

概论

- 97% 的异位妊娠发生在输卵管内
  - 壶腹部（最常见）
    - 约占输卵管异位妊娠的 70%
  - 峡部
    - 约占输卵管异位妊娠的 20%
  - 伞部
    - 约占输卵管异位妊娠的 10%
- 输卵管间质部/宫角妊娠
  - 占异位妊娠的 3%~4%
- 剖宫产切口部妊娠
  - 相对少见的异位妊娠类型，可导致危及生命的并发症，如子宫破裂
- 其他罕见部位，如卵巢和腹腔异位妊娠

影像学

常规超声表现

- 经阴道超声检查诊断异位妊娠的敏感性优于经腹超声检查
- 彩色多普勒超声在诊断中起决定性作用
- 输卵管异位妊娠
  - 子宫内膜增厚
  - 宫腔内囊状结构=假孕囊
  - 附件区混合回声包块
  - 同侧黄体血供增加
  - 滋养层侵袭引起输卵管血流增加
  - 环征：附件区包块周围可见环绕血流
  - 子宫外孕囊内可见胎芽，伴或不伴心管搏动
  - 直肠子宫陷凹内积液，透声差
- 间质部妊娠
  - 妊娠囊位于子宫内膜腔外，但被延续的子宫肌层包裹
- 宫颈异位妊娠

- 妊娠囊位于宫颈内口水平以下
- 滑动征消失
  - 妊娠囊与宫颈管不发生相对运动
- 甲氨蝶呤注射治疗在妊娠早期效果显著
- 卵巢异位妊娠
  - 卵巢内或卵巢表面可见囊实混合性包块
  - 周边可见强回声环
  - 易与其他卵巢病变混淆
- 剖宫产切口部异位妊娠
  - 妊娠囊可位于宫颈内口水平，既往子宫下段剖宫产术区（lower segment cesarean section，LSCS）
  - 滑动征消失
  - 可尝试甲氨蝶呤注射治疗
- 宫内外同时妊娠
  - 宫内妊娠和异位妊娠同时存在
  - 多见于体外受精辅助生育技术和促排卵药物使用后

超声造影表现

- 超声造影对滋养层血流的检测灵敏度高于彩色多普勒超声
- 围绕滋养层的完整环状血流在超声造影下显示更清晰
- 异位妊娠典型表现为外周的滋养层组织持续、显著增强
  - 有助于鉴别异位妊娠与其他附件区混合回声肿物
- 与 B 型超声相比，超声造影能明显提高剖宫产瘢痕异位妊娠的诊断率，具有更高的敏感性和阴性预测值
- 超声造影有助于监测滋养层组织对治疗的反应
  - 滋养层的环状持续增强提示治疗不完全
  - 相对于治疗前的早期环状增强，治疗后的异位妊娠造影表现为强度减低，分布不均
  - 有效治疗的异位妊娠表现为滋养层血流中断

参考文献

1. International Society of Ultrasound in Obstetrics and Gynecology: The features of non-tubal ectopic pregnancy including management strategies for caesarean scar pregnancies including case examples. https://www.isuog.org/resource/the-features-of-non-tubal-ectopic-pregnancy-including-management-strategies-for-caesarean-scar-pregnancies.html. Accessed November 2018
2. Jang T: Ultrasonographic Imaging in the Diagnosis of Ectopic Pregnancy. https://emedicine.medscape.com/article/104382-overview. Updated October 2017. Accessed November 2018.
3. Desai A et al: Sonography of Responsive Versus Nonresponsive Ectopic Pregnancies. J Ultrasound Med. 35(6):1341-7, 2016
4. Morin L et al: Ultrasound evaluation of first trimester complications of pregnancy. J Obstet Gynaecol Can. 38(10):982-988, 2016
5. Winder S et al: Ultrasound diagnosis of ectopic pregnancy. Australas J Ultrasound Med. 14(2):29-33, 2011
6. Kirk E et al: Diagnosis of ectopic pregnancy with ultrasound. Best Pract Res Clin Obstet Gynaecol. 23(4):501-8, 2009

(左)B 型超声显示右附件区含囊状结构的混合回声包块➡。(右)同一病例超声造影显示,外周滋养层显著增强➡。

异位妊娠　　　　　异位妊娠

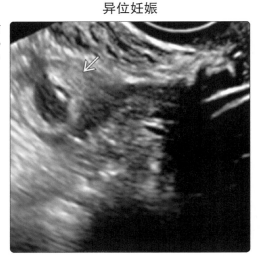

(左)彩色多普勒超声显示右侧附件厚壁囊性结构,伴周边血流分布➡。(右)同一病例超声造影显示妊娠囊灌注增强➡,增加了异位妊娠的可能性。

异位妊娠　　　　　异位妊娠

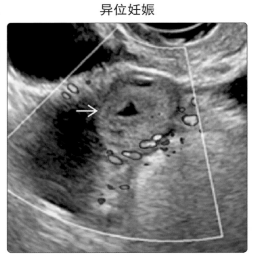

(左)B 型超声显示右附件区厚壁囊性结构➡。(右)同一病例超声造影表现为持续、显著的周边增强➡,增加了异位妊娠的可能性。

异位妊娠　　　　　异位妊娠

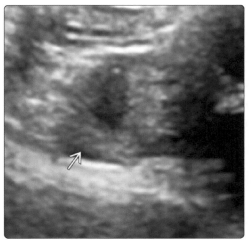
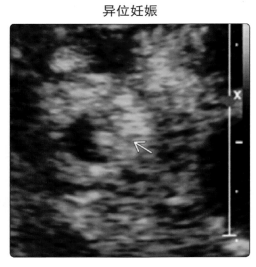

异位妊娠伴出血

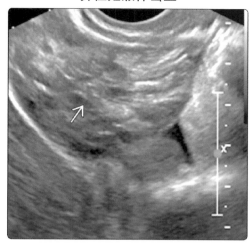

异位妊娠伴出血

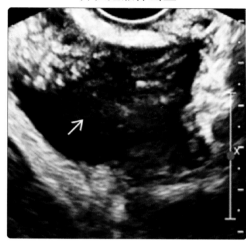

(左)异位妊娠伴周围出血,B型超声显示一混合回声包块➡,妊娠囊受干扰而显示不清。(右)同一病例超声造影显示,机化的血凝块无增强➡,可与周围软组织鉴别。

剖宫产切口部妊娠

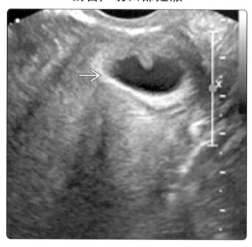

剖宫产切口部妊娠

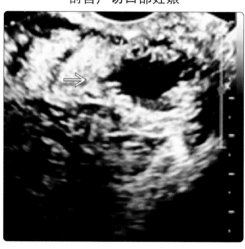

(左)B型超声显示剖宫产切口部可见囊性病灶➡,怀疑为异位妊娠。(右)同一病例超声造影显示外周滋养层灌注增强➡,符合剖宫产切口部异位妊娠表现。

异位妊娠:甲氨蝶呤治疗

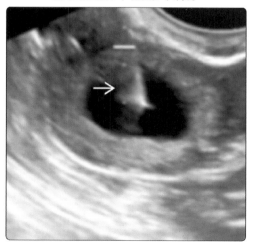

甲氨蝶呤注射治疗后

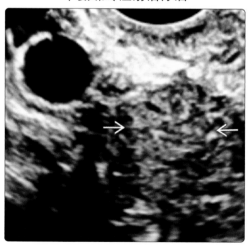

(左)B型超声显示甲氨蝶呤被注射到异位妊娠的妊娠囊中➡。(右)同一患者行异位妊娠甲氨蝶呤注射治疗后,超声造影显示妊娠囊呈弥漫性增强➡,增强水平明显低于治疗前呈典型高增强的滋养层组织,证实了甲氨蝶呤注射治疗有效。

重 要 内 容

临床意义

- 输卵管病变是导致女性不孕症的主要原因(约30%),因此输卵管的影像学检查在不孕症检查中尤为重要
- 感染和子宫内膜异位症是引起输卵管阻塞的两个最常见的原因
- 盆腔炎性疾病(pelvic inflammatory disease,PID):女性上生殖道感染,常累及卵巢和输卵管
  - 可能由上行性感染或血源性感染导致
  - 输卵管炎临床表现为下腹胀或不适,有时伴有低热
  - 输卵管阻塞后内部分泌物积聚,引起输卵管积液
  - 阻塞的输卵管感染后导致输卵管积脓
  - 盆腔炎性疾病可发展为输卵管卵巢复合感染灶(tuboovarian complex,TOC),此时炎性包块内卵巢和输卵管结构尚可分辨

- TOC 可进展为输卵管卵巢脓肿(tuboovarian abscess,TOA),表现为附件区多房脓肿,无法辨认输卵管和卵巢结构
  - TOA 是一种对患者生命具有潜在威胁的疾病,需要及时诊断和治疗

超声造影应用

- 超声造影评价输卵管通畅性的 2 种方法:生理盐水灌注宫腔声学造影(saline infusion sonohysterography,SIS)或子宫输卵管超声造影(hysterosalpingo contrast sonography,HyCoSy)
- SIS 是评估宫腔内病变和诊断输卵管通畅性的一种较为经济的方法
- HyCoSy 可以良好地显示输卵管腔,查明输卵管阻塞部位
- 超声造影可用于评估输卵管病变,如输卵管积水、输卵管积脓、输卵管卵巢炎症性包块、TOA 等

典 型 图 像

HyCoSy:输卵管通畅

(左)宫腔内注射造影剂后,超声造影显示通畅的输卵管全程➡,并伴有腹腔造影剂溢出➡。(右)HyCoSy 三维重建图像显示,造影剂清晰地勾画出子宫腔➡和通畅的双侧输卵管形态➡。

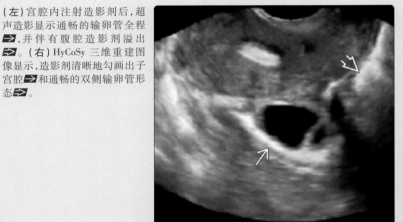

HyCoSy 三维重建:输卵管通畅

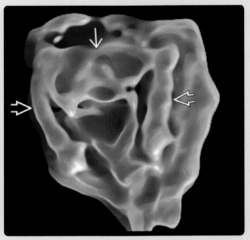

HyCoSy:输卵管伞部阻塞

(左)超声造影显示造影剂通路在右侧输卵管末端突然截断,准确勾勒出输卵管伞部阻塞的位置➡。(右)HyCoSy 三维重建图像显示,超声造影剂通路在右侧输卵管远端(约伞部水平)➡突然截断,准确地勾勒出输卵管阻塞的位置。左侧输卵管通畅,造影剂沿输卵管伞端➡溢出至腹腔。

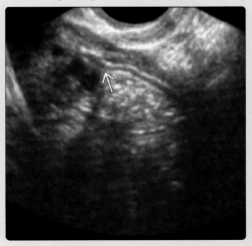

HyCoSy 三维重建:输卵管伞部阻塞

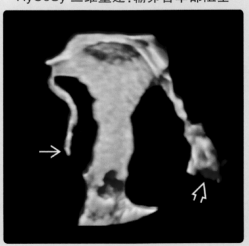

相关解剖

概要

- 输卵管起源于副中肾管，被阔韧带包裹于其内侧面上缘 4/5 处
  - 沟通卵巢与子宫，促进卵子的拾取和输送
  - 受精和早期胚胎形成的部位
  - 分为 4 部分：间质部、峡部、壶腹部和伞端（漏斗部）
- 输卵管的动脉供血来源于子宫动脉和卵巢动脉的终末支

超声造影应用

检测输卵管通畅性

- 可使用 SIS 或 HyCoSy
- SIS
  - 简单、快速、安全、经济有效，操作过程耐受性好
  - 可以良好地显示宫腔内病变如息肉、粘连、黏膜下肌瘤，以及判断输卵管通畅性
  - 不适合评估输卵管腔和定位输卵管阻塞
  - 在生理盐水中加入无菌利多卡因凝胶，可增加液体黏度，提高输卵管显影效果
- HyCoSy
  - 采用微泡造影剂，对生殖器和腹膜黏膜无毒、无刺激
  - 造影剂的黏度可防止其早期在腹膜腔内溢出，使输卵管腔可以正常显影
  - 其敏感性和特异性与腹腔镜下输卵管通液术相似
  - HyCoSy 的三维重建图像可以更好地显示子宫腔形态和输卵管通畅情况
  - 相对 SIS 的优势
    - 更好地评估输卵管腔和伞端
    - 对造影剂溢出的显示更清晰
    - 准确定位阻塞部位
    - 操作过程中对输卵管的冲洗可增加怀孕的潜在概率
  - 检查方法
    - 应在月经周期的第 7~10 天进行检查
    - 清洁患者的外阴和阴道，将窥阴器放入阴道内
    - 将 Goldstein 导管或 7 号婴儿喂食管插入阴道，经宫颈管送入宫腔内
    - 将导管置入宫腔内满意位置并固定后，撤除窥阴器
    - 将超声探头置入阴道内
    - 将 2mL Lumason/SonoVue 造影剂用 10mL 生理盐水稀释制备混悬液，经阴道将混悬液缓慢注入宫腔，每次推注 1~2mL，使输卵管逐渐充盈
    - 调节超声探头方向以观察双侧输卵管间质部、峡部和壶腹部的显影情况
    - 常规 B 型超声检查若显示输卵管腔内有液体持续流动，则提示输卵管通畅
- 静脉注射造影剂后行超声检查
  - 诊断输卵管炎
    - 炎性输卵管在超声造影时呈显著增强
    - 结节性峡部输卵管炎，即输卵管局灶性感染导致输卵管腔形成向外隆起的微小憩室，或可在超声造影下显示
  - 输卵管积水和积脓的特征性表现
    - 输卵管积水表现为轻度的外周增强，内部无增强
    - 输卵管积脓的超声造影图像特征与输卵管积水相似
  - 诊断输卵管（TOC 和 TOA）
    - 两者在超声造影下均表现为外周增强，伴管状成分无增强
    - 外周增强在动脉期更容易显示
    - 内部无增强

影像学

常规超声表现

- 正常输卵管、卵巢固有韧带和骨盆漏斗韧带无法在超声图像上显示
- 输卵管与宫角衔接端有时可被探及
- 只有当输卵管增厚或内部充满液体，或漂浮在腹腔积液中时才能被识别
- 输卵管炎可表现为管壁增厚，管腔呈结节状形态
  - 彩色多普勒超声可显示血流增多
  - 病程较长时可出现钙化灶
- 输卵管积水表现为无回声管状结构
  - 管腔内黏膜皱襞表现为典型的齿轮状外观，可被误认为不完全分隔
- 输卵管积脓时管腔内透声差
  - 在重度和慢性病例中，黏稠、透声差的脓液可表现出与卵巢混合性肿物相似的图像特征
- 盆腔炎性疾病可发展为 TOC，此时炎性包块内卵巢和输卵管结构尚可分辨
- 在 B 型超声模式下，TOA 表现为边界不清、边缘不规则的混合性肿物，无法区分炎性包块内的卵巢和输卵管结构
  - 实性部分可显示血流信号
- TOA 可表现为多房伴分隔的低回声肿物
  - 少数情况下，TOA 与产气微生物感染有关，表现为强回声灶伴后方不洁声影

参考文献

1. Chaubal N et al: Contrast-enhanced gynecologic sonography. In Fleischer et al: Fleischer's Sonography in Obstetrics and Gynecology: Textbook and Teaching Cases. 8th ed. New York: McGraw-Hill Education, 2018

2. Wang W et al: Assessment of fallopian tube fimbria patency with 4-dimensional hysterosalpingo-contrast sonography in infertile women. J Ultrasound Med. 36(10):2061-2069, 2017

3. Chen MY et al: Comparison of patient reactions and diagnostic quality for hysterosalpingography using ionic and nonionic contrast media. Acad Radiol. 2(2):123-7, 1995

第十部分　妇科

（左）HyCoSy 三维重建图像显示正常的左侧输卵管➡️和腹腔溢出➡️，迂曲走行的输卵管全程可在图像上清晰显影。（右）将利多卡因凝胶与生理盐水混合摇匀后作为造影剂进行宫腔灌注声学造影，三维重建图像显示子宫腔➡️与通畅的双侧输卵管➡️（图片来源：N. Rao，MD）。

HyCoSy 三维重建

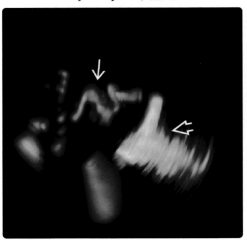

混合利多卡因的 SIS 三维重建

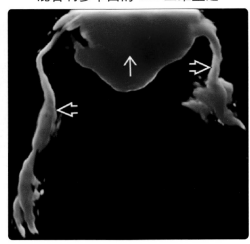

（左）B 型超声显示输卵管肿胀增厚➡️。（右）同一病例超声造影显示输卵管内部呈显著增强➡️无明显坏死灶。

输卵管炎

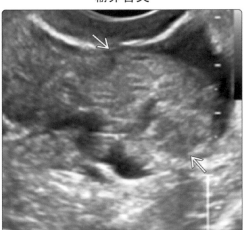

输卵管炎

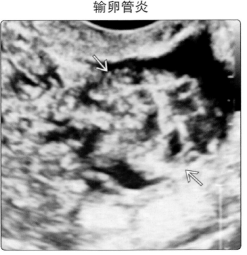

（左）B 型超声显示一管状结构伴不全分隔➡️，内部呈无回声➡️。（右）同一病例超声造影显示管壁和分隔部位轻度增强➡️，内部无增强➡️。

输卵管积水

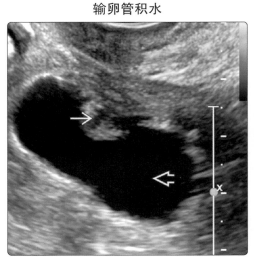

输卵管积水

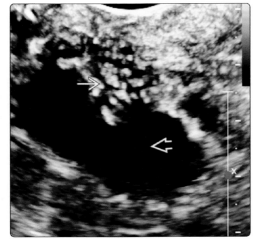

输卵管积脓

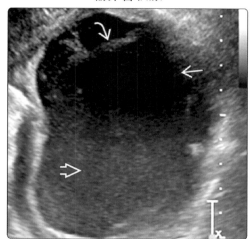

输卵管积脓

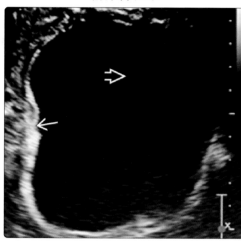

(左)B 型超声显示一管道状囊性病灶➡️,内部透声差➡️,可见不全分隔➡️。(右)同一病例超声造影显示外周增强➡️,内部无增强➡️。

TOA

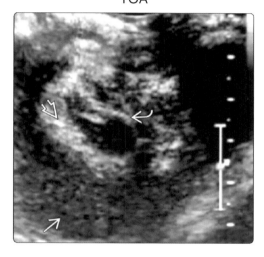

TOA

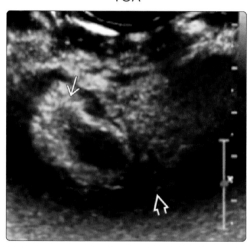

(左)B 型超声显示一混合性肿物,可见囊性区➡️,伴较厚分隔➡️,内呈低回声➡️。(右)同一病例超声造影显示外周增强➡️,伴无增强的管状成分➡️。

TOA

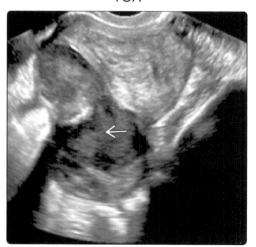

TOA

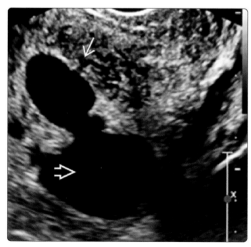

(左)B 型超声显示附件区狭长形的厚壁囊性结构,内部透声差➡️。(右)同一病例超声造影显示外周增强➡️,内部无增强➡️。

第
十
部
分

妇
科

盆腔炎性疾病　　　　　　　　　　　SIS

(左) B 型超声显示因炎症而增厚的输卵管➡,管周可见少量积液➡。(右) 该检查方法可使宫腔清晰显影➡。

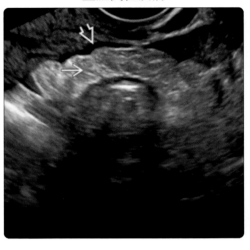
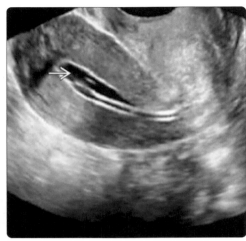

输卵管通畅　　　　　　　　　　　输卵管积水

(左) 附件区彩色信号闪烁提示输卵管通畅➡。输卵管显示不清。(右) SIS 显示因阻塞而扩张的输卵管➡。注意内壁的齿状结构➡。

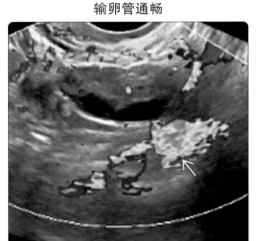
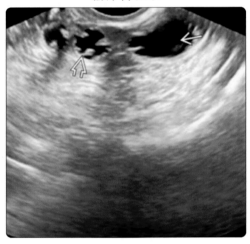

输卵管积水

B 型超声显示扩张的输卵管➡和黏膜皱襞➡。

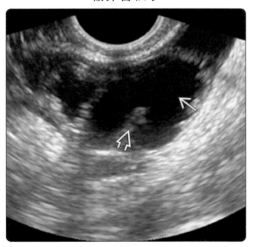

第十一部分
前 列 腺

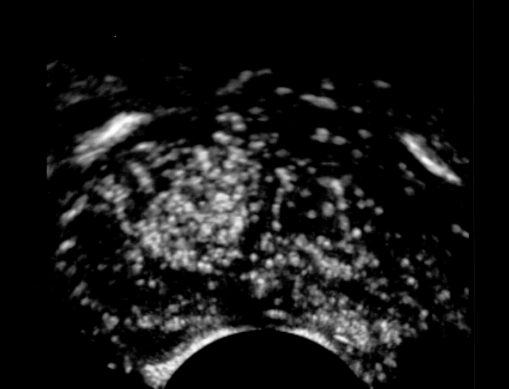

重要内容

术语

- 良性前列腺增生（benign prostatic hyperplasia，BPH）:前列腺良性疾病,由中央区和移行区的纤维组织、肌肉和腺体组织的结节状增生组成
  ○ 或可导致下尿路症状、前列腺增大或梗阻

常规超声表现

- 最常用于 BPH 患者的影像学检查方法,因其检查费用相对低廉,并可为诊断提供重要信息
- 在超声图像上,BPH 最初表现为位于精阜上方前外侧,形态对称、以均匀低回声为主的球形区域
- 随着增生进展,前移行区组织的外观形态多变,但仍保持低回声
- 随着病情进一步加剧,腺体呈弥漫不均匀或多发结节样低回声,偶可见 2~5mm 的等回声灶叠加在腺体组织的低回声背景上
- 对于 BPH 患者而言,前列腺超声的主要作用是测量前列腺体积

超声造影表现

- BPH 的典型超声造影表现:前列腺对称性增强,其中外周区呈轻度增强,移行区呈高增强
  ○ 这可能归因于 BPH 的血管密度明显高于正常前列腺组织
- 在某些病例中,BPH 表现为前列腺不均匀增强伴局灶性高增强结节
  ○ 是 BPH(以及慢性前列腺炎)超声造影得出前列腺癌假阳性诊断的原因
- BPH 移行区的显著高增强会遮蔽前列腺恶性肿瘤的局灶性高增强,限制了超声造影对前列腺癌的检出

典型图像

BPH

BPH

(左)56 岁 BPH 患者的彩色多普勒超声显示前列腺内血流不均匀减少。(右)同一病例的能量多普勒超声也显示前列腺内血流不均匀减少。

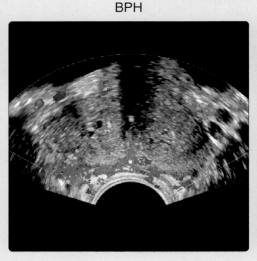
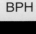
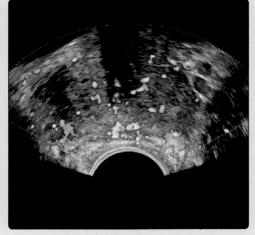

BPH

BPH

(左)图示 56 岁 BPH 患者的 B 型超声声像图。(右)同一病例的超声造影显示不均匀的增强减低区域➡,注意 BPH 区域的增强水平比正常腺体的增强水平要低。

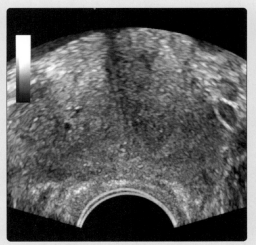
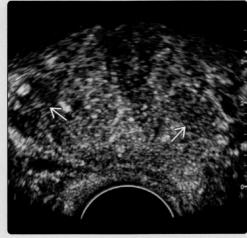

术语

缩写

- 良性前列腺增生：BPH

影像学解剖

解剖概述

- 从上到下，前列腺由底部、体部和尖部组成
- 分为 4 个组织学区域
  - 前纤维肌肉基质区，不含腺体组织
  - 移行区，位于靠近精阜的尿道周围，其中包含 5% 的腺体组织
  - 中央区，包绕射精管周围，其中包含 20% 的腺体组织
  - 外周区，包含 70%～80% 的腺体组织

临床意义

临床重点

- BPH：前列腺体积增大或者是腺体组织、间质组织各自或同时组织学增生
  - 或可导致下尿路症状、前列腺增大或梗阻
- 良性前列腺增大：不一定会导致梗阻
  - 可能由 BPH、前列腺炎、外伤或前列腺梗死引起
- 良性前列腺梗阻：伴有可记录的下尿路梗阻症状（通常为尿动力学测量）
- BPH 为前列腺良性疾病，表现为尿道周围和移行区的纤维、肌肉和腺体组织结节状增生
- BPH 危险因素包括
  - 年龄
  - 家族史
  - 糖尿病和心脏疾病
  - 肥胖
  - 人种（黑人>白种人>亚洲人）

BPH 的超声分型

- 0 型：≤25cm³，移行区无增大或轻度增大
- 1 型：双侧移行区（外侧叶）增大
- 2 型：尿道后方（中叶）增大
  - 2a：轻度增大，未向膀胱颈部疝出或造成膀胱三角区抬高
  - 2b：腺体继续增大造成膀胱三角区抬高，无腺瘤向膀胱颈部疝出，尿道无受压或未造成尿道向前移位
  - 2c：腺体增大造成膀胱三角区抬高，腺瘤未疝入膀胱颈部，腺瘤压迫尿道伴或不伴尿道向前移位
  - 2d：腺体增大，形成腺瘤并向膀胱颈部疝出，膀胱三角区进一步抬高
  - 2e：腺体轻度增大不伴疝出，肌肉刺激性增生造成膀胱颈后唇隆起
- 3 型：双侧叶增大伴尿道后方增大

- 4 型：带蒂增生结节形成
- 5 型：双侧叶增大合并带蒂增生结节形成
- 6 型：膀胱三角区下增生
- 7 型：其他复合型增生

影像学

影像学检查方法

- 超声检查是直肠指检后的首选影像学检查方法
- BPH 的超声征象为内腺增大，内呈低回声或混合回声
- CT 很少用于评估前列腺，但偶尔可在 CT 检查时发现 BPH
- MR 可识别增大的移行区，内可见假包膜包绕的增生结节

常规超声

- 最常用于 BPH 患者的影像学检查方法，因其检查费用相对低廉，并可为诊断提供重要信息
- 在超声图像上，BPH 最初表现为对称、均匀的圆球形低回声区，位于精阜上方前外侧
- 随着增生进展，这些前移行区组织的形态可发生改变，但仍保持低回声
- 随着病情进一步加剧，腺体呈弥漫不均匀或多发结节样低回声，偶可见 2～5mm 的等回声灶叠加在腺体组织的低回声背景上
- 上述等回声灶持续增大，可融合为 1～2cm 大小的大结节
- 部分患者可形成粗大的内部钙化
- 多普勒超声的典型表现为血流未见增多
- 对于 BPH 患者而言，超声的主要作用是测量前列腺体积
  - 移行区可表现为非对称性增大，向外压迫外周区，造成前列腺轮廓失常

超声造影

- BPH 具有典型的超声造影表现：前列腺对称性增强，其中外周区呈轻度增强，移行区呈高增强
  - 这可能归因于 BPH 的血管密度明显高于正常前列腺组织
- 在某些病例中，BPH 表现为前列腺不均匀增强伴局灶性高增强结节
  - 是 BPH（以及慢性前列腺炎）导致超声造影得出前列腺癌假阳性诊断的原因
- BPH 移行区呈显著高增强，遮蔽了前列腺恶性肿瘤的局部高增强灶，限制了超声造影对前列腺癌的检出
- 经直肠动态超声造影（transrectal dynamic contrast-enhanced ultrasound，DCE-US）的时空对比弥散成像被认为是一种很有前途的 BPH 定位方法

参考文献

1. Huang TR et al: Differential research of inflammatory and related mediators in BPH, histological prostatitis and PCa. Andrologia. ePub, 2018

（左）图示一位 65 岁男性的正常前列腺 B 型超声声像图。注意前列腺回声相对较均匀➡。
（右）超声造影显示前列腺均匀增强。

正常前列腺

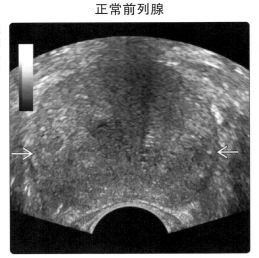

正常前列腺

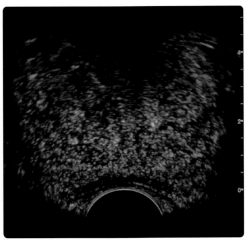

（左）经直肠 B 型超声显示前列腺底部中段切面，可见前列腺增大且回声不均匀，伴中央钙化。
（右）注射造影剂后即刻获得的超声造影图像显示前列腺无增强。

BPH，结节状增强

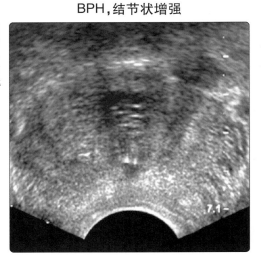

BPH，结节状增强

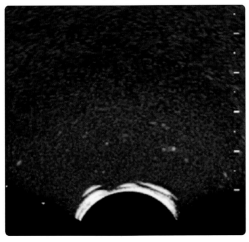

（左）超声造影动脉早期 31s 图像显示前列腺不均匀增强➡。
（右）同一病例超声造影 44s 图像显示，随着几个区域出现结节性高增强➡，前列腺增强水平由先前的不均匀趋向均一。

BPH，结节状增强

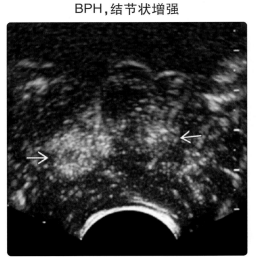

BPH，结节状增强

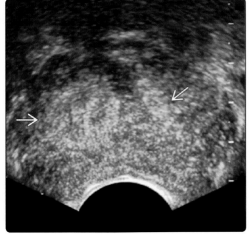

BPH，均匀增强

BPH，均匀增强

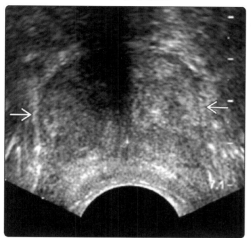
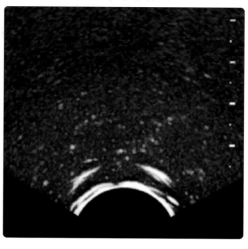

（左）经直肠 B 型超声显示前列腺增大，回声不均匀➡。（右）注射造影剂后即刻获得的超声造影图像显示前列腺无增强。

BPH，均匀增强

BPH，均匀增强

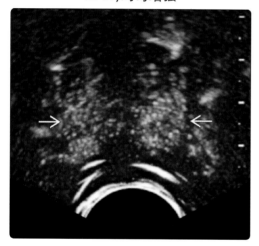
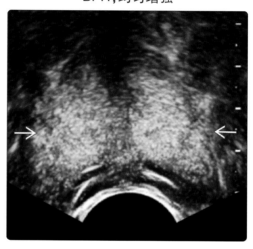

（左）超声造影动脉早期 29s 图像显示前列腺不均匀高增强➡。（右）超声造影动脉期 36s 图像显示均匀、对称的前列腺高增强➡。

BPH，均匀增强

BPH，均匀增强

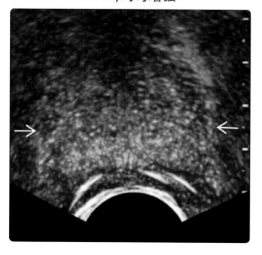
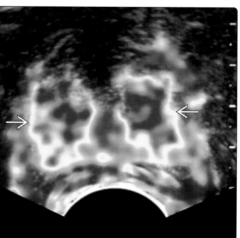

（左）超声造影晚期 111s 图像显示前列腺腺体均匀、对称的增强减低➡。（右）超声造影对比弥散成像（contrast US dispersion imaging，CUDI）证实前列腺呈均匀、对称的造影增强➡。

重要内容

临床意义

- 前列腺癌(prostate cancer,PCa)是北美和欧洲男性最常见的实体肿瘤
- PCa 的诊断基于超声引导下经直肠前列腺活检的结果
- 理想的 PCa 诊断方法应该减少穿刺活检的患者数量,在有限数量的粗针靶向穿刺活检组织中发现有意义的病变

常规超声表现

- 经直肠超声扫查,PCa 的特征性表现为低回声病灶、囊泡不对称和包膜不规则
- 在 B 型超声影像中,约 1/2 的 PCa 病变是不可见的
- 鉴于 PCa 的多样化的超声表现和部分良性肿瘤也可能有类似征象,常规前列腺超声在检测前列腺癌方面与直肠指诊相比优势不大

超声造影表现

- 与正常前列腺组织相比,恶性病变典型表现为动脉期高增强
  - 前列腺异常局灶性高增强区与具有临床意义的 PCa 诊断明确相关
- 基于灌注相关参数的超声对比弥散成像(Contrast US dispersion imaging,CUDI)有助于评价血管生成性肿瘤的血管系统
  - CUDI 中,PCa 的典型表现为高度增强的非对称区域
- 对超声造影异常增强区域进行靶向前列腺活检,有可能通过更少的活检次数发现有意义的病灶

典型图像

前列腺实质回声不均

PCa,高增强

(左)经直肠前列腺体部切面超声造影 B 型图像,可见前列腺实质回声不均匀➡️。(右)超声造影动脉期可见局灶性高增强区➡️,而正常前列腺实质呈相对低增强⇨。

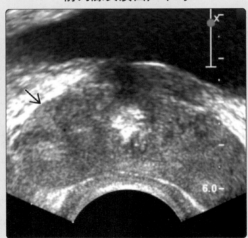
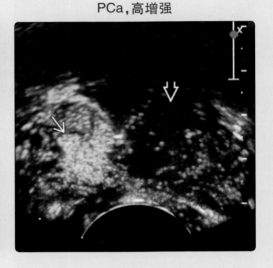

PCa,高增强

PCa,组织学图像

(左)CUDI 显示局灶性高增强➡️。(右)同一病例的组织病理学图像,红色标注处为 PCa 相关区域,这与超声造影表现相符。

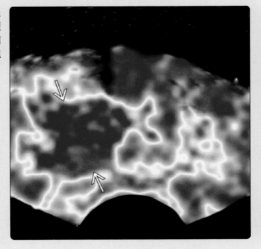
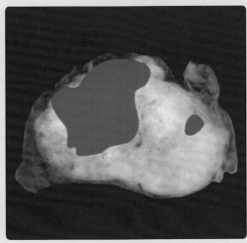

影像学解剖

解剖概述

- PCa 最常见于外周带的腺体组织内
- 与其他原发性内脏肿瘤不同,PCa 通常不表现为孤立的圆形肿块
  - 在 85% 的病例中,PCa 是多灶性的,并沿前列腺包膜生长
- 常规超声成像技术适用于探查边界清晰的圆形肿瘤,对 PCa 的检出率低
- 可通过组织学特征鉴别 PCa 和正常前列腺组织
  - 腺体正常结构消失
    - 高级别 PCa 最具特征性表现
  - 细胞密度增加
  - 微血管结构改变

临床意义

临床重点

- PCa 是北美和欧洲男性最常见的实体肿瘤
- 早期发现的 PCa 可完全治愈
- PCa 的诊断基于超声引导下经直肠前列腺活检的结果
  - 随机活检是为了克服超声在 PCa 检测和定位中的局限性
- 前列腺特异性抗原(prostate-specific antigen,PSA)检测的引入导致了 PCa 诊断数量的急剧增加,此外越来越多的患者表现为低风险或惰性癌
- 理想的 PCa 诊断方法应该限制穿刺活检的患者数量,并在有限数量的粗针靶向穿刺活检组织中发现有意义的病变

影像学

常规超声表现

- 经直肠超声对 PCa 的诊断和治疗至关重要
- 经直肠超声显示,恶性病变以低回声病灶、囊泡不对称和包膜不规则为特征
  - 在高级别 PCa 中,腺体结构的缺失导致反射界面减少,从而导致回声强度减低
- 在 B 型超声影像上,约 1/2 的 PCa 病变是不可见的
- 此外,一些常见的前列腺病变(前列腺炎和良性前列腺增生)可能与 PCa 具有相似的 B 型超声表现

- 前列腺炎可导致前列腺外周带回声不均匀伴低回声病灶,与 PCa 难以鉴别
- 在部分患者中,良性前列腺增生可发生在前列腺外周区,产生与 PCa 相似的影像学表现
- 鉴于 PCa 多样化的超声表现和部分良性肿瘤也可能有相似特征,传统的前列腺超声在检测 PCa 方面与直肠指诊相比优势不大
  - 因此,超声引导下前列腺靶向活检的敏感性不足,不能替代系统活检
- 细胞密度增加可导致 PCa 组织弹性降低,可通过超声弹性成像技术来观察

超声造影表现

- 与周围正常前列腺实质相比,PCa 灌注增加,这为超声造影检测 PCa 提供了依据
  - 前列腺肿瘤内新生血管(直径 $10 \sim 40 \mu m$)血流速度低于常规多普勒超声的分辨率,但可被超声造影轻易检出
- 与正常前列腺组织相比,恶性病灶的典型表现为动脉期高增强
- 恶性病变的灌注相关参数,包括显影时间(time to appearance)、灌注率(wash-in rate)、峰值强度(peak intensity)和达峰时间(time to peak)呈特征性改变
- 基于灌注相关参数的 CUDI 有助于评价血管生成性肿瘤的血管系统
  - CUDI 中,PCa 的特征性表现为高度增强的非对称区域
- 对超声造影异常增强区域进行针对性前列腺活检,可在活检次数更少的情况下提高癌症检出率
  - 有很多超声造影呈高增强的假阳性病灶,往往与 BPH 的存在有关

参考文献

1. Wildeboer RR et al: Multiparametric dynamic contrast-enhanced ultrasound imaging of prostate cancer. Eur Radiol. 27(8):3226-3234, 2017
2. Sano F et al: The utility and limitations of contrast-enhanced ultrasound for the diagnosis and treatment of prostate cancer. Sensors (Basel). 15(3):4947-57, 2015
3. Kundavaram CR et al: Value of contrast-enhanced ultrasonography in prostate cancer. Curr Opin Urol. 22(4):303-9, 2012
4. Smeenge M et al: Novel contrast-enhanced ultrasound imaging in prostate cancer. World J Urol. 29(5):581-7, 2011
5. Trabulsi EJ et al: Enhanced transrectal ultrasound modalities in the diagnosis of prostate cancer. Urology. 76(5):1025-33, 2010
6. Wink M et al: Contrast-enhanced ultrasound and prostate cancer; a multicentre European research coordination project. Eur Urol. 54(5):982-92, 2008
7. Linden RA et al: Advances in transrectal ultrasound imaging of the prostate. Semin Ultrasound CT MR. 28(4):249-57, 2007

(左)经直肠超声造影 B 型图像显示前列腺体部切面,前列腺回声不均匀➡。(右)超声造影显示,注射造影剂前无增强。

PCa,回声不均匀

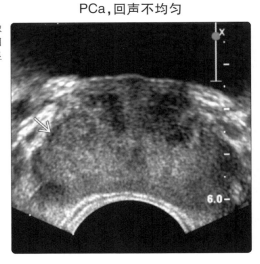

PCa,无增强

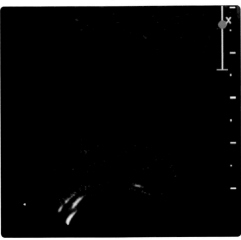

(左)超声造影动脉早期清晰可见一结节状高增强区➡。(右)同一病例超声造影晚期显示结节状高增强区域面积增大➡。另外,在前列腺对侧叶可见结节状的局灶性廓清区域➡。

PCa,结节状高增强

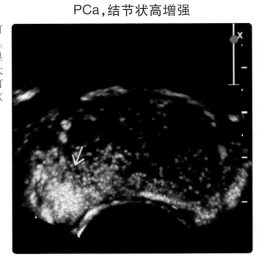

PCa,结节状高增强

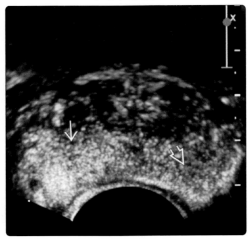

(左)超声造影弥散成像证实存在两个灌注异常区域➡。(右)组织病理学显示多灶性 PCa,与参数化超声造影显示的灌注异常区域相对应。

PCa,异常灌注

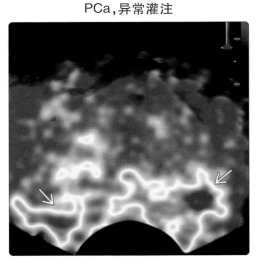

PCa,组织学图像

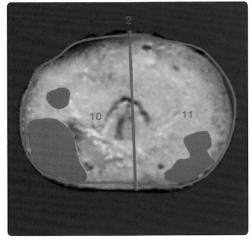

PCa

PCa

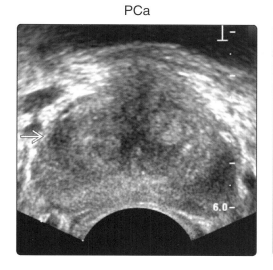
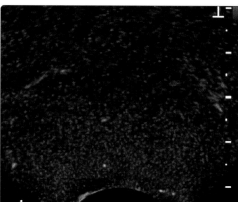

（左）B 型超声显示前列腺增大伴回声不均➡。（右）超声造影显示，注射造影剂前无增强。

PCa，动脉早期高增强

PCa，不均匀增强

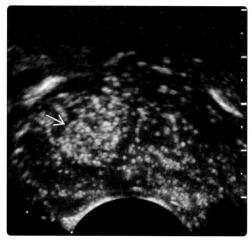
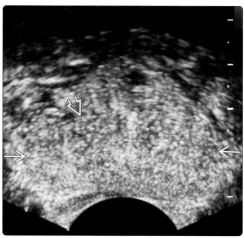

（左）超声造影显示动脉早期高增强➡。（右）超声造影晚期前列腺呈不均匀增强➡，伴结节状轻度廓清区域➡。

PCa，不均匀增强

PCa，组织学图像

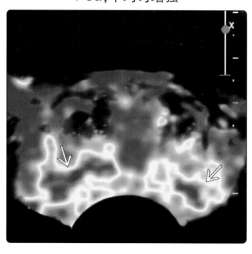
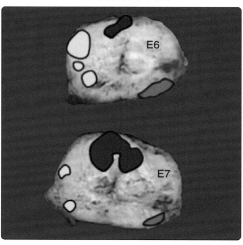

（左）在这个参数化的超声造影图像上可以观察到局灶性的早期高增强区域➡。（右）组织病理学检查发现 3 处病变，GS＝5＋4（浅蓝色）、3＋3（红色）和 3＋2（深蓝色）。

重 要 内 容

临床意义

- 前列腺炎分为 4 型
  - 急性细菌性前列腺炎
  - 慢性细菌性前列腺炎
  - 慢性前列腺炎/盆腔疼痛综合征
  - 无症状前列腺炎

常规超声表现

- 急性细菌性前列腺炎表现为前列腺周围可见低回声晕,彩色多普勒显示血流增加
- 前列腺脓肿声像图表现为低回声的包裹性积液

超声造影表现

- 急性细菌性前列腺炎
  - 前列腺造影强度增加
  - 表现无特异性,超声造影不用于急性非复杂性

前列腺炎患者
- 前列腺脓肿
  - 超声造影在检测和显示前列腺脓肿方面优于 B 型超声,可用于引导经皮或经直肠脓液抽吸和置管引流
  - 前列腺脓肿超声造影表现为低增强或无增强,周围软组织呈高增强
- 慢性细菌性前列腺炎超声造影特征性表现为腺组织弥漫性增强
  - 慢性前列腺炎患者前列腺组织的灌注增强可能与前列腺癌的高增强方式难以鉴别,降低了超声引导前列腺活检的准确性
  - 微小前列腺炎超声造影可表现为前列腺组织不均质增强伴局灶性高增强区,与前列腺癌表现相似

典 型 图 像

慢性前列腺炎

慢性前列腺炎

(左)经直肠 B 型超声显示一体积为 90mL 的前列腺的尖部切面, 前列腺呈不均匀回声。(右)造影开始后即刻图像显示未见增强。

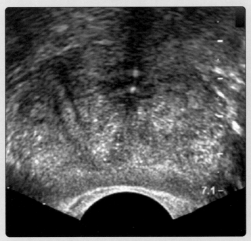
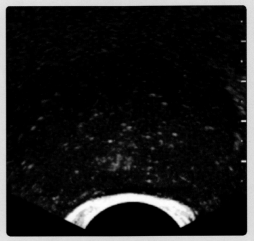

慢性前列腺炎

慢性前列腺炎, 均匀增强

(左)超声造影 39s 图像显示动脉早期呈不均匀增强的结节状区域➡。(右)超声造影 50s 图像显示前列腺呈均匀高增强。12 针法前列腺系统活检未发现恶性肿瘤,组织病理学提示为慢性前列腺炎。

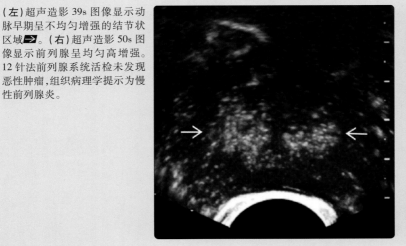
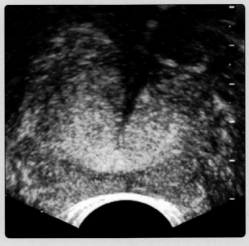

影像学解剖

解剖概述

- 从上到下,前列腺由底部、体部和尖部组成
- 分为 4 个组织学区域
  - 前纤维肌肉基质区,不含腺体组织
  - 移行区,位于靠近精阜的尿道周围,其中包含 5%的腺体组织
  - 中央区,包绕射精管周围,其中包含 20%的腺体组织
  - 外周区,包含 70%~80%的腺体组织

临床意义

临床重点

- 前列腺炎分为 4 型
  - 急性细菌性前列腺炎
  - 慢性细菌性前列腺炎
  - 慢性前列腺炎/盆腔疼痛综合征
  - 无症状前列腺炎
- 前列腺炎危险因素包括
  - 年龄 36~50 岁
  - 泌尿系感染史
  - 腹股沟外伤史
  - 导尿管插入
  - 前列腺活检史
  - HIV/AIDS
  - 既往前列腺炎病史
- 前列腺炎临床症状包括
  - 尿急,常发生在半夜
  - 尿痛
  - 射精后疼痛
  - 腰背痛
  - 直肠疼痛
  - 阴囊后方坠胀
  - 血精
  - 泌尿系感染
  - 尿路梗阻
- 急性细菌性前列腺炎初始症状常为寒战、发热、下腹部不适、会阴疼痛和小便灼烧感
- 前列腺脓肿为急性前列腺炎的少见并发症
  - 通过临床症状难以鉴别急性细菌性前列腺炎与前列腺脓肿,影像学检查在鉴别诊断中起着至关重要的作用
  - 治疗不当可导致高死亡率
  - 常见的治疗方法包括注射或口服抗生素与脓液抽吸和/或置管引流
- 慢性细菌性前列腺炎(症状持续≥3 个月)最常见的症状是会阴疼痛和尿频尿痛
- 前列腺炎(合并良性前列腺增生)是导致超声造

影前列腺癌假阳性诊断的已知原因
  - 然而,并非所有研究都观察到了这一现象
- 与血管生成相关的生物标志物在前列腺癌和前列腺增生伴炎症的组织中均显著升高
- 表明前列腺炎在前列腺癌变和肿瘤进展中起相关作用
  - 因此,影像学上的炎症表现需要引起注意

影像学

常规超声

- 急性前列腺炎可通过临床表现进行诊断和治疗,不需要进行影像学检查
- 急性细菌性前列腺炎表现为前列腺周围可见低回声晕,彩色多普勒显示血流增加
- 前列腺脓肿声像图表现为低回声的包裹性积液
- 慢性细菌性前列腺炎在 B 型和彩色多普勒超声上无特异性征象,表现为前列腺增大,回声不均
  - 广泛的肉芽肿性前列腺炎(如继发于膀胱癌卡介苗治疗后),可能导致炎症向包膜外扩散,更难与恶性病变鉴别

超声造影

- 急性细菌性前列腺炎
  - 前列腺造影强度增加;不作为常规诊疗手段
- 前列腺脓肿
  - 超声造影在检测和显示前列腺脓肿方面优于 B 型超声,可用于引导经皮或经直肠脓液抽吸和置管引流
  - 前列腺脓肿超声造影表现为低增强或无增强,周围软组织呈高增强
- 慢性前列腺炎(合并良性前列腺增生)是导致超声造影前列腺癌假阳性诊断的已知原因
  - 微小前列腺炎超声造影可表现为前列腺的不均质增强伴有局灶性高增强,与前列腺癌表现相似
  - 慢性前列腺炎患者前列腺组织的灌注增强可与前列腺癌的高增强表现相混淆,使鉴别诊断更困难,并降低超声引导前列腺活检的准确性
- 超声造影弥散成像(contrast US dispersion imaging,CUDI)是由各种超声造影参数映射组成的可视化图像,是区分新生血管和正常血管的新方法,它关注的焦点是造影剂的弥散而非灌注
  - 前列腺炎 CUDI 的特征性表现为,通常呈不均质的、对称性分布于整个前列腺的大面积高增强

参考文献

1. Huang TR et al: Differential research of inflammatory and related mediators in BPH, histological prostatitis and PCa. Andrologia. ePub, 2018
2. Li Y et al: Diagnostic performance of contrast enhanced ultrasound in patients with prostate cancer: a meta-analysis. Acad Radiol. 20(2):156-64, 2013
3. Zhao HX et al: The value and limitations of contrast-enhanced transrectal ultrasonography for the detection of prostate cancer. Eur J Radiol. 82(11):e641-7, 2013

（左）经直肠 B 型超声显示前列腺呈不均匀回声。（右）造影开始后即刻图像显示未见增强。

慢性前列腺炎

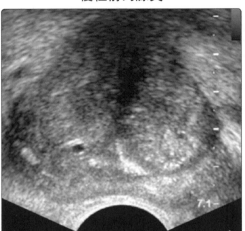

慢性前列腺炎

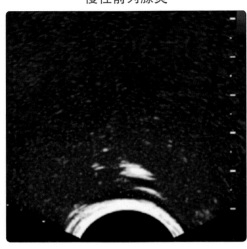

（左）超声造影 17s 图像显示动脉早期呈不均匀增强的结节状区域➡。（右）超声造影 30s 图像显示前列腺呈均匀高增强。

慢性前列腺炎

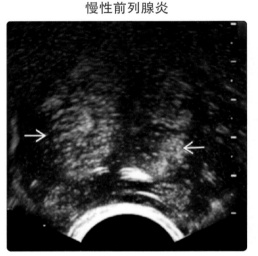

慢性前列腺炎

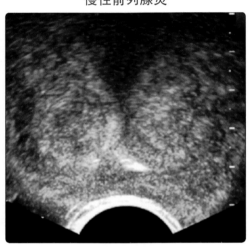

（左）超声造影 133s 图像显示数个区域出现造影剂廓清➡，使前列腺呈不均匀增强，这为前列腺癌的检测增加了难度。（右）动态超声造影显示数个区域出现造影剂廓清➡，使前列腺呈不均匀增强。

慢性前列腺炎，不均匀增强

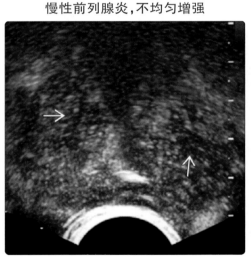

慢性前列腺炎

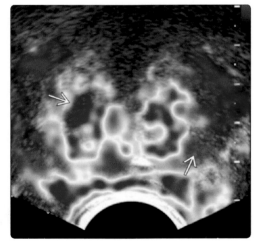

急性非复杂性前列腺炎

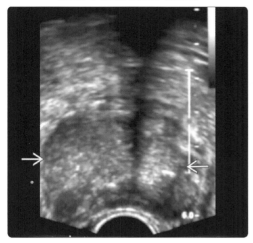

急性非复杂性前列腺炎

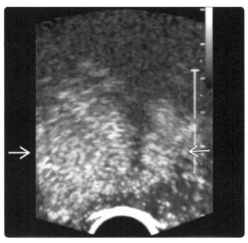

（左）B 型超声显示前列腺增大，回声不均匀➡️（图片来源：N. Chaubal，MD）。（右）超声造影灰阶图像显示前列腺呈弥漫性高增强➡️。此征象并非急性前列腺炎的特异性表现，良性前列腺增生和慢性前列腺炎患者也可出现相似的超声造影表现（图片来源：N. Chaubal，MD）。

急性复杂性前列腺炎

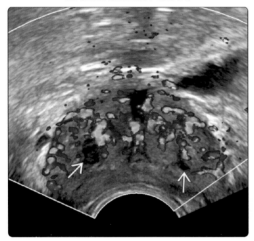

急性复杂性前列腺炎

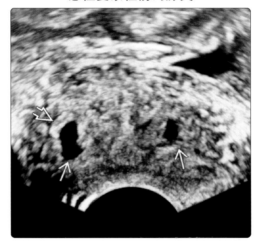

（左）彩色多普勒超声显示前列腺内血供丰富，内可见小的低回声区➡️（图片来源：N. Chaubal，MD）。（右）超声造影显示，低回声区内部无增强➡️，周边软组织呈环状高增强➡️，符合微小脓肿表现（图片来源：N. Chaubal，MD）。

前列腺脓肿

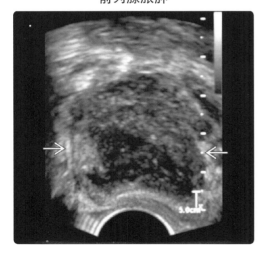

前列腺脓肿

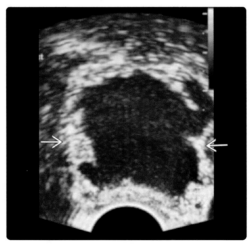

（左）B 型超声显示前列腺增大，回声不均匀➡️（图片来源：N. Chaubal，MD）。（右）超声造影显示范围较大的地图形状无增强区，边缘不规则呈高增强➡️，符合前列腺脓肿表现（图片来源：N. Chaubal，MD）。

第十二部分
阴　囊

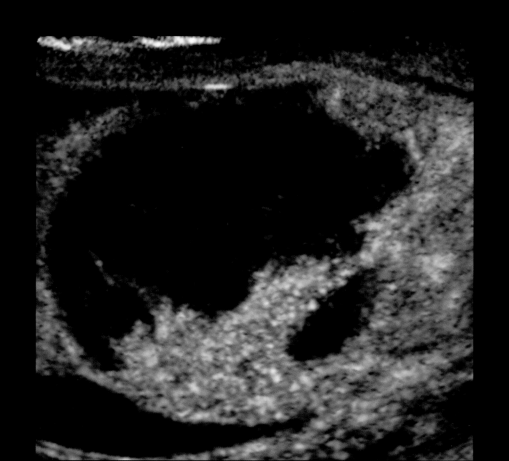

重要内容

概述

- 超声评估阴囊内可触及肿块的主要目的是确定其位置
  - 睾丸外肿块通常是良性的
- 在睾丸内病变中,乏血供与良性病变之间有很强的相关性
- 当病变不符合典型单纯性囊肿的诊断标准,只要对囊内实性成分稍有怀疑时,应当注意排除恶性肿瘤
- 与睾丸内病变不同,睾丸外实性病变性质与血供模式无明显相关性

影像学

- 睾丸旁病变的超声表现各不相同
- 大多数睾丸外病变是良性的

- 当超声明确病变位置在睾丸外时,不论其超声表现如何多变,性质多为良性
- 超声造影对无血供病变的确诊尤其有价值
- 良性睾丸囊肿:超声造影可以排除具有复杂特征的病变,例如内部无强化时为乏血供病变
- 表皮样囊肿:B 型超声表现常具有特征性
- 结节病:小的、累及双侧的低回声肿块,超声造影后强化表示病变内有血管形成
- 肾上腺残基瘤:超声造影后强化证实其有血供
- 睾丸网:超声造影示无软组织成分或异常增强
- 腺瘤样瘤:超声造影显示其强化方式与邻近睾丸组织相似
- 超声造影显示脂肪瘤、平滑肌瘤或纤维性假瘤内部很少甚至没有血供

典型图像

睾丸囊肿伴囊内沉积物

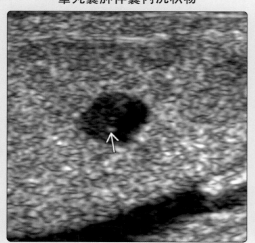

睾丸囊肿伴囊内沉积物

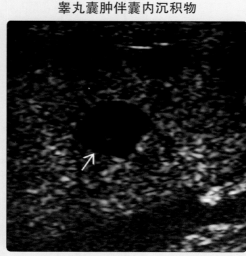

(左)一例睾丸囊肿的 B 型超声显示囊内➡存在稍高回声。(右)睾丸囊肿的超声造影显示囊肿内部无强化➡,证实 B 型超声所示的内部回声无血供。

表皮样囊肿

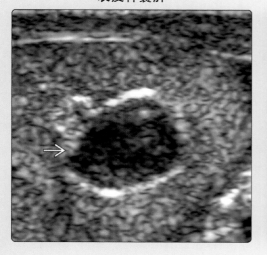

表皮样囊肿

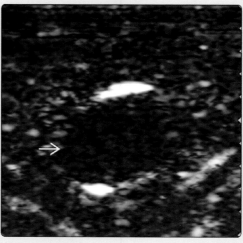

(左)B 型超声显示一个边缘具有较厚包膜的肿块➡。(右)表皮样囊肿的超声造影➡显示囊内无强化,证实该病变无血供。

病理学

睾丸内良性病变

- 单纯性睾丸内囊肿可发生于睾丸的任何部位，但常发生于睾丸纵隔附近，并与睾丸外精子囊肿有关
- 白膜囊肿：病因不明，但认为来源于间皮细胞
- 表皮样囊肿由角化分层的鳞状上皮组成，纤维壁清晰可见
- 睾丸网扩张：位于睾丸纵隔向附睾头引流的生精小管系统部分或完全阻塞而引起的良性病变，导致睾丸至纵隔的小管扩张
- 肾上腺残基瘤是指肾上腺细胞聚集在发育中的性腺内
- 结节病：病因不明的慢性多系统疾病，以睾丸和附睾偶见上皮样肉芽肿为特征

睾丸外良性病变

- 附睾囊肿：附睾管囊性扩张，充满透明浆液
- 精子囊肿：囊肿内衬上皮细胞，充满精子及含有淋巴细胞、脂肪球及碎屑的沉淀物
- 精子肉芽肿：输精管切除术后沿输精管或附睾出现的由精子外渗所致的肿块
- 脂肪瘤：最常见的睾丸外肿瘤，起源于精索脂肪细胞或阴囊壁皮下脂肪
- 腺瘤样瘤：起源于间皮的良性肿物，影响睾丸附件
- 乳头状囊状腺瘤：结节周围有纤维包膜，由多个内含乳头状结构的囊性病变组成
- 平滑肌瘤：良性间质肿瘤，绝大多数位于子宫内，偶尔出现在阴囊
- 纤维性假瘤：具有结节样外观的良性纤维炎症

影像学

常规超声表现

- 单纯性囊肿：薄壁无回声病变，伴有不同程度的后方回声增强，精子囊肿可能含有低回声
- 表皮样囊肿：超声表现因内部角蛋白的成熟程度、紧密性和含量而异
  - 可表现为高回声与低回声交替出现的洋葱皮样肿块，或因钙化而表现为伴有致密声影的强回声肿块，或外周被低回声包围的中心强回声靶样肿块

- 洋葱皮样环状结构被认为是表皮样囊肿的特征性表现，具有高度的诊断特异性
- 睾丸网扩张：表现多样，从模糊低回声区到突入睾丸实质的扩张管状结构
  - 无明显软组织肿块；常伴有附睾囊肿
- 肾上腺残基瘤：多发、双侧和偏心性是其典型表现
  - 肾上腺残基瘤的超声表现是多样的，可表现为低回声肿块，也可表现为伴有声影的不均质高回声包块
- 结节病：典型的结节病表现为多发、小的、双侧低回声肿块
- 精子肉芽肿：边界尚清的实性病变；常为低回声
  - 偶见钙化灶
  - 早期成像可见血流增多
  - 早期血流增多后，其状态基本稳定，因此随时间的发展其血流信号不会增多
- 脂肪瘤：多表现为边界清晰、大小不一的高回声均质肿块
- 腺瘤样瘤：外观多变；通常表现为边界清晰的实性稍高回声病变；通常<2cm，彩色多普勒上血供不一
- 乳头状囊腺瘤：主要为实性病变，内部有小的囊性空隙，也可能表现为内有乳头的囊性病变
- 平滑肌瘤：实性的不均质结节，有囊性区，可有钙化
- 纤维性假瘤：回声强度不一，内部有钙化时可见声影

超声造影表现

- 良性睾丸囊肿：超声造影可以排除具有复杂特征的病变，如内部无增强提示病变乏血供
- 表皮样囊肿：B 型超声表现常具有特征性
  - 超声造影无增强与这些病变的无血供相一致
- 睾丸网扩张：超声造影未见软组织成分或异常增强
- 肾上腺残基瘤：内有血供，超声造影可见增强
- 结节病：小的、双侧低回声肿块，超声造影增强提示病变有血供
- 精子肉芽肿典型表现为超声造影低增强或无增强
- 腺瘤样瘤：超声造影显示病变与邻近睾丸血供相似
- 乳头状囊腺瘤：实性成分增强，囊性区域无增强

- 脂肪瘤、平滑肌瘤或纤维性假瘤超声造影表现为很少或没有内部血供

成像建议

- 囊肿：当病变不符合典型的单纯性囊肿标准，且对囊内内容物有疑问时，应注意排除恶性肿瘤
  - 需要仔细检查，区别良性囊肿与睾丸囊性肿瘤
  - 超声造影显示囊肿内未见增强，有助于诊断
  - 它可以区分囊内无定型的无血管成分，如血块和碎屑，以及乳头状结构
- 睾丸外肿瘤：超声表现通常是非特异性的，对区分不同类型的病变没有帮助
  - 病变可位于筋膜、附睾、精索，病变位置与临床病史及实验室检查相关
  - 当超声结果不明确时，多平面 MR 可以帮助睾丸外病变的定位

最佳诊断要点

- 睾丸内肿瘤
  - 睾丸内囊肿：囊肿可位于白膜内或实质内（不常见，需先排除恶性）
    - 白膜囊肿最常见于睾丸的前上或外侧
  - 结节病：通常累及附睾，但有时也累及睾丸
  - 睾丸网扩张：位于睾丸纵隔
- 睾丸外肿瘤
  - 阴囊各组织（筋膜、附睾、精索）可扪及肿块
  - 病变可位于筋膜、附睾、精索，并与临床病史及实验室检查相关，有助于鉴别
    - 附睾囊肿和精子囊肿多见于附睾头部，但可沿附睾长轴出现
    - 腺瘤样瘤：位于附睾，常在尾部
    - 脂肪瘤：常见于精索

鉴别诊断

精子囊肿与附睾囊肿

- 两者在超声上无法进行鉴别

大的囊肿（真性囊肿或精子囊肿）与鞘膜积液

- 有助于鉴别的特征：囊肿挤压睾丸，而鞘膜积液只是包绕睾丸

睾丸网扩张与睾丸内精索静脉曲张

- 彩色多普勒超声睾丸内静脉曲张可见血流，睾丸网扩张内未见血流

附睾囊肿与精子囊肿、白膜囊肿、小范围鞘膜积液

- 有时，表皮样囊肿表现为单纯性囊肿或内有不均匀内容物、边缘呈强回声的轻度复杂性囊肿

结节病与小的恶性肿瘤

- 这些小的血管病变与恶性肿瘤的鉴别可能是困难的，其他部位结节病的临床证据有助于明确诊断

脂肪瘤与脂肪肉瘤

- 内部回声更加不均匀伴有周围结构浸润时可疑脂肪肉瘤；但是需要切除以明确诊断

诊断条目

影像解读要点

- 睾丸内病变乏血供与良性病变关系密切
  - 超声造影对于无血供的病变尤其有价值，如表皮样囊肿
- 睾丸旁病变的超声特征多种多样
  - 与睾丸内病变不同，睾丸外实性病变与血供模式无明显相关性
- 大多数情况下，睾丸旁病变是良性的
  - 超声可确定其位置，尽管回声不同，但位于睾丸外这一点多支持良性病变

参考文献

1. Rafailidis V et al: Sonographic imaging of extra-testicular focal lesions: comparison of grey-scale, colour Doppler and contrast-enhanced ultrasound. Ultrasound. 24(1):23-33, 2016
2. Wolfman DJ et al: Mesenchymal extratesticular tumors and tumorlike conditions: from the Radiologic Pathology Archives. Radiographics. 35(7):1943-54, 2015
3. Huang DY et al: Focal testicular lesions: colour Doppler ultrasound, contrast-enhanced ultrasound and tissue elastography as adjuvants to the diagnosis. Br J Radiol. 85 Spec No 1:S41-53, 2012
4. Mirochnik B et al: Ultrasound evaluation of scrotal pathology. Radiol Clin North Am. 50(2):317-32, vi, 2012
5. Patel K et al: Features of testicular epidermoid cysts on contrast-enhanced sonography and real-time tissue elastography. J Ultrasound Med. 31(1):115-22, 2012
6. Kim W et al: US MR imaging correlation in pathologic conditions of the scrotum. Radiographics. 27(5):1239-53, 2007
7. Tsili AC et al: MRI in the histologic characterization of testicular neoplasms. AJR Am J Roentgenol. 189(6):W331-7, 2007
8. Akbar SA et al: Multimodality imaging of paratesticular neoplasms and their rare mimics. Radiographics. 23(6):1461-76, 2003
9. Dogra VS et al: Sonography of the scrotum. Radiology. 227(1):18-36, 2003
10. Woodward PJ et al: From the archives of the AFIP: extratesticular scrotal masses: radiologic-pathologic correlation. Radiographics. 23 (1):215-40, 2003
11. Woodward PJ et al: From the archives of the AFIP: tumours and tumorlike lesions of the testis:radiologic-pathologic correlation. Radiographics. 22(1):189-216, 2002

腺瘤样瘤

（左）一例腺瘤样瘤的 B 型超声表现为边界清楚的实性病变，呈稍高回声➡️。（右）一例腺瘤样瘤的超声造影➡️显示其血供与邻近睾丸相似。

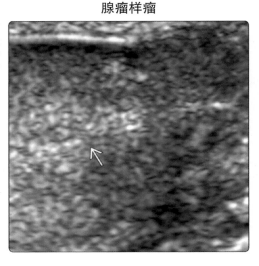

腺瘤样瘤

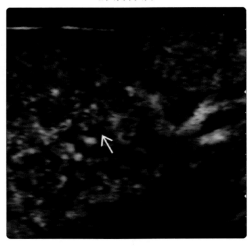

腺瘤样瘤

脂肪瘤

（左）精索脂肪瘤 B 型超声表现为边界清晰的高回声肿块➡️。（右）精索脂肪瘤的超声造影显示瘤体内部➡️的微小血供。

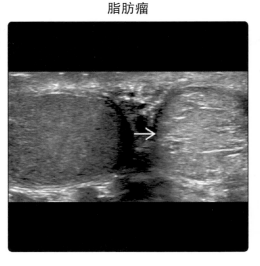

脂肪瘤

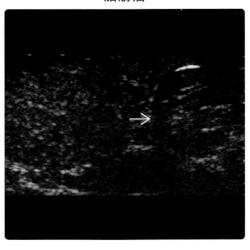

脂肪瘤

平滑肌瘤

（左）一例精索平滑肌瘤的 B 型超声显示为边界清晰的均匀低回声肿块➡️。（右）精索平滑肌瘤的超声造影显示瘤体内部的微小血供➡️。

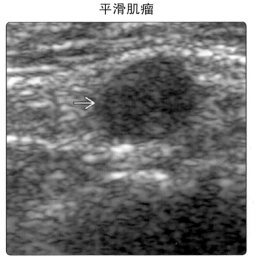

平滑肌瘤

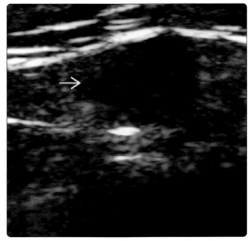

平滑肌瘤

附 加 图 像

精子肉芽肿

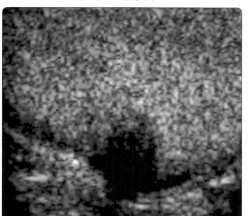

精子肉芽肿

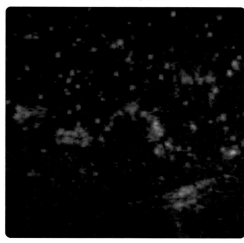

（左）一例精子肉芽肿的 B 型超声显示为边界清晰的低回声病变。（右）精子肉芽肿的超声造影显示出瘤体内的微小血供。

结节病

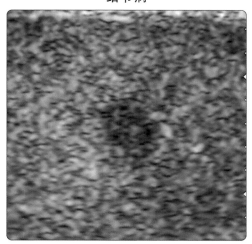

结节病

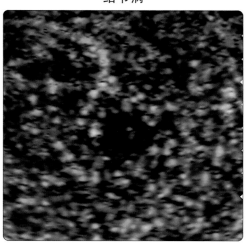

（左）睾丸结节病的 B 型超声表现为小的低回声肿块。（右）睾丸结节病的超声造影表现为低增强，提示存在血供。

肾上腺残基瘤

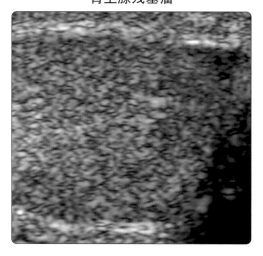

肾上腺残基瘤

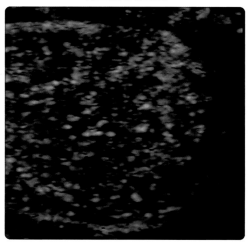

（左）一例肾上腺残基瘤的 B 型超声呈以低回声为主的肿块。（右）肾上腺残基瘤的超声造影显示有增强，提示存在血供。

重 要 内 容

常规超声表现

- 超声用于鉴别睾丸内病变（常为恶性）与睾丸外病变（多数为良性病变）
- 睾丸肿瘤的 B 型超声表现可与血肿、睾丸附睾炎、节段性梗死、肉芽肿等非肿瘤性病变相重叠
  - 根据临床表现可能难以与恶性病变区分开来
- 精原细胞瘤
  - 边界清晰的病灶，回声均匀，不侵犯白膜
- 睾丸非精原细胞性生殖细胞肿瘤（Nonseminoma-tous germ cell tumor，NSGCT）
  - 不均匀，可伴有囊性区或钙化
- 性索间质肿瘤
  - 小而均匀的病变，血供增多
- 睾丸内转移瘤
  - 低回声肿块，血供多变

超声造影表现

- 精原细胞瘤
  - 与周围组织相比，动脉期呈不同程度的增强，廓清快
  - 相反，良性间质细胞肿瘤可表现为快速增强、明显强化、廓清时间延长
- NSGCT
  - 复杂病变内部杂乱的血管异常强化方式，可与其他无血管良性病变相鉴别
- 性索间质肿瘤
  - 早期增强持续时间比背景睾丸组织长
- 睾丸内转移瘤
  - 强化模式与原发性肿瘤相关

典 型 图 像

精原细胞瘤

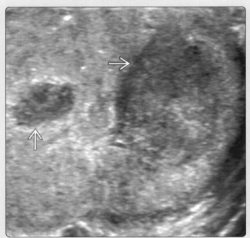

精原细胞瘤

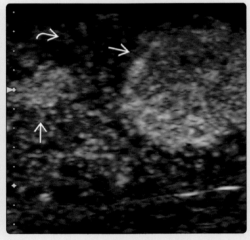

（左）一例多灶性精原细胞瘤，睾丸 B 型超声可见 2 个边界清晰、分叶状的实性低回声肿块➡，不侵犯白膜、内部无钙化。（右）睾丸精原细胞瘤的超声造影表现为肿瘤➡和背景实质⬈的高增强。

精原细胞瘤伴中央坏死

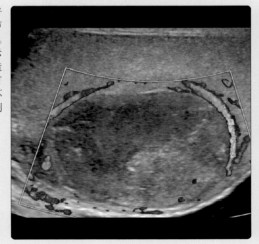

精原细胞瘤伴中央坏死

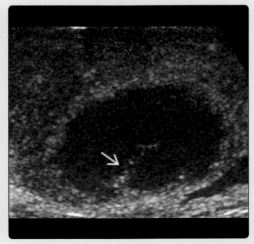

（左）睾丸精原细胞瘤彩色多普勒超声显示一个边界清晰、回声均匀的病灶，内部无血流信号。（右）同一病变的超声造影显示病变内部血管强化➡，超声造影在评估是否存在血管时具有较高的敏感性，即使在有中央坏死的病变中也是如此，如本例情况。

术语

缩略语

- 睾丸生殖细胞瘤(testicular germ cell tumor,TGCT)
- 睾丸非精原细胞性生殖细胞肿瘤:NSGCT
- 人绒毛膜促性腺激素(human chorionic gonadotrophin,HCG)

定义

- **非精原细胞瘤**是原发性睾丸生殖细胞肿瘤的总称,它可以只包括一种组织学类型,例如胚胎癌、卵黄囊瘤、绒毛膜癌等,或为含有一种以上组织学类型的混合性肿瘤(其中常见的是精原细胞瘤)
- **精原细胞瘤**是描述纯组织学生殖细胞肿瘤的经典术语
- **性索间质肿瘤**占原发性睾丸恶性肿瘤的 1%,根据其细胞来源可分为:间质细胞肿瘤(来源于间质细胞)、支持细胞瘤(来源于性索细胞)

病理学

一般特征

- TGCT 占原发性睾丸恶性肿瘤的 95% 以上,可分为精原细胞瘤和 NSGCT
- 精原细胞瘤约占生殖细胞肿瘤的 50%
- 约 10% 的间质细胞肿瘤和支持细胞瘤具有恶性潜质
- 大多数睾丸转移瘤来自淋巴瘤(主要来自非霍奇金淋巴瘤),白血病次之

影像学

一般特征

- 超声是评估睾丸的首选检查
- 超声用于鉴别睾丸内病变(常为恶性)和睾丸外病变(多数为良性病变)
- 大部分睾丸内肿块与睾丸背景组织相比呈低回声,并显示血供增多
- 超声造影在评估是否存在血供时具有较高的敏感性,尤其是小于 1cm 的病变

常规超声表现

- 精原细胞瘤
  - 通常表现为边界清晰的分叶状、实性低回声肿块,无钙化、不侵袭白膜
- 性索间质肿瘤
  - 超声检查时显示为小的边界清晰的均匀低回声的病变
- NSGCT
  - 畸胎瘤
    - 边界清晰的、复杂的不均匀肿块,伴有囊性区和钙化
  - 胚胎细胞癌
    - 边界模糊,不均匀的肿块
  - 绒毛膜癌
    - 不均匀性病变,伴囊性区和钙化,坏死和出血为常见特征
  - 卵黄囊瘤
    - 弥漫性肿大、内回声杂乱的睾丸

超声造影表现

- 睾丸肿瘤
  - 精原细胞瘤
    - 与周围组织相比,动脉期有不同程度的强化,廓清快速
      - 相反,良性间质细胞肿瘤的特征是快速增强,明显强化,廓清时间延长
  - NSGCT
    - 复杂病变中杂乱的血管异常强化方式,可与其他无血管良性异常相鉴别
  - 性索间质肿瘤
    - 早期增强持续时间比睾丸背景组织长
  - 睾丸内转移瘤
    - 强化模式与原发性肿瘤相关

鉴别诊断

睾丸肿瘤

- 睾丸肿瘤的 B 型超声表现可与血肿、睾丸附睾炎、节段性梗死、肉芽肿等非肿瘤性病变相重叠
  - 根据临床表现,可能很难将它们与恶性病变区分开来
- 与背景正常实质相比,节段性梗死和血肿为少血供或无血供
- 局灶性睾丸炎常表现为线样血供增多
- 睾丸脓肿通常由睾丸附睾炎并发症或未确诊的扭转引起,常表现为不规则、含液体的肿块,呈混合回声

参考文献

1. Konstantatou E et al: Evaluation of intratesticular lesions with strain elastography using strain ratio and color map visual grading: differentiation of neoplastic and nonneoplastic lesions. J Ultrasound Med. ePub, 2018
2. Rocher L et al: Burned-out testis tumors in asymptomatic infertile men: multiparametric sonography and MRI findings. J Ultrasound Med. 36(4):821-831, 2017
3. Kühn AL et al: Ultrasonography of the scrotum in adults. Ultrasonography. 35(3):180-97, 2016
4. Coursey Moreno C et al: Testicular tumors: what radiologists need to know–differential diagnosis, staging, and management. Radiographics. 35(2):400-15, 2015
5. Sidhu PS: Multiparametric ultrasound (MPUS) imaging: terminology describing the many aspects of ultrasonography. Ultraschall Med. 36(4):315-7, 2015
6. Sommers D et al: Ultrasonography evaluation of scrotal masses. Radiol Clin North Am. 52(6):1265-81, 2014
7. Huang DY et al: Focal testicular lesions: colour Doppler ultrasound, contrast-enhanced ultrasound and tissue elastography as adjuncts to the diagnosis. Br J Radiol. 85 Spec No 1:S41-53, 2012

含囊性成分的 NSGCT

含囊性成分的 NSGCT

(左) NSGCT 的 B 型超声显示含囊性区域➡的不均质病变。(右) 一例 NSGCT 的彩色多普勒超声显示肿瘤内部血流信号。

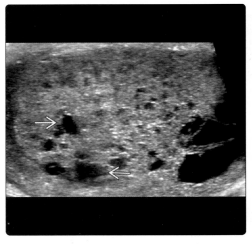

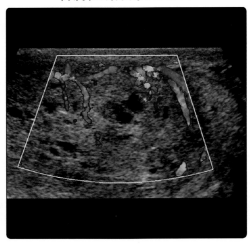

含囊性成分的 NSGCT

含囊性成分的 NSGCT

(左) 睾丸 NSGCT 的 B 型超声显示一含囊性成分➡的不均质病变。(右) 一例睾丸 NSGCT 的超声造影显示肿瘤➡内部血供情况。

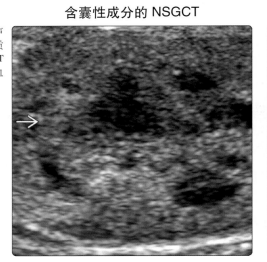

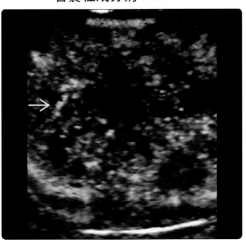

伴钙化的 NSGCT

伴钙化的 NSGCT

(左) 一例睾丸 NSGCT 的 B 型超声表现为含钙化➡的不均质病变。(右) 一例睾丸 NSGCT 的超声造影显示肿瘤➡内存在血供。

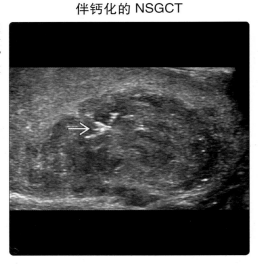

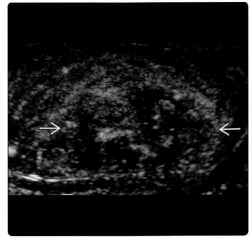

支持细胞瘤

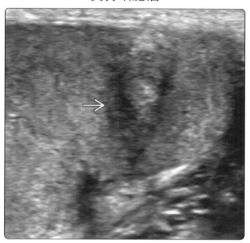

支持细胞瘤

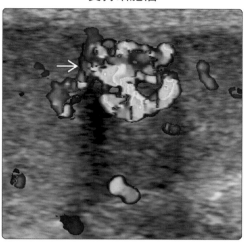

(左)一例睾丸支持细胞瘤的 B 型超声显示为一个小的边界清晰的高回声病变➡️。(右)彩色多普勒超声显示睾丸支持细胞瘤内➡️存在显著丰富的血供。

间质细胞瘤

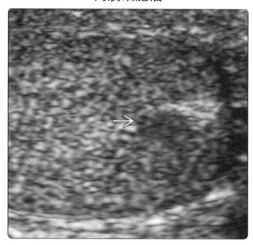

间质细胞瘤

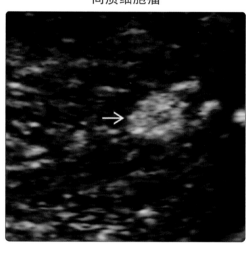

(左)睾丸间质细胞瘤的 B 型超声表现为小的、边界清晰的均匀低回声病变➡️。(右)睾丸间质细胞肿瘤的超声造影显示与背景睾丸组织➡️相比呈明显的强化。

转移瘤

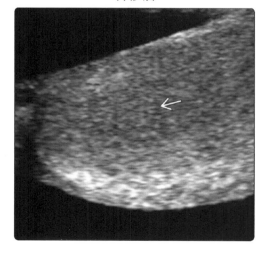

转移瘤

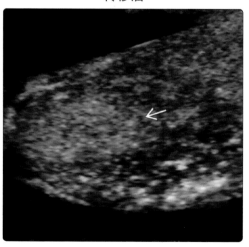

(左)一例来源于神经内分泌肿瘤的睾丸转移瘤,其 B 型超声显示睾丸实质内边界不清的低回声区➡️。(右)一例来源于神经内分泌肿瘤的睾丸转移瘤,超声造影显示睾丸内病变➡️的强化。

重 要 内 容

术语

- 睾丸破裂:白膜破裂导致阴囊内部分睾丸实质被挤出
- 睾丸断裂显示穿过睾丸实质的断裂线,而白膜则保持完整
- 附睾炎、睾丸炎和睾丸附睾炎是指相应器官的炎症
- 睾丸淋巴瘤和白血病是两种原发或继发的侵犯睾丸的血液系统恶性肿瘤

影像学

- 超声是评价弥漫性阴囊疾病(包括阴囊外伤、炎症和淋巴瘤)的主要方法,MR 用于特殊病例
- 睾丸破裂的特征性超声表现为睾丸轮廓不规则,其敏感性、特异性和准确率高达 90%
- 彩色和能量多普勒超声显示睾丸内部无血供是创伤所致睾丸血肿和并发炎症导致脓肿的典型声像图表现
- 血供增多是阴囊炎性病变的特征性表现
- 睾丸内部弥漫性或局灶性低回声,伴血供增多(包括线状无分支血管),是睾丸淋巴瘤和白血病的特征性表现
- 超声随访记录病变的消退情况,明确血肿或炎症的诊断,与偶然发现的肿瘤进行鉴别

典 型 图 像

圆形血肿

圆形血肿

(左)B 型超声显示睾丸内一圆形低回声血肿➜(慢性吸收期)。(右)超声造影勾勒出无血供血肿➜的轮廓,并可将其与低回声血管瘤准确区分开来。

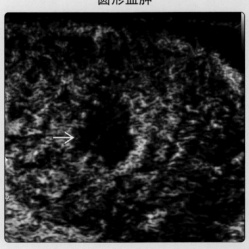

外伤断裂线

外伤断裂线

(左)B 型超声显示睾丸外伤后睾丸内出现的低回声血肿➜。(右)超声造影勾勒出睾丸外伤断裂线➜(B 型超声检查时未见),并能准确将其与外伤后存活的睾丸实质区分开来。

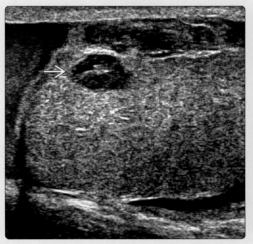
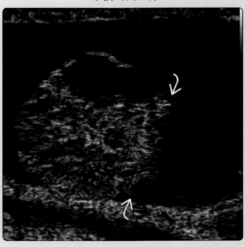

术语

定义

- 睾丸破裂时,白膜中断,一侧阴囊内部分睾丸实质可能被挤出
- 睾丸断裂是指至少存在 1 条断裂线穿过睾丸实质,而白膜完整
- 发生在附睾和睾丸的炎症称为附睾炎、睾丸炎或睾丸附睾炎
- 原发性睾丸淋巴瘤占 84%,继发性睾丸淋巴瘤占 16%
- 睾丸白血病可见于急性白血病期间和之后

病理学

一般特征

- **创伤**
  - 睾丸破裂时,血管膜破裂可导致实质缺血,常伴有白膜破裂
- **炎性疾病**
  - 睾丸附睾炎可由致病菌的血行传播或前列腺感染引起
  - 睾丸附睾炎的非感染性病因包括结节病、创伤、自身免疫性疾病和药物副作用
  - 睾丸附睾炎的并发症包括慢性鞘膜积液、血肿、睾丸静脉栓塞、脓肿形成、睾丸慢性萎缩和慢性疼痛
  - 原发性睾丸炎,不累及附睾,可由 HIV 或腮腺炎病毒引起
- **淋巴瘤与白血病**
  - 睾丸淋巴瘤通常为非霍奇金型,可影响整个睾丸实质,累及附睾者占 60%,累及精索者占 40%
  - 原发性睾丸白血病是罕见的,但在儿童中是常见的复发部位,尤其是在急性淋巴细胞白血病中,可以是弥漫性或局灶性,单侧或双侧发病,原因是化疗药物通过血-睾屏障后扩散减少
  - 淋巴瘤和白血病累及对侧睾丸较其他睾丸肿瘤更为常见,高达 18%

影像学

一般特征

- 超声是评价弥漫性阴囊疾病(包括阴囊外伤、炎症和淋巴瘤)的主要方法,MR 用于特殊病例
- 通过睾丸轮廓不规则诊断睾丸破裂的敏感性、特异性和准确率高达 90%
- 彩色和能量多普勒超声显示睾丸内部无血供是诊断创伤所致睾丸血肿和合并炎症所致脓肿的典型声像图表现
- 血供增多是阴囊炎性病变的特征性表现
- 睾丸内部弥漫性或局灶性低回声,伴血供增多(包括线状无分支血管),是睾丸淋巴瘤和白血病的特征性表现
- 超声随访记录病变的消退情况,以明确血肿或炎症的诊断,可与偶然发现的肿瘤进行鉴别

常规超声表现

- **创伤**
  - 睾丸实质损伤可表现为局灶性低回声区(缺血)或高回声区(出血性)
  - 睾丸破裂可通过直接显示高回声的睾丸白膜中断来诊断,但敏感性仅为 50%,特异性为 76%
  - 彩色多普勒超声可显示正常睾丸实质内的血流信号,从而识别实质的缺血坏死区
  - 睾丸断裂线表现为线样的低回声区,彩色多普勒超声显示区域内无血流信号
  - 与邻近正常睾丸实质相比,急性期睾丸内血肿表现为边界清晰的高回声或中等回声或不均匀回声
  - 血液外渗引起的积血在急性期表现为高回声,在慢性期表现为低回声,伴有分隔、小腔室、内部液-液平面以及钙化
- **炎性疾病**
  - 附睾炎表现为附睾肿大、低回声、受累部位血供增多
    - 可能合并阴囊壁增厚、反应性积液或积脓
    - 结核性附睾炎可伴有附睾弥漫性或结节性肿大,表现为均匀性或不均匀性低回声
  - 睾丸炎区域呈片状低回声,彩色多普勒血流信号增多
  - 超声随访炎性疾病,对记录疾病转归和明确诊断具有重要价值
  - 急性睾丸炎时,可见到由纵隔向周围放射的血流信号增多
  - 睾丸炎时,睾丸呈弥漫性或局灶性低回声,伴彩色多普勒超声显示血流信号增多
  - 在炎症消退后,可能会持续表现为线样低回声,被描述为"裂隙样间隔"
    - 鉴别诊断包括淋巴瘤和白血病
  - 睾丸脓肿表现为不规则的低回声或混合回声

区,彩色多普勒超声显示脓肿内无血流信号,但周围血流增多

- **淋巴瘤与白血病**
  - 睾丸淋巴瘤可分为 2 型
    - 结节型:睾丸实质内散在分布的低回声结节（单病灶或多病灶）
    - 弥漫型:睾丸肿大,实质呈弥漫性低回声
  - 淋巴瘤很少表现为与周围实质回声接近的不均质病变
  - 睾丸淋巴瘤在 B 型超声上呈条纹状改变,是指线样高回声与低回声区域相交替,可能原因是睾丸小隔辐射状分布于浸润的病变中
  - 睾丸白血病病变可为弥漫性或局灶性、多灶性,低回声或高回声,并伴有彩色血流信号增多

超声造影表现

- **创伤**
  - 超声造影能可靠、准确地区分正常灌注与创伤所致缺血坏死的睾丸实质,从而指导外科手术时仅切除梗死组织
  - 超声造影易于准确地显示睾丸断裂线,并能描述睾丸内血肿
    - 两者均显示完全没有灌注,与肿瘤相反,即使是少血供的肿瘤也会显示一定程度的强化
  - 少数睾丸内血肿可表现为内部分隔强化或边缘强化
- **炎性疾病**
  - 超声造影对于严重和复杂的睾丸附睾炎是有用的,因为它能准确地显示无灌注区,从而比 B 型和彩色多普勒超声更准确地检出和描述脓肿和梗死范围
  - 脓肿和梗死区均无内部强化,因而易于发现
    - 脓肿常伴有边缘充血
    - 在严重的睾丸附睾炎病例中,可发现微小脓肿
    - 区分这些情况可能很困难,但脓毒血症的临床表现很重要
    - 超声造影在鉴别病变位于睾丸内还是睾丸外（附睾或阴囊脓肿）时很有价值
  - 在睾丸附睾炎的病例中,超声造影可以更清楚、准确地划定鞘膜积液的边界,特别是在慢性睾丸附睾炎后期或因碎屑导致积液表现为与睾丸相似的等回声时
- **淋巴瘤与白血病**
  - 超声造影可用于显示睾丸淋巴瘤和白血病的血供

情况,表现为明显强化和快速廓清,且证实了彩色多普勒超声上显示的肿瘤内线样无分支型血供
  - 在某些情况下,病灶强化程度可能与邻近睾丸实质相似,血管的形态也可能是随机的
  - 应该注意的是,与彩色多普勒超声相比,超声造影在淋巴瘤和白血病的诊断中并没有提供更多的帮助

诊断条目

创伤

- 阴囊创伤时应仔细辨别白膜的完整性,若白膜中断则需进行手术探查
- 注意不要漏掉白膜的小裂口,不要将等回声血肿误认为睾丸轮廓不规则,造成睾丸破裂的错误诊断
- 彩色多普勒超声可用于检查睾丸实质损伤
- 超声造影能够更好地显示组织灌注情况,从而可以准确地识别阴囊外伤后存活的或坏死的睾丸实质
  - 指导外科治疗,进行存活组织保留手术

炎性疾病

- 利用彩色多普勒技术评估血流情况对于显示阴囊炎性疾病中增多的血供是必不可少的
- 典型的阴囊脓肿显示内部无血供、仅边缘充血,超声造影对其诊断准确性较高

淋巴瘤和白血病

- 可影响睾丸,表现为低回声结节或弥漫性低回声肿大,彩色多普勒超声和超声造影均显示血供增多及异常

参考文献

1. Sidhu PS et al: The EFSUMB Guidelines and Recommendations for the Clinical Practice of Contrast-Enhanced Ultrasound (CEUS) in Non-Hepatic Applications: Update 2017 (Long Version). Ultraschall Med. 39(2):e2-e44, 2018
2. Rafailidis V et al: Sonographic imaging of extra-testicular focal lesions: comparison of grey-scale, colour Doppler and contrast-enhanced ultrasound. Ultrasound. 24(1):23-33, 2016
3. Bertolotto M et al: Grayscale and color Doppler features of testicular lymphoma. J Ultrasound Med. 34(6):1139-45, 2015
4. Yusuf G et al: Multiparametric sonography of testicular hematomas: Features on grayscale, color Doppler, and contrast-enhanced sonography and strain elastography. J Ultrasound Med. 34(7):1319-28, 2015
5. Joel J et al: Testicular sarcoidosis masquerading as testicular carcinoma. Cent European J Urol. 67(3):261-3, 2014
6. Yusuf GT et al: A review of ultrasound imaging in scrotal emergencies. J Ultrasound. 16(4):171-8, 2013
7. Hedayati V et al: Contrast-enhanced ultrasound in testicular trauma: role in directing exploration, debridement and organ salvage. Br J Radiol. 85(1011):e65-8, 2012
8. Yagil Y et al: Role of Doppler ultrasonography in the triage of acute scrotum in the emergency department. J Ultrasound Med. 29(1):11-21, 2010
9. Woodward PJ et al: From the archives of the AFIP: tumours and tumorlike lesions of the testis:radiologic-pathologic correlation. Radiographics. 22(1):189-216, 2002

附睾炎后静脉性梗死

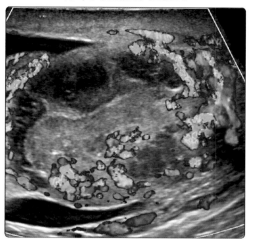

附睾炎后静脉性梗死

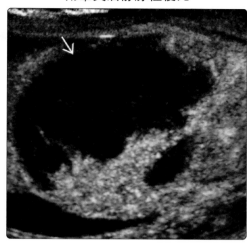

（左）一例重度睾丸附睾炎患者睾丸彩色多普勒超声表现为睾丸内广泛、不均匀的低回声。（右）超声造影准确地显示了复杂睾丸附睾炎后广泛的睾丸静脉性梗死,梗死区域表现为内部无强化的无灌注区➡。

炎症：附睾脓肿

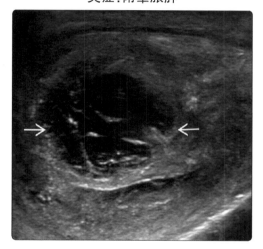

炎症：附睾脓肿

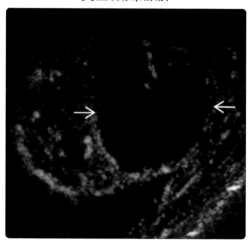

（左）重度附睾炎患者的 B 型超声表现为边缘不规则、不均匀的低回声区➡。（右）超声造影可准确地显示无灌注区➡,从而易于明确勾勒出附睾脓肿的轮廓。

淋巴瘤

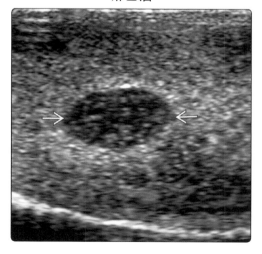

淋巴瘤

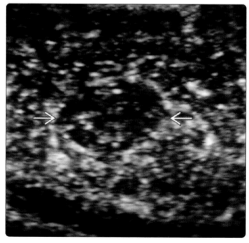

（左）一例睾丸淋巴瘤,B 型超声显示睾丸实质内一个孤立存在的低回声结节➡。（右）超声造影显示一个睾丸淋巴瘤结节➡的血供情况。

重要内容

术语

- 睾丸扭转或精索扭转是泌尿外科急症
- 睾丸或精索扭转是指睾丸血管蒂旋转,导致睾丸血供中断、实质缺血,继而发生梗死
- 除精索扭转外,睾丸梗死还可由其他因素引起,如外伤、血液病、血管性疾病或严重睾丸附睾炎的并发症

影像学

- 在可疑睾丸扭转的影像学检查中,超声是首选的,往往也是唯一的检查方法
- B 型超声表现非特异性,主要取决于扭转时间,睾丸水肿表现为低回声,睾丸出血表现为高回声
- 彩色和能量多普勒超声显示睾丸内无血供是睾丸扭转的特征性影像学表现
- 尽管常规多普勒技术被认为足以诊断出大多数的睾丸扭转病例,但超声造影可以准确、可靠地证明扭转的睾丸内无血流灌注
- 超声造影在睾丸节段性梗死与少血供肿瘤的鉴别诊断中更有价值
  - 在亚急性节段性梗死中,可见周边强化,其范围逐渐变小,并最终消失
- 超声造影可通过确认脓肿的形成,帮助鉴别睾丸扭转与由睾丸附睾炎导致的全睾丸梗死

典型图像

正常小儿睾丸

正常小儿睾丸

(左)彩色多普勒超声不能显示正常儿童睾丸➡内的多普勒血流信号。(右)正常儿童睾丸➡的超声造影表现为正常的睾丸实质内可见散在微泡分布。

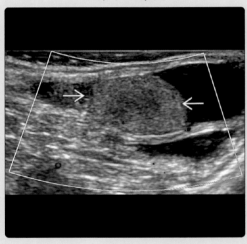
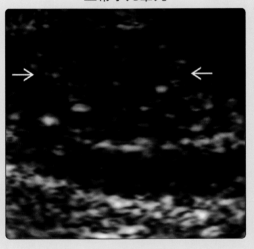

右侧睾丸扭转

右侧睾丸扭转

(左)怀疑右侧睾丸扭转的患者,睾丸横切面 B 型超声表现为与左侧睾丸相比,右侧睾丸➡实质呈不均匀回声。(右)1 例怀疑右侧睾丸扭转的患者,睾丸横切面彩色多普勒超声表现为右侧睾丸➡内不对称性、减弱的彩色多普勒信号。

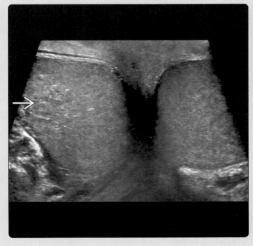
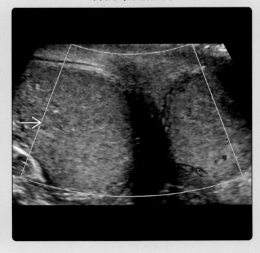

术语

同义词

- 睾丸扭转或精索扭转

定义

- 睾丸扭转是指由于精索扭转致血供中断从而引起的睾丸实质梗死
  - 除精索扭转外,睾丸梗死还可由严重的睾丸附睾炎、外伤、血液病(如红细胞增多症和镰状细胞病)、血管性疾病以及过往手术史引起
- 附睾或睾丸附件扭转是指附着在附睾或睾丸上的小结构(发育期退化的残留物)的扭转

病理学

一般特征

- 一旦发生扭转,阴囊静脉和淋巴引流首先中断,出现静脉梗塞,并发生阴囊水肿
- 一旦睾丸动脉闭塞,2h 后首先出现睾丸梗死,6h 后发生不可逆性缺血,24h 后出现完全性睾丸梗死
- 双侧精索扭转少见,占 2%

临床意义

表现

- 睾丸扭转表现为急性发作的疼痛,随后患侧阴囊肿胀
- 当 3~6 岁患儿发生右侧鞘内扭转时,与阑尾炎症状类似
- 提睾反射通常缺失
- 附件扭转同样表现为一侧阴囊的急性疼痛
- 蓝点征是指睾丸上极皮肤上的蓝斑,提示潜在梗死的扭转附件

治疗

- 如果临床高度怀疑睾丸扭转,尽管影像学表现正常,仍然有必要进行手术探查
- 睾丸实质救治率取决于诊断时间、精索旋转程度和治疗,6h 内救治率达 80%,24h 后仅 20%
  - 如果精索旋转 720°,睾丸会在 4h 内失活,而在不完全扭转的情况下可以保持活性很多天
- 术前成功的手动复位可恢复睾丸灌注,提高抢救成功率至 97%

- 儿童和青少年睾丸附件扭转可选择保守治疗

影像学

一般特征

- 超声是迅速、准确诊断睾丸扭转的最重要的影像学检查方法
  - 手术探查不应因影像学检查而明显延迟
- 超声造影对评估睾丸血流灌注非常敏感,很容易发现睾丸缺血,诊断可信度高,同时也降低了操作人员的依赖性
- 超声造影能明确显示睾丸内的血管分布
- 最佳诊断线索
  - 可视化超声检查技术显示缺乏血流信号是特征性的影像学表现

技术建议

- 使用宽带高频线阵探头 B 型超声成像技术以及彩色和脉冲多普勒技术是诊断睾丸扭转的最佳方法
- 横切面对照研究显示两侧睾丸是有用的,因其可显示睾丸内细微的回声变化,并且可以比较两个睾丸的血供情况
- 脉冲多普勒检查两侧精索,用于比较和评估患侧精索
- 应对仪器进行适当调节,以便能够检出低速血流,或者使用能量多普勒技术
- 保持小的彩色取样框,以获得足够高的帧率和提高彩色分辨率
- 在最初检查健侧睾丸时,调节好二维和彩色多普勒增益,以作为基线设置,以便与患侧进行比较
- 超声造影通常需事先静脉置管,重点进行患侧评估
- 高频线阵探头成像通常需要增加超声造影剂的剂量(双倍)

常规超声表现

- **睾丸扭转**
  - 睾丸扭转的超声表现取决于疼痛发生后的时间
    - 由于血管充血和发生梗死,睾丸急性肿大和出现低回声
    - 一旦梗死形成,出血可能导致部分睾丸实质内出现高回声,内部回声不均匀
      - 在超过 10 天的扭转(慢性扭转)中,这个表现更典型

- ○ 睾丸长轴可旋转，与大腿长轴垂直
- ○ 精索直径突然改变，扭转点远端增粗，内包含显示代表静脉的圆形无回声血管结构
- ○ 精索在扭转点的形态被称为"沼泽样假瘤"或"扭结"
- ○ 漩涡征可在实时超声上识别，诊断扭转的敏感性和特异性高达 100%
- ○ 彩色多普勒技术显示与对侧正常睾丸相比，患侧睾丸内完全无血流信号（敏感性 79%～89%，特异性 77%～100%）
- 节段性梗死
  - ○ 节段性梗死表现为局灶性低回声区或高回声区，分别提示缺血或出血
  - ○ 动脉受损的典型表现为尖指向睾丸纵隔的楔形病变；静脉阻塞时病变则为圆形
  - ○ 与正常的邻近实质或对侧睾丸相比，彩色多普勒显示无血流信号可帮助诊断节段性梗死
- 完全性梗死
  - ○ 完全性梗死时，睾丸增大，呈低回声，显示血流信号减少或完全消失
  - ○ 随访显示，睾丸逐渐萎缩

超声造影表现

- 睾丸扭转
  - ○ 根据目前的病例报告和小规模的系列病例分析表明，传统超声技术如彩色和能量多普勒技术，已经足够准确地检出睾丸缺血，超声造影尽管易于准确地显示梗死的睾丸实质，但并不能提供更多重要的信息
  - ○ 超声造影可通过确定脓肿的形成，帮助鉴别睾丸扭转与睾丸附睾炎相关的完全性睾丸梗死
- 节段性梗死
  - ○ 睾丸节段性梗死表现为圆形病变伴周围充血时，必须与睾丸肿瘤相鉴别
  - ○ 鉴别节段性梗死和睾丸肿瘤的关键因素是要识别出病变是由一个还是多个缺血性睾丸小叶形成的
  - ○ 超声造影更好地显示急性睾丸节段性梗死的特征改变，展示病变与少血供肿瘤不同的形态学特征
    - – 睾丸节段性梗死表现为一个或多个被正常血管隔开的乏血供区，与缺血的睾丸小叶吻合
      - □ 在亚急性节段性梗死中，可见周边强化，其范围逐渐变小，最终消失

- – 可区分睾丸节段性梗死和少血供的睾丸肿瘤，后者可显示一定程度的内部强化
- 完全性梗死
  - ○ 对于任何病因的完全性梗死，包括严重附睾炎，超声造影可明确显示整个睾丸实质无强化

鉴别诊断

睾丸缺血

- 应与下列疾病鉴别
  - ○ 睾丸附睾炎：患侧附睾和睾丸的血流信号增多
  - ○ 附件扭转：附件可能出现肿大，而睾丸实质表现正常
  - ○ 若为节段性缺血，则需要与少血供的睾丸肿瘤相鉴别，后者内部至少存在一些血供
- 附件扭转时，附睾增大充血、鞘膜腔积液，而附件本身则表现为局灶性、低回声或高回声结节，周边彩色多普勒血流信号增加，而其本身可能是低或乏血供
- 随着时间的推移，扭转的附件回声逐渐增高，出现钙化，最终可能脱离睾丸或附睾实质，甚至自由活动于患侧阴囊内

参考文献

1. Bandarkar AN et al: Testicular torsion with preserved flow: key sonographic features and value-added approach to diagnosis. Pediatr Radiol. 48(5):735-744, 2018
2. Sidhu PS et al: The EFSUMB guidelines and recommendations for the clinical practice of contrast-enhanced ultrasound (CEUS) in non-hepatic applications: Update 2017 (Long Version). Ultraschall Med. 39(2):e2-e44, 2018
3. Tsili AC et al: MRI of the scrotum: Recommendations of the ESUR Scrotal and Penile Imaging Working Group. Eur Radiol. 28(1):31-43, 2018
4. Badea R et al: Contrast enhanced harmonic ultrasonography for the evaluation of acute scrotal pathology. A pictorial essay. Med Ultrason. 18(1):110-5, 2016
5. Rafailidis V et al: Sonography of the scrotum: from appendages to scrotolithiasis. J Ultrasound Med. 34(3):507-18, 2015
6. Tsili AC et al: MR imaging of scrotum. Magn Reson Imaging Clin N Am. 22(2):217-38, vi, 2014
7. Yusuf GT et al: A review of ultrasound imaging in scrotal emergencies. J Ultrasound. 16(4):171-8, 2013
8. Yusuf G et al: Global testicular infarction in the presence of epididymitis: clinical features, appearances on grayscale, color Doppler, and contrast-enhanced sonography, and histologic correlation. J Ultrasound Med. 32(1):175-80, 2013
9. Bertolotto M et al: Acute segmental testicular infarction at contrast-enhanced ultrasound: early features and changes during follow-up. AJR Am J Roentgenol. 196(4):834-41, 2011
10. Valentino M et al: Role of contrast enhanced ultrasound in acute scrotal diseases. Eur Radiol. 21(9):1831-40, 2011
11. Nussbaum Blask AR et al: Sonographic appearance of the epididymis in pediatric testicular torsion. AJR Am J Roentgenol. 187(6):1627-35, 2006
12. Paltiel HJ et al: Pulse-inversion US imaging of testicular ischemia: quantitative and qualitative analyses in a rabbit model. Radiology. 239(3):718-29, 2006
13. Vijayaraghavan SB: Sonographic differential diagnosis of acute scrotum: real-time whirlpool sign, a key sign of torsion. J Ultrasound Med. 25(5):563-74, 2006
14. Wilbert DM et al: Evaluation of the acute scrotum by color-coded Doppler ultrasonography. J Urol. 149(6):1475-7, 1993

睾丸扭转的 B 型超声表现

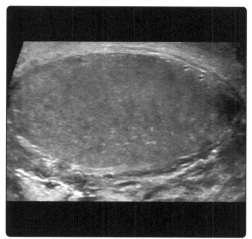

漩涡征

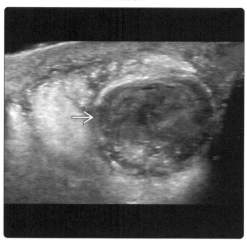

（左）1 例漏诊睾丸扭转病例，一侧睾丸 B 型超声显示睾丸实质呈不均匀性低回声。（右）1 例漏诊精索扭转病例，B 型超声显示漩涡征，含有血管的精索扭曲，呈同心圆样肿块➡️。

完全性睾丸梗死

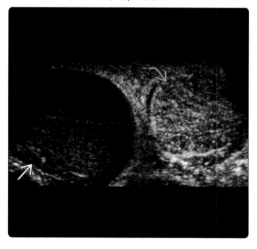

完全性睾丸梗死

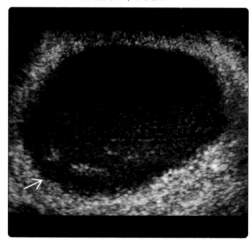

（左）1 例漏诊的扭转病例，超声造影睾丸横切面对照明确显示右侧睾丸完全性梗死➡️，实质内无强化，对侧睾丸⬈正常强化。（右）超声造影右侧睾丸纵切面明确显示，右侧睾丸完全性梗死的睾丸实质➡️内无强化。

节段性睾丸梗死

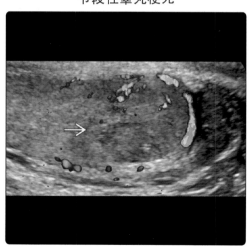

节段性睾丸梗死

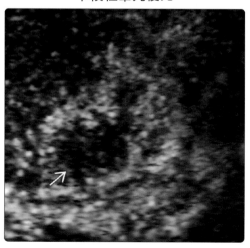

（左）彩色多普勒超声显示一个血流信号减少区域➡️，但梗死的具体范围并不明确。（右）超声造影易于准确显示出节段性梗死的无强化区域➡️。

第十三部分
乳　腺

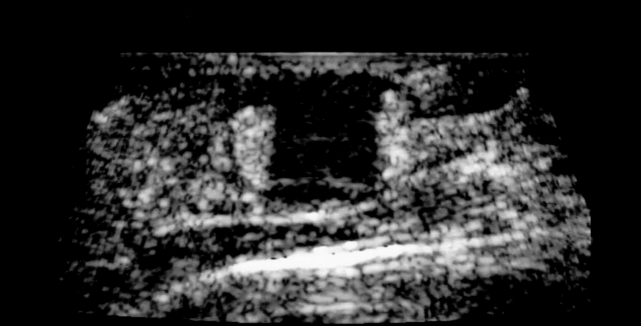

重 要 内 容

临床意义

- 乳腺癌是女性检出率最高的癌症,2018 年美国新发病例 266 120 例,死亡病例 40 920 例
- 乳腺钼靶检查目前仍然是乳腺癌筛查的标准

影像学

- 乳腺超声造影的主要作用是确定乳腺良性病变特征,避免因肿块在其他检查中性质不明而进行活检
- 超声造影在诊断乳腺良恶性病变方面,敏感性高达 80%～90%,特异性高达 80%～85%
- 良性病变增强模式
  - 整个病变呈均匀高强化
  - 整个病变呈均匀中等强化
  - 整个病变无强化
- 恶性病变增强模式
  - 呈不均匀强化,伴或不伴明显的灌注缺损区
  - 与周围乳腺组织相比,病变区造影剂快速廓清
  - 强化范围向外延伸,超出 B 型超声显示的病灶预期边界,导致造影后期病变直径进行性增大
- 良恶性病变的强化特征存在一定的交叉重叠
  - 大多数恶性肿块可显示强化;然而,当肿瘤少血供时,可出现假阴性
- 超声造影增强模式和参数可能有助于无创性鉴别高侵袭性乳腺癌

典 型 图 像

良性纤维囊性变

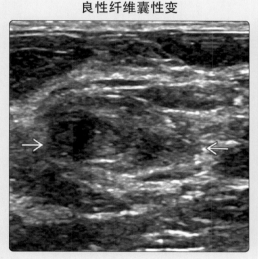

良性纤维囊性变

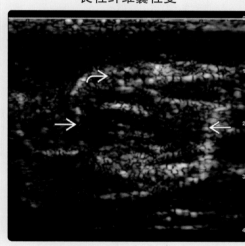

(左)B 型超声显示不均匀的低回声乳腺肿块➡。(右)注入 4.8mL 的 Lumason(六氟化硫脂质微泡)后,肿块➡呈不均匀强化,强化模式及强度与周围正常乳腺组织➡相似。

良性纤维囊性变

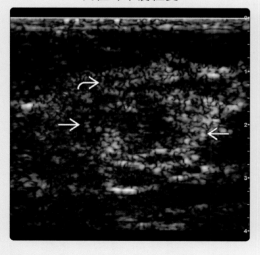

良性纤维囊性变

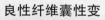
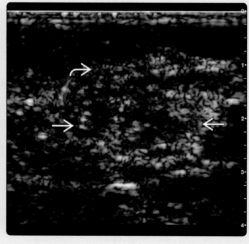

(左)造影剂注射后 53s 的晚期显示肿块➡与周围正常乳腺组织➡相比呈持续的等增强。(右)在 85s 后与周围乳腺组织➡相比,肿块➡呈等增强,无区域廓清,也未出现造影范围扩大。

术语

缩写词

- 乳腺影像报告和数据系统（Breast Imaging Reporting and Data System, BI-RADS）

临床意义

临床价值

- 乳腺癌是女性检出率最高的癌症，2018 年美国新发病例 266 120 例，死亡病例 40 920 例
- 乳腺钼靶检查目前仍然是乳腺癌筛查的标准
- 乳腺病变恶性概率>2%时通常需要进行穿刺活检
- 在美国活检人次>160 万
  - 这些乳腺活检中大部分的病理都是良性
    - 钼靶筛检出的异常中仅 15%~40% 的活检结果为恶性
    - 可触及肿块中仅 25%~50% 的活检结果为恶性

影像学

超声表现

- 乳腺超声检查常用来描述乳腺肿块特征
- **囊肿**是最常见的乳腺局灶性肿块
- 乳腺超声成像最重要的目标是鉴别囊性病变与实性病变
  - 单纯性囊肿表现为纯粹的无回声、边界清晰、后方回声增强的病灶，易与实性肿块鉴别
  - 复杂性囊肿常以不均匀病灶的形式出现，B 型超声很难与实性肿块相鉴别
    - 边界清晰的恶性肿块伴后方回声增强易被误认成囊肿
- **纤维腺瘤**常见于年轻患者，为良性的实性肿块，存在纤维和上皮成分
  - 典型的超声表现为圆形或椭圆形低回声肿块，边缘光滑或分叶状，回声均匀
  - 这种典型的表现见于少数纤维腺瘤，纤维腺瘤通常表现为分叶状、边界不规则以及内部回声不均匀
- **乳腺癌**超声表现多样，包括放射状肿块、局限性肿块和弥漫性肿块
- 浸润性乳腺癌的典型超声表现为，边缘不规则的低回声肿块，纵横比>1，内部回声不均匀，伴后方不同程度的声衰减
- 良恶性病变的声像图表现存在大量的交叉重叠
  - 乳腺癌可表现为边界清楚的肿块，内部回声均匀，纵横比<1，后方回声增强

- 大部分乳腺癌在彩色多普勒上内部无血流信号，因而彩色多普勒超声不能鉴别良恶性乳腺病变

超声造影表现

- 乳腺良性病变
  - 超声造影对乳腺良恶性病变诊断的敏感性为 80%~90%，特异性为 80%~85%
  - 超声造影在乳腺成像中的主要作用在于确定乳腺良性病变的特征，避免肿块因在其他检查性质不确定而进行活检
  - 诊断乳腺良性病变的增强模式
    - 整个病变呈均匀强化
    - 整个病变呈中等强化
    - 圆形或椭圆形，肿块强化
    - 局限性的肿块边缘强化
    - 整个病变无强化
  - 良恶性病变的强化特征存在一定的交叉重叠
    - 大部分良性肿块无对比增强，而当乳腺癌少血供时可能出现假阴性病例
  - 动态增强超声成像（dynamic contrast-enhanced US, DCE-US）的时间-强度曲线（time-intensity curve, TIC）分析中，良性病变比恶性病变的峰值强度低、曲线下面积小、达峰时间长
- 乳腺恶性病变
  - 诊断乳腺恶性病变的增强模式
    - 呈不均匀强化，伴或不伴清晰的灌注缺损
    - 外周高强化
    - 与周围乳腺组织相比，病变呈现造影剂的快速廓清
    - 不规则的强化肿块
    - 非局限性，肿块边缘增强
    - 强化范围超出 B 型超声下病灶的预期边界之外，导致造影后期病变直径逐渐扩大
  - 一些研究表明，乳腺癌的超声造影强化模式可用于肿瘤的亚分类和预后分层
    - 雌激素受体阴性肿瘤中，向心性强化模式及明显的灌注缺损更为常见
    - 穿支血管与瘤体的高增强主要发生于组织学级别较高的肿瘤
  - 在 DCE-US 的 TIC 分析中，恶性病变尤其是高级别恶性肿瘤，比良性病变的达峰时间短、峰值强度高、曲线下面积大

参考文献

1. Wang Y et al: Qualitative, quantitative and combination score systems in differential diagnosis of breast lesions by contrast-enhanced ultrasound. Eur J Radiol. 85(1):48-54, 2016
2. Liu J et al: Comparative study of contrast-enhanced ultrasound qualitative and quantitative analysis for identifying benign and malignant breast tumor lumps. Asian Pac J Cancer Prev. 15(19):8149-53, 2014
3. Saracco A et al: Differentiation between benign and malignant breast tumors using kinetic features of real-time harmonic contrast-enhanced ultrasound. Acta Radiol. 53(4):382-8, 2012

纤维腺瘤

纤维腺瘤

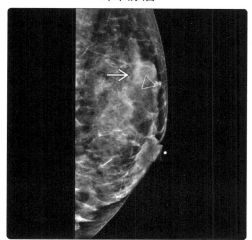

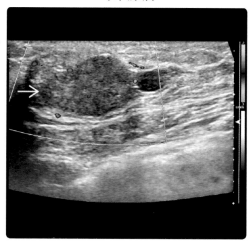

(左) 一位 33 岁可触及乳腺肿物的患者乳腺钼靶检查显示一部分边缘清晰的肿块➡, 被归类为 BI-RADS 4A 类。(右) 彩色多普勒超声显示肿块➡内无血管增生。

纤维腺瘤

纤维腺瘤

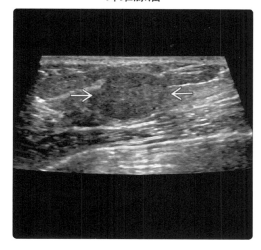

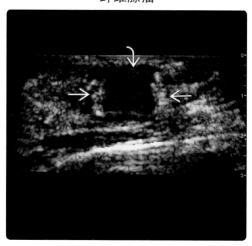

(左) B 型超声显示病灶长径约 1.8cm, 呈边界清晰的椭圆形实性低回声肿块➡。(右) 超声造影的动脉期, 肿块表现为周围结节样强化➡及中央无强化➡。

纤维腺瘤

纤维腺瘤

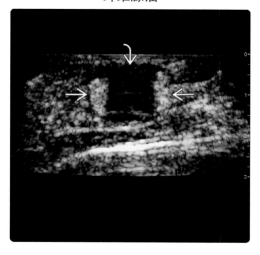

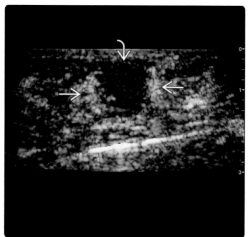

(左) 超声造影的动脉晚期显示结节样周边部分➡呈进行性外周高增强➡。(右) 超声造影的动脉晚期显示肿块周边➡强化减弱, 病变中央➡持续无强化。

浸润性导管癌

浸润性导管癌

(左)一位可触及乳腺肿物的59岁患者的乳腺钼靶显示一个呈毛刺状、不规则、高密度的肿块➡,被归类为 BI-RADS 5 类。(右)彩色多普勒超声显示不均匀的低回声肿块➡,内部乏血供。

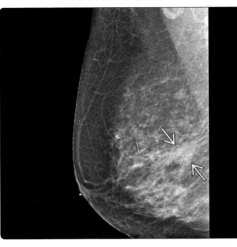

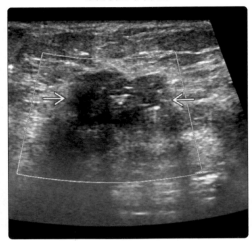

浸润性导管癌

浸润性导管癌

(左)B 型超声显示病灶➡长径约16mm,呈低回声、边缘不规则。(右)注射 4.8mL 的 Lumason 后,超声造影的动脉早期表现为低增强团块➡,存在中央供血血管➡。

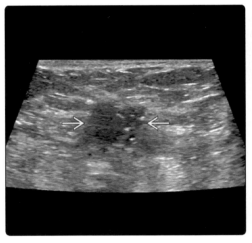

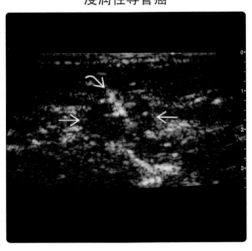

浸润性导管癌

浸润性导管癌

(左)超声造影动脉期显示肿块呈快速、不均匀强化➡,整个病变范围比 B 型超声显示的大。(右)超声造影后期显示不均匀廓清➡,活检证实患者存在多灶浸润性导管癌伴腋窝淋巴结转移。

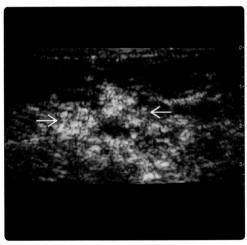

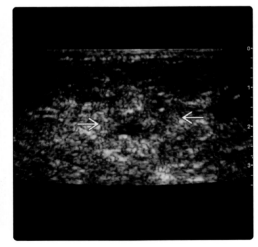

第十四部分
甲　状　腺

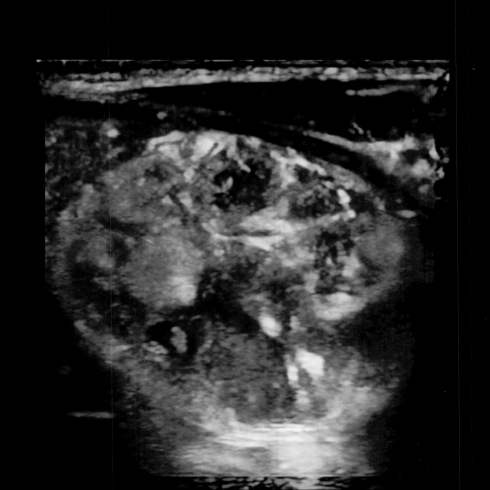

重 要 内 容

常规超声表现

- 超声被认为是评估甲状腺结节性病变的最佳影像学方法
- 目前,结合各种超声技术(B 型、彩色多普勒和弹性成像)为大多数病例提供了充分的诊断信息,并实现了良性、可疑及恶性病变的风险分级
- 对存在可疑或不确定的 B 型超声征象的结节,建议进行组织取样明确诊断

超声造影表现

- 超声造影诊断甲状腺结节的敏感性和特异性的变异度均较高

- 超声造影的增强模式在良、恶性甲状腺病变中存在差异,但其对甲状腺癌的诊断价值有争议
- 病灶内均匀的高增强、中等增强及无增强和/或病变边缘规则的高增强均提示良性甲状腺病变
- 病变均匀低增强或等增强伴局灶性低增强区则提示恶性
- 病变边缘不规则增强提示恶性
- 在特定的病例中,超声造影可作为附加工具进行靶向活检和术后随访
- 应谨慎地解释甲状腺超声造影的结果,并需要进行更大样本量的研究,以更好地评估超声造影在评估甲状腺结节中的作用

典 型 图 像

良性胶质结节

良性胶质结节

(左)B 型超声表现为良性海绵状结节➡,呈混合性回声,多个小囊性间隙,为良性增生性胶质结节的典型表现。(右)彩色多普勒超声检查显示存在细小血管。

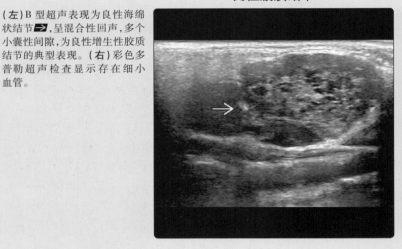
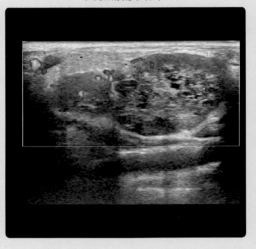

良性胶质结节

良性胶质结节

(左)在超声造影上,结节表现为存在多个无增强囊性区➡的不均匀性增强。(右)剪切波弹性成像显示结节的不均匀硬度。

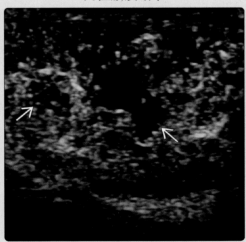
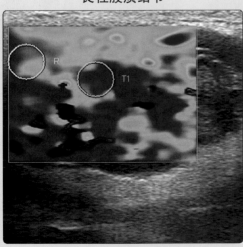

术语

同义词

- 甲状腺恶性病变,甲状腺恶性肿瘤

定义

- 甲状腺结节:甲状腺内与周围甲状腺实质影像学表现不同的离散病变

临床意义

概述

- 甲状腺结节的诊断是临床实践中最常遇到的内分泌腺问题之一
- 超声的作用范围越来越广,不仅包括初步诊断,而且包括风险分层、细针穿刺结节的选择、对细胞学检查未能定性结节的随访

表现

- 越来越多的甲状腺结节在针对性甲状腺检查或在其他临床目标扫查或者筛查时被发现,这导致了潜在的过度诊疗
  - 因此,目前甲状腺结节的泛滥意味着临床上的挑战,因为大多数结节是良性的
- 大多数甲状腺结节是无症状的
  - 有时有些结节变大,患者可发现颈部肿块
- 如果结节增大压迫气管或食管,可能会引起呼吸困难、吞咽困难或"喉咙痒"
- 侵袭性甲状腺癌是罕见的,但这些结节可能是坚硬的、固定的并迅速增长

影像学

扫查技术

- 甲状腺超声检查应始终采用多步骤检查方法,包括对正常甲状腺组织、结节、邻近甲状旁腺和颈部淋巴结的评估,并结合临床、形态学和实验室数据
  - 对胸骨后甲状腺结节、大的甲状腺结节或扫查体位受限的患者进行甲状腺超声检查时可能会受到限制,因此,还可以使用其他影像学检查(CT、MR、核素显像)
- 甲状腺超声造影扫查技术与 B 型超声类似
  - 通过高分辨率线阵探头进行患者颈部扩展成像
  - 患者配合轻微的呼吸动作(应避免在检查期间吞咽和说话)和良好的显示靶目标,是获得成功

的超声图像的必要条件
- 高频探头通常需要增加超声造影剂的剂量(双倍)
- 由于结节增强的评估是与周围的甲状腺组织相比较的,因此在进行甲状腺超声造影检查时,需将一部分正常的甲状腺组织纳入视野
- 在超声造影检查中,应注意甲状腺成像时间不要太长,因为持续受声波作用会导致微泡破坏和增强减弱
- 超声造影检查中颈部过伸或探头对甲状腺组织的大力加压可能会改变甲状腺灌注而影响增强模式

用于甲状腺结节分类的超声造影参数

- 甲状腺结节增强强度与周围正常甲状腺组织的对比
  - 高增强
  - 中等增强
  - 低增强
  - 无增强
- 结节内增强的分布
  - 均匀增强
  - 不均匀增强
- 结节周边的增强(边缘增强)
  - 规则的边缘增强(高增强、低增强或无增强)
  - 不规则的边缘增强(高增强、低增强或无增强)
- 时间-强度曲线(time-intensity curve,TIC)分析
  - TIC 定量分析是通过显示甲状腺结节内的各时间点增强值,并与周边正常甲状腺组织中获取的 TIC 进行比较分析来实现的
  - 通常采用以下参数
    - 达峰时间
    - 峰值强度
    - 曲线下面积
    - 廓清

常规超声

- 不同的超声征象具有不同的特异性、敏感性和恶性度
- 甲状腺良恶性结节的鉴别诊断是以多种同时存在的混合超声特征为基础
- 良性结节通常表现为等回声或高回声的边界清晰的结节,呈海绵状或以囊性成分为主,常伴有低回声晕,彩色多普勒评估血供多变
- 恶性结节则表现为边界不规则、微钙化、纵横比>1和明显的低回声(低于相邻的带状肌)

超声造影

- 图像定性分析
  - 内部增强的强度
    - 甲状腺良性结节常为中等或高增强
    - 中等增强伴局灶性低增强区为甲状腺恶性结节常见征象
      □ 局灶性低增强区可能与异质性肿瘤浸润或间质纤维化的存在有关
      □ 良性病变也有类似的表现，尤其是局灶性甲状腺炎患者
    - 低增强常见于甲状腺恶性结节
      □ 恶性病变往往表现为结节内部不均匀低增强伴或不伴边缘增强模式改变
      □ 这可能是因为甲状腺乳头状癌中存在未成熟的血管网，间质压力明显增加，从而改变了恶性病变的灌注
    - 无增强，主要见于囊性结节，几乎都与良性疾病相关
      □ 在组织学检查中，无增强的甲状腺实性结节往往表现为广泛出血、退行性改变和纤维化，缺乏或没有正常灌注血管，因此无增强
  - 结节内部增强的分布情况
    - 均匀的中等或高度增强通常与良性结节相关
    - 均匀的低增强通常与恶性结节相关
    - 不均匀增强（无论强度如何）常见于甲状腺恶性结节
      □ 这种表现可能是由于肿瘤细胞不均匀增殖和甲状腺恶性病变内常发生坏死/纤维化所致
  - 外周边缘增强
    - 外周边缘规则的高增强主要见于良性病变，尤其是腺瘤和结节性甲状腺肿
      □ 可能反映结节包膜血供的增加，或代表结节外周血管受压，导致环状高增强
      □ 对外周边缘高增强的检出，可提高良性结节的诊断信心，从而减少穿刺活检量
    - 在甲状腺良恶性结节中外周边缘都可呈规则的低增强或无增强
      □ 甲状腺结节外周边缘无增强可能是由于甲状腺结节周围组织间质压力增高从而发生纤维化、炎性改变或黏液变性所致

- 边缘的不规则环形高增强和低增强均与恶性有关
    □ 不规则周边增强的病理原因不太明确
    □ 这可能反映出肿瘤浸润至周围甲状腺组织以及伴淋巴浸润的外周结缔组织增生反应
    □ 也可能是肿瘤周边新生血管形成所致，在快速生长或侵袭性恶性肿瘤的边缘更为显著

- 图像定量分析
  - 造影剂显影时间
    - 一些报道认为甲状腺恶性结节可能比良性结节显影时间更快，而其他多个研究则证实甲状腺良恶性结节的造影剂灌注速度无显著性差异
  - 峰值强度
    - 最近大部分研究表明甲状腺良恶性结节的增强峰值无显著性差异
  - 廓清
    - 良性病变以造影剂单相廓清为特征
    - 恶性病变则以造影剂多相廓清为特征
      □ 甲状腺恶性结节对比剂的不均匀廓清可解释为肿瘤内新生血管形成、结缔组织增生、缺血性和坏死性改变所导致的血管功能不全和异质性

参考文献

1. Dighe M et al: Thyroid ultrasound: state of the art. part 2 - focal thyroid lesions. Med Ultrason. 19(2):195-210, 2017
2. Cantisani V et al: Diagnostic accuracy and interobserver agreement of quasistatic ultrasound elastography in the diagnosis of thyroid nodules. Ultraschall Med. 36(2):162-7, 2015
3. Ma JJ et al: Diagnostic performances of various gray-scale, color Doppler, and contrast-enhanced ultrasonography findings in predicting malignant thyroid nodules. Thyroid. 24(2):355-63, 2014
4. Cantisani V et al: Prospective comparative evaluation of quantitative-elastosonography (Q-elastography) and contrast-enhanced ultrasound for the evaluation of thyroid nodules: preliminary experience. Eur J Radiol. 82(11):1892-8, 2013
5. Giusti M et al: Is there a real diagnostic impact of elastosonography and contrast-enhanced ultrasonography in the management of thyroid nodules? J Zhejiang Univ Sci B. 14(3):195-206, 2013
6. Nemec U et al: Quantitative evaluation of contrast-enhanced ultrasound after intravenous administration of a microbubble contrast agent for differentiation of benign and malignant thyroid nodules: assessment of diagnostic accuracy. Eur Radiol. 22(6):1357-65, 2012
7. Friedrich-Rust M et al: Real-time elastography and contrast-enhanced ultrasound for the assessment of thyroid nodules. Exp Clin Endocrinol Diabetes. 118(9):602-9, 2010
8. Zhang B et al: Utility of contrast-enhanced ultrasound for evaluation of thyroid nodules. Thyroid. 20(1):51-7, 2010
9. Argalia G et al: Ultrasonographic contrast agent: evaluation of time-intensity curves in the characterisation of solitary thyroid nodules. Radiol Med. 103(4):407-13, 2002

良性实性结节

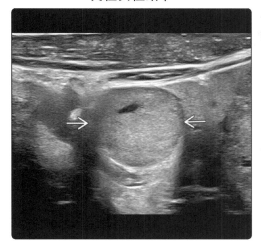

良性实性结节

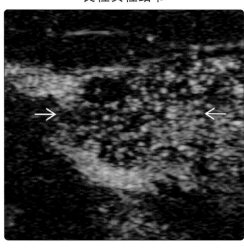

（左）B 型超声表现为圆形、中等回声、以实性为主的甲状腺结节➡。（右）超声造影显示不均匀低增强➡。

良性结节性甲状腺肿

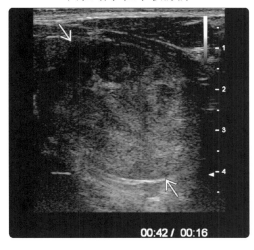

良性结节性甲状腺肿

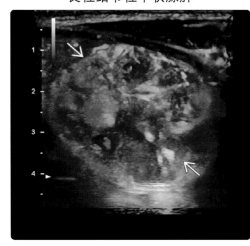

（左）B 型超声显示实性低回声结节➡（图片来源：C. F. Dietrich,MD）。（右）超声造影显示不均匀高增强➡（图片来源：C. F. Dietrich,MD）。

甲状腺滤泡癌

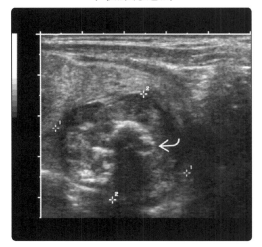

甲状腺滤泡癌

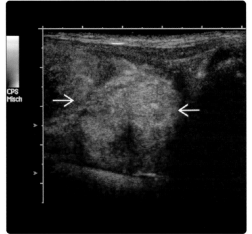

（左）B 型超声显示一个大的、实性、不均匀、低回声的甲状腺结节（测量游标处），注意中央钙化的不规则边缘➡（图片来源：C. F. Dietrich,MD）。（右）超声造影表现为不均匀高增强➡,这是一种非特异性的增强形式,可见于局灶性甲状腺炎或良性甲状腺结节患者（图片来源：C. F. Dietrich,MD）。

（左）B 型超声显示甲状腺结节 ➡ 呈实性低回声，周围甲状腺组织 ➡ 回声不均匀（图片来源：C. F. Dietrich，MD）。（右）超声造影显示甲状腺结节 ➡ 低增强，周边甲状腺组织 ➡ 不均匀高增强（图片来源：C. F. Dietrich，MD）。

甲状腺乳头状癌

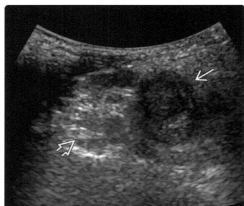

甲状腺乳头状癌

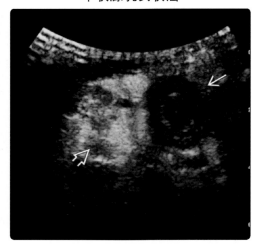

（左）B 型超声表现为一个边界不清的实性低回声甲状腺结节 ➡（图片来源：C. F. Dietrich，MD）。（右）在超声造影上，结节呈高增强 ➡，中心区域呈低增强 ➡（图片来源：C. F. Dietrich，MD）。

甲状腺乳头状癌

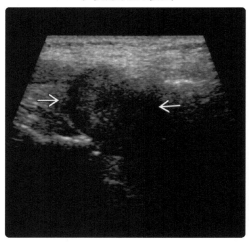

甲状腺乳头状癌

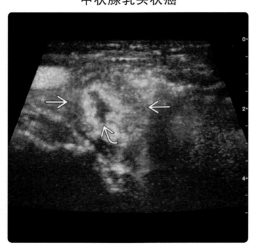

（左）B 型超声显示一个以囊性为主的甲状腺结节，内见一个小的实性部分（测量游标处）（图片来源：C. F. Dietrich，MD）。（右）超声造影显示为低增强，这种表现并非特异性的，可见于甲状腺良性结节（图片来源：C. F. Dietrich，MD）。

甲状腺囊性乳头状癌

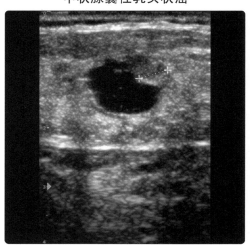

甲状腺囊性乳头状癌

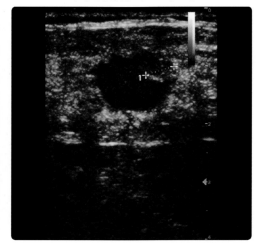

甲状腺乳头状癌

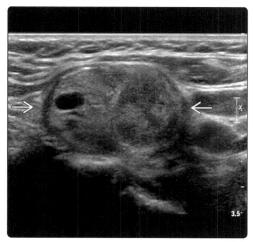

甲状腺乳头状癌

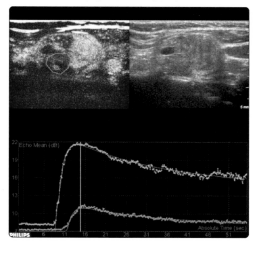

（左）B 型超声显示一个实性回声不均匀的甲状腺结节➡，内见一小囊性区。（右）超声造影（左上角）显示结节不均匀增强和廓清，有高增强（蓝圈）和低增强（橙圈）部分。

甲状腺未分化癌

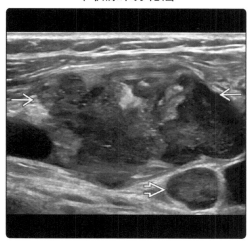

甲状腺未分化癌

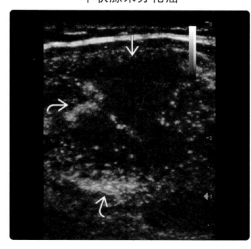

（左）B 型超声显示甲状腺内一个大的不均匀低回声肿块➡，并伴有邻近淋巴结转移➡。（右）超声造影动脉期显示肿块➡呈明显的低增强，仅小范围区域显示增强➡。

甲状腺未分化癌

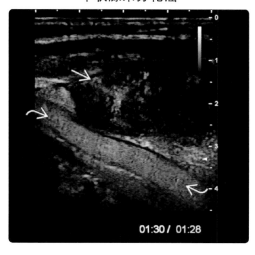

甲状腺未分化癌

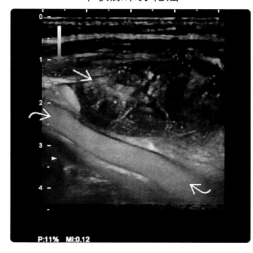

（左）早期微血管超声造影改善了肿块➡增强部分的显示，注意邻近颈动脉➡的血流显影情况（图片来源：C. F. Dietrich，MD）。（右）晚期微血管超声造影进一步改善了肿块➡增强部分的显示，注意邻近颈动脉➡血流显影情况（图片来源：C. F. Dietrich，MD）。

重 要 内 容

常规超声表现

- 超声检查被认为是评估甲状腺弥漫性病变的最佳影像学方法
- 生化检验是确定慢性甲状腺炎亚型和指导患者诊疗的主要方法
- 细胞学检查在区分不同类型甲状腺弥漫性疾病方面能力有限
  - 可用于诊断甲状腺淋巴瘤和局灶性甲状腺炎
- 急性甲状腺炎：甲状腺肿大，回声明显降低，内部结构不均匀
  - 在脓肿形成的情况下，可见伴波动感的无回声区域
- 亚急性甲状腺炎：甲状腺通常呈不均匀低回声，伴疼痛感
- 慢性甲状腺炎：甲状腺通常呈低回声，腺体非对称性肿大
- 甲状腺淋巴瘤：正常甲状腺组织被增大的不均匀结构替代

超声造影表现

- 超声造影诊断急性和亚急性甲状腺炎的临床经验有限
- 慢性甲状腺炎
  - 早期，慢性甲状腺炎显示增强
  - 后期，增强减弱，信号分布不均匀
- 甲状腺淋巴瘤：高达 80% 的原发性甲状腺淋巴瘤患者表现为弥漫性、均匀性增强
  - 超声造影有助于鉴别高增强的甲状腺淋巴瘤与低增强的慢性甲状腺炎
  - 超声造影在甲状腺淋巴瘤中可以看到坏死区，而在亚急性或慢性甲状腺炎中未见

典 型 图 像

亚急性甲状腺炎　**亚急性甲状腺炎**

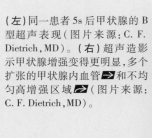

（左）亚急性甲状腺炎患者 B 型超声表现示甲状腺呈不均匀低回声（图片来源：C. F. Dietrich, MD）。（右）造影剂注入 17s 后（动脉早期）超声造影显示不均匀高增强（图片来源：C. F. Dietrich, MD）。

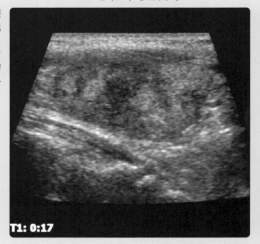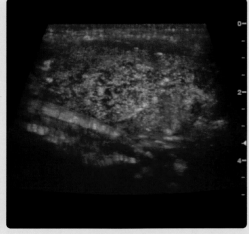

亚急性甲状腺炎　**亚急性甲状腺炎**

（左）同一患者 5s 后甲状腺的 B 型超声表现（图片来源：C. F. Dietrich, MD）。（右）超声造影示甲状腺增强变得更明显，多个扩张的甲状腺内血管➡和不均匀高增强区域➦（图片来源：C. F. Dietrich, MD）。

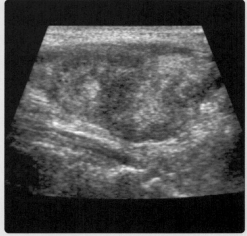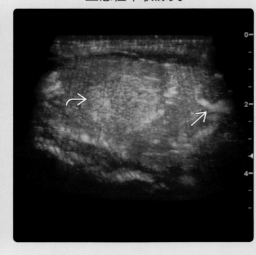

病理学

一般特征

- 甲状腺弥漫性病变可分为两种类型：疼痛型（急性和亚急性甲状腺炎）或无痛型（慢性甲状腺炎、甲状腺淋巴瘤）
- 急性甲状腺炎
  - 急性化脓性甲状腺炎，是由急性细菌或病毒感染甲状腺引起的
- 亚急性甲状腺炎
  - 自限性甲状腺炎，常继发于上呼吸道病毒感染，如腮腺炎、麻疹、柯萨奇病毒、腺病毒、流行性感冒等
  - 组织学上，腺体出现淋巴细胞浸润改变，偶见淋巴滤泡形成
- 慢性甲状腺炎
  - 桥本甲状腺炎
    - 伴有淋巴细胞浸润和淋巴滤泡替代甲状腺滤泡的甲状腺炎
  - 格雷夫斯病（Graves disease）
    - 甲状腺刺激性抗体刺激促甲状腺激素（thyroid-stimulating hormone，TSH）受体，导致 T_3 和 T_4 分泌增多
  - 慢性纤维性甲状腺炎（木样甲状腺炎；Riedel thyroiditis）
    - 非常罕见的一种自身免疫性甲状腺炎，被认为是广泛的全身系统性 IgG4 疾病的表现，包括后腹膜和纵隔纤维化，以及眼外肌、唾液腺和泪腺的淋巴细胞浸润
- 甲状腺淋巴瘤
  - 罕见，仅占甲状腺恶性病变和淋巴瘤的少数
  - 可以是原发，也可继发于其他部位的淋巴瘤

影像学

常规超声表现

- 急性甲状腺炎
  - 甲状腺肿大，伴回声显著减低，内部结构不均匀
  - 在脓肿形成时，可见伴波动感的无回声区域
- 亚急性甲状腺炎
  - 甲状腺通常呈不均匀低回声，伴压痛
    - 炎症恢复后，甲状腺恢复正常
    - 患者可能会出现甲状腺萎缩表现
- 慢性甲状腺炎
  - 甲状腺通常呈低回声，可为对称性肿大
    - 在早期，腺体内血供丰富，彩色多普勒超声可显示火海征
    - 多普勒超声显示低回声微结节（1~6mm）及周围纤维间隔是桥本甲状腺炎的特征，可描述为假结节征或长颈鹿征
    - 在桥本甲状腺炎慢性期或格雷夫斯病放射性碘治疗后，甲状腺萎缩
- 慢性纤维性甲状腺炎
  - 随着邻近脂肪或解剖结构的纤维化进展，腺体可表现为均匀低回声，腺体边界不清
- 原发性甲状腺淋巴瘤
  - 甲状腺受累有 3 种类型
    - 弥漫性肿大型，正常甲状腺组织被不均匀结构替代（最多见）
    - 小结节型，呈边界模糊的低回声
    - 混合型

超声造影表现

- 急性和亚急性甲状腺炎
  - 超声造影诊断急性甲状腺炎的临床经验有限
- 慢性甲状腺炎
  - 早期，可显示增强
  - 后期，增强减弱，分布不均
- 原发性甲状腺淋巴瘤
  - 超声造影诊断原发性甲状腺淋巴瘤的临床经验有限
  - 超声造影可呈现两种不同的增强模式
    - 弥漫性均匀性增强，高达 80% 的原发性甲状腺淋巴瘤患者表现为弥漫性均匀性增强
    - 弥漫性非均匀性增强
      - 这种增强模式见于大的或侵袭性的原发性甲状腺淋巴瘤患者，代表了坏死和出血区域
      - 无特异性，可见于慢性和亚急性甲状腺炎

诊断条目

影像解读要点

- 随访对于急性和亚急性甲状腺炎来说至关重要，以确保腺体声像图恢复正常或接近正常
- 不均质，交替出现的高增强区可能与急性或亚急性甲状腺炎相对应
- 无血管区可能与急性甲状腺炎脓肿形成或甲状腺淋巴瘤坏死区相对应

参考文献

1. Gu F et al: Value of time-intensity curve analysis of contrast-enhanced ultrasound in the differential diagnosis of thyroid nodules. Eur J Radiol. 105:182-187, 2018
2. Wei X et al: Evaluation of primary thyroid lymphoma by ultrasonography combined with contrast-enhanced ultrasonography: A pilot study. Indian J Cancer. 52(4):546-50, 2015
3. Zhao RN et al: Diagnostic value of contrast-enhanced ultrasound of thyroid nodules coexisting with Hashimoto's thyroiditis. Zhongguo Yi Xue Ke Xue Yuan Xue Bao. 37(1):66-70, 2015

局灶性甲状腺炎

局灶性甲状腺炎

(左)B 型超声显示一个边界清晰的低回声结节➡。(右)与正常甲状腺组织的显著增强相比,该结节呈低增强➡。

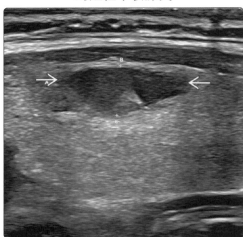
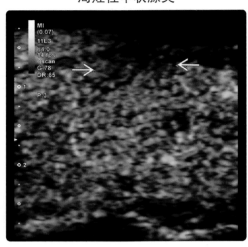

局灶性甲状腺炎

局灶性甲状腺炎

(左)B 型超声显示一个边界模糊的低回声结节(白圈所示)。(右)超声弹性成像显示结节及周边甲状腺,结节(红圈所示)的硬度比周边正常甲状腺(黄圈所示)大,细胞学证实为局灶性甲状腺炎。

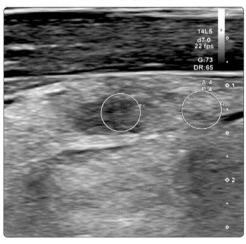
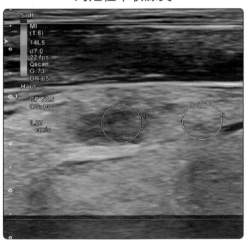

桥本甲状腺炎

桥本甲状腺炎

(左)B 型超声显示甲状腺实质➡回声不均匀,伴多个低回声区(图片来源: C. F. Dietrich, MD)。(右)彩色多普勒超声显示腺体内血流信号明显增加(图片来源:C. F. Dietrich, MD)。

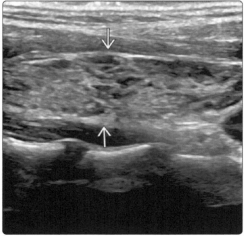
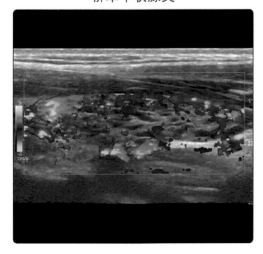

桥本甲状腺炎

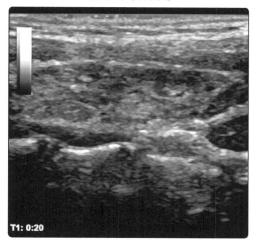

桥本甲状腺炎

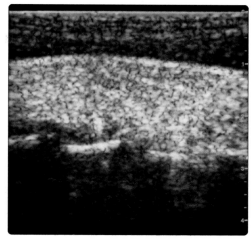

（左）B 型超声显示甲状腺实质回声不均匀（图片来源：C. F. Dietrich，MD）。（右）超声造影呈显著均匀增强，无灌注减低区（图片来源：C. F. Dietrich，MD）。

甲状腺非霍奇金淋巴瘤（弥漫型）

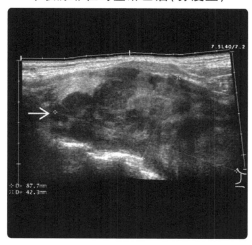

甲状腺非霍奇金淋巴瘤（弥漫型）

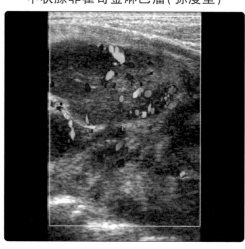

（左）B 型超声示甲状腺腺体 ➡ 呈弥漫性肿大的不均匀低回声，大于慢性甲状腺炎患者的预期体积（图片来源：D. Nürnberg，MD）。（右）彩色多普勒超声示非霍奇金淋巴瘤患者甲状腺组织内血流信号增多（图片来源：D. Nürnberg，MD）。

甲状腺非霍奇金淋巴瘤（结节型）

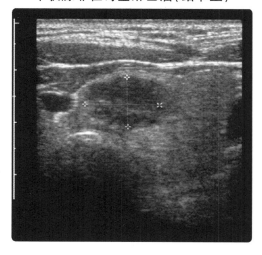

甲状腺非霍奇金淋巴瘤（结节型）

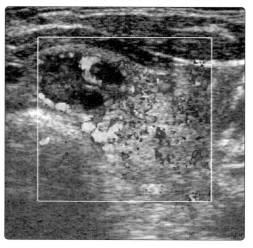

（左）B 型超声显示甲状腺右侧叶（测量游标所示）内一个小的低回声结节（图片来源：D. Nürnberg，MD）。（右）该结节内彩色多普勒血流信号稍增多，但这种表现是非特异性的，需要细针抽吸（fine-needle aspiration，FNA）活检进一步明确甲状腺淋巴瘤的诊断（图片来源：D. Nürnberg，MD）。

第十五部分
甲 状 旁 腺

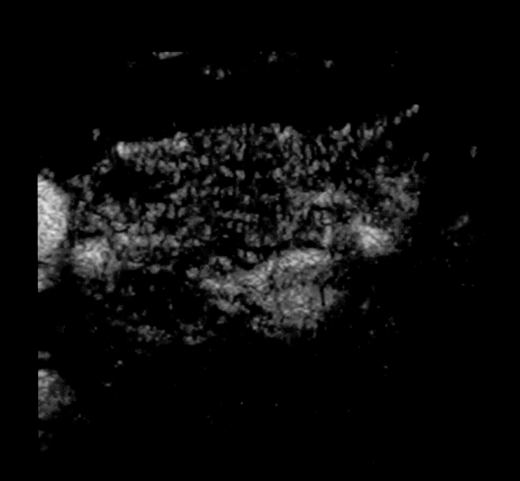

重要内容

相关解剖学

- 上甲状旁腺位于甲状腺上部后侧,解剖变异小
- 下甲状旁腺因其胚胎学起源与胸腺关系密切,其位置更为多变
  - 50%位于甲状腺下极后方,15%位于甲状腺下部下方1cm处
  - 另外35%患者下甲状旁腺位置多变
- 甲状旁腺病变的病理包括甲状旁腺囊肿(1%~2%)、甲状旁腺腺瘤(80%~85%)、甲状旁腺增生(15%~20%)和甲状旁腺癌(<1%)

影像学

- 一般来说,如果超声检查可以看到甲状旁腺,那么它很可能是异常的
- 甲状旁腺囊肿
  - 超声造影示内部无增强
- 甲状旁腺腺瘤
  - 实性甲状旁腺腺瘤的超声造影特点是与邻近正常甲状腺实质相比,病灶动脉早期高增强,廓清较快
  - 囊性甲状旁腺腺瘤表现为复杂的囊实性肿块,实性成分动脉期呈高增强
- 甲状旁腺癌
  - 超声造影成像的临床经验非常有限
  - 周围结构的侵犯是提示恶性肿瘤的可靠影像学特征

典型图像

甲状旁腺腺瘤
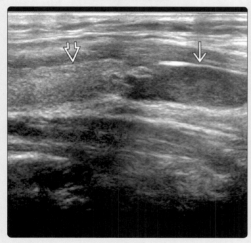

甲状旁腺腺瘤
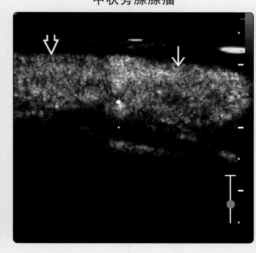

(左)一位53岁女性原发性甲状旁腺功能亢进(hyperparathyroidism,HPT)患者血清甲状旁腺激素(parathyroid hormone,PTH)104pg/mL,血清钙2.68mmol/L,磷0.86mmol/L,肿块➡位于甲状腺右侧叶➡下方,呈椭圆形实性低回声,证实为甲状旁腺腺瘤。(右)超声造影示甲状旁腺腺瘤➡与邻近甲状腺组织➡相比呈动脉期高增强。

甲状旁腺腺瘤
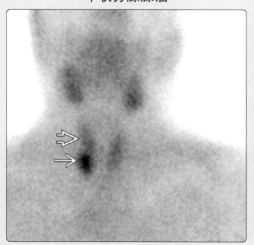

甲状旁腺腺瘤
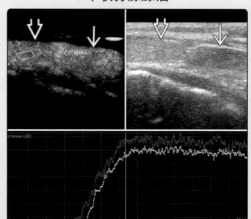

(左)Tc-99m核素显像显示甲状腺组织轻度摄取➡,甲状腺右侧叶下极局灶性区域摄取增加,符合甲状旁腺腺瘤➡表现。(右)超声造影时间-强度曲线(time-intensity curve,TIC)显示甲状旁腺腺瘤➡(红线)的增强较早,与正常甲状腺组织➡(黄线)相比,增强的强度更高。

术语

缩略词

- 甲状旁腺激素:PTH
- 甲状旁腺功能亢进:HPT

定义

- 甲状旁腺:分泌甲状旁腺激素的内分泌器官,对于钙磷代谢至关重要
- HPT:PTH 水平升高为其特征
  - 原发性 HPT 最常见的原因包括,单一腺瘤(80%~85%)、甲状旁腺增生(10%~15%)或癌(<1%)
    - 主要为散发性疾病,但可能是遗传性综合征的一部分(例如,多发性内分泌瘤 1 型和 2A 型)
  - 继发性 HPT 发生于低钙血症,常见于慢性肾衰竭患者,低钙血症触发甲状旁腺生成 PTH 增加,从而导致甲状旁腺增生

相关解剖学

正常解剖

- 甲状旁腺通常位于甲状腺的后部
  - 呈椭圆形,其回声与正常甲状腺相似
- 解剖上,甲状旁腺可分为 2 对:上甲状旁腺和下甲状旁腺
  - 上甲状旁腺位于甲状腺上部后侧,解剖变异小
  - 下甲状旁腺的位置变异较大,因其胚胎学发育与胸腺相关
    - 50%位于甲状腺下极后方,15%位于甲状腺下部下方 1cm 处
    - 另外 35%患者下甲状旁腺位置各异

影像学

Tc-99m 核素显像扫描技术

- 这种成像方式可提供有关结节的功能信息,并能显示异位甲状旁腺组织
- 在 Tc-99m 核素显像中,功能亢进的甲状旁腺组织表现为延迟期摄取持续增加的区域,与正常甲状旁腺和甲状腺组织的快速廓清形成对比

常规超声表现

- 尽管高分辨率超声已经用于评估甲状旁腺,但正常的甲状旁腺很少能被超声所识别
  - 如果甲状旁腺在超声检查时可见,它极可能为异常
- 甲状旁腺腺瘤 B 型超声表现为均匀低回声的甲状腺外结节,彩色多普勒示血供丰富,通常可显示源于甲状腺外的供血血管

超声造影表现

- 正常甲状旁腺

  - 正常甲状旁腺与邻近甲状腺组织的增强特点相似,在超声造影中很难辨别
- 甲状旁腺囊肿
  - 与其他器官囊性病变类似,甲状旁腺囊肿超声造影表现呈内部无增强
- 甲状旁腺腺瘤/增生
  - 实性甲状旁腺腺瘤和甲状旁腺增生的超声造影特征是与邻近正常甲状腺组织相比,其动脉早期呈高增强
  - 囊性甲状旁腺腺瘤表现为复杂的囊实性肿块,实性部分呈动脉期高增强
- 甲状旁腺癌
  - 甲状旁腺癌超声造影显像的临床经验是非常有限的
  - 甲状旁腺癌往往比腺瘤大(平均大小>3cm)
  - 提示恶性肿瘤的可靠影像学征象是肿物对周围结构的侵犯
  - 在临床实践中,大多数甲状旁腺癌的诊断是基于极高水平的 PTH 和组织活检

治疗方案

外科学

- 传统的颈部手术是治疗甲状旁腺腺瘤和甲状旁腺癌的主要方法
  - 有些患者由于手术和/或麻醉风险高而无法进行手术

消融

- 随着时间的推移,一些微创技术已经被用于治疗原发性 HPT 以及因严重的肾脏疾病而继发 HPT 的患者
  - 酒精消融
  - 激光热消融
  - 射频消融

参考文献

1. Peng C et al: Efficacy and safety of ultrasound-guided radiofrequency ablation of hyperplastic parathyroid gland for secondary hyperparathyroidism associated with chronic kidney disease. Head Neck. 39(3):564-571, 2017
2. Agha A et al: Highly efficient localization of pathological glands in primary hyperparathyroidism using contrast-enhanced ultrasonography (CEUS) in comparison with conventional ultrasonography. J Clin Endocrinol Metab. 98(5):2019-25, 2013
3. Lee JH et al: Imaging of thyroid and parathyroid glands. Semin Roentgenol. 48(1):87-104, 2013
4. Sung JY et al: Symptomatic nonfunctioning parathyroid cysts: role of simple aspiration and ethanol ablation. Eur J Radiol. 82(2):316-20, 2013
5. Andrioli M et al: Long-term effectiveness of ultrasound-guided laser ablation of hyperfunctioning parathyroid adenomas: present and future perspectives. AJR Am J Roentgenol. 199(5):1164-8, 2012
6. Policeni BA et al: Anatomy and embryology of the thyroid and parathyroid glands. Semin Ultrasound CT MR. 33(2):104-14, 2012
7. Harari A et al: Parathyroid carcinoma: a 43-year outcome and survival analysis. J Clin Endocrinol Metab. 96(12):3679-86, 2011

正常甲状旁腺

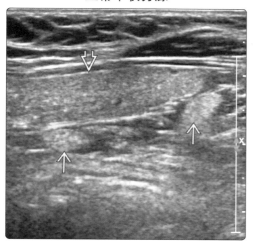

正常甲状旁腺

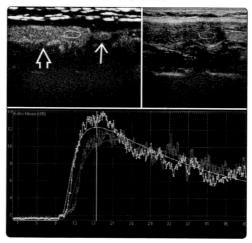

（左）B 型超声显示正常甲状旁腺➡，其表现为甲状腺➡后方稍高回声的结节。（右）超声造影 TIC 显示甲状旁腺➡（红线）较甲状腺➡（黄线）动脉期增强略有延迟。

甲状旁腺腺瘤

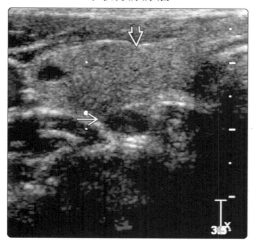

甲状旁腺腺瘤

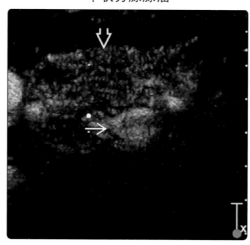

（左）B 型超声显示甲状腺右叶➡后方有一个小的低回声结节➡。（右）与相对低增强的甲状腺➡相比，超声造影显示结节➡动脉期呈高增强。

甲状旁腺腺瘤

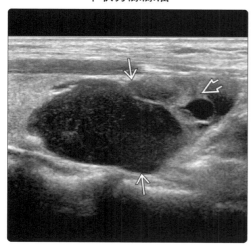

甲状旁腺腺瘤

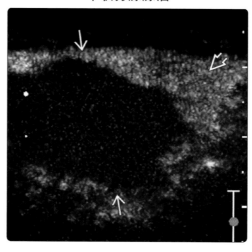

（左）一位 53 岁女性患者血清 PTH 329pg/mL，血钙 2.81mmol/L，血磷 0.68mmol/L，B 型超声表现为一个囊实性肿块，实性成分➡不均匀。（右）超声造影显示肿块实性部分➡呈高增强，囊性部分➡呈无增强。

(左)一位62岁男性患者血清PTH 472pg/mL,血钙2.92mmol/L,血磷 0.71mmol/L,临床诊断为原发性甲状旁腺功能亢进症,B型超声表现为甲状腺右叶上部椭圆形低回声肿块➡。(右)彩色多普勒超声显示肿块内的微小血管➡,注意颈动脉的血流➡。

甲状旁腺腺瘤射频消融

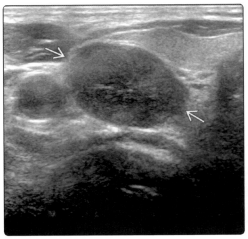

甲状旁腺腺瘤射频消融

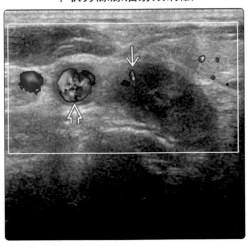

(左)超声造影显示甲状旁腺病灶➡呈不均匀增强。(右)在首次热消融后,超声造影显示肿块➡的大部分无增强,肿块后部➡一小部分区域持续增强,提示不完全消融,残存活性组织。

甲状旁腺腺瘤射频消融

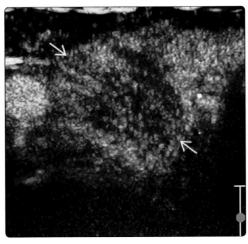

甲状旁腺腺瘤射频消融

(左)对残留区域➡进行再次消融。(右)超声造影重新评估显示肿块➡无增强,提示完全消融。消融后1天测血清PTH为7.2pg/mL,血钙为2.24mmol/L,血磷为0.73mmol/L。

甲状旁腺腺瘤射频消融

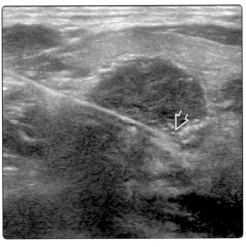

甲状旁腺腺瘤射频消融

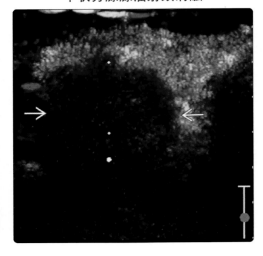

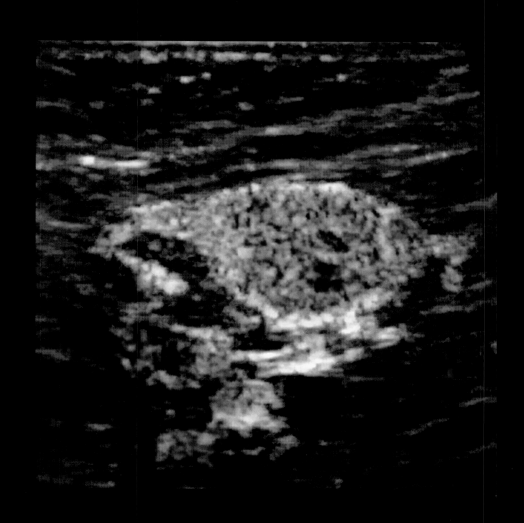

重　要　内　容

常规超声表现

- 超声被认为是评估浅表淋巴结(lymph node, LN)的首选成像方式,因为其具有良好的空间分辨率、快速可靠的性能、高性价比和广泛的可用性
- 常规超声的局限性在于当淋巴结只有部分被肿瘤取代而没有改变淋巴结的实际形态特征时无法显示部分转移

超声造影表现

- **反应性增生淋巴结**
  - 反应性增生淋巴结通常表现为快速、离心性、均匀性增强
  - 一些反应性增生淋巴结可能表现为皮质高增强
- **转移性淋巴结**

  - 通常表现为不均匀增强
  - 与反应性增生淋巴结相比,增强通常较弱
  - 中心区域无增强(坏死或囊性改变)比较常见
- **淋巴瘤**
  - 由于彩色多普勒和超声造影表现与炎症性淋巴结有明显的重叠,有时并不能作出可靠的诊断

淋巴超声显像

- 超声造影可用于无创性显示淋巴引流和定位前哨淋巴结(sentinel lymph node, SLN)
- 超声造影淋巴显像在前哨淋巴结诊断中优于淋巴核素造影
- 淋巴结超声显像可能难以鉴别前哨淋巴结的良恶性,通常需要手术活检来确定

典　型　图　像

反应性增生淋巴结

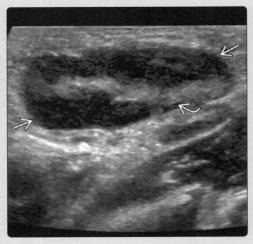

反应性增生淋巴结

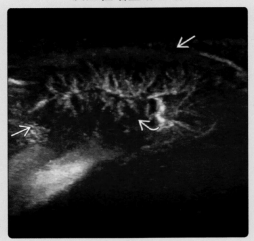

(左)23 岁女性,腹股沟可触及淋巴结,B 型超声可见一长径 2cm,椭圆形,肿大的低回声淋巴结➡淋巴门结构存在➡。(右)B-flow 图像显示规则的脉管分支及正常结构➡血管从淋巴门发出➡活检和抗体检测证实为单核细胞增多症。

鳞状细胞癌转移淋巴结

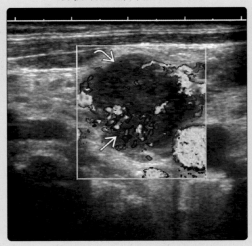

鳞状细胞癌转移淋巴结

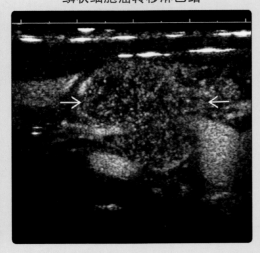

(左)一例鳞状细胞癌淋巴结转移彩色多普勒超声显示,淋巴结被膜下区域血管分布杂乱➡伴大面积的中央区域血管减少➡。(右)超声造影动脉期发现淋巴结均匀低增强➡。

术语

缩略语

- 淋巴结:LN
- 前哨淋巴结:SLN

超声造影技术

超声造影操作建议

- 造影剂剂量取决于超声扫描仪和探头的频率
- 大多数浅表淋巴结检查是使用高频线阵探头进行的,这通常需要增加造影剂量(2 倍)
- 在超声探头上施加过多的组织压力,高发射功率,长时间的连续扫描将导致超声造影剂的破坏和减少

影像学

概述

- 对于正确的淋巴结影像诊断,病史和临床检查是必不可少的
- 由于血管壁的渗漏和/或密集的肿瘤细胞,淋巴结内压力可能发生变化,导致转移性淋巴结缺血或坏死,严重的炎症和肉芽肿病

B 型超声表现

- 超声被认为是评估浅表淋巴结的首选成像方式,因为它具有出色的空间分辨率、快速可靠的性能、高性价比和广泛的可用性
- 淋巴结缺乏强回声门部结构及局灶性皮质增厚是恶性的征象
- 超声的局限性在于它不能显示微小的转移瘤,以及由炎症或淋巴瘤导致的局部皮质增厚图像表现具有重叠性

彩色多普勒超声表现

- 反应性增生淋巴结表现出有组织的、树样的动脉和静脉血管结构
- 转移性淋巴结的典型特征是血管增多和结构紊乱,多起源于淋巴结边缘
- 淋巴瘤:影像学表现与急性反应性增生/炎症性淋巴结有很多共性

超声造影表现

- 反应性增生淋巴结
  - 典型的快速离心性增强导致整个淋巴结的均匀增强
  - 一些反应性增生的淋巴结可能表现为皮质的高增强
  - 肉芽肿性感染患者可能出现淋巴结中央坏死,其外观与转移性淋巴结坏死相似
- 转移性淋巴结
  - 典型的不均匀增强
    - 主要由外周/皮质供血的转移性淋巴结表现为延迟增强
    - 由淋巴结门血管供血为主的往往表现出相对快速的增强
  - 与反应性增生淋巴结相比增强强度降低
  - 中心区域很少强化或无增强(坏死或囊性改变)较为常见
- 淋巴瘤
  - 在许多情况下,超声造影表现与反应性淋巴结有明显相似
  - 典型的淋巴瘤淋巴结显示高增强的实质,血管结构保留
  - 在某些淋巴瘤的淋巴结中,皮质比门部灌注少,导致门部血管截断表现

淋巴超声显像

- 技术
  - 超声造影可用于无创显示淋巴引流并定位前哨淋巴结
  - 首次超声检查后,乳腺癌患者在肿瘤周围或乳晕周围皮下小剂量注射造影剂
  - 注射部位轻轻按摩 30s 以增强超声造影剂的淋巴吸收
  - 然后在注射部位周围进行超声造影扫描,以识别增强的淋巴通道,并持续实时跟踪以定位增强的前哨淋巴结
- 结果
  - 超声造影淋巴显像在检测前哨淋巴结方面有潜力超过淋巴核素造影
  - 转移性前哨淋巴结在淋巴造影上往往表现为充盈缺损,这可能是由于肿瘤替代了正常的淋巴管和组织
  - 良性前哨淋巴结通常均匀摄取造影剂
  - 淋巴超声显像可能难以鉴别前哨淋巴结的良恶性,通常需要手术活检来确定

参考文献

1. Peil-Grun A et al: Diagnostic accuracy and interobserver agreement of contrast-enhanced ultrasound in the evaluation of residual lesions after treatment for malignant lymphoma and testicular cancer: a retrospective pilot study in 52 patients. Leuk Lymphoma. 1-6, 2018
2. Dudau C et al: Can contrast-enhanced ultrasound distinguish malignant from reactive lymph nodes in patients with head and neck cancers? Ultrasound Med Biol. 40(4):747-54, 2014
3. Weskott HP. Ultrasonography in the Assessment of Lymph Node Disease. In: Small parts and superficial structures Clinical ultrasound, 2014
4. Yu M et al: Clinical application of contrast-enhanced ultrasonography in diagnosis of superficial lymphadenopathy. J Ultrasound Med. 29(5):735-40, 2010
5. Goldberg BB et al: Contrast-enhanced sonographic imaging of lymphatic channels and sentinel lymph nodes. J Ultrasound Med. 24(7):953-65, 2005

黑色素瘤转移淋巴结

黑色素瘤转移淋巴结

(左)恶性黑色素瘤患者淋巴结转移的 B 型超声表现为低回声淋巴结➡伴高回声的淋巴结门结构消失。(右)早期动脉期超声表现为向心性充盈,均匀增强。

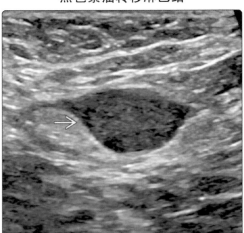
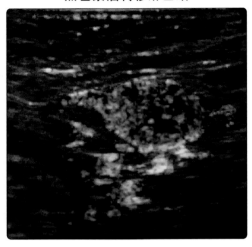

黑色素瘤转移淋巴结

黑色素瘤转移淋巴结

(左)稍后,向心性填充显示均匀增强。(右)延迟期超声造影表现为造影剂廓清,这是转移性前哨淋巴结典型的增强模式。

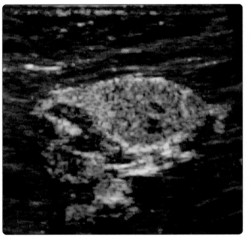
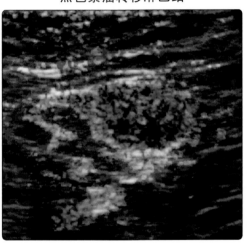

非霍奇金淋巴瘤

非霍奇金淋巴瘤

(左)非霍奇金淋巴瘤的 B 型超声表现为不均匀低回声的淋巴结➡伴周围软组织的反应性改变➡。(右)B-flow 图像显示了保存完好的血管结构和中央供血血管➡和有组织的分支模式。

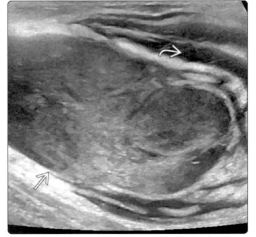
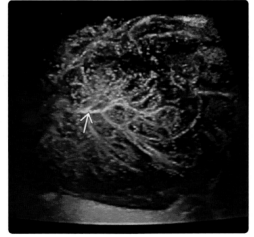

皮肤 T 细胞淋巴瘤

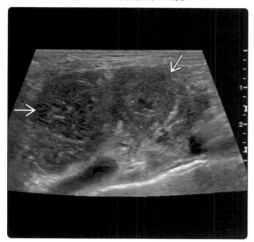

皮肤 T 细胞淋巴瘤

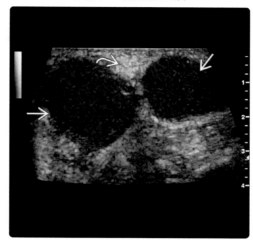

（左）一名皮肤 T 细胞淋巴瘤患者 B 型超声上显示 2 个相邻的回声不均匀的异常淋巴结➡️。（右）放射治疗后进行超声造影显示淋巴结内无明显增强➡️，而周围炎性软组织呈高增强➡️。

乳腺癌转移淋巴结

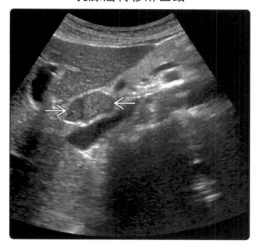

乳腺癌转移淋巴结

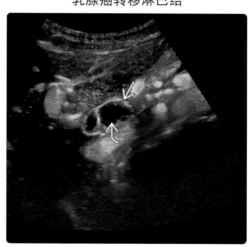

（左）一乳腺癌患者的 B 型超声显示门静脉周围 2 个相邻淋巴结➡️。（右）造影剂注射后动脉期超声造影显示周边高增强➡️，中央无增强➡️。

淋巴超声显像

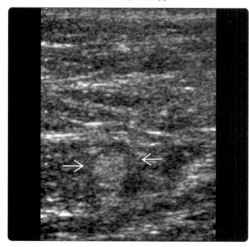

淋巴超声显像

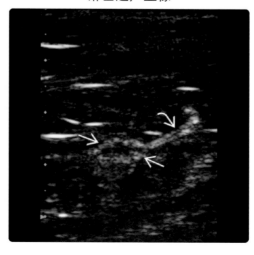

（左）B 型超声显示一名 64 岁侵袭性导管癌患者的显示不清的正常腋窝淋巴结➡️具有明显的脂肪门部结构（图片来源：P. Machado, MD）。（右）淋巴超声显像显示有明确的淋巴管道➡️通往此前哨淋巴结➡️（图片来源：P. Machado, MD）。

第 60 章　血管超声造影　　　　　293

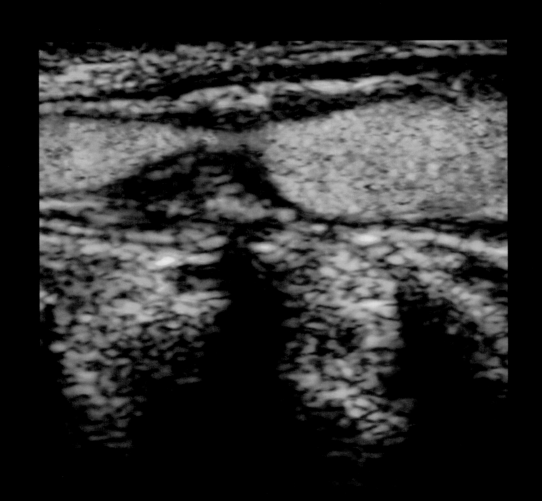

第 60 章　血管超声造影

重要内容

常规超声表现

- B 型超声和彩色多普勒超声是大多数血管疾病诊断的首选影像学方法

超声造影表现

- 超声造影可以改善动脉粥样硬化患者动脉壁的显示,使不规则的管腔、软斑块、夹层和溃疡显示更加清晰
- 超声造影可以使近端动脉壁明显强化,从而提高内中膜厚度的测量效果和精确度
- 超声造影可更准确地测量动脉狭窄程度
  - 超声造影减少了狭窄内的血流伪像,与彩色多普勒相比对狭窄长度的测量更加准确
  - 超声造影可以显著提高闭塞/假闭塞诊断的准确度,改善患者的治疗结局

- 结合超声较高的时间及空间分辨率,超声造影对于高风险、易破裂的动脉粥样硬化斑块的鉴别和斑块内滋养血管的量化分析具有重要价值
- 与常规超声相比,超声造影可以更好地显示主动脉管腔轮廓,更准确地测量腹主动脉瘤(abdominal aortic aneurysm,AAA)大小、更清晰地显示主要分支动脉和主动脉壁上血栓,并且与 CT 血管造影相关性良好
- 超声造影通过分析血流方向和速度可能比 CT 血管造影能够更准确地识别和区分主动脉瘤腔内修复术(endovascular aneurysm repair,EVAR)后的内漏
- 与常规超声相比,超声造影即使在由于患者的身体状态和肠气存在而导致的技术困难条件下,也能对内漏检测和表征提供良好的灵敏度

典型图像

颈动脉窦

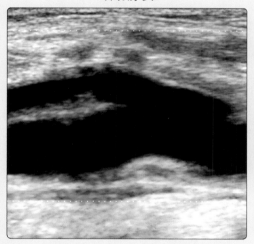

颈动脉窦

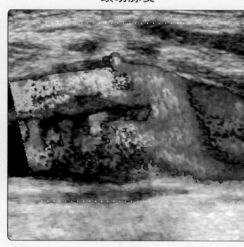

(左)颈动脉窦的 B 型超声显示了颈总动脉远端,颈内动脉(internal carotid artery,ICA)近端和颈外动脉(external carotid artery,ECA)近端。(右)颈动脉窦的彩色多普勒超声显示颈动脉的血流,导致动脉壁显示不清。

颈动脉窦

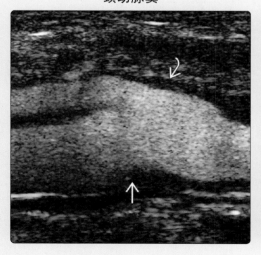

ICA 狭窄

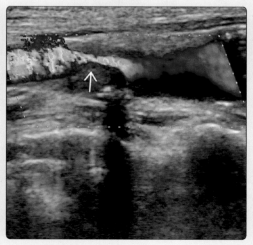

(左)超声造影没有血流伪像,可以更好地描绘出血管解剖结构和血管壁➡。此外,软斑块显示出一些造影增强➡,反映了斑块的新生血管形成。(右)近期有缺血性神经系统症状 75 岁男性患者的双功超声表现为双侧 ICA 的重度狭窄➡。狭窄的完整范围无法清晰显示。

术语

缩略语

- 颈动脉内膜切除术(carotid endarterectomy,CEA)
- 颈动脉支架置入术(carotid artery stenting,CAS)
- 腹主动脉瘤:AAA
- 动脉瘤腔内修复术:EVAR

超声造影技术

超声造影操作建议

- 血管超声造影根据具体的血管区域使用相应的最合适的探头进行扫查
  - 腹主动脉及其主要分支采用凸阵探头(1~8MHz)
  - 颈动脉和外周动脉成像采用线阵探头(5~18MHz)
  - 经颅扫描采用相控阵或微凸阵探头(1~5MHz)
- 造影剂剂量取决于探头频率,但较软组织成像时使用的常规剂量要少(约50%)
  - 主动脉及其主要分支:1.0~1.5mL Lumason/SonoVue 或 0.1~0.2mL Definity
  - 颈动脉和小血管用高频线阵探头成像:Lumason/SonoVue 2.0~2.4mL 或 Definity 0.3~0.4mL
- 静脉团注微泡造影剂,然后推注 5~10mL 的 0.9%的生理盐水
- 如果需要进行额外的成像,可以进行重复团注
- 注射后 10~13s 颈动脉和主动脉开始增强
- 造影剂注入后约20s 后,周围小动脉通常会增强
- 破坏-再灌注技术:通过一系列高机械指数(mechanical index,MI)声脉冲清除视野中的造影剂,观察血管中造影剂的再填充,可用于更好地描绘血管解剖结构
  - 也可用于更好地显示内漏起源,分析动脉粥样硬化斑块内的增强或显示血管损伤患者的造影剂外渗

影像学

超声造影

- **动脉粥样硬化**
  - 超声造影可以改善动脉粥样硬化患者动脉壁的显示,更醒目地显示管腔不规则、软斑块、夹层及斑块的溃疡
  - 超声造影可增强动脉壁,从而改善内中膜厚度测量的精确度
- **动脉狭窄**
  - 超声造影可更精确地测量动脉狭窄程度

- 动脉狭窄的测量结果与常规血管造影、CT 和 MRA 的测量结果密切相关
- 对于几乎完全闭塞的患者,当频谱多普勒速度测量不可靠时,超声造影特别有效
  - 超声造影减少了狭窄内的血流伪像,与彩色多普勒相比可以更好地测量狭窄长度
- **动脉闭塞/假性闭塞**
  - 多普勒超声对近完全闭塞的诊断可能具有挑战性
    - 如果不能正确诊断出近乎完全的阻塞,则通常会进展为完全阻塞,这会大大增加患者治疗的难度,不利于患者的预后
  - 超声造影可以显著提高闭塞/假闭塞诊断的可信度,改善患者的治疗结局
  - 超声造影可通过显示接近完全闭塞区域的残存血流来帮助区分动脉完全闭塞和近完全闭塞(假性闭塞)
    - 串联狭窄的患者中,当频谱多普勒超声的速度测量不可靠时,超声造影特别有用
- **高危斑块鉴定**
  - 动脉粥样硬化斑块的新生血管形成和炎性变化与斑块的进展和易损性密切相关,最终导致血管事件
  - 影像学和组织学中表现为斑块内滋养血管增生
    - 这种不成熟的小血管网比正常的微血管容易漏出,这使得受影响的斑块更容易发生斑块内出血和破裂
  - 结合超声较高的时间及空间分辨率,超声造影对于颈动脉硬化斑块内此类微血管的识别和定量具有重要价值
  - 根据目前的文献,血管外膜滋养血管显著增强,是识别高危斑块的有用工具
    - 当在显著的低回声(透声良好)斑块中观察到增强血管时,斑块破裂的风险更大
  - 超声造影斑块内新生血管的程度是根据视觉评分系统确定的
    - Ⅰ级:斑块内无增强
    - Ⅱ级:斑块内极低弥漫性增强
    - Ⅲ级:斑块内局灶性高增强
    - Ⅳ级:斑块内弥漫性高增强
  - 一些研究者建议使用时间-强度曲线(time-intensity curve,TIC)分析动脉粥样硬化病变内造影剂强度来量化斑块内新血管形成的程度
  - 一些实验数据表明,超声造影和斑块内血管定量分析可用于监测斑块进展和抗动脉粥样硬化治疗的效果
- **颈动脉内膜切除术后、支架、移植物的随访**
  - 再狭窄是颈动脉内膜切除术后的常见问题,在

术后最初的 2 年内发生率为 4%~6%

- 在颈动脉支架置入术的患者中,前 2 年内约有 10%发生再狭窄
- 几项研究表明,双功能超声可能是再狭窄检测的合适工具
- 即使在多普勒超声上血流速度加快,超声造影仍可通过清晰显示管腔来提高颈动脉内膜切除术和支架放置后超声检查的诊断可信度

- **动脉瘤,炎性动脉瘤**
  - 超声造影具有多种 AAA 影像学适应征,包括破裂前 AAA 和破裂 AAA 的诊断和管理
  - 与常规超声相比,超声造影改善了主动脉管腔轮廓显示和 AAA 尺寸测量,主要分支动脉和主动脉壁上血栓的显示,并且与 CT 血管造影相关性良好
  - 超声造影用于鉴定和量化主动脉壁和附壁血栓内的新生血管形成,从而将其与生长速率和不良临床结局相关联
  - 炎症性动脉瘤的超声造影有助于隐匿性破裂与炎症性主动脉瘤的鉴别

- **夹层**
  - B 型超声和多普勒超声有助于动脉夹层早期诊断
  - 超声造影可以更好地区分夹层动脉的真腔和假腔
  - 与假腔相比,真腔更早增强,前提是假腔没有血栓形成
  - 超声造影可用于检测 B 型超声或彩色多普勒超声无法观察到的微小夹层
  - 对于条件不允许进行 CT 血管造影检查的患者,超声造影可提供替代影像技术

- **腔内修复术后的随访,内漏**
  - EVAR 已成为治疗 AAA 的方法,显示出围手术期发病率低和住院时间短的潜在优势
  - EVAR 后的并发症发生率约为 30%,大多数并发症发生在治疗后的第一个 30 天内
  - 超声造影的使用和新造影剂的开发已大大改善了超声的临床适用性
    - 通过分析血流方向和速度,超声造影可以比 CTA 更准确地识别和区分内漏
    - 此外,它可以在 EVAR 之后及时进行内漏检测,具有良好的性价比
  - 与常规超声相比,超声造影即使在由于患者的身体状况和肠气存在而导致的技术困难条件下也能提供良好的灵敏度
  - 内漏的类型
    - ⅠA:在移植物近端附着部位渗漏
    - ⅠB:在移植物远端附着部位渗漏
    - Ⅱ:侧支渗漏
    - Ⅲ:移植物连接处渗漏
    - Ⅳ:移植材料渗漏
    - Ⅴ:内张力所致
  - 超声造影需在 B 型超声可以同时显示术后主动脉及管腔外瘤囊的最佳切面进行
  - 初始检查应着重观察动脉瘤囊及移植管腔的增强时间
    - 动脉瘤囊和移植管腔的同步增强提示顺行性渗漏(Ⅰ 型、Ⅲ 型和Ⅳ 型)
    - 移植管腔内增强后出现管腔外动脉瘤囊腔的延迟增强,提示逆行性渗漏(Ⅱ 型)
    - 瘤囊没有增强不支持内漏
      - 在超声造影上很少看到 V 型内漏
      - CT/MR 上诊断的绝大多数 V 型内漏在超声造影上明确诊断为缓慢的 Ⅱ 型内漏,其通常通过较小的腰动脉侧枝漏出,增强明显延迟
  - 超声造影应持续至少 5~7 分钟,以确保延迟和低流量内漏不漏诊
  - 如果发现内漏,通常在循环中第一次造影剂消失后重复进行超声造影,以更好地描述内漏的解剖来源和方向
  - 研究表明,超声造影在检测内漏的存在和类型方面优于 CT 血管造影,其灵敏度为 98%,特异性为 88%

参考文献

1. Gummadi S et al: A narrative review on contrast-enhanced ultrasound in aortic endograft endoleak surveillance. Ultrasound Q. 34(3):170-175, 2018
2. Mehta KS et al: Vascular applications of contrast-enhanced ultrasound imaging. J Vasc Surg. 66(1):266-274, 2017
3. Zhang H et al: Comparison of diagnostic values of ultrasound micro-flow imaging and contrast-enhanced ultrasound for neovascularization in carotid plaques. Exp Ther Med. 14(1):680-688, 2017
4. Kent KC: Clinical practice. Abdominal aortic aneurysms. N Engl J Med. 371(22):2101-8, 2014
5. Clevert DA et al: Classification of endoleaks in the follow-up after EVAR using the time-to-peak of the contrast agent in CEUS examinations. Clin Hemorheol Microcirc. 55(1):183-91, 2013
6. Jung EM et al: Detection and characterization of endoleaks following endovascular treatment of abdominal aortic aneurysms using contrast harmonic imaging (CHI) with quantitative perfusion analysis (TIC) compared to CT angiography (CTA). Ultraschall Med. 31(6):564-70, 2010
7. Mirza TA et al: Duplex ultrasound and contrast-enhanced ultrasound versus computed tomography for the detection of endoleak after EVAR: systematic review and bivariate meta-analysis. Eur J Vasc Endovasc Surg. 39(4):418-28, 2010
8. Clevert DA et al: Contrast-enhanced ultrasound versus conventional ultrasound and MS-CT in the diagnosis of abdominal aortic dissection. Clin Hemorheol Microcirc. 43(1-2):129-39, 2009
9. Giannoni MF et al: Contrast carotid ultrasound for the detection of unstable plaques with neoangiogenesis: a pilot study. Eur J Vasc Endovasc Surg. 37(6):722-7, 2009
10. Xiong L et al: Correlation of carotid plaque neovascularization detected by using contrast-enhanced US with clinical symptoms. Radiology. 251(2):583-9, 2009
11. Cumbie T et al: Utility and accuracy of duplex ultrasonography in evaluating in-stent restenosis after carotid stenting. Am J Surg. 196(5):623-8, 2008
12. Chahwan S et al: Carotid artery velocity characteristics after carotid artery angioplasty and stenting. J Vasc Surg. 45(3):523-6, 2007
13. Clevert DA et al: Improved diagnosis of vascular dissection by ultrasound B-flow: a comparison with color-coded Doppler and power Doppler sonography. Eur Radiol. 15(2):342-7, 2005
14. Harada K et al: [Comparison of the findings of multislice CT and angiography after stenting for supraaortic arteries.] No Shinkei Geka. 32(1):29-35, 2004

颈内动脉狭窄

(左)双功超声描绘了 ICA 的重度狭窄，最大收缩流速约为 500cm/s。(右)超声造影改善了狭窄内血流、残余内腔大小➡和狭窄长度的显示，而不会遮挡血管壁。

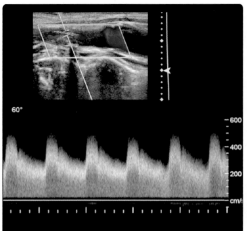

颈内动脉狭窄

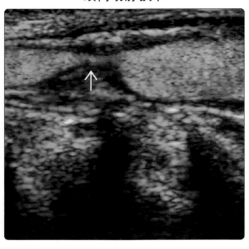

斑块新生血管

(左)彩色多普勒断面图显示颈总动脉上有一块柔软的半圆形斑块➡。斑块内未见明显新生血管形成。(右)超声造影清晰地证明了斑块内新生血管的存在➡。

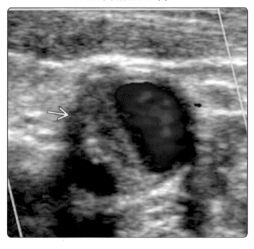

斑块新生血管

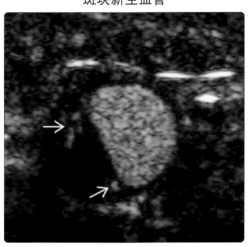

Ⅱ型内漏

(左)彩色多普勒超声显示腔内修复术后的部分血栓性主动脉瘤。支架移植物的左支没有多普勒信号，考虑为阻塞➡。在动脉瘤的其他部分没有可怀疑内渗的血流➡。(右)超声造影确认了移植物的左支阻塞➡。此外，它还显示了通过右腰动脉的Ⅱ型内漏➡。

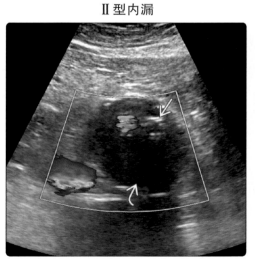

Ⅱ型内漏

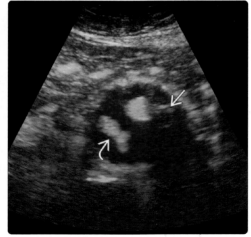

附 加 图 片

Ⅱ型内漏

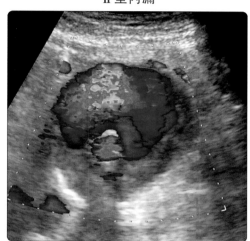

同一患者中彩色编码的双功能超声显示囊性部分的灌注,提示内漏。

第十八部分
超声造影介入引导

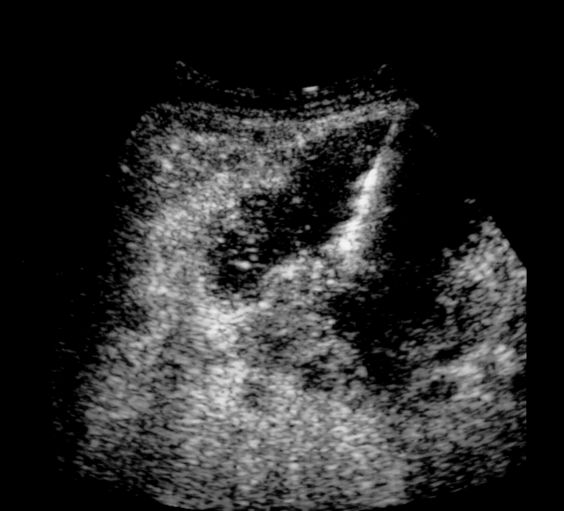

重要内容

介绍

- 超声是一种成熟的术前成像和术中引导的影像学方法
  - 然而与透视、CT 和 MR 相比,缺乏对比增强仍然是传统超声引导介入治疗的主要限制
- 当 B 型超声上目标病变不清晰时,经皮超声引导手术也会受到限制

介入超声造影

- **超声造影引导活检**
  - 超声造影能够通过显示肿瘤动脉期高强化和/或廓清来显示标准 B 型超声上看不到的局灶性病变
  - 超声造影是鉴别较大肿瘤中坏死组织和存活组织的良好方法
    - 在这种情况下,在超声造影上显示增强的肿瘤存活区域进行组织取样
- **超声造影引导下的热消融**
  - 超声造影可以用来引导消融针进入在 B 型超声难以显示的病灶
  - 超声造影还可以通过检测持续存在的肿瘤血管区域来评估消融治疗的疗效,从而能够在同一时段进行再次消融
- 在少数临床情况下,超声造影不足以显示肿瘤,超声造影可以与 CT/MR 融合
- 这种技术(CT/MR-CEUS)很耗时,但有可能获得比常规超声造影更高的成功率

注意

- 在全身麻醉下进行的介入手术需要格外注意超声造影剂(US Contrast Agent,UCA)注射,在某些情况下,还需要特别注意 UCA 剂量的调整

典型图像

CEUS-CT 融合引导肝肿物消融

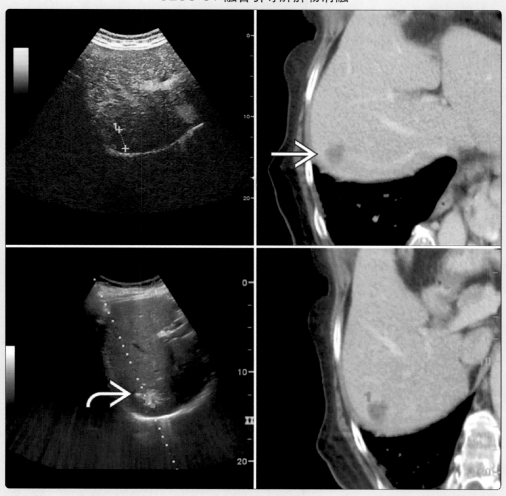

最上行显示超声造影(左)与先前采集的 CT(右)实时融合。超声造影上所见的小结节状的 UCA 廓清区域(测量游标所示)与 CT 上所见的低密度肿块➡相对应。底行显示 CEUS-CT 融合,用于将消融设备置入肿块(左)➡。然后进行肿块消融(右)。

介绍

超声引导操作

- 超声是成熟的术前成像和术中引导的手段
- 精确描绘靶病变边界是经皮穿刺手术规划和实施的重要组成部分,特别是当目标位于重要的解剖结构(如结肠、血管结构和胆囊)附近时
- 当 B 型超声上靶病变显示不清晰时,经皮超声引导手术也会受到限制

介入超声造影

经皮活检

- B 型超声上边界不清或不可见病变的组织取样
  - 超声造影通常能够改善边界模糊的肿瘤显示,从而提高活检的成功率
  - 在肝细胞癌、肝硬化、纤维脂肪改变或地图样脂肪沉积/低脂区的患者中,肿瘤边界可能由于周围肝实质的不均匀而常常显示不清
  - 超声造影通过显示肿瘤动脉期高强化和/或廓清来改善靶病变的显示
- 避免坏死区和无血管区
  - 有中央坏死的较大肿瘤在 B 型超声上可能是回声均匀的
  - 在超声造影上,肿瘤活性区会显示高增强,而坏死区在任何阶段都将无增强
  - 在这种情况下,在超声造影上显示增强的肿瘤存活区域进行组织取样
  - 超声造影引导下的移植肾活检可以避免在皮质坏死或梗死区域取样

经皮热消融

- 准确地划定消融靶点和制订手术方案是经皮热消融治疗中的关键步骤
- 超声造影可以用来引导消融针进入在 B 型超声上看不到的病灶
- 超声造影还可以通过检测持续存在的肿瘤血管区来评估治疗效果,从而能够在同一时段进行再次消融

图像融合

- 在少数临床情况下,超声造影不足以显示肿瘤,超声造影可以与 CT/MR 融合
- 这种技术(CT/MR-CEUS)很耗时,但有可能获得比常规 CEUS 更高的成功率

技术注意事项

活检和消融

- 大多数经皮穿刺活检需要 2 次 UCA 注射
  - 第一次给药用于术前规划
  - 第二次给药在穿刺针插入前即刻给药,用于操作引导
    - 在某些需要长时间造影增强的临床情况下,可以使用 UCA 输注(约 1mL/min)代替第二次给药。
- 超声造影成像是在分屏模式下进行的,因为针尖通常在 B 型超声屏幕上更清晰可见,而在超声造影屏幕上显示不好

注意

- 在全身麻醉下进行的介入手术需要特别注意 UCA 注射,在某些情况下,UCA 剂量需要调整
- 否则会导致对比增强不理想
- 在麻醉师或辅助医务人员注射 UCA 的临床情况下,他们应该接受关于 UCA 的物理和药理学特性的适当培训,以防止造影剂在注射过程中降解
  - 可能需要书写关于 UCA 处理和注射的说明书,并将其分发给适当的人员
- UCA 注射应在短、直的血管内进行
- 造影剂在通过管路过滤器、多个旋塞阀门和其他接头时将显著损耗
- 一些麻醉药物可能会溶解造影剂或对造影剂的壳层产生负面影响
  - 如果在用于输送其他药物的静脉输液管道中注射 UCA,强烈建议用生理盐水彻底冲洗输液管道
- 如果上述预防措施不可能实施,则应建立单独专门注射 UCA 的静脉输液管道

参考文献

1. Francica G et al: Biopsy of liver target lesions under contrast-enhanced ultrasound guidance - A multi-center study. Ultraschall Med. 39(4):448-453, 2018
2. Gummadi S et al: Contrast-enhanced ultrasonography in interventional oncology. Abdom Radiol (NY). ePub, 2018
3. Huang DY et al: Contrast-enhanced ultrasound (CEUS) in abdominal intervention. Abdom Radiol (NY). 43(4):960-976, 2018
4. Nolsøe CP et al: Use of ultrasound contrast agents in relation to percutaneous interventional procedures: A systematic review and pictorial essay. J Ultrasound Med. 37(6):1305-1324, 2018
5. Lorentzen T et al: EFSUMB Guidelines on Interventional Ultrasound (INVUS), Part I. General Aspects (long Version). Ultraschall Med. 36(5):E1-14, 2015

超声造影引导下活检

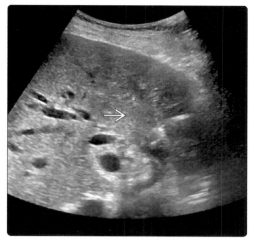

超声造影引导下活检

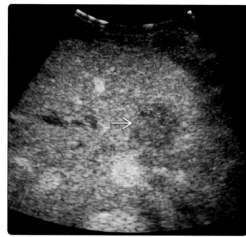

（左）该患者有一 3cm 长的胆管癌，位于肝右叶中央➡️，在 B 型超声上几乎看不见。（右）同一患者的门静脉期超声造影显示与肿块相对应的清晰的造影剂廓清区域➡️。

超声造影引导下活检

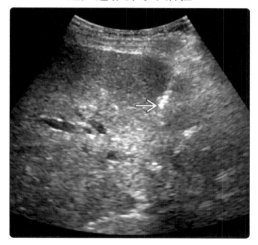

超声造影引导下活检

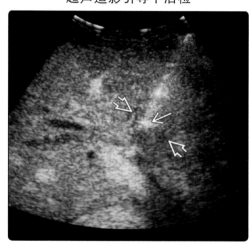

（左）在超声造影引导下，16G 活检粗针穿入肿瘤内。在 B 型超声和超声造影上都可以看到针头➡️。（右）穿刺针➡️再次在超声造影上显示。低增强的肿瘤在 B 型超声上看不到，但在超声造影上清楚地显示➡️。

微波消融完全

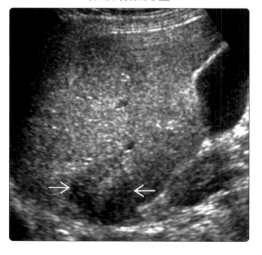

微波消融完全

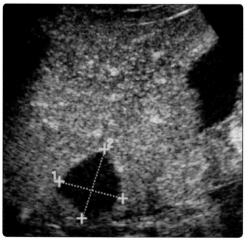

（左）肝脏的 B 型超声显示一个很大的消融灶➡️。然而，B 型超声不足以检测消融灶内残留或复发的肿瘤。（右）在同一患者的相应超声造影上，微波消融后无血管灶（测量游标所示）清晰可见，且没有残余灶及复发灶。

微波消融不完全

二次微波消融

(左)微波消融过程中获得的超声造影显示无血管的消融区 ➡ 邻近的大片未消融的肿瘤 ➡。
(右)二次微波消融术后超声造影显示消融区(测量游标所示)较大。

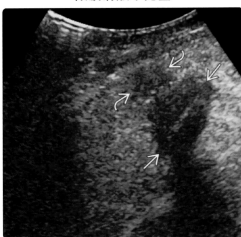
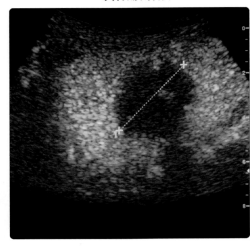

超声造影引导下坏死性肿瘤活检

超声造影引导下坏死性肿瘤活检

(左)CT 上 1 例无恶性肿瘤病史的患者在肝左叶有一巨大不均匀性肿瘤 ➡。(右)肝脏的 B 型超声显示左叶有一大的、不均匀的肿瘤 ➡。无坏死区。

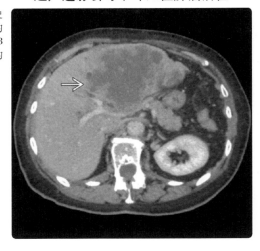
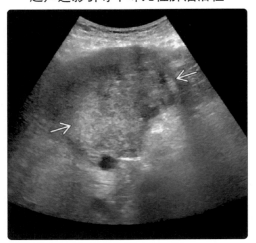

超声造影引导下坏死性肿瘤活检

超声造影引导下坏死性肿瘤活检

(左)超声造影门脉期在肿块中央可见一大片坏死区域 ➡。于肿块的周围可见增强的活性组织区域 ➡。(右)超声造影引导下,使用 16G 活检粗针对肿瘤活性组织部分进行活检 ➡。组织学诊断为腺癌,可能起源于上消化道。

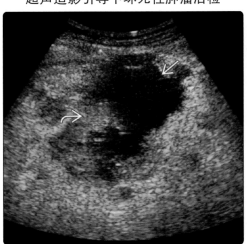
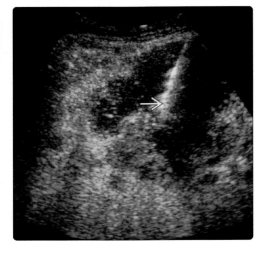

第十九部分
超声造影对疗效的评估

重 要 内 容

癌症治疗效果系统性评价

- 动态增强磁共振（dynamic contrast-enhanced magnetic resonance，DCE-MR）或动态增强CT（dynamic contrast-enhanced CT，DCE-CT）已经发展到利用基于肿瘤灌注量化技术的生物标记物成像来评价肿瘤对抗血管生成化疗的反应
- 使用DCE-CT和DCE-MR评估肿瘤反应可能受到静脉注射造影剂血管外渗漏的限制

DCE-US

- 动态对比增强超声造影（dynamic contrast-enhanced ultrasound，DCE-US）是一种新的功能成像技术，可用于监测抗血管生成化疗的疗效
- 对于DCE-US，由于微泡造影剂的纯血管内性质，

造影剂浓度和信号强度之间的关系是线性的
- DCE-US评价癌症治疗效果的基础是使用有效标准来量化肿瘤灌注，通过时间-强度曲线（time-intensity curve，TIC）确定增强曲线下面积（area under curve，AUC）
- 基于AUC分析，区分有反应者和无反应者相对简单
  - 有反应者将显示靶肿瘤灌注显著减少，造影剂增强AUC显著下降
  - 无反应者将在超声造影上显示肿瘤灌注无变化、微小变化或灌注增加，与AUC检测结果一致
- DCE-US在监测各种恶性肿瘤的新免疫疗法方面也显示出了良好的前景
- 由于DCE-US的低成本，应被考虑用于实体瘤抗血管生成治疗的常规评价方法

典 型 图 像

（左）B型超声显示一名57岁的女性黑色素瘤患者，接受两种免疫治疗药物的联合治疗。图中可见2.2cm的锁骨上区肿大的极低回声淋巴结。（右）超声造影显示淋巴结明显增强，AUC为7 132A.U.。

无反应者

无反应者，初始扫查

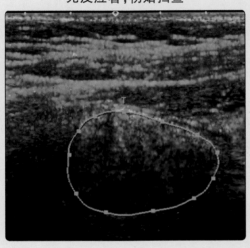

（左）第8天的超声造影显示淋巴结内的增强有所降低，AUC为6 487A.U.，与基线相比下降了9%。（右）第21天，淋巴结大小增加到2.8cm，增强强度增加，AUC值为16 162A.U.，比基线高127%。

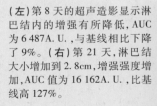

无反应者，第8天

无反应者，第21天

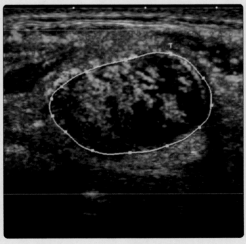
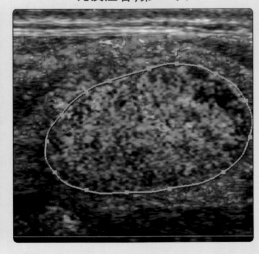

术语

缩写

- 实体瘤的疗效评价标准(response evaluation criteria in solid tumors, RECIST)
- 动态对比增强 MR：DCE-MR
- 动态增强 CT：DCE-CT
- 动态对比增强超声造影：DCE-US
- 曲线下面积：AUC

临床意义

抗血管生成治疗反应监测

- 抗血管生成治疗是一种相对较新的系统性癌症治疗方法,它通过破坏导致新的肿瘤血管形成的信号通路和抑制维持新生血管内皮细胞结构完整性的因子来发挥作用
- 经典的肿瘤反应评估标准,如 RECIST,在抗血管生成治疗监测中的适用性有限,因为有反应者肿瘤血管的减少比肿瘤大小的减少发生得更早
- 成功的抗血管生成治疗通常会导致病变水肿并伴有肿瘤体积的增大,在 RECIST 评估时会导致假性进展
- 因此,迫切需要一种利用血管生成生物标志物来评估治疗反应的替代方法
- 超声多普勒成像不能显示毛细血管的血流,在肿瘤血管评估中的作用有限,而早期的抗血管生成作用主要发生在毛细血管水平
- DCE-US 更适合于肿瘤灌注监测,因为它可以检测和量化管径小到 $20 \sim 40 \mu m$ 的微小血管中的血流
- 已经使用 DCE-MR、DCE-CT 和 DCE-US 开发出用于评估肿瘤灌注的生物标记物成像技术
- DCE-CT 基于对血管和组织内衰减值时间变化的分析
- DCE-MR 用于测量组织灌注、血管壁内皮通透性和血管外容积比
- DCE-US 用于测量肿瘤内的血流速度和血量

DCE-US

治疗反应

- 与 DCE-CT 和 DCE-MR 相比,DCE-US 具有许多优点,如易于使用、高普及率、低成本和良好的耐受性
- DCE-US 是已被证实的,用于评价转移性肾癌、肉瘤、肝细胞癌和胃肠道间质瘤患者多种抗血管生成治疗效果的生物标志物成像技术
- DCE-US 已被证明可用于预测长期生存率

技术

- 首先,使用 B 型超声进行解剖学研究,目的是检测目标肿瘤
- 超声造影检查步骤通常是注射高剂量超声造影剂(4.8mL Lumason/SonoVue)),然后立即注入 5 ～ 10mL 生理盐水冲洗
  - 增加造影剂的剂量是必要的,因为使用标准剂量的造影剂成像时,大量的原发性和转移性恶性肿瘤表现出低增强
- 每次检查注射造影剂后开始记录病变的超声造影图像,时长 3min
- 分析超声造影视频,绘制肿瘤对比增强的 TIC

治疗反应评价标准

- 血容量标准
  - 峰值增强强度
  - AUC
  - 造影增强过程中的 AUC
  - 造影廓清过程中的 AUC
- 血流标准
  - 达到峰值对比度增强的时间
  - 造影增强斜率
- 在这些标准中,AUC 相对于基础扫查的变化一直被发现与治疗结果有关
- AUC 的验证是在多中心临床研究中进行的,并被英国癌症研究中心与欧洲癌症研究和治疗组织 75 名专家组成的小组确认为与总生存时间相关的生物标志物
- 基于 AUC 分析,区分反应者和无反应者相对简单
  - 反应者将显示靶肿瘤灌注显著减少,造影剂增强 AUC 显著下降
  - 无反应者将在超声造影上显示无变化、微小变化或肿瘤灌注增加,正如增强 AUC 所检测的一样
- 使用 DCE-US,仅在开始治疗一周后就有可能区分反应者和无反应者
  - CT 和 MR,通常需要 3 ～ 6 个月的时间来证明系统性癌症治疗的效果

缺点

- 由于超声无法穿透空气和骨骼,无法对肺和脑转移进行成像

参考文献

1. Sidhu PS et al: The EFSUMB guidelines and recommendations for the clinical practice of contrast-enhanced ultrasound (CEUS) in non-hepatic applications: update 2017 (long version). Ultraschall Med. 39(2):e2-e44, 2018

2. O'Connor JP et al: Imaging biomarker roadmap for cancer studies. Nat Rev Clin Oncol. 14(3):169-186, 2017

3. Lassau N et al: Selection of an early biomarker for vascular normalization using dynamic contrast-enhanced ultrasonography to predict outcomes of metastatic patients treated with bevacizumab. Ann Oncol. 27(10):1922-8, 2016

4. Lassau N et al: Validation of dynamic contrast-enhanced ultrasound in predicting outcomes of antiangiogenic therapy for solid tumors: the French multicenter support for innovative and expensive techniques study. Invest Radiol. 49(12):794-800, 2014

良好反应者，初始扫查

良好反应者，初始扫查

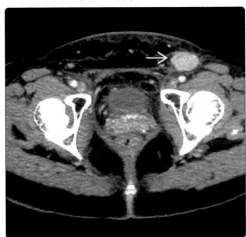

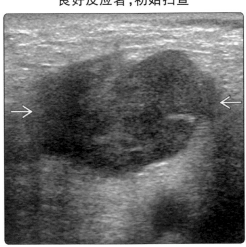

(左)该名 49 岁的妇女接受了抗血管生成化疗治疗子宫腺癌。CT 显示左侧腹股沟淋巴结强化➡，直径 3.3cm。(右)B 型超声显示一个大的分叶状、低回声的转移性淋巴结➡。

良好反应者，初始扫查

良好反应者，第 8 天

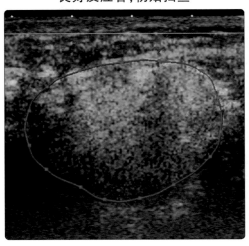

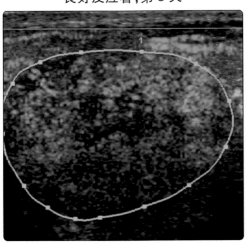

(左)化疗开始前的超声造影显示强烈的对比增强，AUC 值为 14 295A. U. 。(右)化疗开始后第 8 天的超声造影显示与基线相比，增强显著降低，AUC 为 4 217A. U. 降低 70%。

良好反应者，第 15 天

良好反应者，第 21 天

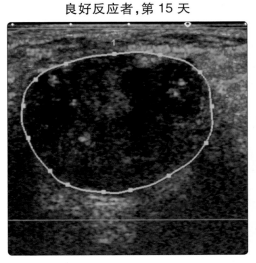

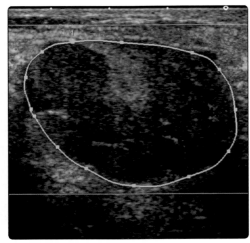

(左)第 15 天，超声造影显示转移灶血流几乎完全消失，AUC 为 1 271A. U. ，与基线相比下降了 91%。(右)第 21 天，淋巴结几乎完全没有造影剂，AUC 为 186A. U. ，与基线相比下降了 99%。

良好反应者,初始扫查

良好反应者,初始扫查

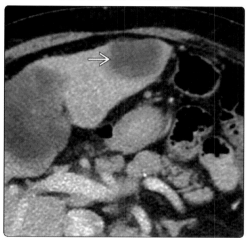

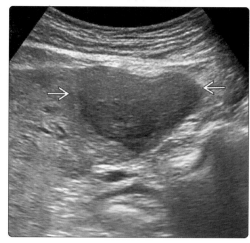

(左)一位 57 岁的男性胆管癌患者接受了抗血管生成化疗。CT 显示左肝内叶有 3.9cm 的肿块 ➡。(右)B 型超声显示与 CT 所见一致的低回声实性肿块 ➡。

良好反应者,初始扫查

良好反应者,第 15 天

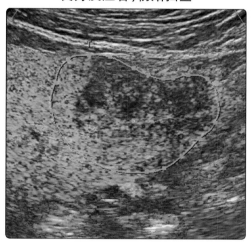

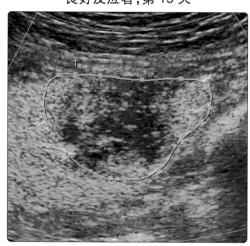

(左)在最初的超声造影上,肿块表现为不均匀增强,AUC 值为 94 847A.U.。(右)第 15 天的超声造影显示增强减少,主要在肿块中心,AUC 值为 51 445A.U.,与基线相比下降了 46%。

良好反应者,第 45 天

良好反应者,第 45 天

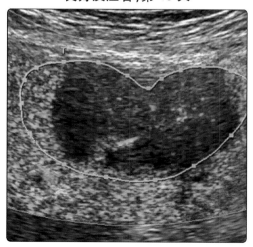

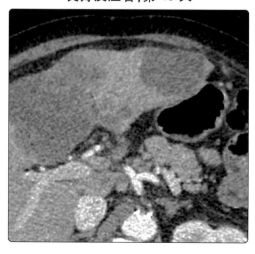

(左)在第 45 天,肿块几乎没有造影剂,AUC 值为 11 342A.U.,与基线相比下降了 88%。(右)在 CT 上,病灶的大小增加到 5.4cm,代表假性进展。

重要内容

术语

- 冷冻消融包括通过冷冻探头冷冻恶性组织，通常在 CT 引导下进行，以监测冰冻区域
- 该技术已被证明是治疗各种癌症的另一种手术替代治疗，但主要用于肾脏肿瘤

影像学

- 对于肾细胞癌（renal cell carcinoma，RCC），最初的治疗后评估通常在治疗后 3~4 个月进行
- 残余病灶被定义为
  - 消融灶内的对比增强
  - 消融灶边缘结节状增强
- 在首次治疗评估之后，患者被纳入长期监测，通常每隔 6~12 个月进行一次

- 由于基础的肾脏疾病和消融后肾功能下降，一些 RCC 冷冻消融术患者可能禁忌使用 MR 和 CT 造影剂
- 多普勒超声缺乏足够的敏感性来评估冷冻消融后的肿瘤残余血流
- 超声造影可实时显示肿瘤或消融灶内血流，用于检测冷冻消融后残留或复发的 RCC，具有良好的安全性和较高的准确性
  - RCC 复发和残留病变可以在超声造影上通过消融灶内或邻近消融灶内与周围肾皮质同时发生的等或高增强来识别
  - 冷冻消融灶内或邻近的肉芽组织和瘢痕组织典型地表现为明显延迟增强，其强度明显低于周围肾皮质

典型图像

RCC 消融前　　　　　　　　RCC 消融前

（左）图为消融前肾肿块 ➔ 的 B 型超声检查。（右）图中显示了同一肿物冷冻消融前的超声造影。治疗前，肾肿块内可见活跃的不均匀增强 ➔，与 RCC 一致。

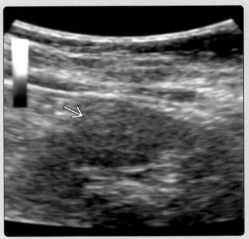
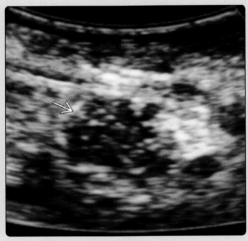

RCC 消融后　　　　　　　　RCC 消融后

（左）图为同一 RCC ➔ 冷冻消融 4 个月后的 B 型超声。（右）图为冷冻消融后 4 个月的超声造影。消融后，没有观察到内部增强 ➔，表明肿块得到了有效的治疗。

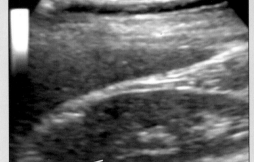
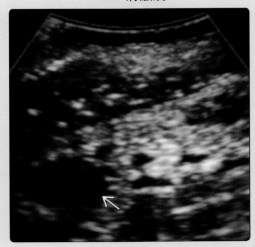

术语

缩写

- 肾细胞癌:RCC

定义

- 冷冻消融是一种公认的手术替代疗法,主要用于治疗那些可能被认为不适合或手术治疗高风险的RCC 患者
- 冷冻消融系统使用压缩的氩和氦来交替冷冻和解冻软组织
- 当气体膨胀或收缩时,气体的温度会发生变化,产生温度低至-140℃的冰球
- 冷冻消融中的组织破坏可由与细胞内结冰相关的直接细胞损伤和对细胞膜的损伤引起,在最低温度下最为明显
- 在稍高的温度下,细胞外会形成冰晶,导致细胞脱水和死亡

超声造影技术

超声造影技术建议

- 肾脏冷冻消融随访的超声造影方案类似于肾肿瘤成像推荐指南
  - 动脉期应使用连续显像,重点检测消融灶内或沿消融灶的异常增强
  - 应注意任何异常增强的时间
  - 容积(3D 和 4D)超声造影已被用于局部栓塞随访,但目前仅推荐用于研究目的
  - 使用非增强 MR/CT 进行图像融合可能是有益的,但可能难以适应正常的放射学工作流程

影像学

概述

- 冷冻消融通常在 CT 引导下进行
  - CT 成像可以精确定位消融针的位置,并清晰显示周围解剖结构的细节
  - 在操作过程中,CT 成像可以清晰地显示消融区/冰球的形成
- 冷冻消融是最常用的肾肿瘤消融方法
- 肾肿块冷冻消融一般在治疗后 3~4 个月评估消融灶有无残留肿瘤
- 此外,大多数患者都参加了长期的影像随访,以监测肿瘤复发

MR/CT 表现

- 残留或复发的 RCC 在影像学上表现为消融灶内的增强区域或沿消融灶边缘的结节状增强
  - 残留或复发的 RCC 与邻近肾实质相比通常表现为等或高增强,常伴有造影剂廓清
- 在这类患者中,由于肾功能受损,MR 和 CT 造影剂通常是禁忌
- 在有 MR 或 CT 禁忌证的患者中,可以获得非增强图像,并且可以监测消融灶大小随时间的变化

超声表现

- 传统的 B 型超声和彩色多普勒超声不具备检测冷冻消融后残留或复发肿瘤所需的灵敏度,不应用于评估治疗反应

超声造影表现

- 超声造影是检测 RCC 冷冻消融后残留或复发肿瘤血流的有效方法,且无肾脏禁忌证
- 超声造影对检测残留/复发的 RCC 有很高的阴性预测值(>95%),使其成为冷冻消融随访的理想的一线成像工具
- RCC 复发和残留病变可以在超声造影上通过消融灶内或邻近消融灶内与周围肾皮质同时发生的等或高增强来识别
- 冷冻消融灶内或周边的肉芽组织和瘢痕组织也可在超声造影上显示一定程度的增强
  - 与残留/复发的 RCC 不同,这些良性组织通常表现为实质延迟增强,与周围肾皮质相比强度明显降低

技术难点和挑战

- 冷冻消融区可能形成不规则边缘,凸出正常肾实质,不应与肿瘤复发混为一谈
- 消融灶内或周边的肉芽组织和瘢痕典型延迟期的轻度增强不要与 RCC 复发或残留的动脉早期高/等增强相混淆
- RCC 冷冻消融的患者常有潜在肾脏疾病,导致多发肾囊肿,不应与消融区混淆

参考文献

1. Calio B et al. Long term surveillance of renal cell carcinoma recurrence following ablation using 2D and 3D contrast-enhanced ultrasound. Urology. 2018, In Press.
2. Allard CB et al: Contrast-enhanced ultrasonography for surveillance of radiofrequency-ablated renal tumors: a prospective, radiologist-blinded pilot study. Urology. 86(6):1174-8, 2015
3. Eisenbrey JR et al: Contrast-enhanced subharmonic and harmonic ultrasound of renal masses undergoing percutaneous cryoablation. Acad Radiol. 22(7):820-6, 2015
4. Zeccolini G et al: Comparison of contrast-enhanced ultrasound scan (CEUS) and MRI in the follow-up of cryoablation for small renal tumors. Experience on 25 cases. Urologia. 81 Suppl 23:S1-8, 2014
5. Thumar AB et al: Thermal ablation of renal cell carcinoma: triage, treatment, and follow-up. J Vasc Interv Radiol. 21(8 Suppl):S233-41, 2010

RCC 消融后　　　　　　　　　　RCC 消融后,完全反应

(左)图为冷冻消融治疗后 12 个月 2cm RCC ➡ 的 B 型超声图像。(右)相应的超声造影显示消融灶内没有增强 ➡,表明没有复发。

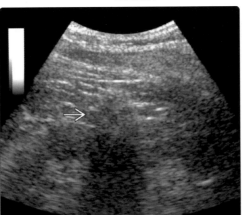
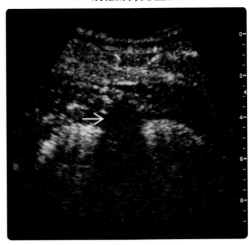

RCC 消融后　　　　　　　　　　RCC 消融后

(左)图为冷冻消融 2 年后 4cm RCC ➡ 的 B 型超声。(右)相应的超声造影显示消融灶内仅有微弱的延迟增强 ➡,表明消融腔内存在肉芽组织和瘢痕组织,无复发。

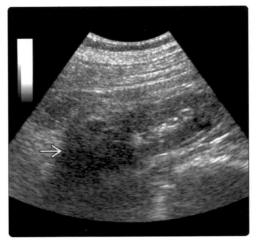
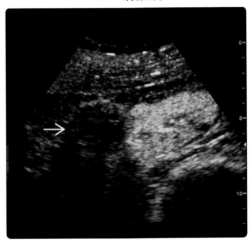

RCC 消融后,肉芽组织　　　　　RCC 消融后,完全反应

(左)图为冷冻消融 18 个月后 6cm RCC ➡ 的 B 型超声。(右)相应的超声造影显示消融灶内无增强 ➡,表明 RCC 无复发。

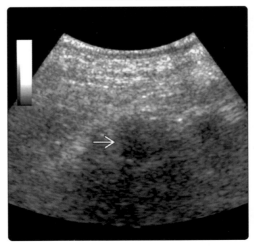
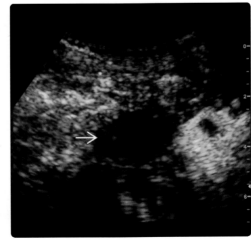

RCC 消融后复发

RCC 消融后复发

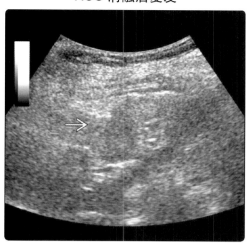

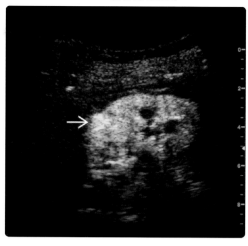

（左）图为冷冻消融 8 个月后 3cm RCC ➡️ 的 B 型超声。（右）相应的超声造影显示在动脉期消融灶内呈高增强➡️，表明疾病复发。

RCC 消融后复发

RCC 消融后复发

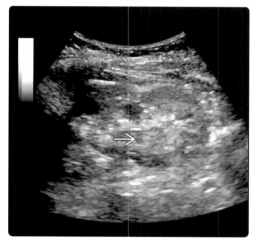

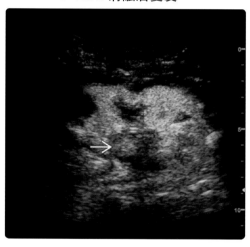

（左）图为冷冻治疗后 8 个月 5cm RCC ➡️ 的 B 型超声。（右）相应的超声造影显示动脉期部分消融灶内呈高增强➡️，提示疾病复发。

RCC 消融后，完全反应

RCC 消融后，肉芽组织

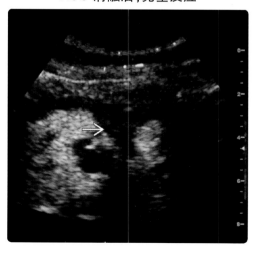

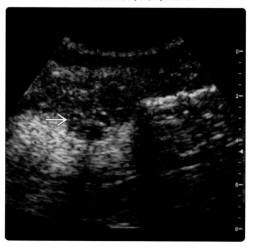

（左）图为冷冻消融 2.5 年后 2cm 的 RCC 的超声造影。注射后 19s 内未观察到内部增强➡️，表明肾癌无复发。（右）注射后 50s 可观察到相对于周围肾皮质的延迟增强➡️，对应于消融灶内的脂肪坏死和瘢痕形成。

重 要 内 容

术语

- 当手术存在禁忌证时,影像引导的肿瘤消融技术(射频和微波)是治疗肝细胞癌(hepatocellular carcinoma,HCC)(可作为一线治疗,也可用于不可切除的病例)和肝转移瘤的最广泛使用的治疗方法之一
- 超声造影通过实时评估残留/复发的肿瘤血供情况,在消融后治疗效果评价中发挥重要作用

最佳成像技术

- 消融过程中实时评估:超声造影
- 24h 评估:超声造影/CECT
- 随访:CECT/CEMR,超声造影

临床要点

- 消融术后立即对治疗效果进行精确评估非常重要,可以早期发现残存的活性肿瘤,及时进行再次治疗
- 在随访期间超声造影和 CECT 或 CEMR 可以配合使用,特别是在转移瘤中,因为残留肿瘤表现为造影早期明显的廓清,便于早期发现局部肿瘤的进展

诊断线索

- 热消融后瘤内和瘤周未见增强,提示完全消融
- 在消融灶内或邻近部位发现结节样动脉期高增强伴廓清,提示肿瘤残留或局部复发
- 在某些病例中,消融后很快在消融灶边缘可以看到动脉期高增强的较厚的炎性边缘
  - 与肿瘤增强方式不同的是,炎性声晕在造影晚期图像上也不廓清

典 型 图 像

HCC:RFA 后即刻扫查

HCC:RFA 后 15min 扫查

(左)B 型超声显示了一个 2cm 的 HCC ➡ 射频消融术(radio-frequency ablation,RFA)结束时的图像。汽化作用产生的高回声气泡覆盖了整个治疗的肿瘤。(右)RFA 空化效应完全消失后 15min 的 B 型超声显示治疗后的肿瘤表现为轻度不均匀高回声的肿块➡。

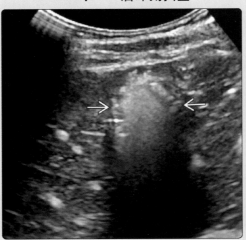
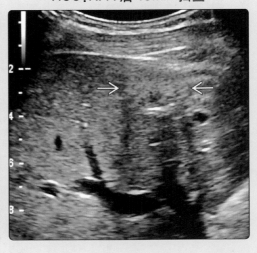

HCC:RFA 后炎性增强

HCC:RFA 后炎性增强

(左)RFA 15min 后的超声造影显示在动脉期沿消融腔有一个较厚的、完整的边缘增强➡。(右)在门静脉期,边缘无廓清➡。这是典型的炎症增强模式。

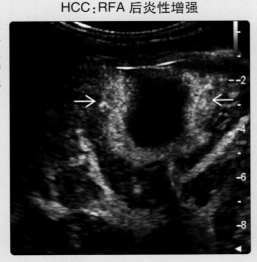
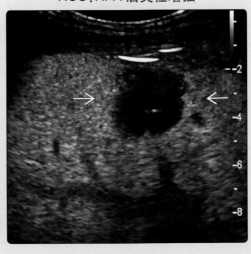

术语

缩写

- 射频消融术：RFA
- 微波消融术：(microwave ablation，MWA)

定义

- RFA 和 MWA 是基于能量的消融模式，通过电磁场产生的热量来破坏软组织

影像学

一般特征

- 肝切除术被认为是治疗肝肿瘤的"金标准"
  - 然而，只有约 30% 的患者有手术的可能
  - 消融治疗被认为是难于进行外科手术的患者的良好选择
- 所有的热消融程序都是通过热诱导凝固性坏死来破坏肿瘤组织
- 大体病理上，热损伤由 3 个同心区组成
  - 中央小的黑色区域为消融针周围的烧灼组织
  - 凝固性组织坏死形成的白色区域
  - 坏死周围的出血性炎性晕环，厚度通常只有几毫米
- 消融过程通常在 B 型超声引导下进行，而 CECT 和 CEMR 用于评估治疗效果
- 在消融前用 CECT 或 CEMR 和超声造影对肿瘤的准确评估对治疗后的正确评估很重要
- 早期发现消融肿瘤的复发是真正的挑战
- 超声造影作为消融患者管理的重要工具，已获得临床认可
- 超声造影能准确地鉴别出非常小的肿瘤活性组织
  - 为了确定活性组织是否仍然存在，必须在超声造影成像的所有阶段评估消融的肿瘤
- 欧洲医学和生物学超声协会联合会指南推荐在整个治疗过程中使用超声造影，包括在治疗反应评估中检测活的肿瘤
- 在 HCC 和转移癌的消融后评估中使用超声造影的目的是区分无血管坏死区域与有血管的肿瘤活性组织
- HCC 和肝转移的血管评估对于正确处理治疗结果至关重要
- 如果整个肿瘤，包括安全边缘（HCC 为 5mm，转移瘤为 10mm）在超声造影上显示无血管，则认为治疗是足够的
- 组织学评估中在凝固性坏死和出血性炎性声晕之间可有明显的中间带，包括不可逆的肝细胞和血管损伤

肝细胞癌

术前影像学检查

- 超声造影在 HCC 术前成像中发挥重要作用
- 大多数 HCC 消融手术在超声造影或 CT 引导下进行
  - 超声造影被认为是指导 HCC 消融的一线影像学方法
    - 提供高分辨率 HCC 成像，表现为早期动脉期高增强和晚期廓清的区域
    - 准确、实时的显示周围解剖结构，如肝血管和扩张的胆管，在没有用于消融引导造影剂的情况下，CT 难以显示这些结构
  - 应用超声造影引导肝细胞癌的靶向消融通常在动脉期进行，此时肿瘤的高增强使其显示更明显
- CT 引导或融合成像可用于超声造影上 HCC 显示较差的患者

术后即刻评估

- 超声造影用于即时评估治疗效果，可在同一疗程中及早发现残留病灶并及时进行再治疗
- HCC 的典型安全边缘区应至少为 5mm
- 消融结束时，超声造影动脉期显示无血管（坏死）区周围有典型增厚、高增强的炎性晕环
- 炎性晕环增强模式通常与残余肿瘤的典型增强模式不同
  - 炎性晕环典型的 CEUS 特征
    - 较规则的高增强边缘测量厚度小于 10mm
    - 后期图像无廓清
  - 残余肿瘤的典型超声造影表现
    - 无规则的结节状动脉期高增强，通常比炎性晕环更早出现
    - 后期图像的廓清
      - 注意，有些残余肿瘤可能仅出现动脉期高增强，因为一些高分化的 HCC 在延迟期图像上没有可检测到的廓清
- 在治疗后的第 1 个 24h，超声造影测量的坏死区面积明显小于 CECT 或 CEMR
- HCC 消融术后即刻超声造影评估的局限性
  - 由于炎症边缘重叠，可能无法识别小的活肿瘤组织

○ 不规则的较厚炎性边缘可能类似残余肿瘤

○ 手术后超声造影检查不满意的比率较高(高达 40%)可能是由于消融后肝脏灌注立即改变所致

随访影像

- 消融成功后前 2 年,每 3 个月随访一次
  ○ 一个普遍接受的随访策略是交替进行超声造影和 CECT/CEMR
- 超声造影是下列肝癌患者消融术后随访的主要影像学手段
  ○ CECT 和 CEMR 禁忌证患者
  ○ 消融后随访 CECT 和 CEMR 结果不明确的患者
- 超声造影在寻找小的、高增强的、肿瘤复发部位的优势在于它能够利用坏死后形成的无血管声窗,从而能够识别出非常小的残余或复发的肿瘤,这些区域可能太小而无法在 CECT 和 CEMR 上诊断
  ○ 局部复发与消融区检测到肝动脉有显著的相关性
- 当其他影像学检查也证明存在复发时,超声造影可用于再治疗过程中引导射频针或微波天线的精确定位

转移

术前图像

- 超声造影在肝转移术前成像中发挥重要作用,被认为是消融的一线引导方式
- 大多数转移病灶有不同于典型 HCC 的增强方式
  ○ 动脉期等增强或低增强
  ○ 动脉期增强不均匀,可见中央坏死区域
  ○ 快速、明显的廓清,在晚期图像上产生"黑洞"样病变
- 使用超声造影定位转移病灶进行消融通常在造影晚期进行,此时肿瘤廓清后显示更明显

术后即刻评估

- 应在造影晚期在三个垂直方向上对消融灶进行评估
- 消融灶的大小应与原发肿瘤的大小相比较
- 转移瘤的安全边缘至少为 10mm

随访图像

- 在肿瘤患者的随访中,超声造影与 CECT 和 CEMR 相辅相成,对新发肝转移的检测具有相当高的敏感性(80%~90%)
- 热损伤范围的减少伴有规则清晰的边缘是完全反

应的标志

- 转移瘤典型的廓清表现使得很容易确定其复发,即使复发灶极其微小

缺点

非线性传播伪像(假增强)

- 热消融灶内常见易引起误诊的原因
- 当消融灶内的回波目标被记录为微泡信号时,产生假增强
- 通常认为这种伪像是微泡在组织中非线性传播的结果
- 微泡的存在增加了肝脏等大体积的富血管软组织的非线性系数,导致非线性信号传播,低机械指数(mechanical index,MI)成像时无法完全抑制
- 因此,当超声遇到消融灶内的明亮信号时,会产生类似于微泡散射的回声
- 通过仔细观察增强的时间,这种假增强可与残留或复发肿瘤的真实超声增强信号相鉴别
  ○ 肿瘤组织表现为动脉早期增强,而大部分肝实质相对未增强
  ○ 此外,肿瘤组织在延迟图像上通常表现为廓清
  ○ 当周围肝脏含有大量超声造影剂时,门脉期图像上出现非线性传播伪像假增强,延迟期图像上未出现廓清
- 破坏-再灌注成像可能有助于鉴别肿瘤的增强与非线性传播伪像造成的假增强

参考文献

1. European Association for the Study of the Liver. Electronic address: easloffice@easloffice.eu. et al: EASL Clinical Practice Guidelines: Management of hepatocellular carcinoma. J Hepatol. 69(1):182-236, 2018
2. Francica G et al: Ablation treatment of primary and secondary liver tumors under contrast-enhanced ultrasound guidance in field practice of interventional ultrasound centers. A multicenter study. Eur J Radiol. 105:96-101, 2018
3. Chiang J et al: Effects of microwave ablation on arterial and venous vasculature after treatment of hepatocellular carcinoma. Radiology. 281(2):617-624, 2016
4. Shi W et al: Contrast-enhanced ultrasonography used for post-treatment responses evaluation of radiofrequency ablations for hepatocellular carcinoma: a meta-analysis. Br J Radiol. 89(1064):20150973, 2016
5. Gillams A et al: Thermal ablation of colorectal liver metastases: a position paper by an international panel of ablation experts, The Interventional Oncology Sans Frontières meeting 2013. Eur Radiol. 25(12):3438-54, 2015
6. Cantisani V et al: Liver metastases: Contrast-enhanced ultrasound compared with computed tomography and magnetic resonance. World J Gastroenterol. 20(29):9998-10007, 2014
7. Mauri G et al: Intraprocedural contrast-enhanced ultrasound (CEUS) in liver percutaneous radiofrequency ablation: clinical impact and health technology assessment. Insights Imaging. 5(2):209-16, 2014
8. Claudon M et al: Guidelines and good clinical practice recommendations for contrast enhanced ultrasound (CEUS) in the liver - update 2012: A WFUMB-EFSUMB initiative in cooperation with representatives of AFSUMB, AIUM, ASUM, FLAUS and ICUS. Ultrasound Med Biol. 39(2):187-210, 2012
9. Meloni MF et al: Contrast enhanced ultrasound: Should it play a role in immediate evaluation of liver tumors following thermal ablation? Eur J Radiol. 81(8):e897-902, 2012

HCC 消融术前

HCC 消融术前

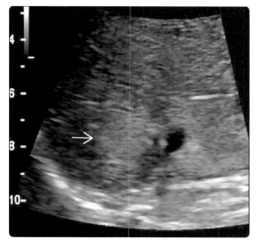

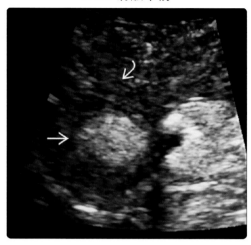

(左) HCC ➡️,直径 2.5cm,位于肝脏 S7 段。(右) 典型动脉期增强➡️,周围肝实质正常均匀增强➡️,选择其进行微波治疗。

HCC:残余活组织

HCC:残余活组织

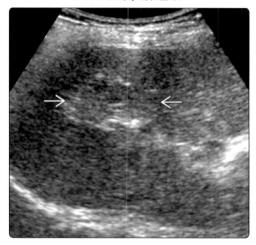

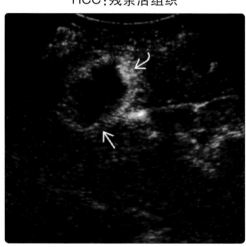

(左) 这个 2cm 的肝细胞癌采用 RFA 治疗。消融 15min 后 B 型超声示消融灶不均匀➡️。(右) 超声造影显示消融灶周围的增强边缘➡️,有一个结节状的增强区域➡️。

HCC:残余活性组织

HCC:残余活性组织

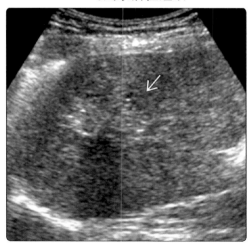

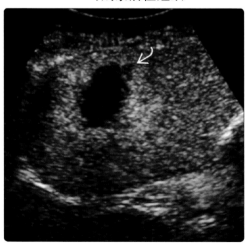

(左) 门脉期,消融灶边缘可见结节样区域➡️。(右) 超声造影显示一个小廓清区,证实肿瘤残留➡️。

消融后肝梗死　　　　**消融后肝梗死**

（左）消融 15min 后，超声造影评估显示无血管的消融腔➡️和肝脏无增强的楔形区域➡️。（右）CECT 证实为节段性梗死➡️。

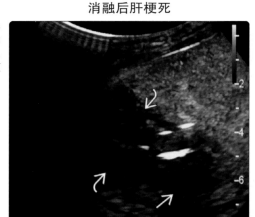
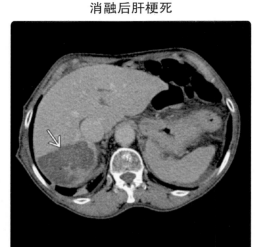

HCC 复发　　　　**HCC 复发**

（左）2cm 的 HCC RFA 术后 1 年 B 型超声显示在消融灶➡️边缘有一个结节状的低回声区域➡️。（右）超声造影显示，动脉期周围结节状高增强区➡️低回声区与结节状低回声区相对应。

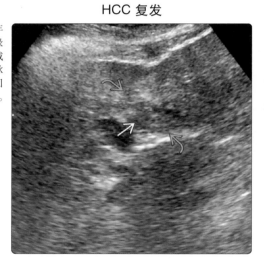

HCC 复发　　　　**HCC 复发**

（左）延迟期超声显示消融腔➡️周围结节状低回声区➡️。（右）超声造影显示轻度廓清，提示局部肿瘤复发➡️。

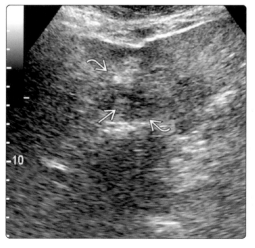
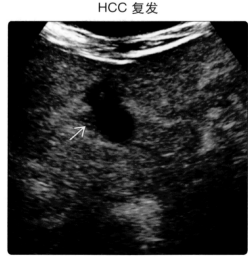

结肠癌转移

结肠癌转移

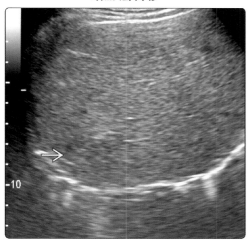
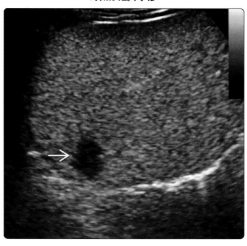

（左）B 型超声显示肝脏 S7 段有一个 1.8cm 的结肠癌转移灶，表现为一个边界不清的等回声结节➡。（右）超声造影清晰地显示出肿块的明显廓清➡，这是转移性病变的典型特征。

结肠癌转移

结肠癌转移

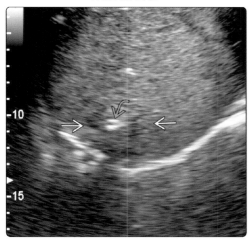
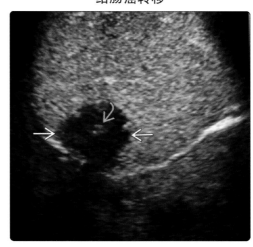

（左）MWA 后即刻的 B 型超声显示不均匀消融灶➡，可见多灶气体➡。（右）MWA 后立即进行的超声造影评估显示大面积坏死，具有较大的安全边缘➡。消融腔➡内超声造影的小点状信号对应于 B 型超声上可见的明亮微气泡。

结肠癌转移

结肠癌转移

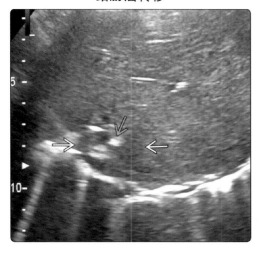
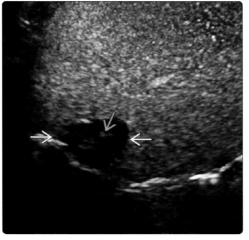

（左）治疗 2 年后的 B 型超声显示一个不均匀的消融灶➡，内有多个强回声➡。（右）在超声造影上，消融灶➡仍然无血管，证实了良好的治疗结果，没有肿瘤复发的证据。注意消融灶内存在一个非线性传播伪像➡，与 B 型超声的强回声相对应。

第 65 章　超声造影在肝栓塞术疗效评价中的应用

术语

- 经动脉栓塞治疗是经肝动脉通过导管局部注入栓塞剂来治疗肝脏内各种实体肿瘤的方法
- 治疗方法包括注射化疗药物中混合碘油或含有阿霉素的药物洗脱珠（drug-eluting beads containing doxorubicin, DEB-DOX）的经动脉化疗栓塞术（transarterial chemoembolization, TACE），以及经动脉放射栓塞术（transarterial radioembolization, TARE）

影像学

- 目前在治疗后 1~3 个月应用增强 CT 或 MR 评估残余肿瘤血管情况，再决定是否进行治疗
  - 坏死区域缺乏增强证实 TACE/TARE 治疗有效
  - 瘤体内部或周边结节样的动脉期增强伴晚期廓清提示肿瘤残留
- 早期的 CT 和 MR 治疗后成像受以下因素限制
  - 碘油干扰了 CT 上治疗后肝脏病变的强化
  - MR 上肿瘤栓塞后的炎性改变与残留肿瘤非常相似
- 长期影像学随访监测肿瘤大小的变化，评价其对栓塞治疗的反应
- 超声造影可实时显示肿瘤血流，对 TACE 术后残余肿瘤血管的检测具有良好的安全性和较高的准确性
- 超声造影可以比 MR 或 CT 更早地进行检查，有数据表明，由于 US 造影剂的纯血管内性质和无碘油伪像，可在早在栓塞后 1 周应用超声评估残留肿瘤的增强情况
- 尽管超声造影在评估肿瘤大小和血管的长期变化可能对临床有帮助，但没有证据表明超声造影可以可靠地预测 TARE 的治疗反应

HCC, TACE 术前

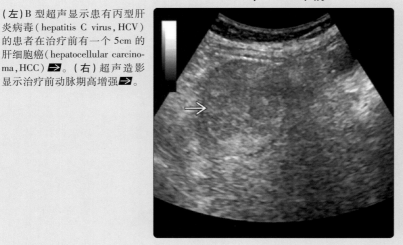

（左）B 型超声显示患有丙型肝炎病毒（hepatitis C virus, HCV）的患者在治疗前有一个 5cm 的肝细胞癌（hepatocellular carcinoma, HCC）➡。（右）超声造影显示治疗前动脉期高增强➡。

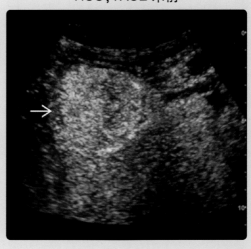

HCC, TACE 术后

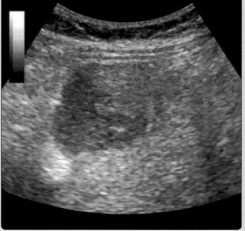

（左）B 型超声显示同一患者（TACE）后 2 周，消融的 HCC 表现为回声不均匀。（右）超声造影显示同一患者在 TACE 术后 2 周。治疗后的肿瘤周边结节样增强➡，因此肿瘤有部分残留。

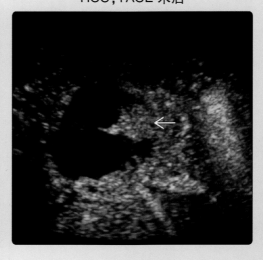

术语

缩写

- 经动脉化疗栓塞术：TACE
- 经动脉放射栓塞术：TARE

定义

- 经动脉栓塞治疗可作为姑息性治疗，经肝动脉通过导管局部递送栓塞药物或治疗药物进入肝内肿瘤
- TACE 涉及局部注射混合有碘油或含 DEB-DOX 的化疗药物
- TARE 涉及局部放置包埋有 Y-90（钇-90）的玻璃微球，可提供肿瘤内的局部治疗辐射源

超声造影技术

超声造影操作指南

- 超声造影是评估 TACE 栓塞后肿瘤残余血流的优秀工具
- TACE 的超声造影方案与肝脏成像指南相类似
  - 在动脉增强期，应使用超声聚焦连续成像寻找残余肿瘤强化
  - 容积（3D 和 4D）超声造影已被探索用于局部栓塞随访，但目前仅用于研究目的

影像学

一般特征

- TACE 和 TARE 治疗反应一般在治疗后 1~6 个月用增强 CT 或 MR 评估
- TACE 治疗不完全的定义为局部治疗后第 1 次影像学检查中治疗区域内部持续强化或周边结节样强化；TACE 术后 2/3 的患者中可看到
- 可以通过治疗后 1~3 个月残余肿瘤强化评估 TARE 术后反应，但更确切的方法是在 TARE 后 4~6 个月通过肿瘤体积的减小来进行评估

CT/MR 特征

- TACE/TARE 治疗后的 CT 或 MR 增强扫描通过评估消融区域动脉期和晚期的增强来检测残余或复发肿瘤的血流
- 在治疗后早期 CT 上出现碘油可用于确定治疗药物的递送，但干扰了治疗区域的强化，阻碍了治疗效果的评估
  - 治疗后的诊断性 CT 扫描通常延迟至 TACE 术后 3 个月，以使肝实质通过 Kupffer 细胞的吞噬作用消除碘油

- 早期治疗后 MR 扫描由于难以鉴别周围存活肿瘤组织和炎性浸润而受到限制
- 动脉期增强可用于评估治疗后 1~3 个月的 TARE 治疗效果，但 4~6 个月评估肿瘤大小是更确切的肿瘤反应标准，因为 TARE 不是真正的栓塞治疗

US 特征

- B 型超声和多普勒超声对栓塞后肿瘤大小和残余血流的检测灵敏度不高，在 TACE/TARE 治疗反应评估中的临床应用有限

超声造影特征

- 超声造影对 TACE 术后肿瘤残余血流的检测有效，对残余或复发性肿瘤可表现为内部残余增强或结节性周围增强
- 对于对 TACE 治疗完全反应的肿瘤，病灶在超声造影上应显示边缘平滑，任何增强期均无内部血流
- 到目前为止，超声造影还没有显示出预测肿瘤对 TARE 反应的可靠能力，目前也不推荐用于此目的

技术问题和挑战

- 肝局部治疗常用于肝硬化患者，治疗后的肿块显示常常比较困难
- 深度超过 15cm 或以上的病灶或者位于肝脏膈顶部的病灶可能很难在超声图像上显示，因此应考虑其他的成像方式
- 由于肿瘤区域的炎症/反应性组织改变，TARE 术后的病变可能难以区分
- 不应在延迟期判断是否存在肿瘤残余增强，因为肿瘤的廓清有可能与缺少残余增强相混淆

临床问题

治疗与随访

- 目前推荐栓塞术后 1~3 个月进行 CEMR/CECT，因为多达 2/3 的患者会出现残余肿瘤的增强，需要通过反复栓塞、消融或替代治疗进行再治疗
- 超声造影是评估栓塞或 TACE 术后肿瘤残余血管分布的优秀工具，可在治疗后 1 周内进行
- 此外，超声造影是 CEMR/CECT 禁忌证患者的理想影像学随访替代手段

参考文献

1. Gummadi S et al: Contrast-enhanced ultrasonography in interventional oncology. Abdom Radiol (NY). ePub, 2018
2. Shaw CM et al: Contrast-enhanced ultrasound evaluation of residual blood flow to hepatocellular carcinoma after treatment with transarterial chemoembolization using drug-eluting beads: a prospective study. J Ultrasound Med. 34(5):859-67, 2015
3. Kono Y et al: Contrast-enhanced ultrasound as a predictor of treatment efficacy within 2 weeks after transarterial chemoembolization of hepatocellular carcinoma. J Vasc Interv Radiol. 18(1 Pt 1):57-65, 2007

TACE 完全性反应　　　　　　　　**TACE 完全性反应**

(左)距 3cm HCC 的 HCV 患者 TACE 术后 2 周,B 型超声显示不均匀回声的肝脏肿块➡。(右)相应的超声造影显示完全反应。动脉期未见肿瘤内部增强,肿瘤边缘光滑,周围未见结节性增强➡。

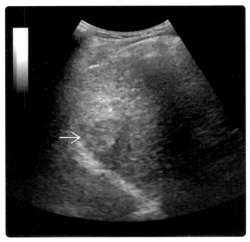
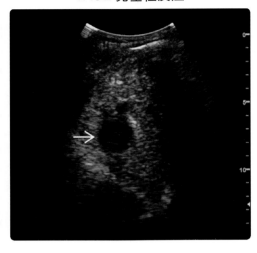

TACE 完全性反应　　　　　　　　**TACE 完全性反应**

(左) B 型超声示 HCC,应用碘油 TACE 术后 1 个月 HCC 直径 2.5cm➡。(右)相应的超声造影显示完全反应。动脉期未见肿瘤内部增强➡,肿瘤边缘光滑,周围未见结节性增强。

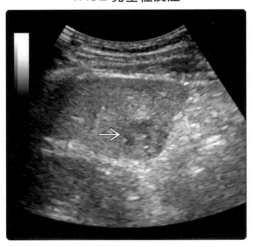
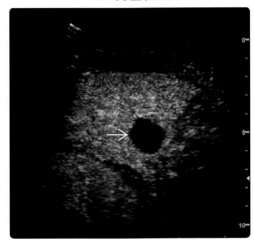

TACE 部分反应　　　　　　　　　**TACE 部分反应**

(左)应用碘油 TACE 术后 1 个月的 HCC(1.5cm),B 型超声显示一个边缘不清晰的肝脏肿物➡。(右)相应的超声造影显示动脉期结节状周围增强◩,提示肿瘤残留。

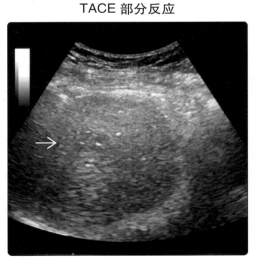
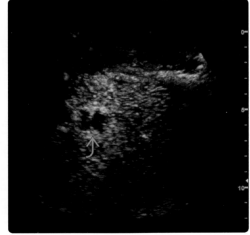

TACE 完全性反应

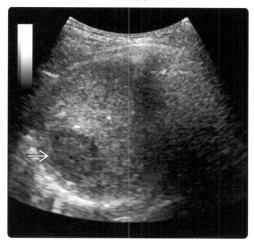

TACE 完全性反应

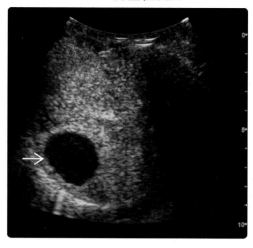

（左）使用含阿霉素（DEB-DOX）的药物 TACE 术后 1 个月，B 型超声显示 4cm 的 HCC ➡。（右）相应的超声造影显示完全反应➡。动脉期肿瘤内部无增强，肿瘤边缘光滑，周围未见结节性增强。

TACE 部分反应

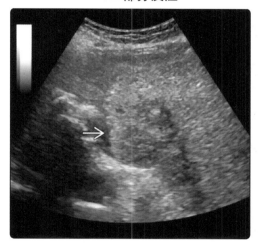

TACE 部分反应

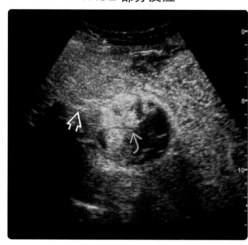

（左）栓塞 6 周后，B 型超声显示 5cm 的 HCC ➡。（右）相应的超声造影显示肿瘤外侧部分残留的高增强◿，提示部分反应。注意，活跃的肿瘤供血血管➡的位置也可以被识别，有助于再治疗时引导导管置入。

TARE 术后两周

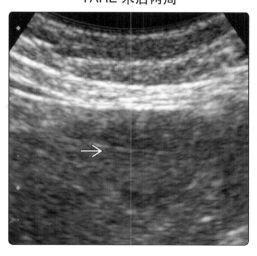

无法评估肿瘤整体反应

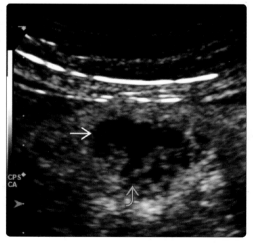

（左）TARE 术后 2 周，B 型超声显示 5cm 的 HCC ➡。（右）相应的超声造影图像虽然可以观察到肿瘤的无血管化区域，表明治疗反应良好➡，但仍有大片的肿瘤血管增强区域◿。因此，目前超声造影还不能评估肿瘤的整体反应。这是由于 TARE 不是真正的栓塞治疗和肿瘤组织对放疗反应时间延长的结果。

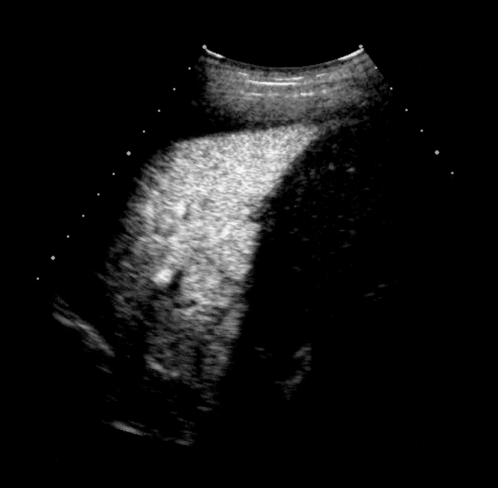

重 要 内 容

影像学

- CT 仍然是最常用的胸部成像技术
- 包括超声造影在内的胸部超声检查受肺的声反射和骨骼声吸收的限制
- 选择合适的声窗是高质量的胸腔超声造影成像的关键
- 胸腔超声造影最常用的声窗
  ○ 肋下
  ○ 肋间
  ○ 胸骨上
  ○ 胸骨旁
- 超声造影可成功显示的胸部解剖结构
  ○ 前纵隔和中纵隔
  ○ 外周肺
  ○ 横膈
  ○ 胸膜

超声造影的应用

- 胸腔超声造影最常见的临床应用之一是区分有血供和无血供的组织
- 超声造影是诊断胸壁肿瘤和胸膜肿物的重要手段
- 超声造影可用于肺实变的鉴别诊断
- 介入性手术前、中、后超声造影成像越来越受欢迎

诊断清单

- 超声造影的合理解读必须结合病史和临床检查
- 在进行胸部超声造影检查前，通常需要回顾以前的影像学（胸部 X 线或 CT）以及 B 型超声检查

典 型 图 像

肺不张　　　　　　　　**肺不张**

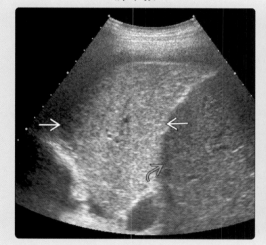 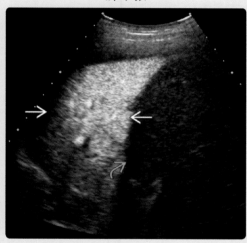

（左）胸部 B 型超声显示肝上方 ⤵ 有一个大面积的高回声，为肺不张 ➜。（右）在超声造影上，注射造影剂后 9s 出现实变肺均匀的肺动脉强化 ➜，远早于邻近肝脏 ⤵ 的强化。

复杂性胸腔积液　　　　**复杂性胸腔积液**

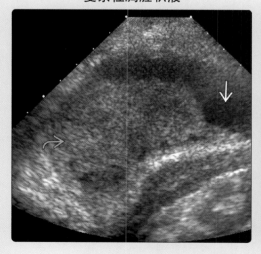 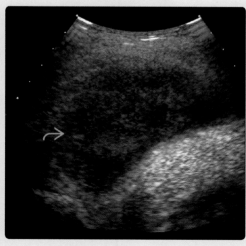

（左）B 型超声示左侧渗出性胸腔积液 ➜ 和有回声的肿块样胸部病变 ⤵。（右）超声造影显示胸部肿块样回声病灶未见增强 ⤵，证实为良性。

相关解剖

解剖关系

- 肺有双重动脉血供
  - 支气管动脉为肺实质提供营养和氧气
  - 肺动脉携带脱氧血液进行气体交换
- 胸壁由肋间动脉供血
- 胸膜由 2 个动脉系统供血
  - 外层胸膜(壁胸膜)由肋间动脉供血,同时肋间动脉也供应胸壁
  - 内层胸膜(脏胸膜)接受来自支气管动脉的血供,同时支气管动脉也供应肺组织

影像学

超声造影技术建议

- 根据患者的表现、可疑病变的位置和大小,应使用高频线阵探头(7~12MHz)或低频凸阵探头(3~5MHz)进行胸部超声造影
- 应在超声造影图像上评估下列诊断参数
  - 动脉增强时间
    - 应该以由体循环动脉供血的脏器(如脾、肝、肋间肌)的增强作为参考进行比较
      - 主要由肺动脉供血的病变增强早于由体循环动脉供血的参考器官
      - 主要由支气管或肋间动脉供血的病变将随着由体循环供血的参考器官的增强而增强
  - 增强的程度
    - 应该与参考器官(通常是脾脏或肝脏)进行比较,描述为无增强、低增强、等增强或高增强
  - 增强的均匀性
    - 当存在增强时,应描述增强为均匀或非均匀

超声造影表现

- 胸壁病变
  - 不均匀的胸壁积液(如血肿和脓肿)没有内部增强
  - 胸壁的软组织肿块,如肉瘤和浆细胞瘤,表现为与参照器官同步的显著动脉期增强
    - 大的坏死的软组织肿块可能有无增强的中央区域,肿块增强区域的组织活检可能有助于明确诊断
- 胸膜病变
  - 超声造影有助于鉴别胸膜癌和复杂的良性胸腔积液

- 胸膜癌患者会出现来自体循环动脉供血的增厚的、结节状的胸膜增强
- 良性复杂积液及胸膜增厚无造影增强
  - 超声造影可应用于食管胸膜瘘患者,可经口服 US 造影剂后检查胸腔积液的增强情况
- 肺不张
  - 单纯压迫性肺不张表现为均匀的高增强,以肺动脉供血为主
  - 复杂或慢性肺不张可表现为不均匀增强,肺动脉及支气管动脉混合供血
  - 动脉增强时间有助于评估阻塞性肺不张的中央肺肿块
    - 外周阻塞性肺不张由肺动脉供血,第一时间增强
    - 由支气管动脉供血的肺中央包块,增强时间晚于肺不张组织
- 肺炎
  - 单纯肺炎表现为均匀性高增强,以肺动脉供血为主
    - 陷阱:腺癌亚型的超声造影可表现为肺炎样模式
  - 复杂或慢性肺炎可表现为不均匀增强和肺动脉支气管动脉混合供血
  - 肺脓肿表现为壁的高增强,无内部增强
- 胸膜来源肺肿瘤
  - 原发性和转移性肺癌在支气管动脉供血时表现出不同的增强模式
  - 肺梗死表现为肺实变区的楔形无增强区
  - 肉芽肿病变可表现为肺动脉和支气管动脉混合供血的不均匀增强

介入指导

- 超声造影引导下对不均质、部分坏死性肿块的组织活检时,通过对灌注良好的活组织部分进行取样,可以提高成功率
- 超声造影可用于评估介入并发症,如手术后或创伤后出血患者的活动性造影剂外渗

参考文献

1. Deganello A et al. Intra-venous and intra-cavitary use of contrast-enhanced ultrasound (CEUS) in the evaluation and management of complicated pediatric pneumonia. Journal of Ultrasound in Medicine. 36:1943-1954, 2017
2. Sartori S et al: Contrast-enhanced ultrasonography in peripheral lung consolidations: what's its actual role? World J Radiol. 5(10):372-80, 2013
3. Neesse A et al: Prehospital chest emergency sonography trial in Germany: a prospective study. Eur J Emerg Med. 19(3):161-6, 2012
4. Görg C: Transcutaneous contrast-enhanced sonography of pleural-based pulmonary lesions. Eur J Radiol. 64(2):213-21, 2007

肺梗死

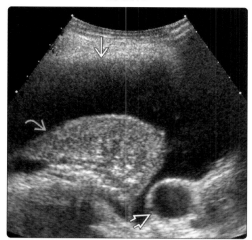

肺梗死

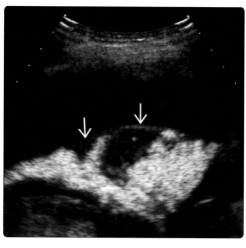

（左）超声显示了单纯的胸腔积液➡️和主动脉附近➡️的肺不张➡️。（右）在超声造影上，肺不张可见肺动脉供血，内部可见楔形无增强区➡️，提示肺动脉梗死。

胸膜癌

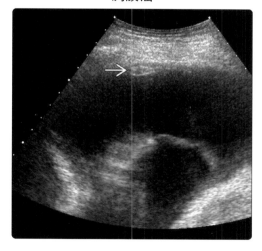

胸膜癌

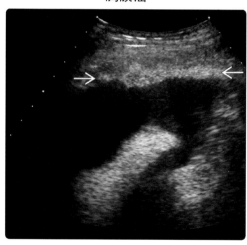

（左）超声显示较大范围的胸腔积液和小的局部胸膜增厚区➡️。（右）在超声造影上，一个更大的结节状增强区域清晰可见➡️。超声引导下粗针穿刺活检证实为胸膜癌。

食管穿孔

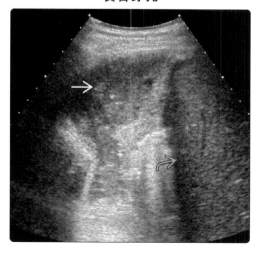

食管穿孔

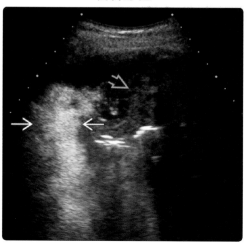

（左）一名食管癌出现咳嗽的患者 B 型超声显示了复杂性胸腔积液➡️。注意肝脏➡️。（右）口服造影剂后，可在肺不张➡️附近的胸膜腔内检测到微气泡➡️，提示食管破裂。

肺梗死

肺梗死

（左）一名出现与呼吸相关胸痛的患者超声显示了楔形低回声的以胸膜为基底样的实性病变➡️。（右）超声造影未见病灶增强，提示肺梗死➡️。

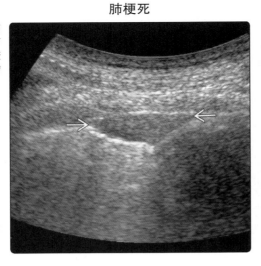

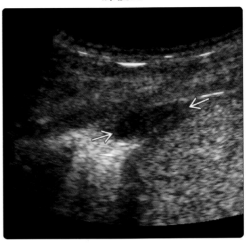

坏死性肺肿物

坏死性肺肿物取样

（左）这名疑似周围支气管癌的患者接受组织取样。超声造影显示一个大的中央坏死➡️，肿瘤周边组织出现增强➡️。（右）在超声引导下，从肿物的周边增强区进行粗针活检➡️，证实为支气管肺癌。

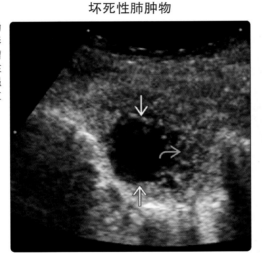

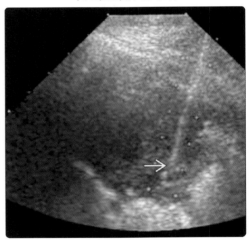

活动性胸腔出血

活动性胸腔出血

（左）胸部超声显示一较大范围的单纯胸腔积液➡️。可见肺不张➡️和肝脏➡️。（右）在超声造影上，胸腔积液中可见造影剂➡️，提示活动性出血。再次注意肺不张➡️和肝脏➡️的增强。

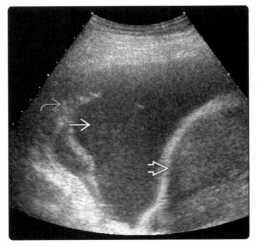

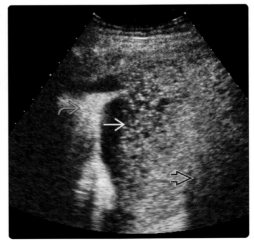

第 67 章　腔内超声造影　　　　　　　　　　328

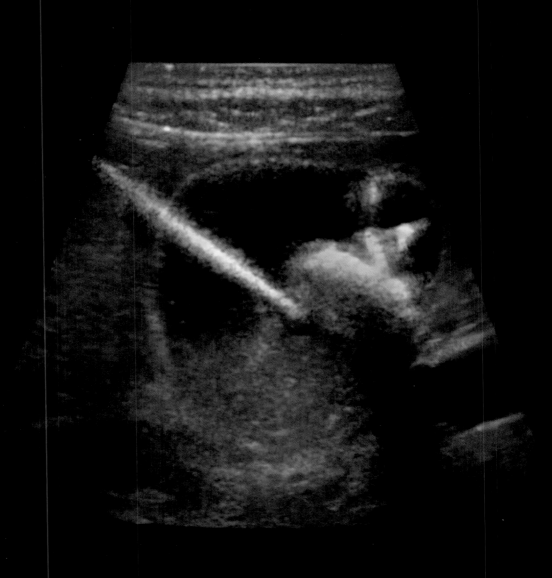

重 要 内 容

超声造影技术

- 腔内使用超声造影剂需要大量稀释,以防止产生超声伪影
  - 对于小的空腔(如脓肿、肾脏集合系统、胆道),使用 0.5mL 的超声造影剂混合于 20mL 生理盐水中,注射剂量 2~3mL
  - 对于大的空腔(如腹水,大量胸腔积液),应直接向空腔内注射约 1mL/L 的造影剂,不能稀释
  - 用于胃肠道成像,通常将 0.3mL 的超声造影剂在 100mL 的自来水或生理盐水中稀释,口服或直肠给药
- 腔内超声造影严格要求无菌条件,但胃肠道造影除外,可以使用自来水

临床应用

- 脓肿引流
- 胆道系统
  - 经皮或内镜胆道引流
  - 胆囊引流
- 肝性胸腔积液评价
- 经皮肾造瘘术评价
- 子宫输卵管造影(hysterosalpingo contrast sonography,HyCoSy)评价输卵管通畅性
- 口服造影剂的超声造影可用于研究
  - 食管
    - 食管狭窄
    - 咽下部憩室
    - 贲门失弛缓症
    - 食管支架的通畅性和外科手术疗效评价
  - 胃
  - 胃占位性病变
  - 胃食管反流病
  - 胃排空

典 型 图 像

腔内超声造影　　　　　腔内超声造影

(左)将超声造影剂注射到腹膜透析导管内,以评估透析治疗期间发生的阴囊水肿。肝脏➡被造影剂包围。(右)图示右侧附睾➡和左侧睾丸⤵。造影剂包绕右附睾➡,证明右侧腹股沟疝导致阴囊水肿。

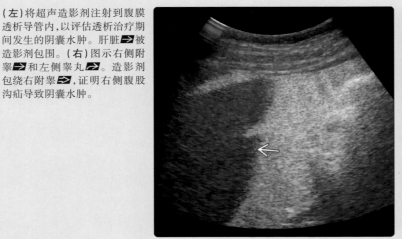
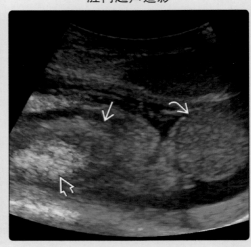

咽下部憩室　　　　　　咽下部憩室

(左)在一男性口臭患者中,超声显示左甲状腺叶(测量处)后方有高回声病变。(右)吞下稀释后的造影剂溶液后,造影剂在腔内聚集➡,便可确定为咽下部憩室。

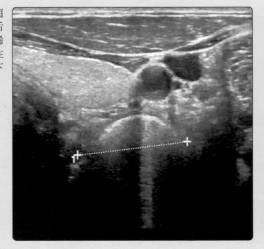
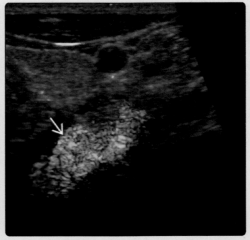

超声造影技术

剂量和管理

- 腔内给药超声造影剂需要大量稀释,以防止产生超声伪影
- 超声造影剂的剂量取决于腔的类型和研究的目的
  - 对于小空腔(如脓肿、肾脏集合系统、胆道),使用 0.1~0.5mL 的超声造影剂混合于 20mL 生理盐水中,注射 2~3mL 剂量
  - 对于大的空腔(如腹水,大量胸腔积液),应直接向空腔内注射约 1mL/L 的超声造影剂,毋须稀释
  - 瘘管造影需要更高浓度的超声造影剂
  - 用于胃肠道成像,通常将 0.3mL 的超声造影剂在 100mL 的水或生理盐水中稀释,口服或直肠给药
- 腔内超声造影严格要求无菌条件,但胃肠道造影除外,可以使用自来水

不良事件

- 没有来自腔内超声造影应用的不良事件报告

临床应用

脓肿引流术

- 经皮穿刺抽吸和/或引流术加上适当的抗生素治疗是目前治疗腹腔深部和盆腔脓肿的标准方法
- 通过置管注入造影剂的腔内超声造影可用于确定置管的正确位置并显示脓肿并发症,如窦道及与周围结构的交通等
- 也可在放置引流管后,通过显示引流管周围腔隙的消失情况来指导引流管的拔除

胆道及胆囊引流

- 超声造影下经皮穿刺肝胆道成像结合了透视下经皮穿刺肝胆道成像和超声检查的优点
  - 可对胆道阻塞进行定位
  - 可以直观地观察胆道系统的解剖结构
  - 可对胆道漏和窦道作出诊断

肝性胸腔积液的评估

- 高达 10% 的失代偿性肝硬化患者发展为胸腔积液,这可能是由于腹水经由淋巴管或者先天性/获得性横膈缺陷,通过横膈形成了胸腔积液

- 腔内超声造影,经腹腔注射造影剂而胸腔内可见造影剂显示,可用于诊断和显示腹膜-胸膜分流的确切位置

经皮肾造瘘术

- 腔内超声可以用来显示肾脏造瘘管在集合系统中的正确位置
- 也可通过显示超声造影剂从输尿管进入膀胱的过程来评估输尿管和尿道的通畅性,其结果可与透视相媲美

子宫输卵管造影

- 是用来评价输卵管通畅性的新型腔内超声造影
- 输卵管检查在不孕不育夫妇的研究中发挥重要的作用,是辅助生殖技术开展前必不可少的环节
- 通过宫颈管向宫内注入稀释的造影剂
- 当造影剂在输卵管内连续流动数秒和/或从输卵管溢出进入腹膜腔时,则认为输卵管是通畅的

口服超声造影剂

- 口服超声造影可用于显示食管上部 1/3、食管远端及胃和空肠
- 食管
  - 食管狭窄、咽下部憩室、贲门失弛缓症的检查
  - 食管支架的通畅性和外科手术疗效评价
- 胃
  - 胃占位性病变、胃食管反流或胃排空的成像

瘘管成像

- 瘘管成像非常具有挑战性
- 目前,MR 是可供选择的方法
- 对瘘管位置和解剖结构的不恰当评估影响了治疗的成功率,并增加了复发率
- 腔内超声造影能更好地显示瘘管,对于鉴别瘘口位置有着较高的准确性

参考文献

1. Sidhu PS et al: The EFSUMB guidelines and recommendations for the clinical practice of contrast-enhanced ultrasound (CEUS) in non-hepatic applications: update 2017 (Short Version). Ultraschall Med. 39(2):154-180, 2018
2. Cui XW et al: Feasibility and usefulness of intra-cavitary contrast-enhanced ultrasound in percutaneous nephrostomy. Ultrasound Med Biol. 42(9):2180-8, 2016
3. Ignee A et al: Intracavitary contrast-enhanced ultrasound in abscess drainage–feasibility and clinical value. Scand J Gastroenterol. 51(1):41-7, 2016
4. Cui XW et al: Feasibility and usefulness of using swallow contrast-enhanced ultrasound to diagnose Zenker's diverticulum: preliminary results. Ultrasound Med Biol. 41(4):975-81, 2015

肝内胆管造影术

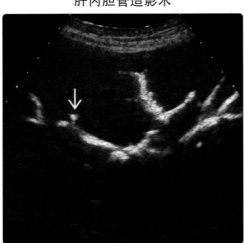

肝内胆管造影术

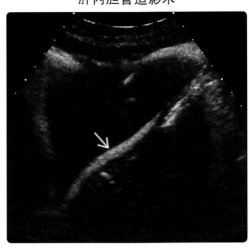

(左)经皮经肝胆管引流术后的肝内胆管造影显示造影剂在中央胆管中的浓聚,没有远端扩散➡。(右)肝周围显示超声造影剂➡,证实有胆漏。

胆汁-胸腔瘘

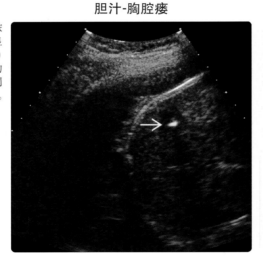

胆汁-胸腔瘘

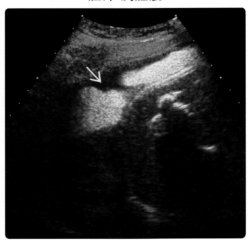

(左)经皮胆道引流术后并发脓性胸腔积液的患者超声造影显示造影剂进入导管中➡。(右)不久后,造影剂通过肋膈隐窝的医源性开口进入胸膜腔➡,同样也可使胆汁向上进入胸膜腔。

纵隔积液

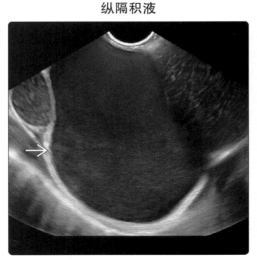

纵隔积液

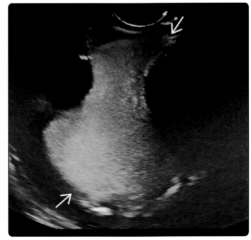

(左)B型超声显示大量纵隔积液➡。(右)注射稀释的造影剂后,可清晰显示整个腔的范围➡。

脓肿抽吸定位

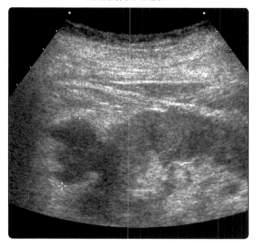

脓肿抽吸定位

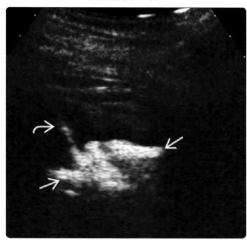

（左）B 型超声显示脓肿伴周围组织反应（测量处）。（右）同一患者行脓肿抽吸术。通过针头➡注射造影剂勾画出脓肿腔的轮廓➡并且确定合适的针头位置。

肝脓肿到下腔静脉的窦道

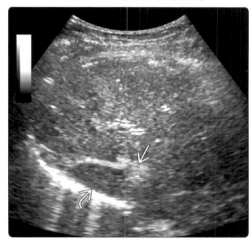

肝脓肿到下腔静脉的窦道

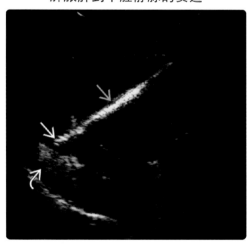

（左）放置 8Fr 引流管后，初始影像显示引流管在下腔静脉➡附近脓肿内的正确位置➡。（右）向引流管➡注入造影剂显示脓肿➡和下腔静脉➡之间有医源性瘘。

肝脓肿到下腔静脉的窦道

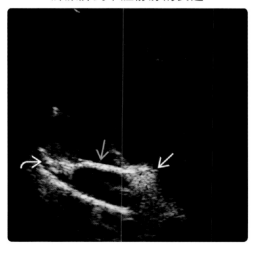

经皮胆囊造口术

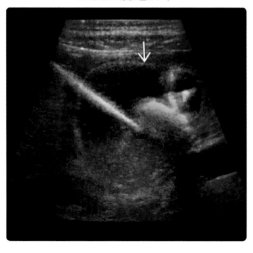

（左）同一例患者延迟显像较好地显示了肝脓肿➡至下腔静脉➡及两者之间的窦道➡。（右）在一位 82 岁的化脓性胆囊炎患者中，使用套管针插入 8Fr 猪尾。造影剂注射确认胆囊➡内引流管的正确位置。

附 加 图 像

图示脓肿周围组织反应。放置
18G 针头，加入超声造影剂溶
液。然后用盐水冲洗脓肿。患
者 3 天后恢复了健康。

脓肿

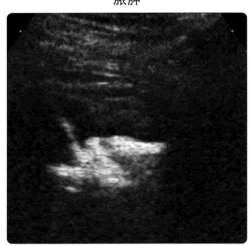

该示例显示了精确的造影剂剂
量可以在后面进行区域分析并
精确显示较小的胆管的解剖
结构。

肝内胆管造影术

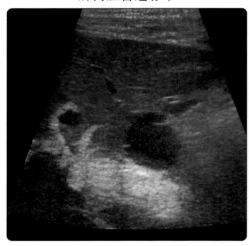

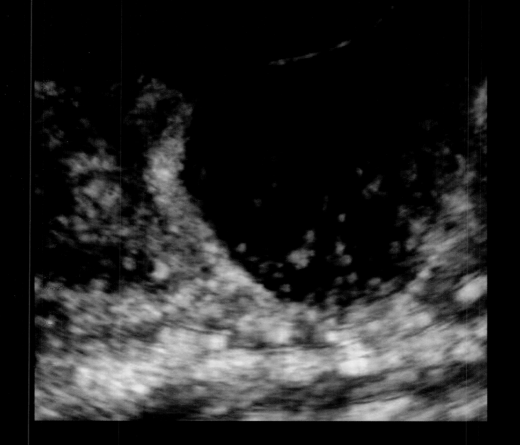

重要内容

术语

- 内镜超声（endoscopic US，EUS）又称超声内镜（endosonography）：是将消化道内镜与高频超声对胃肠道管壁及周围器官组织扫描相结合的微创检查方法
- 对比增强内镜超声（contrast-enhanced endoscopic US，CE-EUS），又称内镜超声造影：包括与 EUS 一起使用的所有超声造影技术

临床意义

- CE-EUS 有助于观察肠壁、胰腺、胆道系统和部分肝脏病变的血管特征
- 可以将重要组织与类实性结构（如黏液、碎屑或坏死组织）区分开来
- 特定的微血管模式可以用于描述实性和囊性病变的特征并进行鉴别诊断，特别适用于胰腺、胆囊、胆管和胃肠壁等

- CE-EUS 的适应证还包括：淋巴结肿大的界定、内脏动脉和静脉血管病变的诊断、胃肠道和胰腺癌症的分期改善

超声造影方法

- CE-EUS 可以使用环扫及纵向超声内镜和腔内超声探头进行
- 根据使用的超声机器不同，内镜超声造影可以使用低或高 MI（mechanical index，MI）
- 各种超声造影剂（US contrast agents，UCA）均可用于 CE-EUS，特别是 Albunex、Optison、Levovist、Lumason/SonoVue、Definity 和 Sonazoid
- 所需超声造影剂的剂量取决于超声机器的具体设置，尤其是 MI

典型图像

低回声胰颈部肿瘤

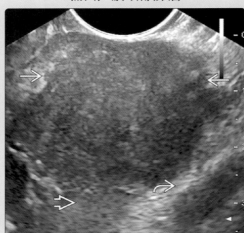

低回声胰颈部肿瘤

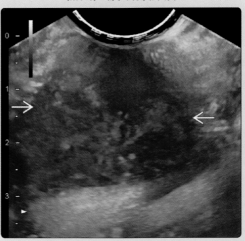

（左）内镜 B 型超声显示在胰颈部毗邻肠系膜上动脉（superior mesenteric artery，SMA）和肠系膜上静脉（superior mesenteric vein，SMV）附近有一个较大的低回声肿瘤。（右）CE-EUS 动脉期显示肿瘤较周围胰腺实质明显低增强。肿瘤似乎没有浸润到 SMA 和 SMV。这是典型的 PDAC 模式，通过手术病理得以确诊。

低回声胰颈部肿瘤

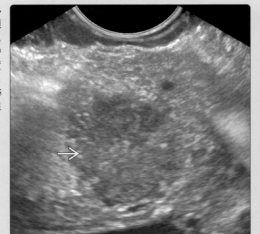

高增强胰腺颈部肿瘤：转移瘤

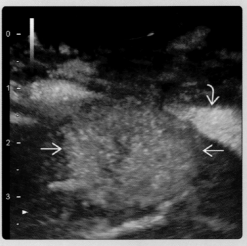

（左）内镜 B 型超声显示一个小细胞肺癌患者的低回声胰腺颈部肿块，大小为 25mm。（右）注射超声造影剂 40s 后，肿瘤明显高增强，其增强程度与邻近血管相似。因此，PDAC 的诊断几乎被排除。EUS 引导细针穿刺证实为肺癌胰腺转移。

术语

定义

- EUS 又称超声内镜,是将消化道内镜与高频超声胃肠道壁及周围器官组织扫查相结合的微创检查方法
- 内镜超声也包括使用硬探头(包括线阵和环扫探头)的支气管内超声(endobronchial US,EBUS)和腔内超声(阴道、肛肠)
- 对于使用低 MI 的 CE-EUS 技术,使用的术语包括:低机械指数内镜超声造影(contrast-enhanced low mechanical index EUS,CELMI-EUS)、谐波内镜超声造影(contrast-enhanced harmonic EUS,CEH-EUS)和谐波内镜对比超声(contrast harmonic EUS,CH-EUS)

超声技术

超声内镜和超声平台

- 对于上消化道 EUS,软的超声内镜(echoendoscope)可配置扫描角为 360° 的超声探头(环扫超声探头),或沿内镜长轴纵向排列的扫描角为 120°~180° 的微凸超声探头(线性超声探头)
- EBUS 使用带有微凸探头的可弯曲的超声支气管镜
- 下消化道的 EUS 是采用软的超声内镜或硬的超声探头来完成的
- 线性超声内镜和 EBUS 内镜可用于进行超声引导下的采样和引导介入治疗
- 超声内镜探头频率在 5~13MHz 范围内
- 可以使用彩色多普勒超声、应变弹性成像和超声造影来进行内镜超声检查,软的胃肠道及 EUBS 内镜和硬的腔内超声探头均可使用

超声系统的建立、应用及超声造影剂的应用剂量

- CEH-EUS 操作系统使用低 MI 造影成像模式
  - MI 在 0.08~0.30 之间,取决于具体的谐波成像技术、探头频率和患者的耐受性
  - 由于 EUS 使用高频探头,探头与靶病灶距离较近,所以微泡破坏速度比经腹超声造影更快
  - 因此,需要更高剂量的超声造影剂(如 2.4~4.8mL 的 Lumason/SonoVue 静脉注射)
- 如果使用非常低的 MI(<0.12)来使气泡破坏最小化,则可以使用 peak-hold 技术或微泡追踪技术来改善造影信号
- 使用超声内镜引导的细针穿刺,可以使用非常少量的超声造影剂(例如,1~2 滴用 10~20mL 生理盐水稀释的 Lumason)注射到积液或囊性病变中,以评估病变与其他结构(如胰管)的连通情况

局限性

- CEH-EUS 的局限性在于,与经皮超声造影相比,现有的超声造影剂种类、成像软件和探头频率的相互作用不够理想,导致穿透深度降低,微泡破坏速度加快
- 近场快速微泡的破坏可能会影响离探头非常近的病变特征的显示,并影响整个器官(如胰腺)的CEH-EUS 检查
- 将 MI 设置在非常低的水平可以防止对造影剂微泡的快速破坏,但会削弱造影的效果
- 相对较高的 MI(>0.12)会增强微泡信号,但也会导致微泡更快破坏和组织谐波信号的增强
- EUS 通常是在患者深度镇静的情况下进行的,因此不可能进行屏气操作
  - 患者的呼吸可能会造成运动伪像,特别是使用peak-hold 技术时

影像学

概述

- EUS 的高频探头可以用于检查纵隔、腹膜后间隙和胃肠道附近的病变,这有助于对经腹超声造影不能充分显示的非常小的和深部病变进行超声造影特征分析
- EUS 是检测胰腺的微小病变、诊断胆道梗阻的病因以及胃肠道上皮下病变的最灵敏的成像技术
- 对良恶性疾病的组织特征的有效判断是治疗的必要条件

胰腺实性病变

- 胰腺导管腺癌(pancreatic ductal adenocarcinoma,PDAC):占实体胰腺肿瘤的 80%
  - 与较大的肿瘤相反,大多数 ≤15mm 的胰腺实性病变是神经内分泌肿瘤、转移瘤(如肾细胞癌或肺癌)、局灶性炎症、实性微囊浆液性囊性肿瘤(serous cystic neoplasm,SCN)、胰腺内副脾或其他罕见的胰腺肿瘤
- 特别是在小的病变中,PDAC 与其他胰腺实性病变仍难鉴别
- 在 CE-EUS 中,约 90% 的 PDAC 表现出不均匀少量血供,仅有少数(外周)不规则的动脉血管,多普勒内镜超声造影(CED-EUS)检测不到静脉血管
- 相反,包括原始神经外胚叶肿瘤(primitive neuro-ectodermal tumors,PNETs)在内的大多数其他肿瘤和胰腺炎性实性病变在 CE-EUS 上呈等增强或高增强模式
  - 与 PNETs 和其他胰腺实性病变相比,采用定量多时相灌注分析技术也可以显示 PDAC 的快速廓清现象
- 高分化的 PNETs 和胰腺神经内分泌癌的特征是

不均匀增强和小范围无增强的坏死区域
- 最近的综述和荟萃分析一致显示,无论采用何种特定技术或超声造影剂类型,内镜超声造影低增强模式对诊断 PDAC 的敏感性为 92%~94%
  - 慢性胰腺炎的肿块形成(约 20%)和某些类型的胰腺转移瘤也可能出现低增强,特异性为 80%~90%
- 在直径<15~20mm 的胰腺实性病变中,使用 CE-EUS 也可以可靠地鉴别(PDAC)与其他病变
  - 在小的实性胰腺病变中,CE-EUS 比增强 CT 更加准确
- 根据最近的一些研究,CE-EUS 可能会提高 EUS 引导的胰腺实性病变的标本取样量,并且由于可以对肿瘤以及血管侵犯程度进行更好地描述和评估,还可能会提高评估胰腺癌可切除性的准确性
- 欧洲医学和生物学超声协会联合会(European Federation of Societies for Ultrasound in Medicine and Biology,EFSUMB)最近的指南建议使用 CEH-EUS 和 CED-EUS 来探查胰腺实性病变,尤其是对于≤20mm 的小病变

胰腺囊性病变

- 黏液性囊性肿瘤[黏液性囊性肿瘤(mucinous cystic neoplasm,MCN)和导管内乳头状黏液性肿瘤(intraductal papillary mucinous neoplasm,IPMN)]具有显著的恶性风险
- 对于 MCN 和 IPMN,检测到增强的壁结节(>5mm)是恶性肿瘤的高度预测标志,提示需要外科治疗
- 与单纯囊肿和假性囊肿相比,内镜超声造影显示动脉期增强是胰腺囊性肿瘤(浆液性和黏液性)的典型特征
  - 然而,CE-EUS 对于鉴别胰腺 SCN 与 MCN 作用不大
- 微囊型 SCN 的特征是囊状分隔和高增强
- CE-EUS 能准确地将黏液性凝块和碎屑与肿瘤性壁结节相鉴别,与增强 CT 和普通超声造影相比,内镜超声造影更可靠
- 通过内镜超声造影显示壁结节的特征(包括形态学类型、大小、结节与胰腺实质的对比)已被证实对分支胰管型(branch-duct)导管内乳头状黏液性肿瘤(BD-IPMN)的危险分级有帮助

胃肠道肿瘤

- 对于低回声胃肠道上皮下肿瘤的分化程度判断在临床上很重要,因为它们的组织学类型在恶性肿瘤风险方面存在显著差异
- CE-EUS 有助于胃肠道间质瘤(gastrointestinal stromal tumor,GIST)与良性上皮下肿瘤的鉴别,GIST 的增强明显高于平滑肌瘤、异位胰腺和脂肪瘤
- CEH-EUS 发现的不均匀增强、不规则瘤内血管和不规则中央无血管区(坏死)是中到高风险 GIST 的特征

- 数据显示,CE-EUS 评估的胃癌和结直肠癌患者微血管密度与定量增强参数之间存在相关性
  - 未来的 CE-EUS 可能用于监测抗血管生成药物和靶向治疗胃肠道恶性肿瘤的效果

淋巴结

- CE-EUS 可清晰显示具有局灶性充盈缺损的淋巴结不均匀增强,从而提示转移性浸润

胆囊

- 初步研究数据表明,与 B 型内镜超声相比,CEH-EUS 更能提高胆囊癌的诊断
- 息肉样病变的不均匀增强模式、胆囊壁增厚、灌注缺损的存在、不规则的血管形态是 CEH-EUS 诊断恶性肿瘤的典型特征
  - 相反,大部分良性胆囊壁病变呈均匀增强或不增强

腹部血管

- CE-EUS 可用于改善内脏动脉、静脉闭塞性疾病及内脏假性动脉瘤的检测,并可鉴别门静脉、脾静脉血栓的良性(无增强)与恶性(肿瘤血管增强)

总结

结论

- 超声造影可以使用软的胃肠道超声内镜、支气管超声内镜和硬的腔内探头进行
- 低或高 MI 均可使用
- CE-EUS 推荐用于胰腺实性和囊性肿块的鉴别诊断,以及上皮下胃肠道肿瘤的鉴别诊断

参考文献

1. Malmström ML et al: Dynamic contrast-enhanced EUS for quantification of tumor perfusion in colonic cancer: a prospective cohort study. Gastrointest Endosc. 87(6):1530-1538, 2018
2. Sidhu PS et al: The EFSUMB Guidelines and Recommendations for the Clinical Practice of Contrast-Enhanced Ultrasound (CEUS) in Non-Hepatic Applications: Update 2017 (Long Version). Ultraschall Med. 39(2):e2-e44, 2018
3. Yamashita Y et al: Value of contrast-enhanced harmonic EUS with enhancement pattern for diagnosis of pancreatic cancer: a meta-analysis. Dig Endosc. ePub, 2018
4. Dietrich CF et al: Dynamic contrast-enhanced endoscopic ultrasound: A quantification method. Endosc Ultrasound. 6(1):12-20, 2017
5. Hocke M et al: Role of contrast-enhanced endoscopic ultrasound in lymph nodes. Endosc Ultrasound. 6(1):4-11, 2017
6. Kitano M et al: New Imaging Techniques for Endoscopic Ultrasonography: Contrast-Enhanced Endoscopic Ultrasonography. Gastrointest Endosc Clin N Am. 27(4):569-583, 2017
7. Dietrich CF et al: Differential diagnosis of small solid pancreatic lesions. Gastrointest Endosc. 84(6):933-940, 2016
8. Fusaroli P et al: The clinical impact of ultrasound contrast agents in EUS: a systematic review according to the levels of evidence. Gastrointest Endosc. 84(4):587-596.e10, 2016
9. Săftoiu A et al: Contrast-enhanced harmonic endoscopic ultrasound. Endoscopy. 44(6):612-7, 2012

BD-IPMN:壁结节

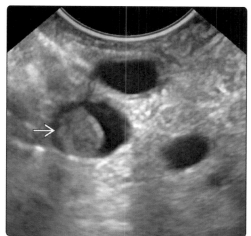

BD-IPMN:排除壁结节

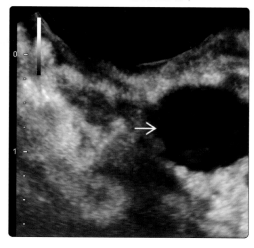

(左) B 型超声显示 BD-IPMN 内界限清楚的结节➡。(右) 壁结节➡在内镜超声造影上无增强,与黏液栓一致。这对于 BD-IPMN 的风险评估和患者的管理具有重要意义。CE-EUS 明确排除肿瘤性壁结节。

PNET

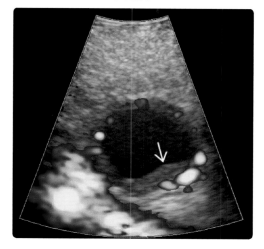

PNET

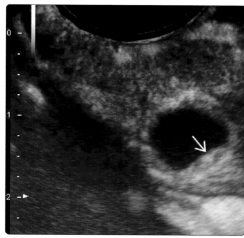

(左) 内镜能量多普勒超声造影(使用高 MI)显示胰体部有一个 13mm 的囊性肿瘤,伴局灶性低回声壁增厚➡。囊壁内可见小血管,证实怀疑为肿瘤性囊肿。(右) CEH-EUS(低 MI)可以观察到整个壁的增强,包括距离探头较远的壁的基底低回声隆起➡。EUS 引导的取样证实诊断为低级别 PNET。

胃部 GIST

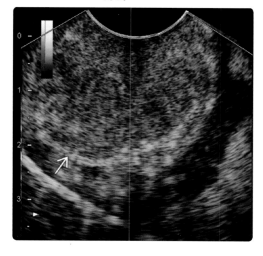

胃平滑肌瘤

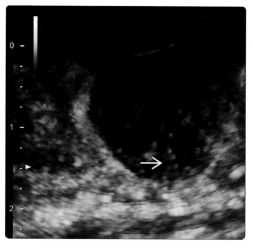

(左) GIST 表现为混杂性高增强➡。由于 GIST 的潜在恶性,建议切除。(右) CE-EUS 显示胃平滑肌瘤呈低增强,与良性肿瘤相一致。肿瘤内只有少数血管➡。在这种情况下,EUS 引导下取样是一个很好的选择以明确诊断,避免不必要的随访或手术。

附 加 图 像

在胰体部的多房囊性病变中,超声内镜下可见增厚的分隔和息肉样肿块。区分真正的肿瘤增生和黏液很重要。

胰腺多房囊性病变:分隔和结节

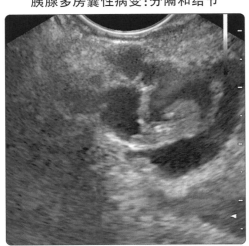

注射超声造影剂后,分隔和息肉样肿块明显增强。这证明囊性病变内确实有肿瘤增生。由于怀疑导管内乳头状黏液性瘤样变具有高风险的特点,因此需要手术。经手术病理证实,在增强的结节内为高级别上皮内瘤变。

增强分隔和结节:肿瘤组织

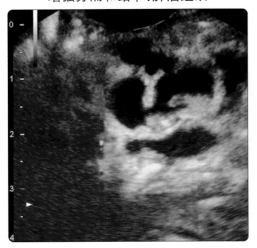

第 69 章　腹部创伤　　　　　　　　　　　　　　340

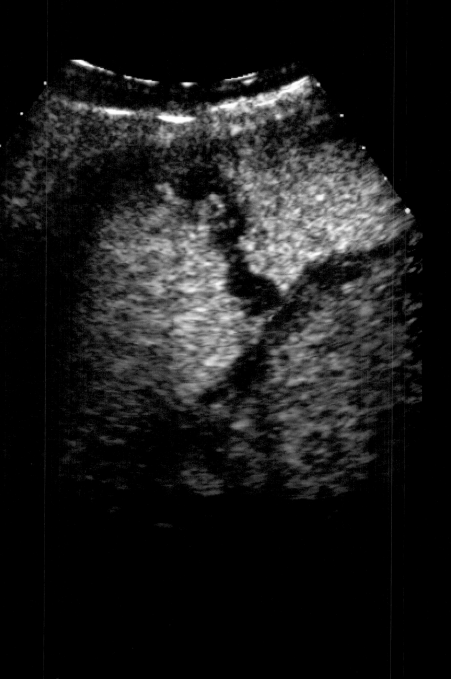

第 69 章　腹 部 创 伤

重 要 内 容

临床意义

- 超声造影对实体器官损伤的检测比常规超声更敏感
- 在检测器官裂伤方面可与增强 CT 相媲美
- 可以检测出血的来源,在成人与计算机断层血管成像(CT angiography,CTA)敏感性相同,但对于非常年幼的儿童敏感性低于 50%
- 是用来排除撕裂伤的合适的方法,尤其是在 CT 显示正常的低能量损伤中
- 推荐用于监测实性器官损伤,尤其是采用非手术治疗的患者
- 对钝性腹部创伤,尤其是年轻患者,有诊断和监测的作用
- 超声造影假阴性结果多见于轻伤

影像学

- 实质撕裂伤的最重要线索
  - 呈线状或分枝状的无或弱增强区,很少呈包块状,通常垂直于器官包膜
  - 通常累及实质,也可合并包膜中断
  - 在动脉期周围通常可见较厚的增强区或充血区
- 活动性出血(外渗)最重要的线索
  - 在观察期间可以看到造影剂聚集成池或者呈变形样射流
  - 可能发生在动脉期(动脉出血),在增强晚期,增强区域通常变得不明确
  - 可能发生在静脉期(静脉出血),在增强晚期,增强区域往往会扩大
- 假性动脉瘤最重要的线索
  - 动脉期呈结节状、界限清楚的增强,在增强晚期大小不变

典 型 图 像

美国创伤外科协会(AAST)3 级 左肾撕裂伤

(左)一名 28 岁男性在自行车事故后立即行增强 CT 检查,结果显示左肾前部(测量处)和左肾后部撕裂伤,并伴有血肿➡,未累及集合系统。(右)2 天后的随访显示稳定的前方的血肿(测量处),但不能清楚地显示后方撕裂伤的程度。

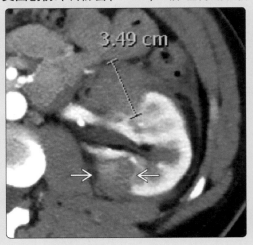

AAST 3 级左肾撕裂伤

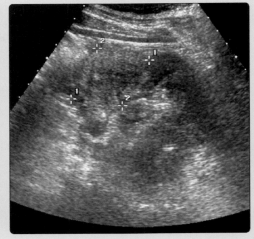

AAST 3 级左肾撕裂伤

(左)能量多普勒超声显示一个没有彩色血流的前方血肿➡,但由于伪像干扰,不能清楚地显示后方由于撕裂伤所形成的血肿➡。(右)超声造影清楚地显示无增强的前➡后➡撕裂伤,不累及集合系统。

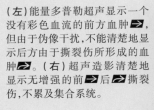

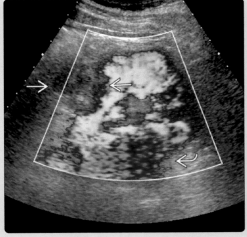

AAST 3 级左肾撕裂伤

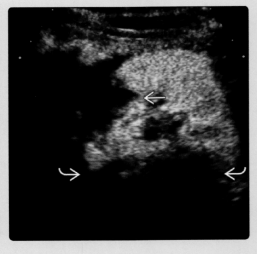

术语

定义

- 挫伤:实质组织损伤伴水肿
- 撕裂伤:因创伤撞击导致器官实质破裂
- 渗出:显示活动性出血
- 假性动脉瘤:血管壁损伤导致血液外渗(非活动性出血)

临床意义

临床重点

- 超声造影比常规超声能更敏感地检测实性器官损伤
- 超声造影在腹部钝性创伤的诊断和监测中发挥重要作用,尤其是在年轻患者中
- 超声造影是用来排除撕裂伤比较好的方法,尤其是在 CT 显示正常的低能量损伤中
- 伤后 24h 和 72h 的超声造影与增强 CT 在病变分期上有很好的相关性
- 超声造影被推荐用于监测实性器官损伤,特别是对于采用非手术治疗的患者
- 超声造影假阴性结果多见于轻伤
- 在对下列结构的创伤检测方面,超声造影的局限性与传统的超声成像相似
  - 横膈
  - 肠
  - 肠系膜
  - 肾上腺
  - 下尿路(尿囊肿)
  - 个别的腹部血管

超声造影技术

超声造影规程建议

- 在静脉期和延迟期(一旦静脉和器官实质显示出均匀的增强)使用动态图像记录,在两个不同(理想情况下是正交的)平面上记录每个感兴趣的实质器官
- 延迟期增强时间通常会持续数分钟,因此一次注射可以同时记录多个器官
- 如果临床感兴趣,在第一次打药确定感兴趣区域(即裂伤位置)后,使用第二次注射重点识别活动性出血

影像学

一般特征

- 挫伤的影像学表现与撕裂伤不同
  - 可表现为界限不清、低回声(即水肿)、由于灌注减少而出现低增强的区域
- 实质撕裂伤的最重要线索
  - 呈线状或分枝状的无或低增强区域,很少呈包块状,通常垂直于器官包膜
  - 通常累及实质,也可合并包膜中断
  - 动脉期病变周围常有较厚的增强区或充血区
- 活动性出血(外渗)最重要的线索
  - 结节状的造影剂聚集或者形态改变的造影剂射流
  - 可能发生在动脉期(动脉出血),在增强晚期,增强往往变得不明确
  - 可能发生在静脉期(静脉出血),在增强晚期,增强范围往往会扩大
- 假性动脉瘤最重要的线索
  - 动脉期呈结节状、界限清楚的增强,在增强晚期大小不变

X 线表现

- 腹部平片有助于评估实质性损伤
- 平片在腹部钝性创伤中的主要价值是在胸部和腹部图像上识别气腹

CT 表现

- 急性创伤的最佳评估方式,因为它能够非常迅速地显示气腹、游离液体、器官撕裂和胃肠道、肠系膜和血管系统的损伤情况
- 单期 CT 通常足以准确诊断实质和肠系膜撕裂的程度
- 需要单期或双期动脉加权 CT 来诊断活动性出血,并区分动脉和静脉来源

MR 表现

- 通常在急性腹部钝性创伤中没有作用
- 可用于评估实质撕裂、血肿、胆汁瘤、胰腺漏和尿囊肿的进展

超声表现

- 超声在急性期最重要的目标是确定腹腔和胸腔的游离积液[创伤超声重点评估(focused assessment with sonography in trama,FAST)]
- 超声可以提供实质撕裂的线索,但对损伤程度的评估是不准确的
- 彩色多普勒超声对活动性渗出不可靠
- 超声的主要局限性之一,也是 FAST 最薄弱的方面,是直接显示器官损伤的敏感性较低
  - 这个缺点在软组织损伤不伴有游离液体的患者中更为明显

超声造影表现

- 实时超声造影检查对实质性器官的创伤性变化进行动态成像,包括常规 B 超无法识别的发现,如器官包膜受累和活动性出血
- 在评估器官撕裂程度方面优于常规 B 型超声
  - 超声造影比常规超声更好地评估了撕裂伤,并改善了对损伤程度的评估
- 在评估器官撕裂程度方面可与 CT 相媲美
- 能够在一次检查中发现多个器官的损伤

- 实时超声造影可以直接显示实质损伤,表现为正常增强的组织内的无增强区域
  - 挫伤,表现为随着周围实质的逐渐增强而出现的低回声区
  - 撕裂伤,表现为明显的低回声线状或带状无增强区,通常垂直于器官表面
  - 血肿在受伤的器官内表现为无增强区
- 可作为腹部创伤的随访工具
  - 评估治疗后的渗出,特别是以下患者人群
    - 年轻患者,因为超声造影不涉及电离辐射
    - 肾功能损害的患者,因为超声造影剂没有肾毒性
    - 重症患者,因为它是便携式的,可以在床边使用
- 在诊断活动性出血方面,超声造影有用,但不如增强 CT 准确
- 超声造影对空腔器官和肠系膜撕裂的诊断没有帮助
- 超声造影对于轻伤呈假阴性结果

影像检查的建议

- 最好的成像方法
  - 急性期(诊断):FAST 超声、外伤 CT
  - 亚急性期(随访):超声造影、CT/CTA

重要的解剖结构

肝脏

- 在门静脉或延迟期图像上很容易识别裂伤
  - 对肝脏的全面检查可能会受到肝脏表面积比较大和超声不容易扫查到的区域(如肝脏膈顶部)的限制
  - 对不配合的患者超声造影检查也受到限制
- 对于怀疑有多器官损伤或多处肝损伤的患者,如较重创伤患者,CT 仍然是最初创伤评估中的首选影像学检查方法
- 对于轻度的、孤立性的腹部创伤患者,超声造影的准确性与 CT 相符

脾

- 腹部创伤最常累及的器官
  - 动脉期超声造影通常不适用于脾脏损伤评估,因为该期正常的脾实质增强存在明显的不均匀性
  - 静脉期超声造影(造影剂注射后 40s~5min)是检测脾脏损伤最可靠的阶段,因为正常脾脏实质呈均匀增强
    - 对脾脏的评估,特别是上极和膈下区域的评估,可能被肋骨和结肠的脾曲所限制

肾脏

- 超声造影在评估肾损伤方面通常优于常规超声

- 肾损伤评估的最佳时间为注射造影剂后 30s 至 3min
- 肾脏可能需要分别使用两种不同的造影剂进行检查
- 肾损伤通常表现为正常增强器官的血管缺损
- 肾动脉血栓形成表现为肾实质灌注缺失
- 肾动脉撕裂表现为局灶性造影剂外渗
- 因为肋骨覆盖,肺气和肠气干扰,肾脏超声造影成像有时会有困难
- 在下尿路创伤的随访中,超声造影的应用价值略低于 MR

胰腺

- 目前还没有对胰腺损伤的超声造影表现进行系统性的回顾

肾上腺

- 目前还没有对肾上腺损伤的超声造影表现进行系统性的回顾

多器官损伤

- 在血流动力学稳定的钝性创伤患者中,超声造影可以在一次检查中同时评估多个实质器官的损伤情况

鉴别诊断

创伤性损伤

- 实质性撕裂伤:当没有急性/亚急性创伤的临床背景时,结节状撕裂伤可能看起来类似于坏死/侵袭性肿瘤,边缘高度增强,中心无增强(对于患有肿瘤的患者来说,创伤的评估需要仔细鉴别)
- 渗出:动脉出血、静脉出血和假性动脉瘤

参考文献

1. Armstrong LB et al: Contrast enhanced ultrasound for the evaluation of blunt pediatric abdominal trauma. J Pediatr Surg. 53(3):548-52, 2018
2. Zhang Z et al: Diagnostic accuracy of contrast enhanced ultrasound in patients with blunt abdominal trauma presenting to the emergency department: a systematic review and meta-analysis. Sci Rep. 7(1):4446, 2017
3. Rafailidis V et al: Pediatric adrenal trauma: evaluation and follow-up with contrast enhanced ultrasound (CEUS). Journal of Ultrasound. 20:325-331, 2017
4. Miele V et al: Contrast-enhanced ultrasound (CEUS) in blunt abdominal trauma. Br J Radiol. 89(1061):20150823, 2016
5. Durkin N et al: Post traumatic liver and splenic pseudoaneurysms in children: Diagnosis, management and follow-up screening using contrast enhanced ultrasound (CEUS). Journal of Pediatric Surgery. 51:589-592, 2016
6. Miele V et al: Comparison between MRI and CEUS in the follow-up of patients with blunt abdominal trauma managed conservatively. Radiol Med. 121(1):27-37, 2016
7. Menichini G et al: Accuracy of contrast-enhanced ultrasound (CEUS) in the identification and characterization of traumatic solid organ lesions in children: a retrospective comparison with baseline US and CE-MDCT. Radiol Med. 120(11):989-1001, 2015
8. Pinto F et al: The use of contrast-enhanced ultrasound in blunt abdominal trauma: advantages and limitations. Acta Radiol. 55(7):776-84, 2014
9. Lv F et al: Contrast-enhanced ultrasound imaging of active bleeding associated with hepatic and splenic trauma. Radiol Med. 116(7):1076-82, 2011

AAST 3 级脾裂伤

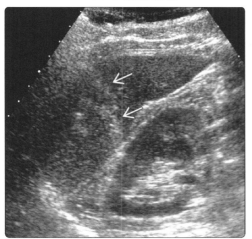

AAST 3 级脾裂伤

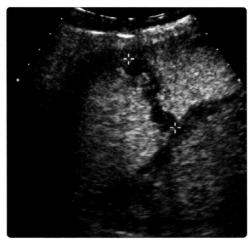

（左）32 岁男性摩托车事故后 2 天的超声斜切显示脾内稍强回声带 ➡。（右）超声造影显示整个脾脏无增强裂伤的全部范围，累及包膜，大小超过 4cm（测量游标所示）。

脾脏包膜下出血

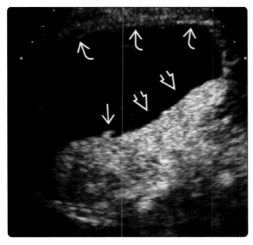

脾脏包膜下出血

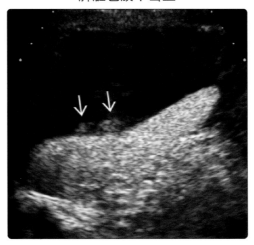

（左）超声造影显示一个 55 岁男性坠落伤患者在注射造影剂 36s 后出现结节状的静脉包膜下出血 ➡。脾包膜被无增强血肿 ➡ 提起，引起占位效应和脾实质的凹陷 ➡。（右）同一患者的超声造影显示出血在 4min 后减慢 ➡、扩大和形状改变，排除假性动脉瘤。

AAST 3 级肝脏裂伤

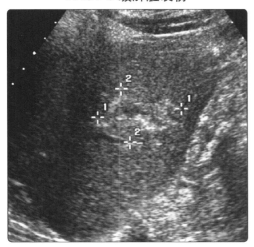

AAST 3 级肝脏裂伤

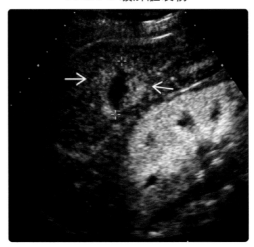

（左）32 岁妇女在被马踢伤后 2 天的超声矢状面显示，肝 S5 段有不规则回声区，用测量游标（>3cm）标识。（右）注射造影剂 30s 后矢状面超声造影显示无血管的裂伤（测量游标所示），不累及包膜，包膜周围有不规则的、厚的、高增强的实质反应区 ➡。右边是正常的肾脏。

第二十四部分
儿 科 应 用

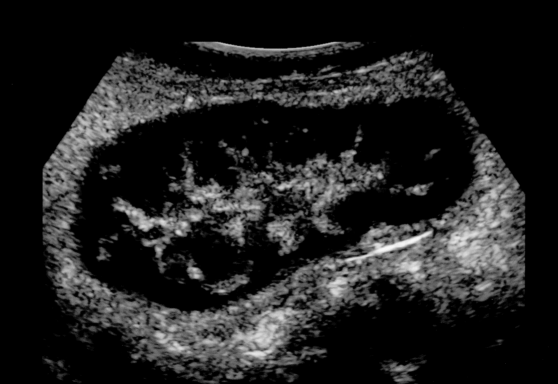

重 要 内 容

术语

- 肝局灶性病变(focal liver lesion,FLL)是肝脏中出现的结节状结构,通常是由于其他不相关的原因在影像学检查中偶然发现
- FLL 在儿童中很少见,但发生率随着年龄的增长而增加;大多数是良性的,有癌症病史的患者恶性的概率增加

临床意义

- 当在有恶性肿瘤病史的儿童中发现 FLL 时,可能会导致额外的影像学检查或活检,并常导致患者/护理人员和治疗医生的焦虑
- 约 17% 接受实体恶性肿瘤治疗的儿童出现 FLL
  - 多数为局灶性结节性增生(focal nodular hyperplasia,FNH),但也可能是恶性的
- 当在儿童肿瘤患者中发现 FLL 时,必须确定它们是良性的还是恶性的,以便在肿瘤复发时立即开始治疗

影像学

- 超声造影提供了快速、高精度、无辐射的方法来区分良性和恶性 FLL
  - 基于这些原因,超声造影应该被认为是儿童 FLL 检查的首选方式
- 与 MR 和 CT 相比,超声造影具有更高的时间分辨率,可以实时显示病灶灌注的各个增强阶段
- 良性 FLL 具有特征性的超声造影增强模式,可以缩小鉴别诊断范围和增加诊断信心
- 区分肝脏良恶性病变最可靠的特征是病变相对于周围正常肝脏的造影剂廓清,这在儿童恶性病变中很常见

典 型 图 像

FNH

FNH

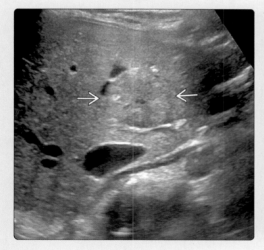
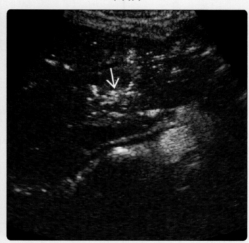

(左)一名 18 岁的女性患者,之前曾接受过盆腔炎性肌成纤维细胞瘤的治疗,在 B 型超声检查中出现了不确定的 FLL ➡。(右)同一患者的超声造影显示动脉早期肿块内呈星状分布的中央滋养血管➡。

FNH

FNH

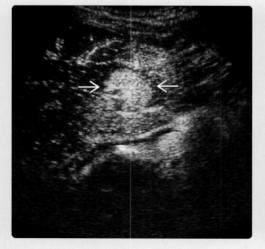
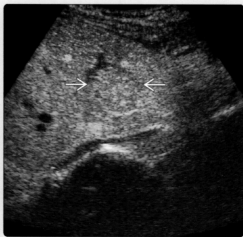

(左)超声造影显示动脉晚期该结节呈高增强➡。(右)病变在门静脉期变得等增强➡,延迟期成像(未显示)继续保持增强。这是良性 FNH 的典型影像学表现。

术语

缩写

- 肝局灶性病变:FLL

定义

- FLL 在临床及 20%~50% 的尸检中偶然发现
  - 这些"偶然事件"的发生率随年龄的增加而增加,在 CT 成像中发现的患者占 7.2%~33.0%,通过 MR 成像发现的患者占 10.2%~34.5%,通过 B 型超声发现的患者占 2.3%~6.2%
  - 多数是良性的,在儿童中包括 FNH、腺瘤、结节样再生增生和小儿肝血管瘤(infantile hepatic hemangioma,IHH)
  - 没有癌症病史的患者,<1cm 的病灶可能是良性的
    - 有癌症病史的患者患恶性肿瘤的风险增加
- FNH 是由良性肝细胞组成的结节,在健康的肝实质中会出现胆管增生和血管异常
- 腺瘤是由正常或接近正常的肝细胞组成的球形或椭球形肿瘤
- 结节样再生增生[再生结节(regenerative nodule,RN)]是一种罕见的良性过程,正常的肝结构完全被小而弥漫性的 RN 所取代,周围是没有纤维化的萎缩肝脏
- IHH 可能是单发的或多灶的,由大的内皮内衬血管通道组成,发生于胎儿和新生儿,约占儿童肝脏肿瘤的 12%
- 转移是在肿瘤原发部位远处发生的继发性恶性生长
  - 儿童最常见的转移到肝脏的肿瘤是神经母细胞瘤和肾母细胞瘤(Wilms 瘤)

临床意义

介绍

- 在健康儿童中 FLL 变很少见,但约有 17% 的儿童在实性肿瘤治疗后发现
- 在儿科肿瘤患者发现 FLL 时,人们总是担心转移的发生

疾病自然史和预后

- 当在儿科肿瘤患者中发现 FLL 时,必须确定它们是良性的还是恶性的,以便在肿瘤复发时及时开始治疗

治疗

- 临床病史对决定儿童 FLL 的下一步治疗至关重要
- 与其他类型的 FLL 相比,婴儿更容易患 IHH
- IHH 具有从良性到侵袭性不等的多种多样的生物学特性
  - 从观察到医疗干预,治疗方法可以各不相同
- FNH 不需要干预
- 儿童腺瘤罕见,常与其他疾病相关,如范科尼贫血、I 型和 III 型糖原贮积病、家族性糖尿病、半乳糖血症和酪氨酸血症
  - 这些患者的治疗取决于其潜在的病理状态
- 当>10 个腺瘤存在时,这种情况被称为腺瘤病
  - 当这些腺瘤与脂肪变性相关时,病情可能是家族性的,并与 3 型糖尿病的成熟期发病有关
  - 因此必须进行遗传学咨询
- β-联蛋白(β-catenin)基因突变的腺瘤具有恶性潜能,需要仔细观察
- RN 在儿童中很少见,偶尔发现时并不需要进一步干预

- 当存在转移性疾病或原发性肝脏恶性肿瘤时,超声造影是评估 FLL 患儿的理想方法
  - 这种模式在区分良性和恶性病因方面具有很高的敏感性和特异性,可以在不使用镇静的情况下进行,无须进一步成像(从而减少与额外随访相关的焦虑),而且最重要的是,不会使儿童患者受到电离辐射的伤害

超声造影技术

超声造影规程建议

- 首先进行 B 型超声检查
  - 如果多个病灶,选择最适合超声显示的一个
- 一般来说,不需要镇静;但是,如果不配合的患者因为另一项操作需要进行镇静时,则可以同时进行超声造影检查
- 尽管市面上也有其他的造影剂可以用于肝脏造影,Lumason/SonoVue 是美国 FDA 批准的唯一可以用于儿童肝脏病变超声造影的超声造影剂
- 建议儿童使用 Lumason/SonoVue 的剂量
  - 新生儿为 0.10~0.15mL/kg
  - 婴儿 0.08~1.00mL/kg,儿童 >20kg(最大 2.4mL)0.05~0.08mL/kg
  - 青少年和成人 1.5~4.8mL
- 造影剂可通过中心静脉或者外周静脉注入
  - 对于允许的最小剂量的建议是与造影剂有关的
- 在 B 型超声模式/造影模式双屏幕显示时,在 B 型超声模式一侧识别病变
  - 机械指数(mechanical index,MI)必须 ≤0.1,最低程度破坏微泡,优化图像质量
- 根据使用习惯和病变深度,可以使用线阵或凸阵造影兼容型探头
- 在第一次剂量清除(约 10~15min)后,可根据需要重复注射
- 记录 30~60s 的病灶增强情况,然后横断面和矢状面扫查记录整个肝脏情况
- 在造影剂从正常肝实质中被排空之前,间断获取病变的静态图像
- 每秒 10 帧的 60s 录像约等于 2.28GB 的数据;因此,每个录像都会成倍地增加存储所需空间;根据影像归档和通信系统(Picture Archiving and Communication Systems,PACS)供应商的不同,可能需要额外的存储空间

影像学

一般特征

- FLL 常因其他无关的原因偶然被影像学检出
- 当考虑到病变可能是恶性时,需要额外的成像、活检或者随访
  - 这常常会导致额外的费用,和患者/护理人员以及医生的焦虑
- 超声造影无辐射,无须镇静,在发现 FLL 时可以立即进行(从而减少焦虑),与 CT 和 MR 相比具有更好的时间分辨率,并且在区分良恶性方面具有很高的特异性

MR 表现

- FNH T_1 表现为均匀的等信号至轻度低信号,在 T_2 表现为均匀的等信号至轻度高信号
  - 中心瘢痕在 T_1 序列上呈典型的低信号,在 T_2 序列上呈高信号
  - 病灶的典型表现为动脉期均质性高增强,而门

脉期则表现为等至低信号

- 延迟期图像显示中央瘢痕增强；在弥散加权成像（DWI）中这些病灶显示弥散中度受限
- 腺瘤根据内部脂肪、出血和坏死含量情况有多种表现
  - 典型的表现为，在 T_1 和 T_2 序列上表现为明显的高信号，T_1 序列中在正相位和反相位成像上由于脂肪而导致信号丢失
  - 它们显示了动脉期的高增强，门脉期和延迟期等增强
  - 在 DWI 中，腺瘤表现为弥散中度受限
- RN 在 T_1 序列表现为均匀的高信号，但也会因为出血而出现高信号区域
  - 在 T_2 序列中，常表现为等至低信号
  - 它们可能含有脂肪，会表现出类似于腺瘤的明显的压脂图像
  - 给予造影剂后，RN 会表现出类似于正常肝脏样的增强，这是 RN 区别于其他 FLL 的典型特征
  - RN 在 DWI 和弥散指数图像中表现为低信号
- IHH 因为其血管特性，在 T_1 序列呈典型的低信号，在 T_2 序列呈明显的高信号
  - 较大的病变可能由于出血、坏死、血栓形成或纤维化而出现异质性，而较小的病变通常是均质的
  - 增强模式与 CT 类似
  - IHH 在 T_2 DWI 上表现投射效应
- 转移瘤通常在 T_1 序列表现为低信号，在 T_2 序列为多变的信号
  - 血供丰富的转移瘤表现为动脉早期增强，但是增强模式多变
  - 这些病变在 DWI 上表现为弥散受限
- 在 MR 上使用肝特异性造影剂有助于减小 FLL 的差异，尽管良恶性病变的显示有部分的重叠
  - 下面简要描述使用肝特异性核磁造影剂的 FLL 的表现
    - FNH 在 T_1 序列肝胆延迟期出现等到高信号，这是由于病灶内正常的肝细胞吸收了造影剂所致
  - 中心瘢痕在延迟相常表现为低信号
    - 腺瘤在动脉期表现为高信号，在肝胆期表现为低信号，其特征与某些恶性病变相似
  - 此外，腺瘤亚型在延迟期表现为等至高信号，与 FNH 相似
    - RN 在肝胆期表现为等至稍高信号
    - IHH 在肝胆期有多种表现，使用钆贝葡胺时呈低信号
    - 转移瘤由于缺乏正常的肝细胞，肝胆期呈低信号

超声表现

- B 型超声
  - FNH 边界清晰，回声强度多变
    - 约 20% 的患者可见中央瘢痕
    - 彩色多普勒可显示轮辐状或放射状的中央供血动脉
  - 腺瘤有包膜，根据其组成不同而回声不同
    - 含有脂肪时可能会出现高回声
  - RN 具有多种、非特异性的外观
    - 超声上可能看不到小结节
    - 较大的结节可能因之前的出血呈不均匀回声
  - 小的 IHH 呈低回声，而较大的结节表现为混合回声
    - 存在钙化时，显示为强回声灶伴声影
    - 彩色多普勒可显示动静脉或门静脉分流以及病变周围血管

  - 多发性 IHH 表现为多个球形病灶，中间可见正常的实质

超声造影表现

- FNH 典型表现为动脉早期轮辐状增强，动脉期和门静脉早期均呈均匀的离心高增强
  - 在晚期阶段，病变可能继续过度增强或变为等增强
- 腺瘤典型表现为动脉性高增强，常表现为外周到中央的快速充盈
  - 在门脉和延迟期表现为等增强，但可能表现为延迟的廓清，类似于肝细胞癌
  - 可能有因出血而未增强的区域
- 典型的 RN 在成像的各期都与正常肝脏等增强，尽管有些在动脉期可能出现短暂的低增强
- IHH 具有与其他模式相似的超声造影特征，包括早期外周、结节性增强进展为向心性增强，以及延迟显像无廓清
  - 中央不均质增强可能是由于坏死、出血或血栓形成
- 转移瘤在超声造影上有非常典型的增强模式，这是它与 FLL 的区别
  - 转移瘤的典型表现为动脉期的高增强，而门脉期则表现为明显的快速廓清
  - 原发性小儿肝脏恶性肿瘤有相似的特征，尽管纤维板层肝细胞癌可能表现出延迟的廓清

鉴别诊断

良性与恶性肝脏病变

- 超声造影可以区分肝脏良恶性病变，其敏感性和特异性分别为 92% 和 87%，相比之下，CT 的敏感性和特异性分别为 86% 和 92%，MR 的敏感性和特异性分别为 75% 和 83%
- 如前所述，许多良性的 FLL 在所有的成像模式上都具有典型的增强特征，这对进一步缩小鉴别诊断非常有用

注意事项

经验和教训

- 当出现多个病变时，可能有不同的病因
  - 必须注意获得整个肝脏的高质量影像，以评估所有病变是否有廓清（恶性）的证据
- 深部病变可能被造影剂造成的声影所掩盖
  - 较低剂量的造影剂可以克服这一缺陷
  - 降低探头频率或使用预置的穿透模式也有助于观察肝脏深部病变
- 在不能憋气的幼儿中，很难把横膈下的小病变维持在视野范围内
  - 在这种情况下，尽可能选择离横膈较远的病灶
- 矢状面比横切面更容易将病灶保持在视野范围内

参考文献

1. Fang C et al: Contrast enhanced ultrasound (CEUS) in the diagnosis of pediatric focal nodular hyperplasia and hepatic adenoma: inter-observer reliability. Pediatric Radiology. 49(1): 82–90, 2019
2. Masand PM: Magnetic resonance imaging features of common focal liver lesions in children. Pediatr Radiol. 48(9):1234-1244, 2018
3. Piorkowska MA et al: Characterization of a hepatic haemangioma with contrast-enhanced ultrasound in an infant. Ultrasound. 26(3):178-181, 2018
4. Wu M et al: Contrast-enhanced US for characterization of focal liver lesions: a comprehensive meta-analysis. Eur Radiol. 28(5):2077-2088, 2018
5. Jacob J et al: Contrast Enhanced Ultrasound (CEUS) Characterization of Grey-scale Sonographic Indeterminate Focal Liver Lesions in Paediatric Practice. Ultraschall in der Medizine. 34:529-540, 2013

(左)一名7岁女孩被诊断为肾母细胞瘤。增强CT冠状切面显示一个大的左肾原发肿瘤➡。(右)增强CT横断面显示一个小的、低密度的肝脏病变➡,怀疑是转移性病变。

肾母细胞瘤转移瘤

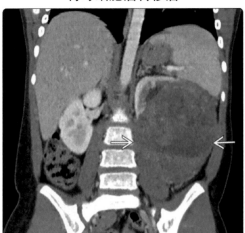

肾母细胞瘤转移瘤

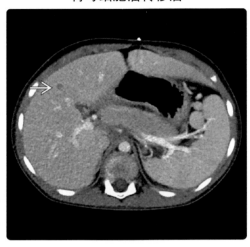

(左)B型超声显示肝脏内一个圆形、边界清楚、低回声的病变➡。(右)同一患者超声造影显示动脉早期肝脏病变➡呈均匀等增强。

肾母细胞瘤转移瘤

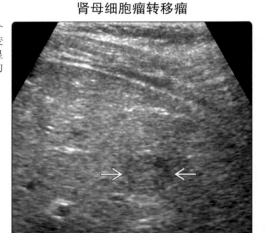

肾母细胞瘤转移瘤

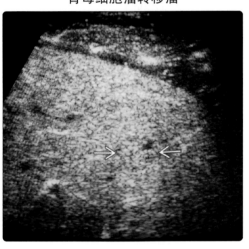

(左)在动脉晚期,病变➡相对于正常肝脏呈早期廓清。(右)在门脉期,病灶➡有明确的廓清。这些超声造影表现是肝转移灶的典型特征。

肾母细胞瘤转移瘤

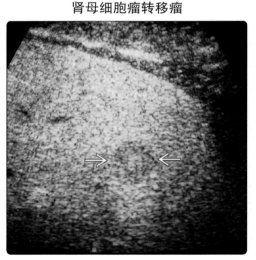

肾母细胞瘤转移瘤

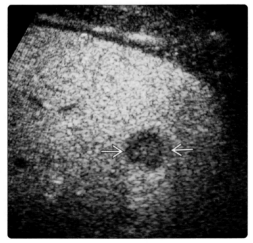

小儿肝血管瘤

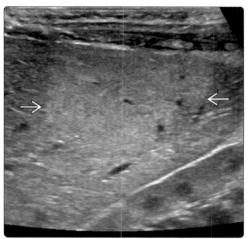

小儿肝血管瘤

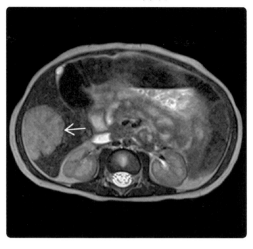

（左）一3月龄男婴因幽门狭窄接受腹部超声检查，偶然发现一个肝脏肿块。在 B 型超声下，肿块呈实性高回声➡️。（右）MR T₂序列上，肿块边界清楚，呈高信号➡️。

小儿肝血管瘤

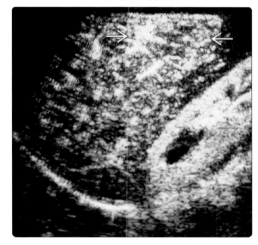

小儿肝血管瘤

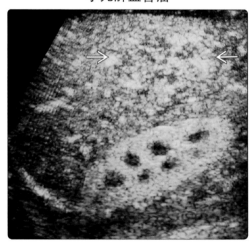

（左）在超声造影上，动脉早期表现为周围高增强➡️。（右）同一患者的动脉晚期，病灶➡️有向心性增强。

小儿肝血管瘤

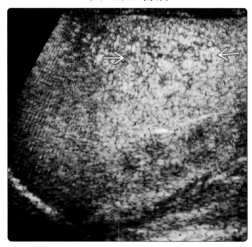

小儿肝血管瘤

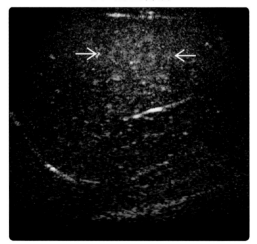

（左）门脉期，病灶呈弥漫性高增强➡️。（右）超声造影延迟期显示病变➡️造影剂不廓清。这些特征与小儿肝血管瘤一致。

(左)一名 7 岁女孩先前曾因神经母细胞瘤接受治疗,因腹痛就诊于当地急诊室。增强 CT 显示一 3.4cm、边界清楚的增强肝脏病变➡️。(右)B 型超声显示一 3.4cm、边界清楚、低回声的肝脏病变➡️。

RN
RN

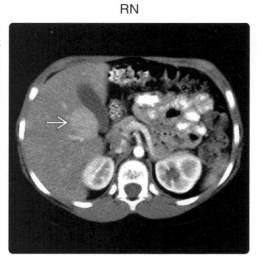
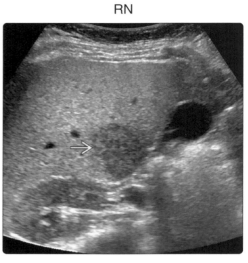

(左)超声造影检查时,由于 MI 较低,B 型超声显示的病灶➡️较不明显。(右)在同一患者的超声造影上,病变在动脉期等增强➡️。

RN
RN

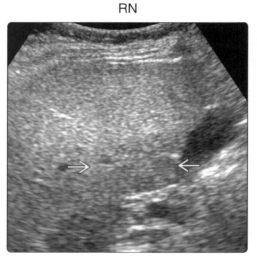
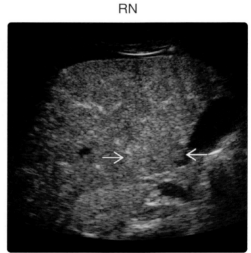

(左)在超声造影上,病变在门静脉期等增强➡️。这些超声造影特征与 RN 一致。(右)在超声造影上,病变在延迟期等增强➡️。这些超声造影特征与 RN 一致。

RN
RN

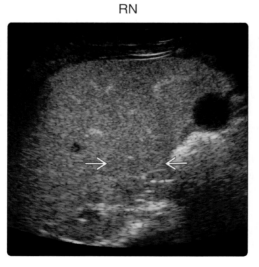
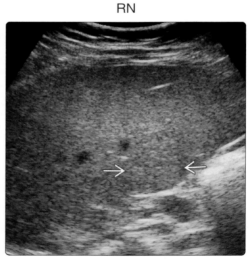

重要内容

超声造影适应证

- 静脉注射超声造影剂评价儿童肾脏并不在造影剂说明的适应证范围中
- 儿童肾脏超声造影的使用正在增加
  - 然而,大部分的静脉注射超声造影剂评价肾脏的经验来自成人
- 主要儿科适应证
  - 与成年人的常规方法类似,重点关注儿童常见的病变
  - 包括囊性和实性病变以及假性肿瘤
- 其他适应证
  - 创伤
  - 感染
  - 梗死形成
  - 移植并发症
  - 放射介入治疗

- 对于 CT 或 MRI 造影剂的禁忌证,包括肾功能不良等
- 肾脏超声造影
  - 可作为 CT 或 MR 的补充(或在某些情况下可替代),特别是在病变随访或监测的情况下
  - 当肾功能可能受损时,允许进行肾脏的超声造影成像
- 超声造影在儿科影像中的优势
  - 在检查期间,孩子可以与他们的监护人保持近距离接触以获得安慰
  - 通常无须镇静也可以轻松忍受
  - 超声仪器更小,对孩子而言不那么可怕
  - 便携式检查允许床旁检查
    - 可以通过小口径(24G)静脉注射而不影响图像质量

典型图像

正常肾脏增强:皮质期

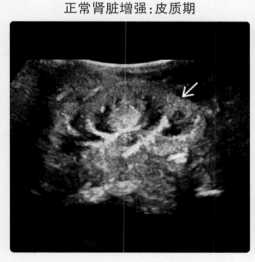

正常肾脏增强:皮质髓质期

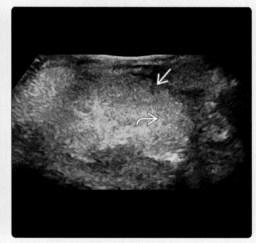

(左)超声造影矢状面显示一 2 月龄女婴的左肾(俯卧位)。这张图像是在给药 16s 后获得的,显示了肾皮质在这个阶段的优先增强➡。(右)该患者行超声造影,在造影剂给药 65s 后显示肾皮质➡和髓质➡均增强。

正常肾脏增强:实质期/晚期

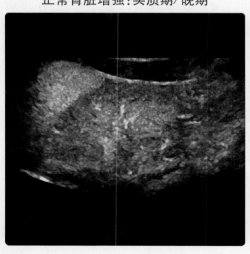

肾皮髓质坏死

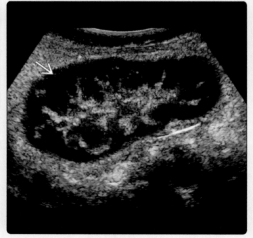

(左)该患者行超声造影,在造影剂给药 3min 39s 后,显示造影剂增强强度低于皮质髓质期。(右)超声造影冠状面显示一患有复杂性心脏病和静脉血栓的 4 月龄女婴,造影后 60s,肾皮质或髓质部分无灌注➡。

超声造影技术

剂量

- 静脉注射超声造影剂（US contrast agents，UCA）在肾脏超声造影中的应用与其他应用相似
  - 造影剂以团注的形式给药，然后立即用生理盐水冲洗
- 欧洲儿科放射学会推荐使用 Lumason/SonoVue
  - 0~3 岁：最大单次剂量 0.07~0.1mL/kg
  - 3~15 岁：最大单次剂量为 0.06mL/kg 或年龄（岁）/20
  - 成人最大剂量：4.8mL（2 次 2.4mL 注射）
- FDA 推荐用于肝脏评估的静脉注射剂量为 0.03mL/kg
- 肾脏增强期
  - 皮质增强期：8~15s 至 30~35s
    - 值得注意的是，肾皮质首先会增强
    - 髓质在这个阶段不会增强，不应与病变混淆
    - 肾髓质在皮质增强后出现增强
  - 皮质髓质期：36~41s 至 120s
  - 实质期/后期：>120s

扫查方法

- 非创伤性适应证
  - 每个肾脏静脉注射 1 次
    - 如果检查双侧肾脏，注射后扫查单个肾脏全程增强过程
    - 然后，二次注药来检查另一个肾脏的全程增强过程
- 创伤适应证
  - 分别扫描每个肾脏
  - 从临床有疑问的区域开始
  - 分别扫描每个肾脏的全程增强过程
  - 观察另一个肾脏时再次注射
  - 如果肾损伤是腹部损伤的一部分，则每侧静脉注射 1 次，并按顺序扫描
    - 右侧：右肾→肝脏
    - 左侧：左肾→脾脏
  - 牢记：超声造影剂保留在循环系统中，不通过肾脏排出
    - 因此，超声造影不能用于评估肾脏排泄功能或用于显示集合系统，包括在创伤的评估中

影像学

概述

- CT 扫描发现的肾脏不确定的肿块可以进一步用超声造影进行评估
  - 与成人不同，儿童的 CT 检查通常是单期的，显示出的肾脏病变可能很局限，会得出不确定的结论
- 可评估实性、复杂囊性和不确定的肿块
- 在显示肿瘤内部血管分布方面，超声的时间分辨率比 MR 或 CT 更好
- 超声造影有助于显示复杂囊性包块的分隔是否有血供
- 超声造影
  - 首次发现的囊性肿块超声造影比增强 CT 更有优势
  - 改善化疗期间的肾肿瘤监测
  - 在治疗期间需要更密切的随访
- 通过对肾小球滤过率（glomerular filtration rate，GFR）<30mmol/L 的 9 例（3~16 岁）患儿的超声造影的研究表明，超声造影剂用于肾功能衰竭的儿童是安全的
  - 这些患儿做过的其他非增强影像检查，对疾病的诊断模棱两可
  - 超声造影有助于诊断，并且没有患者出现并发症或者不良反应
- 增强模式可以帮助区分良性和恶性，在某些情况下，还可以区分肿瘤的类型

超声造影表现

- 恶性肿瘤倾向于增强≥背景器官并伴有早期廓清；但也有例外报道
- 在成年人中，肾透明细胞癌在动脉期通常高增强，伴有轻度的廓清；乳头状和嫌色细胞肾细胞癌在整个超声造影检查中呈典型的低增强
  - 无法把嗜酸细胞瘤或非典型血管平滑肌脂肪瘤（angiomyolipoma，AML）与肾细胞癌或者转移癌这些恶性病变区分开
- 肾细胞癌：不均质，无边缘增强；皮质髓质期和晚期低增强
- 上皮样和三相乏脂肪型 AML：皮质髓质期向心性增强，实质期等增强

- 嗜酸细胞瘤：早期，呈轮辐状高增强，与肾皮质相比廓清速度快，无边缘增强，中央不规则无增强区
- 肾母细胞瘤：目前没有关于肾母细胞瘤超声造影增强模式的文献报道
- 假性肿瘤：肾脏解剖变异，如肾柱肥大
  - 表现出与邻近正常肾实质相同的增强特征
- 创伤
  - 专门的儿科和混合人群研究显示，超声造影是一种有前景的检查，比 B 型超声更准确，在钝性腹部创伤和随访方面可与 CT 相媲美
    - 血流动力学稳定儿童的腹部钝性创伤
    - 实验室检查怀疑损伤，但 CT 表现不确定或正常者
    - 创伤性损伤保守治疗期间的随访
    - 创伤后并发症的评估，如假性动脉瘤
    - 能显现创伤所致的活动性出血
      - 超声造影剂处于血液循环中，因此无法直接评估集合系统的损伤
  - 减少放射性和碘类造影剂的使用
  - 病变显示更加明显，分级更准确
  - 外伤性病变表现为缺乏增强的不规则区域
  - 更好地分辨复杂型肾周液体和肾脏组织
  - 可以显示造影剂外渗至肾周间隙
  - 可以显示外伤性动脉瘤
- 感染
  - 脓肿、小脓肿：造影增强区缺失
  - 肾盂肾炎：造影区增强减少
  - 真菌：多个分散的无增强或者低增强区
  - 皮质瘢痕：低增强、皮质变薄
    - 初步证明超声造影与二巯基丁二酸（dimercapto-succinic，DMSA）肾皮质显像结果具有可比性
- 肾移植
  - 适应证类似于成人；大多数的检查应结合年龄
  - 超声造影能更清晰地显示多普勒超声检查显示欠佳的肾移植动脉和吻合区域，尤其是在移植后可立刻进行检查
  - 与常规的 B 型超声和能量/彩色多普勒超声相比，超声造影对肾移植相关并发症的显像更为敏感
    - 早期移植肾功能障碍
    - 皮质坏死
    - 感染

- 血管通畅性（狭窄和闭塞）
- 肾周积液
- 不确定的肿块，类似于原肾
- 肾髓质的延迟增强或持续低灌注的区域
- 当肾功能受损时可行超声造影
- 灌注
  - 评估可疑的血管疾病、肾梗死和皮质坏死
  - 评价微血管灌注的有效方法

经验与教训

概述

- 在选定的患者中，可以同时对每个肾脏进行比较
  - 特别是从背部扫描时
- 超声造影剂保留在血液循环系统内，不经肾脏排泄
  - 因此，超声造影不能用于评估肾脏排泄功能或集合系统显像，包括创伤时
- 将局灶性病灶置于超声束中心，使用冠状面或矢状面观察，可以改善呼吸运动对病灶观察的影响
- 如果可以，俯卧位可以得到更好的皮质图像

参考文献

1. Armstrong LB et al: Contrast enhanced ultrasound for the evaluation of blunt pediatric abdominal trauma. J Pediatr Surg. 53(3):548-552, 2018
2. Sidhu PS et al: The EFSUMB Guidelines and Recommendations for the Clinical Practice of Contrast-Enhanced Ultrasound (CEUS) in Non-Hepatic Applications: Update 2017 (Long Version). Ultraschall Med. 39(2):e2-e44, 2018
3. Hains DS et al: Elucidation of renal scars in children with vesicoureteral reflux using contrast-enhanced ultrasound: A pilot study. Kidney Int Rep. 2(3):420-424, 2017
4. Ling W et al: Ultrasonographic findings of renal cell carcinomas associated with Xp11.2 translocation/TFE3 gene fusion. Contrast Media Mol Imaging. 2017:2958357, 2017
5. Sidhu PS et al: Role of contrast-enhanced ultrasound (CEUS) in paediatric practice: An EFSUMB position statement. Ultraschall Med. 38(1):33-43, 2017
6. Sanz E et al: Renal Complex cystic masses: Usefulness of contrast-enhanced ultrasound (CEUS) in their assessment and its agreement with computed tomography. Curr Urol Rep. 17(12):89, 2016
7. Wang L et al: Contrast-enhanced ultrasound: A promising method for renal microvascular perfusion evaluation. J Transl Int Med. 4(3):104-108, 2016
8. Cantisani V et al: Growing indications for CEUS: The kidney, testis, lymph nodes, thyroid, prostate, and small bowel. Eur J Radiol. 84(9):1675-84, 2015
9. Harvey CJ et al: Role of US contrast agents in the assessment of indeterminate solid and cystic lesions in native and transplant kidneys. Radiographics. 35(5):1419-30, 2015
10. Menichini G et al: Accuracy of contrast-enhanced ultrasound (CEUS) in the identification and characterization of traumatic solid organ lesions in children: a retrospective comparison with baseline US and CE-MDCT. Radiol Med. 120(11):989-1001, 2015
11. Sparchez Z et al: Contrast enhanced ultrasound of renal masses. A reappraisal of EFSUMB recommendations and possible emerging applications. Med Ultrason. 17(2):219-26, 2015
12. Barr RG et al: Evaluation of indeterminate renal masses with contrast-enhanced US: a diagnostic performance study. Radiology. 271(1):133-42, 2014
13. Yusuf GT et al: Cortical necrosis secondary to trauma in a child: contrast-enhanced ultrasound comparable to magnetic resonance imaging. Pediatric Radiology. 44:484-487, 2014

（左）矢状位 B 型超声显示一名 17 岁女孩的右肾（俯卧），临床上有尿毒症和肌酐升高，禁止行增强 CT 检查。（右）超声造影显示一个边界清楚的、无回声的病灶➡️位于下极，没有增强。在上极，一个较小的、离散的、无回声的病灶▭与肾盂肾炎低灌注区内的小脓肿相吻合。

肾脓肿

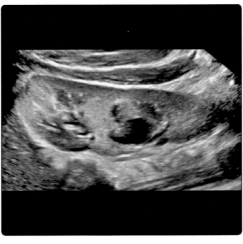

肾脓肿

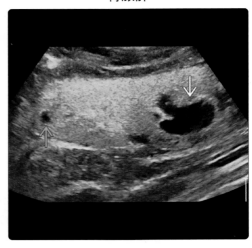

（左）对一名婴儿期曾患有Ⅳ期神经母细胞瘤病史的 7 岁女孩行超声造影，显示左肾（俯卧）。在给药后 14s 的图像上可见增强病灶➡️。（右）该患者的超声造影显示在造影剂给药 100s 后病灶廓清➡️。

肾细胞癌

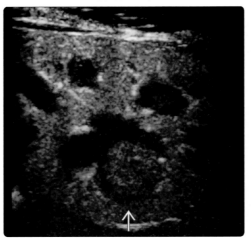

肾细胞癌

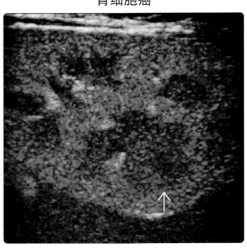

（左）B 型超声左肾矢状位（俯卧位），14 岁女孩，运动相关创伤。上极损伤在 B 型超声上很难检测到➡️。肝裂伤部分显示▭。（右）右肾超声造影显示上极增强减低➡️，符合挫伤。肝裂伤部分显示▭。

肾外伤

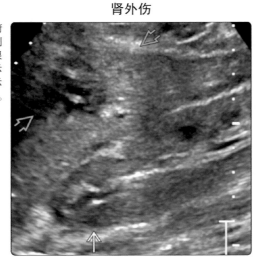

肾外伤

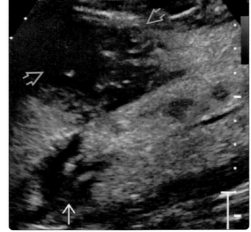

附 加 图 像

肾柱肥大

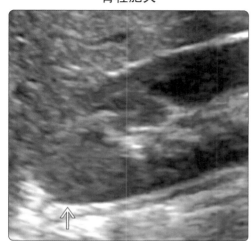

肾柱肥大

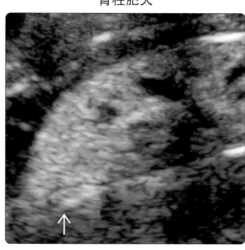

（左）B 型超声在一个 16 岁女孩的右肾上极偶然发现的异常回声➡。（右）超声造影显示该区域➡像肾脏其他部分一样增强，结论可能是一个肥大的肾柱（正常变异）。

复杂肾囊肿

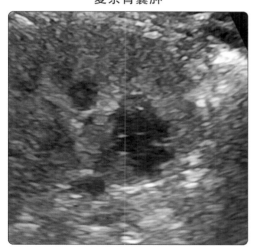

复杂肾囊肿

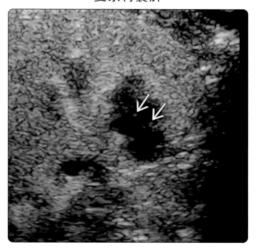

（左）B 型超声矢状位显示一名 17 岁男孩的左肾（俯卧），偶然发现下极病变，CT 上有不确定的间隔强化。（右）左肾超声造影（俯卧位）显示薄的分隔中偶有气泡➡。

重要内容

超声造影技术

- 一般情况下,小儿肠道使用高频线阵探头(≥9MHz)
- 通常在静脉注射微泡造影剂后,使用低机械指数(mechanical index,MI)进行肠道增强评估。根据异常肠襻的数量决定造影剂注射的次数(≥1次)

影像学

- 超声造影完善了传统 B 型超声和多普勒超声在小儿克罗恩病诊断中的不足
- 其他儿科肠道适应证包括评估疑似或已知坏死性小肠结肠炎/肠壁缺血、肠壁炎症/高灌注的其他原因(例如过敏性紫癜)和肠道外伤

- 技术陷阱和挑战
  - 单次注射造影剂很难评估整个肠道的炎症/高灌注和缺血/低灌注
  - 1 个以上异常肠段的重点成像可能需要多次使用造影剂
  - 在肥胖和大量肠道气体的情况下,或当异常肠段位于骨盆深处时,对肠道的评估可能会受到限制
  - 蠕动的肠管很难通过超声造影进行评估,而且也不容易定量分析,一般对固定肠管的评估更容易
  - 使用不同的超声探头评估肠道可能需要相当多的超声系统参数优化,以最大限度地提高图像质量

典型图像

弥漫性肠坏死

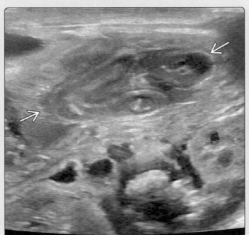

弥漫性肠坏死

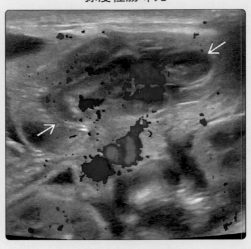

(左)孕 29 周出生 2 天的病重新生儿,在近休克状态下,肠道 B 型超声表现为未扩张的低回声肠管回声➡️。(右)该患儿彩色多普勒超声检查肠壁➡️未见血管分布。

弥漫性肠坏死

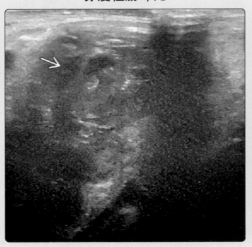

弥漫性肠坏死

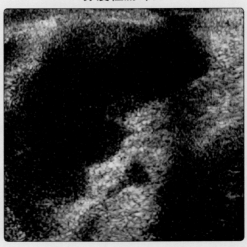

(左)增强后的静态 B 型超声显示肠管➡️不均匀。(右)超声显示快速静脉注射造影剂后表现为肠襻未见增强,提示弥漫性肠坏死。手术证实弥漫性肠坏死。超声造影有助于证实本例中肠灌注的缺失。

超声造影技术

超声造影规程建议

- 超声设备
  - 小儿肠超声造影最好采用线阵探头（≥9MHz）
  - 体型较大的患者或者成像肠祥位于骨盆深处时，首选低频凸阵探头
- 患者的体位和呼吸
  - 患者可以仰卧位进行肠道检查以确定高灌注或低灌注区域
  - 当对特定的肠段进行重点成像时，应调整患者和探头位置，让肠祥得到最佳显示
  - 肠道超声检查应在安静、浅呼吸时进行
- 造影剂注射
  - 与成人相似，造影剂应通过 18～22G 通道静脉注射给药，以根据需要评估的肠段数量，通过 1 次或 1 次以上的注射将微泡破坏降至最低
- 成像参数
  - 在进行定量超声造影时，应在注射造影剂后，使用专用的低 MI 造影模式，对肠道进行至少 2min 的造影
- 肠道超声造影流程
  - 儿童应在造影前禁食 4~6h
  - 常规 B 型超声和彩色/能量多普勒超声应在使用造影剂前进行
  - 超声造影肠筛查（即检查异常区域）是通过系统地对所有 4 个腹部象限和骨盆（结肠、回肠末端和小肠）成像来完成的。

影像学

小肠和大肠炎症/高灌注的检测

- 主观评估
  - 与邻近肠管相比，相对增强
  - 通常伴有肠壁增厚，肠壁的彩色/能量多普勒信号增加
- 客观评价
  - 定量超声造影参数可显示高灌注的证据，如增强的峰值和快速充盈率及增强的达峰时间
    - 可用于评估肠壁炎症活动和量化治疗的反应
- 鉴别诊断
  - 肠炎/结肠炎
  - 血管炎（如过敏性紫癜）

小肠和大肠缺血/低灌注的检测

- 主观评估
  - 与相邻肠管相比，相对高/低增强或无增强

- 通常伴有肠壁增厚，肠壁的彩色/能量多普勒信号降低
- 超声造影在检测血流量减少和早期坏死性小肠结肠炎方面，可能比放射学检查或彩色/能量多普勒更敏感，因此可以更早地进行干预
- 超声造影可能有助于筛查坏死性小肠结肠炎风险增加的新生儿，并根据肠灌注随时间的变化，来指导管理肠道休息、再喂养和进行或不进行手术
- 客观评价
  - 定量超声造影参数可显示低灌注迹象，如峰值增强减弱和充盈速度减慢
- 鉴别诊断
  - 坏死性小肠结肠炎（新生儿/婴儿，通常有早产史或先天性心脏病）
  - 局部缺血

检测脓肿并与蜂窝织炎/炎性肿块鉴别

- 可以用来区分脓肿与蜂窝织炎（炎性肿块）并能更准确地测量局部积液的大小
- 对于患有穿透性克罗恩病、急性阑尾炎穿孔和疑似肠穿孔的儿童（例如坏死性小肠结肠炎）可能有用

技术陷阱和挑战

- 单次注射造影剂可能无法评估整个肠道（筛查）的高灌注和低灌注
  - 1 个以上异常肠段的重点成像可能需要多次使用造影剂
    - 应按照造影剂制造商指南重复注射造影剂，确保不超过最大允许剂量
  - 在肥胖和大量肠道气体的情况下，或当异常肠段位于骨盆深处时，对肠道的评估可能会受到限制
  - 蠕动的肠管很难通过超声造影进行评估，而且也不容易定量分析
    - 由于蠕动和肠壁信号不足，对正常肠段的定量分析可能导致不可靠和不准确的结果
  - 肠壁厚度<2mm 不能提供足够的表面积来放置感兴趣区域（region of interest，ROI）以计算时间-强度曲线（time-intensity curve，TIC）

参考文献

1. Al-Hamad S et al: Contrast-enhanced ultrasound and near-infrared spectroscopy of the neonatal bowel: novel, bedside, noninvasive, and radiation-free imaging for early detection of necrotizing enterocolitis. Am J Perinatol. 35(14):1358-1365, 2018
2. Kljucevsek D et al: Dynamic contrast-enhanced ultrasound of the bowel wall with quantitative assessment of Crohn's disease activity in childhood. Radiol Oncol. 50(4):347-354, 2016
3. Chiorean L et al: Ultrasonographic imaging of inflammatory bowel disease in pediatric patients. World J Gastroenterol. 21(17):5231-41, 2015

(左)B 型超声显示回肠末端肠壁增厚➡。(右)动脉期超声造影显示肠壁明显增强➡。

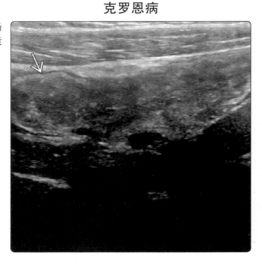

克罗恩病

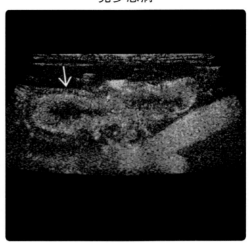

克罗恩病

(左)B 型超声显示肠壁➡模糊增厚。(右)超声造影后期表现为造影剂廓清➡。

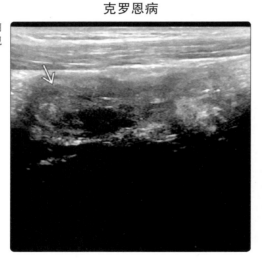

克罗恩病

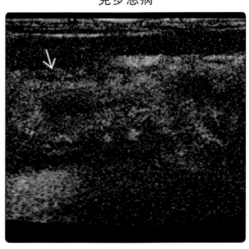

克罗恩病

(左)将多个 ROI 置于肠壁增强最明显的部位,生成 TIC。(右)使用第三方软件计算得出 29dB 的峰值增强,提示轻度活动性炎症。

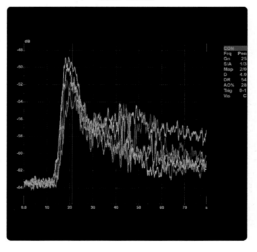

克罗恩病

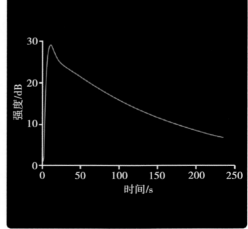

克罗恩病

克罗恩病

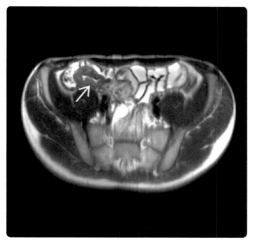

克罗恩病

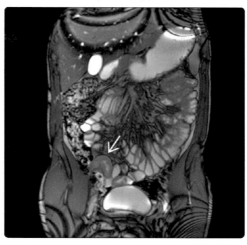

(左)本例克罗恩病患者的轴位单次快速自旋回波 MR 显示末端回肠壁增厚和管腔狭窄 ➡,与活动性炎症一致。(右)本例克罗恩病的冠状位二维平衡稳态自由进动序列 MR 显示末端回肠壁增厚和管腔狭窄 ➡,与活动性炎症一致。

克罗恩病

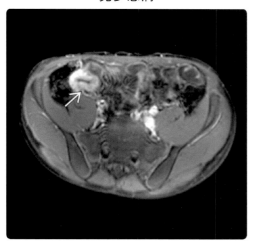

克罗恩病

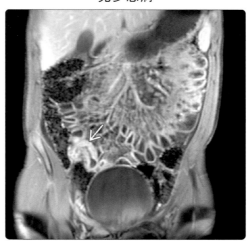

(左)本例克罗恩病患者的轴位 T_1 C 加权+压脂 MR 表现为末端回肠壁增厚、管腔狭窄,均匀性高增强 ➡,与活动性炎症一致。(右)本例克罗恩病患者冠状位 T_1 C 加权+压脂 MR 表现为末端回肠壁增厚、管腔狭窄、均匀性高增强 ➡,与活动性炎症一致。

正常的肠壁薄,难以进行 TIC 分析

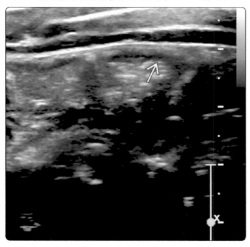

正常的肠壁薄,难以进行 TIC 分析

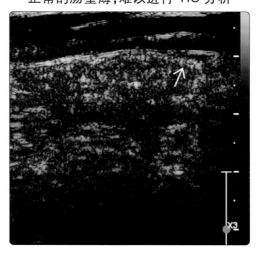

(左)正常横结肠在肠期 B 型超声示正常肠壁厚度<2mm ➡。(右)正常横结肠在肠期超声造影示正常肠壁厚度<2mm ➡。在如此薄的肠壁上,难以使用 TIC 进行定量分析,这会导致不准确的结果。

重 要 内 容

影像学

- 对于膀胱输尿管反流（vesicoureteral reflux，VUR）的评估，有 3 种影像学方法
  - 排泄性膀胱尿路造影术（Voiding cystourethrography，VCUG）
  - 放射性核素膀胱显像（Radionuclide cystography，RNC）
  - 排泄性尿路超声造影（Contrast-enhanced voiding urosonography，ceVUS）
- VCUG 被认为是评价儿童膀胱输尿管反流的金标准
- VCUG 和 RNC 会有电离辐射
- ceVUS 是一种灵敏度高、无辐射的膀胱输尿管评价方法
- **排泄性尿路超声造影**
  - 作为儿童膀胱输尿管反流和尿道成像的首选影像学方法及随访手段，应用越来越多
  - ceVUS 是在腔内使用造影剂用于超声成像
  - 在膀胱充盈/排尿周期期间进行尿道成像
  - 与 VCUG 相比，ceVUS 在较高级别的儿童膀胱输尿管反流中具有更高的敏感性，这是由于儿童膀胱输尿管反流具有间歇性，VCUG 采用间歇性/短时间的透视检查，以及造影剂在膀胱和扩张的尿路内的稀释

解读

- ceVUS 在儿童膀胱输尿管反流上采用与 VCUG 类似的 5 分制评分
  - 1 级：造影剂微泡反流至输尿管
  - 2 级：造影剂微泡反流至不扩张的肾盂系统
  - 3 级：造影剂微泡反流至轻度扩张的肾盂系统
  - 4 级：造影剂微泡反流至中等扩张的肾盂系统，残留乳头状压迹
  - 5 级：造影剂微泡反流至严重扩张的肾盂，乳头状压迹消失，输尿管扭曲

典 型 图 像

1 级膀胱输尿管反流　　　　**2 级膀胱输尿管反流**

（左）矢状面显示膀胱和膀胱后间隙。超声造影剂（US contrast agent，UCA）在膀胱内均匀分布➡️，在输尿管远端可见反流➡️。（右）右肾矢状面，超声造影剂位于不扩张的肾盂➡️和中央肾盏内➡️。

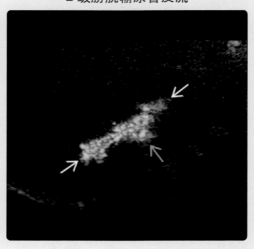

3 级膀胱输尿管反流　　　　**4 级膀胱输尿管反流**

（左）超声造影剂位于输尿管近端➡️和肾盂肾盏内➡️，肾盂轻度扩张，肾盏形态变钝。（右）超声造影剂位于膀胱穹窿内➡️，逆行充满迂曲扩张的输尿管➡️和中度至重度扩张的肾盂肾盏系统➡️。

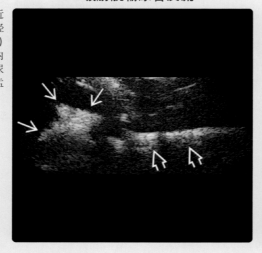 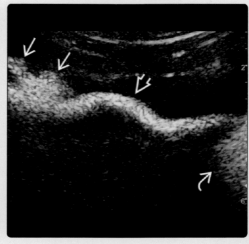

术语

定义

- 膀胱输尿管反流:尿液从膀胱经输尿管逆行流向肾脏

膀胱输尿管反流

概述

- 影像学检查对于儿童膀胱输尿管反流的研究至关重要
  - 膀胱输尿管反流的症状和体征是非特异性的,尤其是在年幼的儿童中
  - 膀胱输尿管反流的患儿通常伴或不伴有尿路感染症状
- 膀胱输尿管反流成像的主要适应证
  - 发热/有症状/复发性尿路感染
  - 如果 B 型超声显示尿路扩张(urinary tract dilation, UTD)、瘢痕,则提示膀胱输尿管反流或尿路梗阻性病变
  - 在预防性抗生素治疗期间对已知膀胱输尿管反流患儿的随访
  - 可用于评估膀胱输尿管反流经内镜或手术治疗的效果
  - 可用于膀胱输尿管反流患儿/父母的兄弟姐妹的筛查
  - 其他非典型或复杂的临床情况
- 3 种显像方法可用于评估输尿管膀胱反流:排泄性膀胱尿路造影术、放射性核素膀胱显像和排泄性尿路超声造影

ceVUS 技术

过程步骤

- 尿路的标准常规超声
  - 在造影成像前,首先进行成像参数优化(包括:深度显示、聚焦区域及数量、深度增益补偿和变焦)
- 无菌性膀胱插管和完全排空膀胱
  - 使用大小合适的不带气囊的导管(通常为 6~8Fr)
  - 三通旋塞阀,便于造影剂注射;造影剂注射器插入与膀胱导管平行的旋塞口
- 膀胱内超声造影剂使用以下技术之一
  - 最常用的方法是,在静水压力下将生理盐水/超声造影剂溶液(0.2% Lumason/SonoVue 溶液)注入膀胱
  - 将超声造影剂(0.5~2.5ml Lumason/SonoVue)注入部分充盈膀胱(生理盐水),然后在静水压力(重力或加压袋)作用下将生理盐水持续注入膀胱
- 可以实时连续地进行尿路成像
  - 膀胱平卧位扫描
    - 评估膀胱内输尿管囊肿或其他潜在的充盈缺损
    - 评估膀胱后间隙的输尿管扩张情况
  - 在充盈和排尿过程中,通过仰卧位和/或侧位/俯卧位扫描肾脏
    - 评估输尿管、肾盂和/或肾盏内的造影剂反流
    - 评估肾内反流
  - 扫描排尿时的尿道,使用或不使用导尿管
    - 排尿期经耻骨上或经会阴/阴囊间扫查
    - 管腔内病理评估(如扩张、瓣膜、狭窄、憩室)
- 或者,扫查膀胱→右肾→左肾→膀胱,然后再进行重复扫查

影像学

常规超声表现

- 超声直接检测膀胱输尿管反流是不可靠的
- B 型超声可能基于超声形态学提示膀胱输尿管反流,包括
  - 输尿管和/或肾盂肾盏扩张
  - 集合系统和输尿管直径的改变
  - 输尿管口扩张
  - 尿路上皮增厚
  - 膀胱壁增厚,小梁形成
  - 排泄后膀胱仍有残余尿
  - 肾发育不良征象(肾脏体积小,皮质变薄或回声增高,皮质囊肿)
- 然而,常规超声扫查不能排除膀胱输尿管反流

VCUG 表现

- 被认为是膀胱输尿管反流评估的金标准和最常用的成像方式
- 在透视观察下,将碘造影剂注入膀胱
- 涉及全身性的电离辐射和对性腺的集中辐射,尤其对女孩来说是不可避免的
- 膀胱输尿管反流的间歇性可能需要延长检查时间和重复/循环膀胱充盈,增加了总的辐射量
- 与传统的连续透视检查相比,采用现代脉冲透视检查技术的间歇荧光检查大大减少了整体电离辐射的暴露
- 按照儿童国际反流研究,根据反流的解剖范围、输尿管和肾盂肾盏的扩张情况,膀胱输尿管反流严重程度按 5 分制评分(1 轻微到 5 严重)

RNC 表现

- 评价膀胱输尿管反流的敏感方法
- 与 VCUG 相比:辐射低,但缺乏解剖细节,而且无法进行尿道成像
- 膀胱输尿管反流的严重程度是根据在输尿管和/或肾盂肾盏中检测到的放射性物质,用简化的 3 分量表(1 轻微到 3 严重)进行评分

ceVUS 表现

- 概述
  - 检测膀胱输尿管反流的高灵敏度和无辐射成像手段
  - 越来越多的作为首选及随访检查用于儿童膀胱输尿管反流和尿道成像
  - 需要进行膀胱插管以将含气的超声造影剂注入膀胱
  - 在膀胱充盈/排尿周期进行尿道造影显像
  - 膀胱输尿管反流严重程度通常以 5 分制评分,类似于 VCUG;很少使用类似于 RNC 的 3 级评分
  - 2016 年,第 2 代超声造影剂 Lumason/SonoVue 被美国食品药品管理局批准用于儿童膀胱内给药,并在美国上市,命名为 Lumason
  - 现有的造影专用谐波成像软件对微泡的显影进行了优化
- 优点
  - 高空间分辨率和实时成像
  - 没有电离辐射允许更长时间的观察
  - 没有进一步的辐射暴露,使重复/循环的膀胱充盈检查成为可能
  - ceVUS 的膀胱输尿管反流检出率一般认为高出 VCUG 10%以上
  - 由于膀胱输尿管反流的间断性、VCUG 需要间歇性/短时间的透视,膀胱及尿道扩张时会造成造影剂的稀释,因此在检测更高级别膀胱输尿管反流时,ceVUS 具有更高的灵敏度
  - 肾内反流在 ceVUS 上更为明显
  - 尿道可以显影
- 安全性
  - ceVUS 是安全而且容易忍受的影像学检查手段
  - 目前尚无超声造影剂膀胱内用药严重不良事件的描述
  - 可能发生的轻微不良反应包括排尿困难、尿潴留、尿频、腹痛、会阴刺激、尿道不适、血性或黏液性分泌物、呕吐和泌尿道感染
    - 这些不良反应在类型和频率上与 VCUG 和 RNC 的不良事件相似,并被归因于膀胱导管置入术

ceVUS 解读

最佳诊断线索

- 检测从膀胱逆行至输尿管和/或肾盂肾盏的微泡回声

评分

- ceVUS 在儿童膀胱输尿管反流上采用与 VCUG 类似的 5 分制评分
  - 1 级:造影剂微泡反流至输尿管
  - 2 级:造影剂微泡反流至不扩张的肾盂系统
  - 3 级:造影剂微泡反流至轻度扩张的肾盂系统

- 4 级:造影剂微泡反流至中等扩张的肾盂系统,残留乳头状压迹
- 5 级:造影剂微泡反流至严重扩张的肾盂,乳头状压迹消失,输尿管扭曲

鉴别诊断

- 在 ceVUS 中膀胱输尿管反流造影剂从膀胱流入输尿管和肾盂肾盏,显示为强回声,因此,由于身体运动,与呼吸相关的运动,和肾窦脂肪在不标准的设置下可能被误认为反流

诊断条目

观点

- ceVUS 是用于评估儿童膀胱输尿管反流的高敏感性和无辐射方式

影像解读要点

- 根据设备以及儿童的年龄和体形大小优化超声造影剂使用剂量
- 优化造影前成像设置
- 为了获得最佳成像,检查膀胱内超声造影剂分布的均匀性
  - 造影剂过多:患者仰卧位时,积聚在膀胱上部,远场模糊
    - 应考虑生理盐水稀释造影剂
  - 造影剂太少:可能导致膀胱内显影不均匀
    - 应该考虑添加造影剂
- 矢状面/冠状面成像是首选,但横切面成像也可以解决以下问题,如区分运动/哭闹儿童输尿管膀胱反流的 2 级和 3 级等
- 双屏模式有助于解剖结构的显示,便于区分真实增强回声与人为运动伪像或相邻组织的表面反射

ceVUS 报告

- 膀胱输尿管反流的分级和倾向性
- 观察膀胱输尿管反流的充盈/排泄周期
- 观察膀胱输尿管反流时的膀胱容量
- 出现膀胱输尿管反流循环的次数
- 残余尿量
- 尿道成像

参考文献

1. Papadopoulou F et al: Contrast-enhanced voiding urosonography with intravesical administration of a second-generation ultrasound contrast agent for diagnosis of vesicoureteral reflux: prospective evaluation of contrast safety in 1,010 children. Pediatr Radiol. 44(6):719-28, 2014
2. Darge K: Voiding urosonography with US contrast agents for the diagnosis of vesicoureteric reflux in children. II. Comparison with radiological examinations. Pediatr Radiol. 38(1):54-63; quiz 126-7, 2008
3. Darge K: Voiding urosonography with ultrasound contrast agents for the diagnosis of vesicoureteric reflux in children. I. Procedure. Pediatr Radiol. 38(1):40-53, 2008
4. Darge K et al: Vesicoureteral reflux grading in contrast-enhanced voiding urosonography. Eur J Radiol. 43(2):122-8, 2002
5. Fernbach SK et al: Pediatric voiding cystourethrography: a pictorial guide. Radiographics. 20(1):155-68; discussion 168-71, 2000
6. Lebowitz RL et al: International system of radiographic grading of vesicoureteric reflux. International Reflux Study in Children. Pediatr Radiol. 15(2):105-9, 1985

5 级膀胱输尿管反流

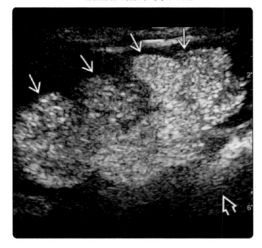

正常女性尿道

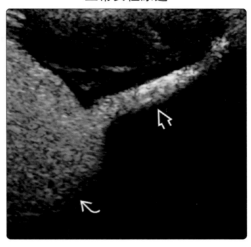

（左）超声造影剂位于狭窄的输尿管近端➡和严重扩张的中央和外周的肾盏内➡，乳头状压迹消失。（右）经腹途径显示尿路超声造影排尿期。超声造影剂从膀胱➡向尿道移动，呈正常的锥形➡。

正常男性尿道

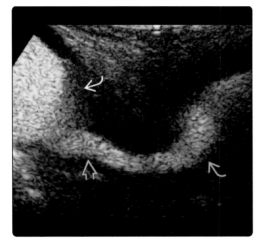

阴道反流

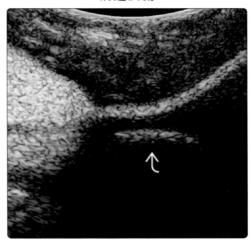

（左）经腹途径显示尿路超声造影排尿期。超声造影剂从膀胱➡进入尿道。有正常的后尿道➡和前尿道➡。（右）排尿期在阴道内➡发现反流。

膀胱内超声造影剂/生理盐水最佳浓度

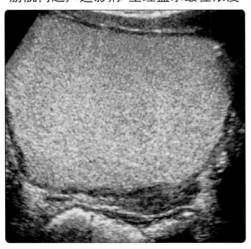

膀胱内欠佳的超声造影剂/生理盐水浓度

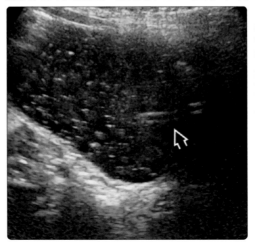

（左）显示膀胱内超声造影剂/生理盐水的最佳浓度。造影剂微泡均匀分布于膀胱内。可清晰显示膀胱后间隙。（右）图中显示的是膀胱内超声造影剂/生理盐水溶液的浓度次于最佳值。导管➡原位放置时，膀胱内可见少量造影剂微泡漂浮。

第 74 章　在儿科中的应用：小器官

重要内容

术语

- 超声中的小器官指的是小而浅表的器官或组织
  - 包括淋巴结、唾液腺、甲状腺、乳房、肾上腺、性腺和皮下病变

临床意义

- 主要影响小器官的病变包括感染、炎症和肿瘤
- B 型超声可以在高分辨率下方便、及时地评估小器官，通常作为首选的成像手段
- 由于血管特征和分布模式会影响鉴别诊断，因此需要多普勒超声来完善评估
- 超声造影通过增强组织对比度等特性来补充常规超声的优点

- MR 和 CT 可以提供额外的诊断信息，特别是在肾上腺和乳腺病变以及转移性疾病的评估方面

影像学

- 超声造影很容易区分大多数小器官中的囊性和实性肿块
- 超声造影是区分肾上腺出血和实性肿块的一种可行的影像学方法
- 超声造影可能有助于睾丸扭转的评估
- 超声造影可能有助于显示皮下病变的特征，以确定增强的实性恶性肿瘤和非增强的良性病变
- 超声造影在儿童淋巴结、甲状腺和乳腺造影中的作用尚未明确

典型图像

坏死性淋巴结病

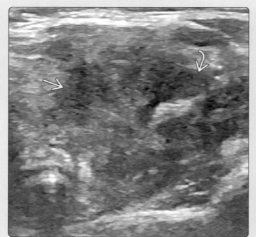

坏死性淋巴结病

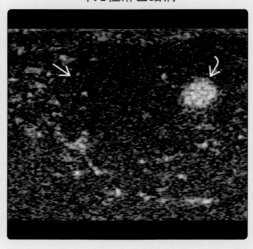

(左)儿童左颈部病变的 B 型超声表现为混合性肿块，有局灶性低回声区域➡️邻近颈动脉➡️。(右)超声造影显示左侧颈部肿块➡️内部几乎没有增强，颈动脉血流➡️是持续的，与坏死性淋巴结病一致，培养结果显示为金黄色葡萄球菌感染。

新生儿肾上腺出血

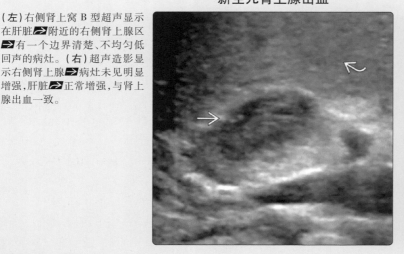

新生儿肾上腺出血

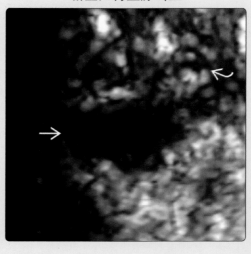

(左)右侧肾上窝 B 型超声显示在肝脏➡️附近的右侧肾上腺区➡️有一个边界清楚、不均匀低回声的病灶。(右)超声造影显示右侧肾上腺➡️病灶未见明显增强，肝脏➡️正常增强，与肾上腺出血一致。

术语

定义

- 小器官超声造影：通过描述病变和组织的大血管和微血管的分布来辅助诊断
  - 增强模式和动态成像可以提供重要的诊断信息

超声造影技术

超声造影规程建议

- 小器官的成像多采用高频线阵探头
- 对于较深的组织，可以使用凸阵或微凸探头
- 应使用低机械指数和特定的超声造影模式
- 造影剂剂量应符合制造商应用指南
  - 小器官的最佳剂量可能会因超声仪器和探头而改变
  - 使用高频和矩阵探头成像时，可增加（两倍）造影剂剂量
- 在某些情况下，超声造影需要图像录制，以记录增强模式，并对时间-强度曲线进行分析

影像学

常规超声表现

- 淋巴结
  - 淋巴结的常见疾病包括感染和肿瘤、原发性淋巴瘤和转移
  - B 型超声显示正常淋巴结短轴<1cm，呈富含脂肪的门样结构和肾样形态，皮质为低回声
  - 异常淋巴结表现为肿大、脂肪门的缺失、囊性改变、钙化和血流模式紊乱
- 唾液腺
  - 儿童唾液腺的常见病变包括病毒性腮腺炎、囊肿、唾液腺囊肿、淋巴畸形、脓肿和化脓性唾液腺病
  - 唾液腺肿瘤在儿童中并不常见
  - 正常的唾液腺在 B 型超声下是高回声和叶状的，彩色多普勒超声上无血流增加
  - 腮腺炎的特征是腺体肿大，回声不均，充血
  - 腮腺实性肿块在 B 型超声和多普勒超声下表现不具特异性
  - 复杂的唾液腺囊肿在 B 型超声上看起来与实性肿块非常相似
- 甲状腺
  - 患儿甲状腺的常见病变包括甲状腺炎（通常为自身免疫性）、囊肿、良性和恶性结节
  - 先天性异常包括甲状舌管囊肿，异位甲状腺和发育不良
  - 与成人患者相似，常规超声对甲状腺结节的诊断准确率较高
  - 儿童甲状腺炎表现为不均匀的实性回声、肿大和彩色多普勒超声上可见充血
- 乳腺
  - 儿童乳房最常见的疾病包括不对称的乳房芽、过早的乳房增生、脓肿、囊肿和纤维腺瘤
  - 乳腺癌和肉瘤在儿童中并不常见
- 肾上腺
  - 肾上腺出血
    - 出血是新生儿最常见的肾上腺问题
    - 在超声显示为肾上腺内边界清楚的肿块，彩色多普勒超声上内部未见血流
  - 神经母细胞瘤
    - 神经嵴源性肿瘤，儿童最常见的肾上腺肿瘤和最常见的颅外实体肿瘤
    - 超声通常是评估神经母细胞瘤的首选方法，它通常表现为具有钙化的不均质低回声腹部肿块
    - MR 和 CT 是较好的评估肿块大小和肿瘤分期的方法
- 睾丸
  - 睾丸扭转
    - 睾丸扭转早期时，B 型超声显示睾丸实质正常
    - 延迟诊断时，实质回声变得不均匀，可能出现囊性/坏死区
    - 相对于对侧睾丸，彩色多普勒血流可能消失或减少
  - 睾丸疼痛的其他原因
    - 超声检查睾丸附件扭转的准确性高，显示睾丸附件增大，呈圆形，回声不均匀增强，周围充血
    - 附睾炎的超声表现为附睾肿大，鞘膜积液，睾丸可能充血
  - 睾丸肿瘤
    - 原发性睾丸肿瘤在儿童中并不常见，包括性索肿瘤、性腺母细胞瘤和生殖细胞肿瘤，影像学表现均不特异
    - 表皮样囊肿，即充满角蛋白的上皮囊肿，可在儿童睾丸中见到，其特征为局限性的、稍高回声的肿块，内含同心的"洋葱"环

- 皮下病变
  - 儿童皮下组织病变进行影像学检查的常见适应证包括与脓肿有关的蜂窝织炎/肌炎和可触及的肿块
  - 儿童中良性的皮下组织病变比恶性的更常见
  - B型超声和多普勒超声检查通常能将可触及异常的良性病变（血管异常、炎症过程、积液、脂肪瘤、包涵囊肿）与恶性病变鉴别开来

超声造影表现

- 淋巴结
  - 正常和反应性淋巴结的特点是均匀的离心性增强模式
  - 大多数恶性淋巴结在缺血坏死区域表现为混杂增强和无增强
    - 恶性淋巴结增强程度降低也可提示治疗的反应性
  - 淋巴瘤的淋巴结显示出多种多样增强模式的血管结构
  - 通过对比化疗前后的灌注，超声造影定量分析量化淋巴结的灌注，可能有助于评价治疗反应性

- 唾液腺
  - 腮腺炎的超声造影表现为腺体和坏死区域的不均匀增强
  - 超声造影可以很容易地将未增强的复杂唾液腺囊肿与增强的实性肿块区分开来
    - 恶性病变可表现为早期增强和造影剂廓清

- 甲状腺
  - 超声造影在儿童甲状腺成像中的作用尚未确定，但增强模式可能有助于区分良性和恶性结节
  - 细针穿刺仍然是诊断超声不确定病变的标准方法
  - 超声造影可能在监测甲状腺癌切除术后残余病变的消融反应中发挥作用

- 乳腺
  - 超声造影在小儿乳腺造影中的作用尚不明确
  - 超声造影可能在特定情况下对描述儿童乳腺实性或复杂性囊性病变发挥作用

- 肾上腺
  - 超声造影通过显示肾上腺血肿内部无增强可对新生儿和婴儿肾上腺出血和先天性神经母细胞瘤的鉴别诊断有所帮助
  - 肿瘤表现为均匀增强，可有钙化，囊性或坏死区域可能存在造影剂廓清
  - 由于多变及非特异的造影增强模式，超声造影在区分其他良性实性病变和恶性肿瘤方面的作用较差

- 睾丸
  - 正常睾丸实质应呈均匀增强
  - 超声造影在睾丸病理评估中的作用尚未确定，但评估扭转是一个潜在的实用领域，类似于卵巢扭转
    - 在睾丸扭转中，超声造影可能显示睾丸增强消失或减弱
    - 不对称的实质增强可能提示间歇性扭转中间的相对充血
  - 超声造影有助于鉴别睾丸内的非血管病变，如脓肿、血肿和表皮样囊肿，从而为评价睾丸提供有价值的信息

- 皮下病变
  - 超声造影可用于鉴别皮下病变，将无增强的良性病变与恶性病变区分开来
  - 血管瘤呈不均匀增强伴缓慢廓清
  - 淋巴畸形和其他囊性病变无增强
  - 静脉畸形可能表现为延迟（静脉期）增强，而血流缓慢的静脉畸形可能在超声造影上无明显增强
  - 血肿、脓肿未见内部增强，偶见周围组织增强
  - 脂肪瘤表现为均匀的低增强和B型超声上表现为高回声
  - 恶性病变表现为早期的不均质增强和造影剂快速廓清

参考文献

1. Xin L et al: Parameters for contrast-enhanced ultrasound (CEUS) of enlarged superficial lymph nodes for the evaluation of therapeutic response in lymphoma: a preliminary study. Med Sci Monit. 23:5430-5438, 2017
2. Stramare R et al: Contrast-enhanced ultrasound findings in soft-tissue lesions: preliminary results. J Ultrasound. 16(1):21-7, 2013
3. Gay F et al: Contrast-enhanced ultrasonography of peripheral soft-tissue tumors: Feasibility study and preliminary results. Diagn Interv Imaging. 93(1):37-46, 2012
4. Mutlu M et al: Adrenal hemorrhage in newborns: a retrospective study. World J Pediatr. 7(4):355-7, 2011
5. Svensson JF et al: Oophoropexy, hyperbaric oxygen therapy, and contrast-enhanced ultrasound after asynchronous bilateral ovarian torsion. J Pediatr Surg. 43(7):1380-4, 2008
6. Chiou SY et al: Adnexal torsion: new clinical and imaging observations by sonography, computed tomography, and magnetic resonance imaging. J Ultrasound Med. 26(10):1289-301, 2007

卵睾体

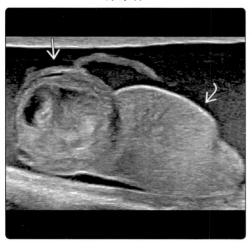

卵睾体

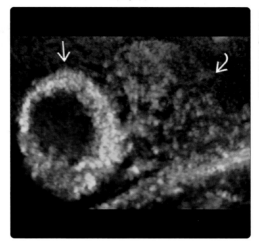

(左)B 型超声示右侧睾丸➚上缘有一边界清楚的混合性肿块➡,其他回声正常。(右)超声造影显示睾丸肿块➡周围明显增强,正常睾丸➚实质均匀增强。病理证实卵睾体中这块组织为卵巢组织。

横纹肌肉瘤转移

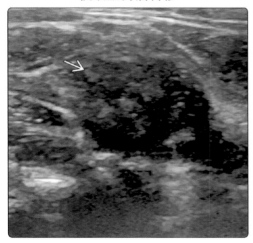

横纹肌肉瘤转移瘤

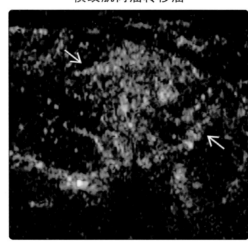

(左)一位有横纹肌肉瘤病史的青春期男性患者,其 B 型超声显示背部皮下软组织有圆形、低回声➡病变。(右)该病灶的超声造影显示早期明显增强➡,怀疑为转移性疾病。

横纹肌肉瘤转移

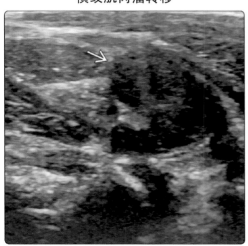

横纹肌肉瘤转移

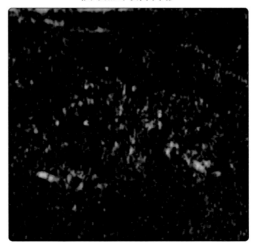

(左)一位有横纹肌肉瘤病史的青春期男性患者,其 B 型超声显示背部皮下软组织有圆形、低回声➡病变。(右)超声造影后期图像中显示该病灶快速廓清,怀疑为恶性病变,经切除活检证实为转移性横纹肌肉瘤。